JEAN MARTIN CHARCOT

LEÇONS
SUR LES MALADIES DU SYSTÈME NERVEUX
FAITES À LA SALPÈTRIÈRE

RECUEILLIES ET PUBLIÉES
PAR BOURNEVILLE

TOME II

Elibron Classics
www.elibron.com

Elibron Classics series.

ISBN 0-543-99086-9 (paperback)
ISBN 0-543-99085-0 (hardcover)

This Elibron Classics Replica Edition is an unabridged facsimile of the edition published in 1880 by A. Delahaye et E. Lecrosnier, Paris.

LEÇONS

SUR LES

MALADIES DU SYSTÈME NERVEUX

LEÇONS

SUR LES

MALADIES DU SYSTÈME NERVEUX

FAITES A LA SALPÊTRIÈRE

PAR

J.-M. CHARCOT

Professeur à la Faculté de médecine de Paris, Médecin de la Salpêtrière,
Membre de l'Académie de médecine, de la Société clinique de Londres,
de la Société clinique de Buda-Pesth,
de la Société des Sciences naturelles de Bruxelles,
Président de la Société anatomique,
Ancien vice-président de la Société de Biologie, etc.

RECUEILLIES ET PUBLIÉES

PAR

BOURNEVILLE

Rédacteur en chef du *Progrès médical*.
Médecin de Bicêtre.

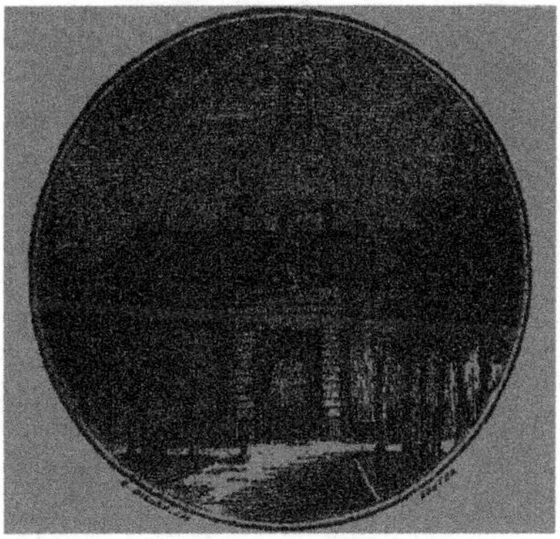

TOME II.

Troisième édition.

PARIS

Aux bureaux du PROGRÈS MEDICAL | **A. DELAHAYE et LECROSNIER, Éditeurs**

6, rue des Écoles. | 23, Place de l'Ecole-de-Médecine.

1880

PREMIÈRE PARTIE

Anomalies de l'ataxie locomotrice.

PREMIÈRE LEÇON.

Prodrome anatomique.

Sommaire. — La tâche du clinicien diffère de celle du nosographe. — Diversité des opinions sur le siége de la lésion dans l'ataxie locomotrice. — Insuffisance des procédés employés. — Sclérose des cordons postérieurs ; sa signification. — Examen à l'œil nu ; notions qu'il fournit. — Premiers faits de sclérose des cordons postérieurs.

Examen macroscopique. — Induration grise ; ses caractères. — Foyer originel de la lésion irritative. — Anatomie topographique microscopique. — Circonscriptions spinales. — Cordon de Goll. — Bandelettes externes des faisceaux postérieurs ; leur altération paraît constante dans l'ataxie locomotrice.

Sclérose fasciculée systématique médiane. — Sclérose fasciculée latérale. — Dans l'ataxie locomotrice, la sclérose débute par les bandelettes postéro-latérales. — Rapport entre les lésions et les symptômes. — Mode de propagation de la sclérose. — Faisceaux radiculaires internes. — Envahissement des cornes antérieures de substance grise : amyotrophie consécutive.

Messieurs,

I. Je me propose dans la série des quatre leçons qui vont suivre, d'étudier avec vous quelques points peu connus de l'histoire anatomique et clinique de l'ataxie locomotrice progressive. C'est surtout au point de vue clinique que je compte me placer dans ces entretiens.

On peut dire que la tâche du clinicien et celle du nosographe sont très-différentes. Le premier s'attache principalement au *tableau abstrait* des maladies ; il néglige à dessein, ou relègue volontairement, au second plan, les anomalies, les déviations du type.

Le clinicien, au contraire, vit plus spécialement des cas individuels qui, presque toujours, s'offrent avec des particularités s'éloignant plus ou moins du *type vulgaire* ; il ne saurait négliger les cas exceptionnels, anormaux, car c'est en leur présence que sa sagacité trouve principalement l'occasion de s'exercer.

Or, pour ce qui concerne le premier point de vue, j'aurai peu de choses à ajouter aux descriptions classiques qui, depuis quelques années, ont été tant et tant de fois reprises et qui ne font d'ailleurs que reproduire, avec quelques variantes, la description magistrale que nous devons à M. Duchenne (de Boulogne).

En revanche, les anomalies de l'ataxie locomotrice, les déviations du type normal présentent à nos investigations un champ vaste encore et qui n'a pas été, tant s'en faut, parcouru dans toutes les directions. Dans cette exposition, nous comptons bien, du reste, utiliser les cas si nombreux soumis à notre observation dans cet hospice. Ils nous permettront de vous faire voir, à côté des types ordinaires, des combinaisons inattendues, peu ou point étudiées, et qui, cependant, sont loin de constituer des cas rares.

Sans négliger l'étude anatomique, nous ne nous y attacherons qu'autant qu'elle peut jeter la lumière sur les faits cliniques d'une interprétation difficile, et même je me propose, dans la présente conférence, de vous montrer, à propos de l'ataxie locomotrice, quel parti le clinicien peut tirer des recherches anatomiques conduites dans une certaine direction, suivant une certaine méthode. Faisons-nous donc anatomistes pour aujourd'hui, l'examen du *vivant* reprendra ensuite ses droits.

II. Les termes « ataxie locomotrice » répondent à une dénomination toute symptomatique et, pendant quelque temps, on a pu hésiter sur la question de savoir à quel département du système nerveux central ou périphérique il fallait rattacher l'ensemble de symptômes que ces mots désignent. Les uns incriminaient le cerveau et le cervelet ; les autres la moelle, avec ou sans le concours des nerfs périphériques. D'autres, enfin, ont soutenu que l'ataxie était une névrose : pour ceux-ci, la lésion des centres nerveux, trouvée à l'autopsie, ne se produirait qu'à la longue comme conséquence éloignée, mais nullement nécessaire, d'un trouble fonctionnel prolongé. Plusieurs d'entre vous ont pu entendre encore cette thèse développée par un maître habile, Trousseau.

On se fondait alors sur quelques nécroscopies, négatives disait-on ; et ces nécroscopies sans résultat frappaient d'autant plus les esprits qu'elles avaient été conduites avec tout l'appareil des investigations les plus délicates et par des hommes compétents dans les études microscopiques. Mais, aujourd'hui, ces faits paradoxaux sont controuvés : la méthode était insuffisante, et nous croyons pouvoir affirmer que, dès les premières périodes de l'ataxie, alors même que la maladie, encore à ses débuts, est marquée seulement par des douleurs fulgurantes, on trouve, dans certains points bien déterminés du système nerveux — les faisceaux postérieurs de la moelle épinière — des lésions facilement saisissables.

J'espère vous montrer, Messieurs, que ces recherches, en apparence si minutieuses, n'exigent que du soin, du temps et l'application d'une méthode particulière, fort simple du reste, pour donner des résultats aussi positifs que ceux fournis par l'anatomie microscopique la plus élémentaire, celle qui correspond à l'anatomie descriptive.

III. Mais, et il importe de le remarquer dès l'origine, s'il est vrai que l'ataxie locomotrice progressive se rattache, ainsi qu'on l'a dit, à la sclérose postérieure comme « l'ombre se rattache au corps, » il ne faudrait pas croire, toutefois, qu'en appelant *sclérose des cordons postérieurs* l'*ataxie locomotrice*, vous vous trouviez en possession d'une définition adéquate.

Il n'en est certainement pas ainsi, et j'espère qu'il me sera facile d'établir sur des faits les propositions suivantes que je me borne pour le moment à énoncer sommairement :

1° Les cordons postérieurs sont quelquefois atteints de sclérose dans une grande partie de leur étendue, sans que les symptômes de l'ataxie en soient la conséquence ;

2° Certaines lésions de la moelle, primitivement développées en dehors des cordons postérieurs, peuvent, à un moment, les envahir dans une hauteur variable et produire accidentellement quelques-uns des symptômes de l'ataxie que j'appellerais volontiers *symptômes tabétiques* ; mais ce n'est pas là véritablement l'ataxie locomotrice progressive.

3° En effet, celle-ci évolue avec un appareil de symptômes se succédant dans un ordre déterminé, toujours le même ou peu s'en faut ; c'est une maladie à part, autonome. La lésion à laquelle sont liés les symptômes occupe, en réalité, les cordons postérieurs, mais elle occupe systématiquement, dans ces cordons, une partie circonscrite, fixe, toujours la même : c'est ce dernier point que nous allons tout d'abord chercher à mettre en évidence.

IV. Entrons donc de plain pied dans l'*anatomie pathologique*. L'étude anatomique des scléroses spinales comporte, vous le savez, d'une manière générale : 1° l'examen à l'œil nu ; 2° l'examen microscopique pratiqué tour à tour sur des coupes fraîches et sur des coupes durcies par divers procédés. Nous serons brefs sur les résultats de l'exploration macroscopique dans l'ataxie, car elle est évidemment insuffisante, frappée, dès l'origine, de stérilité. En effet, dans les cas récents, elle ne dénote aucune altération et, dans les cas anciens, elle ne nous donne pas les moyens de préciser exactement le siége de la lésion, pas plus que sa nature. Elle nous enseigne simplement qu'il y a une induration grise. C'est tout et ce n'est pas assez.

N'oublions pas cependant que, malgré ses imperfections, c'est à ce mode d'examen que nous devons la découverte de la sclérose des cordons postérieurs. Et si je relève ce fait, en passant, c'est parce qu'il est une conquête toute française, remontant à la grande époque anatomo-pathologique inaugurée par Bayle et Laennec et continuée par Cruveilhier. Dès 1827, Hutin montrait à la *Société anatomique* un spécimen de la dégénération gélatiniforme des cordons postérieurs. Puis, vinrent Monod et Ollivier (d'Angers) ; mais, dans ces communications, les symptômes ne pouvaient être mis en regard des lésions; aussi, ces observations n'éveillèrent-elles guère l'attention qu'à titre de *curiosités anatomiques*. Ce n'est que plus tard, qu'aux symptômes de l'ataxie, définitivement coordonnés par M. Duchenne (de Boulogne), on parvint à rattacher l'induration grise des cordons postérieurs et montrer que la maladie, considérée *d'abord* comme exceptionnelle, est, en réalité, très-commune.

Outre les altérations des cordons postérieurs, l'anatomie macroscopique a décelé : 1° celle des racines postérieures (atrophie); 2° celle des méninges (méningite spinale postérieure); 3° celle des différents nerfs cérébraux, et entre autres, des nerfs optique, moteur oculaire, hypoglosse (atrophie et dégénération grise). Disons aussi, d'une manière générale, qu'elle a permis de constater que les lésions sont plus prononcées à la région cervicale lorsque les symptômes prédominent aux membres supérieurs, et à la région lombaire dans la forme commune, c'est-à-dire quand les phénomènes morbides sont accusés surtout dans les membres inférieurs. Ajoutons enfin que l'envahissement des cordons latéraux par l'induration grise n'avait pas échappé à ce procédé d'examen. Toutefois, je le répète, l'anatomie macroscopique ne fournissait aucun renseignement sur l'état de la substance grise, sur la localisation exacte de la lésion, sur la génèse et la nature du processus morbide, et sur bien d'autres points encore.

V. L'étude de la moelle épinière, à l'aide des grossissements, a seule le pouvoir de combler les *desiderata* que nous venons de signaler. Ses procédés sont applicables, d'ailleurs, à divers points de vue. Elle peut, en premier lieu, se proposer de remonter jusqu'aux éléments anatomiques eux-mêmes, et de rechercher les modifications qu'ils subissent aux diverses phases de l'évolution du processus morbide. C'est ainsi qu'on a reconnu que la lésion des cordons postérieurs, dans l'ataxie locomotrice progressive, est une des formes de la sclérose des centres nerveux.

La *sclérose* ou *induration grise* des centres nerveux répond, vous ne l'avez pas oublié, à l'un des modes de l'inflammation chronique primitive. Un de ses traits les plus saillants, c'est l'hyperplasie avec métamorphose fibrillaire de la névroglie s'effectuant aux dépens des éléments nerveux ou s'opérant, tout au moins, parallèlement à la destruction de ces éléments.

Je n'insisterai pas pour montrer que, en ce qui concerne les caractères histologiques, l'induration grise, dans l'ataxie locomotrice, ne diffère en rien d'essentiel de ce qu'elle est dans la sclérose en plaques ou dans la sclérose symétrique des cordons latéraux, par exemple. La question paraît aujourd'hui définitivement résolue, et personne n'admet plus, je pense, qu'il s'agisse là, comme l'ont avancé quelques auteurs, M. Leyden entre autres, d'une atrophie simple. La méningite spinale, qui coexiste si fréquemment avec la sclérose des faisceaux postérieurs, dans l'ataxie, et qui se montre toujours, en pareil cas, exactement limitée à la surface de ces faisceaux, fournirait encore au besoin un nouvel argument en faveur de la nature irritative de l'altération.

Mais il est un point sur lequel il paraît impossible de se prononcer, quant à présent, d'une manière définitive : quel est le foyer originel de cette lésion irritative? Est-ce la névroglie? Est-ce au contraire l'élément nerveux? J'avoue que, considérant comment l'altération reste confinée, en quelque sorte systématiquement, dans l'aire des faisceaux postérieurs, dont elle ne franchit les limites que dans les circonstances exceptionnelles, je ne puis m'empêcher d'incliner fortement vers la seconde hypothèse. L'irritation parenchymateuse serait donc le fait initial; l'irritation interstitielle serait secondaire. Je trouverai peut-être, chemin faisant, l'occasion de signaler à votre attention quelques autres données qui viennent à l'appui de cette manière d'envisager les choses.

VI. On peut encore, ainsi que nous l'avons annoncé, diriger à un autre point de vue l'étude de la moelle faite à l'aide des grossissements. Il existe, en effet, une sorte d'*anatomie topographique microscopique*, dont l'objet est d'examiner les parties dans leurs rapports naturels, sans destruction, sans dilacération. Il s'agit alors, principalement, de reconnaître d'une façon exacte, dans l'aire des faisceaux blancs, ou dans les divers départements de la substance grise, quelle est l'étendue, la configuration, la répartition exacte des altérations, de suivre leur mode d'extension, lorsque, débordant au delà de leur foyer primitif, elles se propagent aux régions voisines ou se communiquent même à des régions éloignées.

On doit, si je ne me trompe, à ce mode d'investigation une bonne partie des progrès récemment accomplis dans l'histoire, longtemps presque inextricable, des maladies spinales chroniques. Ce résultat était d'ailleurs facile à prévoir. L'expérimentation sur l'animal, malgré ses procédés comparativement grossiers, avait suffi cependant pour mettre hors de doute que, dans ce cordon mince qu'on appelle la moelle épinière, il existe, pour ne parler que des faisceaux blancs, plusieurs régions répondant à autant d'organes dont les fonctions, malgré l'analogie de composition, sont tout à fait distinctes. Ainsi les faisceaux latéraux sont tout à fait distincts physiologiquement des faisceaux postérieurs. Dans la substance grise elle-même, il y a lieu, vous le savez, d'établir, à ce point de vue, un certain nombre de circonscriptions plus ou moins nettement séparées.

La pathologie, à son tour, était venue confirmer, d'une manière générale, ces données en montrant qu'une lésion, limitée à tel ou tel de ces départements, se traduit chaque fois par un ensemble particulier de symptômes ; mais elle devait encore, de nos jours, avec l'aide des nouveaux moyens d'étude anatomique, aller plus loin, devancer sur plusieurs points l'expérimentation. Celle-ci, en effet, même entre les mains de l'opérateur le plus habile, pourrat-elle jamais, dans un organe aussi délicat que l'est la moelle, aussi difficile à atteindre, déterminer des lésions exclusivement bornées, par exemple, à certains groupes de cellules nerveuses, à certains faisceaux de fibres? Il est permis d'en douter. La maladie, au contraire, produit journellement de telles lésions, et l'anatomie topographique de la moelle nous les fait reconnaître avec la plus grande précision; elle nous permet de constater quel groupe de cellules, quels faisceaux de fibres nerveuses ont été irrités, atrophiés ou détruits. Mettez en présence d'une anatomie aussi délicate des observations recueillies avec soin, où l'analyse des symptômes se montrera d'autant plus complète, d'autant plus profitable qu'elle aura été faite à la lumière de connaissances anatomiques et physiologiques préalables, et vous aurez entre les mains les conditions d'une expérience s'opérant, si l'on peut ainsi dire, spontanément — et s'opérant sur l'homme, ce qui, dans l'espèce, est un avantage inestimable.

On peut dire qu'aujourd'hui, grâce aux recherches dirigées dans cet esprit, l'histoire d'un bon nombre d'affections spinales, dont la pathogénie était demeurée jusque-là plongée dans une obscurité profonde, s'est éclairée d'un jour inattendu. On a appris entre autres que la *paralysie*, dite *essentielle*, *des enfants* relève d'une myélite systématiquement confinée dans un tout petit département de la substance grise de la moelle: la région des cornes antérieures. On sait encore que la majorité des cas, désignés en clinique sous le nom d'*atrophie musculaire progressive*, se rapporte à une altération occupant le même siége, mais dans laquelle la lésion des cellules nerveuses s'opère non plus suivant le mode aigu, mais bien suivant le mode chronique progressif. Nous pourrions multiplier ces exemples, mais il nous faut nous borner, et revenir maintenant à l'objet principal de notre étude.

VII. Nous nous sommes efforcé, Messieurs, pendant le cours des deux dernières années, d'appliquer la méthode que nous venons de préconiser à la révision des données anatomiques qui concernent l'ataxie locomotrice progressive. Les résultats acquis, bien qu'imparfaits encore à quelques égards, nous paraissent cependant dignes de vous être présentés. Ils sont dus, pour la majeure partie, aux recherches entreprises, d'après mes conseils, par M. Pierret dans mon service. Ces travaux ont fait l'objet de deux mémoires publiés dans les *Archives de physiologie* (1). Je m'attacherai seulement à vous faire connaître les points les plus importants qui ont été élucidés.

Je vous ai laissé pressentir que la lésion des cordons postérieurs de la moelle, à laquelle se rattachent les symptômes de l'ataxie locomotrice, n'affecte pas indistinctement toutes les parties de ces faisceaux, mais occupe nécessairement certaines régions qu'il s'agit de déterminer à présent.

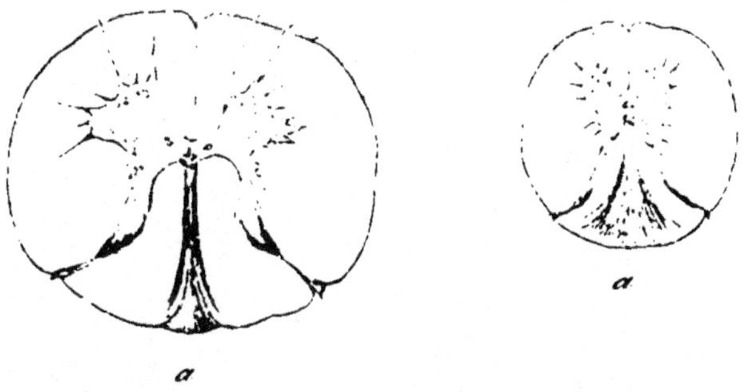

SCLÉROSE LIMITÉE AUX CORDONS MÉDIANS OU CORDONS DE GOLL.

Fig. 1. Région cervicale. — *Fig. 2.* Région dorsale.

On avait depuis longtemps remarqué que la *sclérose fasciculée et ascendante* des faisceaux postérieurs, telle qu'elle s'observe, par exemple, au renflement cervical, dans les cas où la moelle est comprimée sur un point de la

(1) Pierret. — *Notes sur la sclérose des cordons postérieurs dans l'ataxie locomotrice progressive.* (V. *Archives de physiologie,* 1872, p. 364.) — *Notes sur un cas de sclérose primitive du faisceau médian des cordons postérieurs.* (Ibid., 1873, p. 74.)

région dorsale, par le fait du mal de Pott, n'a pas pour effet, à moins de circonstances spéciales, de produire les symptômes de l'ataxie (incoordination motrice et douleurs fulgurantes) dans les membres supérieurs. Or, cette sclérose consécutive affecte exclusivement, en pareil cas, les cordons médians ou cordons de Goll. Il était déjà rendu vraisemblable par là que, dans l'ataxie, les cordons de Goll doivent être exclus de toute participation dans la production des symptômes essentiels. (*Fig.* 1, 2, 3, 4, *a*, *a*; voyez aussi Planche I, *Fig.* 1.

L'examen attentif des lésions que présente la région cervico-dorsale, dans les cas d'*ataxie locomotrice généralisée*, c'est-à-dire intéressant à la fois les membres supérieurs et les membres inférieurs, est venu confirmer ces prévisions. On sait que, dans les cas de ce genre, on observe en dehors de la sclérose des cordons de Goll — laquelle est à peu près toujours présente — deux minces bandelettes grises que nous avions, dans le temps, reconnues à l'œil nu et signalées, M. Vulpian et moi.

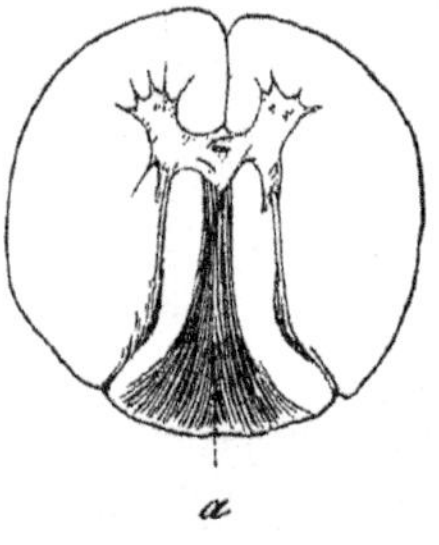

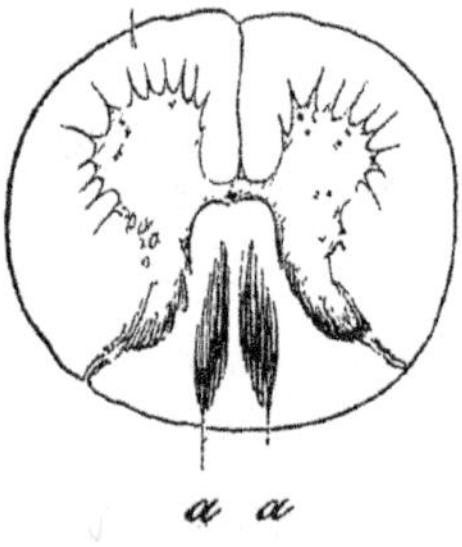

SCLÉROSE LIMITÉE AUX CORDONS DE GOLL.

Fig. 3. Coupe au niveau de la 12° vertèbre dorsale — *Fig.* 4. Partie supérieure du renflement lombaire. (Ces quatre figures sont empruntées aux *Archives de physiologie*)

Ces bandelettes, vues à la surface de la moelle, semblent occuper les sillons collatéraux postérieurs, et les racines sensitives les plus internes paraissent en émerger. (Voyez Planche I, *Fig.* 2. Sur les coupes transversales, elles se montrent sous formes de deux tractus gris, dirigés d'avant en arrière et un peu de dehors en dedans; ces *tractus* sont séparés des cordons de Goll, en dedans, et des cornes grises postérieures, en dehors, par des bandes minces, où la substance blanche a conservé les caractères de l'état normal. Or, Messieurs, il résulte des nombreuses observations, que nous avons recueillies avec M. Pierret, que les tractus *sclérosés*, dont il s'agit, ne se rencontrent jamais que dans les cas où, pendant la vie, les membres supérieurs ont présenté les symptômes tabétiques. Ils n'existent qu'à droite, ou prédominent de ce côté, selon que ces symptômes n'ont affecté que le membre supérieur droit ou s'y sont montrés plus accusés qu'à l'autre membre. C'était l'inverse lorsque les symptômes avaient prédominé, au contraire, dans le membre gauche. De plus, dans tous les cas où les membres supérieurs étaient restés absolument indemnes, les tractus ont fait complétement défaut. La présence des symptômes tabétiques semble donc, vous le voyez, intimement liée à l'existence des bandelettes scléreuses latérales.

Mais il manquait encore à la démonstration de reconnaître un cas où la sclérose des cordons de Goll fût absente au renflement brachial, bien que les symptômes d'ataxie eussent occupé les membres supérieurs. Ce cas s'est enfin présenté chez une nommée Moli, dont l'histoire a été rapportée tout au long dans un des Mémoires de M. Pierret. Chez cette femme, l'incoordination motrice, ainsi que les douleurs fulgurantes, avaient existé à un haut degré dans les deux membres supérieurs, et cependant la lésion scléreuse n'était représentée, à l'autopsie, dans la région dorso-cervicale de la moelle, que par les deux minces *bandelettes grises* ; le faisceau médian était exempt de toute altération. (PLANCHE I, *Fig. 3.*)

Il résulte évidemment de tout ce qui précède que, pour ce qui concerne les membres supérieurs, la lésion des cordons de Goll ne saurait réclamer aucun rôle dans la production des symptômes tabétiques. Quelle peut donc être la raison de l'existence si habituelle de cette lésion dans l'ataxie? M. Pierret a émis l'opinion qu'il s'agit là d'un phénomène analogue à celui qui détermine la sclérose fasciculée médiane ascendante, à la suite des myélites partielles; d'après cela, la lésion des cordons de Goll ne se produirait à la région cervicale, chez les ataxiques, que dans les cas où la sclérose se montre chez eux très-prononcée à la région dorso-lombaire. Je me rattache pleinement à cette vue, et je n'ai rencontré jusqu'ici aucun fait qui lui soit contraire.

Ce qui vient d'être dit à propos des membres supérieurs s'applique d'ailleurs également aux membres inférieurs; le cas de Moli en fait foi. L'ataxie locomotrice se montrait en effet, chez cette femme, dans la forme généralisée. Les douleurs fulgurantes et l'incoordination motrice occupaient aussi bien les membres inférieurs que les membres supérieurs, et cependant la lésion des cordons médians faisait défaut ici à la région lombaire, tout autant qu'au renflement cervical; seules, les deux mêmes bandelettes latérales sur lesquelles nous appelons votre attention, étaient affectées dans toute la hauteur de la moelle et à cela se bornait, dans ce cas, la sclérose des faisceaux postérieurs.

Vous voyez, Messieurs, qu'en somme, la lésion scléreuse des bandelettes latérales est le seul fait anatomique essentiel dans l'ataxie locomotrice progressive. La sclérose des cordons médians n'est, au contraire, qu'un fait accessoire, aléatoire et vraisemblablement consécutif.

Les faits qui précèdent coupent court, — cela ne vous a pas échappé sans doute, — à certaines récriminations que les sceptiques aiment à élever contre les résultats fournis par l'anatomie pathologique. Ils l'accusent d'être trompeuse, infidèle, parce qu'elle montrerait tantôt l'ataxie sans sclérose postérieure et tantôt celle-ci sans ataxie.

La vérité est que la sclérose des bandelettes latérales des faisceaux postérieurs est la seule lésion constante dans l'ataxie locomotrice; cette lésion existe, Messieurs, à toutes les époques de la maladie, mais il faut savoir la chercher là où elle est.

VIII. Il y a lieu, comme vous l'avez compris, d'après tout ce qui précède, d'établir dans la sclérose postérieure deux formes bien distinctes, lesquelles peuvent se montrer isolées, indépendantes l'une de l'autre, ou, au contraire, entrer en combinaison. L'une de ces formes pourrait être désignée sous le nom de *sclérose fasciculée systématique médiane* ou *sclérose des cordons de Goll*; elle existe tantôt à titre d'affection consécutive (sclérose ascendante, consécutive), tantôt à titre d'affection primitive. On ignore, quant à présent, quels symptômes particuliers se rattachent à cette forme de la sclérose postérieure. L'autre forme, la *sclérose fasciculée latérale des cordons postérieurs*, ou *sclérose des bandelettes externes*, tient sous sa dépendance les *symptômes tabétiques*; de même que la première, elle peut être deutéropathique, ou, au contraire, protopathique. Celle-ci n'est autre que le substratum anatomique de l'ataxie locomotrice progressive.

Je crois utile d'entrer dans quelques nouveaux développements pour faire ressortir que cette sclérose fasciculée latérale est bien, en réalité, le fait anatomique fondamental dans l'ataxie. Nous pensons pouvoir établir, en premier lieu, qu'elle s'observe dès le début de l'affection, même à l'époque où les douleurs fulgurantes composent à elles seules tout le tableau clinique, sans accompagnement d'incoordination motrice; alors elle peut exister seule, les faisceaux de Goll ne présentant encore aucune altération. Le fait a été mis hors de doute, croyons-nous, dans plusieurs cas où la mort, déterminée par une complication, est venue arrêter prématurément l'évolution de la maladie. Je puis citer, à ce propos, l'observation de la nommée Allard, relatée par M. Pierret. En pareille circonstance, il ne faut pas l'oublier, l'œil nu et même un examen microscopique mal conduit seraient souvent impuissants à découvrir l'altération spinale qu'une étude méthodique, faite sur des coupes durcies et convenablement préparées, pourra seule révéler.

Il résulterait de cette donnée que, contrairement aux assertions des auteurs classiques qui font commencer la sclérose de l'ataxie, par les parties médianes, au voisinage des méninges, celle-ci débute, au contraire, par la région des bandelettes latérales. Nous devons ajouter que, d'après nos observations, à cette époque de la maladie, les racines spinales postérieures ne présentaient encore, en général, aucune altération appréciable, et enfin que les bandelettes scléreuses latérales sont alors très-étroites, réduites, pour ainsi dire, à de minces *tractus* linéaires.

Il est permis d'espérer qu'à l'aide d'observations très-nombreuses, très-variées quant aux symptômes, et recueillies aux diverses époques de la maladie, on parviendra, tôt ou tard, — par la comparaison attentive des faits cliniques avec les résultats microscopiques, — à reconnaître le mode d'envahissement progressif de la lésion, soit de dedans en dehors, soit de dehors en dedans, et à déterminer, du même coup, les diverses régions d'où dérivent les symptômes qui apparaissent successivement. Voici les quelques résultats auxquels nous ont conduit, quant à présent, les recherches instituées dans cette direction. Les bandelettes scléreuses latérales, très-étroites, très-minces, tant que la symptomatologie en est réduite aux douleurs fulgurantes, s'élargissent à la fois en dehors et en dedans, lorsque l'incoordination motrice s'ajoute à celle-ci. S'il a existé une anesthésie très-accusée, les cornes postérieures de la substance grise sont à leur tour envahies par l'altération, et en même temps les tubes nerveux se montrent atrophiés en grand nombre dans les racines postérieures. Enfin les symptômes parétiques ou paralytiques, avec ou sans contracture, qui viennent quelquefois, en général à une époque avancée de l'évolution, s'adjoindre à l'incoordination, répondent à l'envahissement de la partie postérieure des cordons latéraux. Pour ce qui est de l'extension si habituelle de la sclérose latérale aux cordons médians, nous n'avons pas remarqué jusqu'ici qu'elle ajoutât quoi que ce soit aux symptômes ordinaires de la maladie.

L'extension progressive de la lésion scléreuse au-delà des foyers qu'elle occupe à l'origine peut d'ailleurs être étendue dans deux directions principales. Nous venons de voir comment, dans le sens transversal, elle se fait, soit en dehors vers les cornes postérieures de la substance grise et les faisceaux latéraux, soit en dedans vers les cordons médians. Dans le sens vertical, elle s'étend progressivement, du moins dans les circonstances ordinaires, de la région dorso-lombaire vers la région cervicale, en conservant la disposition de bandelettes latérales, en même temps que le cordon médian devient habituellement le siége d'une sclérose consécutive ascendante. Les prolongements des bandelettes latérales par en haut peuvent être d'ailleurs suivis jusque dans le bulbe où ils occupent la région des corps restiformes.

IX. Il n'est pas sans intérêt de rechercher si, comme *a priori* cela est très-vraisemblable, cette localisation des lésions scléreuses, chez les ataxiques, dans une région déterminée des cordons postérieurs, qu'on pourrait appeler *région des bandelettes externes*, ne serait pas en rapport avec une disposition anatomique particulière. Très-certainement il existe une telle disposition. En effet, les bandelettes, dont il s'agit, correspondent exactement à la distribution intra-médullaire, décrite par Stilling, Clarke, Kölliker, de ceux des filets nerveux émanant des racines spinales postérieures, qu'on désigne communément sous le nom de faisceaux radiculaires internes (Kölliker). Mais ces filets nerveux n'entrent pas seuls dans la composition des bandelettes; car la lésion scléreuse se retrouve tout aussi prononcée dans l'espace qui sépare les points d'insertion des racines postérieures qu'au niveau même de ces points. Il est rendu par là très-vraisemblable que, en outre des faisceaux radiculaires internes, il existe en cette région des cordons postérieurs, des faisceaux de fibres, établissant sans doute, dans le sens vertical, des connexions entre les diverses parties de la moelle. Ces fibres serviraient à la coordination des mouvements des membres; tout au moins, nous savons, d'une manière positive, par ce qui précède, que leur lésion produit l'incoordination, tandis que la lésion des faisceaux de fibres qui composent les cordons médians ne paraît pas avoir cet effet.

La relation qui existe entre le trajet des faisceaux radiculaires internes et le siége des lésions de l'ataxie contribuera, sans doute, à faire comprendre l'apparition de certaines complications qui s'observent dans cette maladie. Je me bornerai à un exemple. On sait qu'il n'est pas rare de voir, dans le cours de l'ataxie locomotrice, se produire

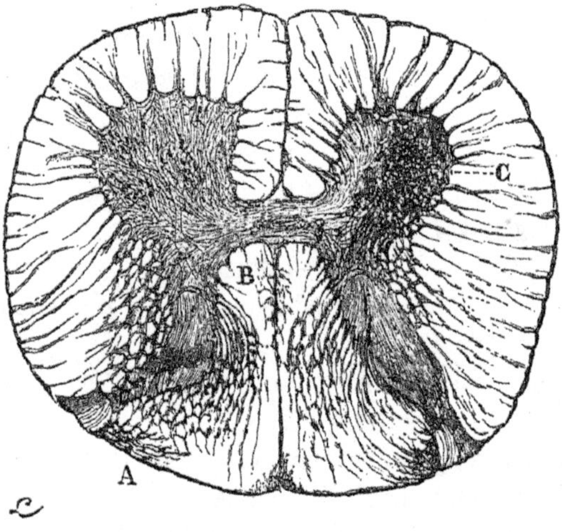

Fig. 5. — A, Racines postérieures. — B, Filets radiculaires internes et sclérose limitée à leur parcours. — C, Corne antérieure droite atrophiée. (Cette figure est tirée des *Archives de physiologie.*)

une atrophie musculaire, tantôt partielle, tantôt, au contraire, plus ou moins généralisée. La raison anatomique de cette complication nous paraît se révéler dans le fait suivant : il s'agit du cas de la nommée Moli, auquel nous avons déjà fait allusion (1). L'ataxie, caractérisée par des douleurs fulgurantes vives et une incoordination motrice très-accentuée, était depuis longtemps constituée chez cette

(1) Pierret (A). — *Sur les altérations de la substance grise de la moelle épinière dans l'ataxie locomotrice, considérées dans leurs rapports avec l'atrophie musculaire* (Voir : *Archives de physiologie*, 1872, p. 590.)

femme, lorsque survint une atrophie musculaire, laquelle progressa sous nos yeux assez rapidement, mais se montra limitée d'une façon très-nette aux membres supérieur et inférieur du côté droit. Je ne pouvais me résoudre à voir dans cette complication le fait d'une coïncidence fortuite, et j'émis l'opinion que l'amyotrophie relevait, dans ce cas, de l'extension de la lésion scléreuse des cordons postérieurs à la corne antérieure grise du côté droit (*Fig. 5*). La malade ayant succombé à une affection intercurrente, l'autopsie vint justifier pleinement mes prévisions. A la région dorsale, comme à la région cervicale de la moelle, la corne grise du côté droit était manifestement atrophiée. Les grandes cellules motrices présentaient des altérations profondes ; celles qui constituent le groupe externe, en particulier, avaient en grande partie disparu pour faire face à un îlot scléreux. Or, l'on sait que, suivant la description de Kölliker, un certain nombre des filets nerveux qui composent les faisceaux radiculaires internes se dirigent vers les cornes antérieures de substance grise, et peuvent être suivis jusqu'à ce groupe externe des cellules nerveuses motrices. C'est vraisemblablement par la voie de ces tubes nerveux que le processus irritatif, primitivement développé dans les cordons postérieurs, se sera propagé jusqu'aux extrémités de la substance grise antérieure, et y aura déterminé les lésions qui président au développement de l'amyotrophie de cause spinale.

Le temps presse, et je ne puis insister plus longuement. J'ose espérer, d'ailleurs, que les développements dans lesquels je viens d'entrer suffiront pour vous mettre à même d'apprécier tout le parti que la clinique peut tirer des études anatomiques délicates, dirigées suivant la méthode que j'ai voulu recommander à votre attention.

DEUXIÈME LEÇON.

Des actions rétrogrades dans les maladies spinales ; leurs rapports avec la sclérose des cordons postérieurs. — Des douleurs fulgurantes et des crises gastriques.

SOMMAIRE. — Relations entre les filets nerveux radiculaires internes et le groupe des cellules nerveuses multipolaires des cornes antérieures. — Des symptômes récurrents ou rétrogrades. — Sclérose des faisceaux médians postérieurs ; propagation de la sclérose aux bandelettes latérales des cordons postérieurs.

Type classique de l'ataxie locomotrice progressive. — Période prodromique ou des douleurs fulgurantes. — Période de la maladie constituée ou de l'incoordination tabétique. — Période paralytique.

Des douleurs fulgurantes. — Leurs variétés : douleurs térébrantes ; — douleurs lancinantes ; — douleurs constrictives. — Des douleurs fulgurantes symptomatiques dans la sclérose en plaques disséminées, la paralysie générale progressive et l'alcoolisme chronique. — Symptômes viscéraux : douleurs vésicales, uréthrales ; ténesme rectal.

Des crises gastriques. — Spécificité de leurs caractères. — Durée. — Cas *frustes* d'ataxie locomotrice.

Messieurs,

I. Quelques-uns de mes auditeurs m'ont fait l'honneur, à la fin de la dernière séance, de me demander quelques explications relativement à la connexion qui paraît exister entre les *filets nerveux radiculaires internes* issus des racines postérieures et le *groupe externe des cellules nerveuses multipolaires des cornes antérieures*. Je suis amené à répondre que, d'une manière générale, on ne peut, dans l'état actuel de la science, rien préciser encore concernant les relations anatomiques qui peuvent s'établir, à l'aide des prolongements cellulaires, soit de cellule à cellule, soit entre les cellules et les tubes nerveux, tant des racines antérieures que des racines postérieures.

Voici, d'ailleurs, en quelques mots, ce qu'enseignent à ce sujet les recherches les plus récentes. Parmi les prolongements qui partent, en nombre variable, des grandes cellules nerveuses des cornes antérieures, il en est un, vous le savez, qui, dans chaque cellule, se distingue entre tous par des caractères anatomiques bien tranchés. Très-fin, très-délié à son origine dans la cellule, ce prolongement s'épaissit peu à peu, sans se ramifier, et acquiert bientôt les caractères histologiques d'un tube nerveux. C'est ce prolongement que Deiters a fait connaître sous le nom de *Nervenforsatz* (prolongement nerveux). Tous, ou à peu près, les *prolongements nerveux*, suivant M. Gerlach, se dirigent manifestement vers l'extrémité antérieure de la corne antérieure, où ils paraissent entrer en connexion avec les filets radiculaires, d'où émanent les racines spinales motrices. Quant aux autres prolongements cellulaires, qu'on désigne, pour les distinguer du précédent, du nom de *Protoplasmaforsatze* (prolongements de protoplasma), ils se ramifient bientôt après avoir quitté la cellule, et les ramifications ainsi produites se subdivisent à leur tour presque à l'infini, de manière à constituer ce que M. Gerlach appelle le *réseau des fibres nerveuses* (*Nerven fasernetz*). C'est par l'intermédiaire de ce réseau, et non pas d'une façon directe, que les faisceaux radiculaires postérieurs entreraient en connexion avec les cellules nerveuses des cornes antérieures (1). Il y a loin de ces données, un peu vagues, à la précision presque mathématique avec laquelle certains auteurs font communiquer les cellules nerveuses, soit entre elles, soit avec les filets nerveux des racines, tant antérieures que postérieures. Mais il importe de ne jamais confondre l'anatomie problématique avec l'anatomie réelle : ce sont choses toutes différentes.

II. Il est un autre point relatif, cette fois, à l'anatomie et à la physiologie pathologiques de la sclérose des cordons

(1) Gerlach. — In *Stricker's Handbuch*, t. II, p. 683.

postérieurs, que le manque de temps m'a forcé de passer sous silence, et qui, je le crois, mérite cependant quelques développements.

Je vous rappellerai, Messieurs, que, dans les cas de dégénération ascendante consécutive à une lésion partielle de la moelle dorsale (myélite partielle primitive ou liée au mal de Pott, tumeurs comprimant la moelle dorsale), les cordons postérieurs sont affectés de sclérose dans toute leur étendue en hauteur, jusqu'au voisinage du bulbe ; et cependant, dans les cas de ce genre, les symptômes ataxiques font absolument défaut dans les membres supérieurs, au moins dans l'immense majorité des cas.

Il y a, néanmoins, des exceptions à la règle, et ceci m'amène à vous dire quelques mots de ce qu'on pourrait appeler, en pathologie spinale, *les symptômes récurrents* ou *rétrogrades*, symptômes bien connus de Marshall Hall, qui les rattachait, sans plus s'expliquer, à une *action rétrograde*. (*Retrograde action in spinal Diseases, — Derangement of the nervous System*, p. 238.)

L'auteur, qui, le premier, paraît avoir été frappé des faits de cet ordre, est, si je ne me trompe, M. Louis (1). Un sujet atteint de carie des vertèbres dorsales avait présenté, outre la paraplégie, une paralysie complète avec contracture des membres supérieurs. Cependant, à l'autopsie, on constata que la moelle dorsale était seule ramollie dans une partie de son étendue. Les cas de ce genre ne sont sans doute pas très-rares : Marshall Hall, Nase et Bieger en ont rapporté quelques-uns. J'en ai également observé plusieurs.

Ces faits ne constituent pas, d'ailleurs, un tout homogène, et il y a lieu d'établir au moins deux catégories principales. Dans la première, il s'agit d'une véritable paralysie motrice, avec ou sans contracture, occupant l'un des membres supérieurs ou tous les deux à la fois ; dans la seconde, il n'y a pas de paralysie proprement dite, mais il se produit

(1) *Mém. sur l'état de la moelle épinière dans la carie vertébrale*, in *Mém. et Rech. anat. path. sur diverses maladies*. Paris, 1826.

dans les membres supérieurs, lors des mouvements intentionnels, une incoordination motrice s'exagérant par l'occlusion des yeux, et en tout comparable à ce que l'on observe dans les cas d'ataxie locomotrice progressive. Aussi, chez ces malades, bien que la lésion spinale primitive occupe un point limité de la région dorsale de la moelle, on observe, en outre de la paralysie des membres inférieurs que celle-ci détermine, tantôt des symptômes ataxiques, tantôt une paralysie plus ou moins prononcée dans les membres supérieurs.

Quelle est la raison de cette complication singulière? Pour s'en rendre compte, Marshall Hall, ainsi que je le disais tout à l'heure, fait appel à une sorte d'*action à distance.* Il est incontestable que certaines lésions expérimentales, portant sur le segment inférieur de la moelle épinière, peuvent retentir, par une *action à distance* sur les régions supérieures de ce cordon nerveux. C'est ce que met bien en lumière une expérience, déjà citée, de M. Herzen : un fragment de potasse caustique étant appliqué sur la partie inférieure de la moelle, chez une grenouille décapitée, il est impossible, tant que dure l'application, d'exciter dans les membres supérieurs des mouvements réflexes. Je vous rappellerai aussi que, dans les expériences de Lewisson, l'irritation vive des nerfs viscéraux (reins, utérus) produit dans les membres inférieurs, une paralysie temporaire. Quoi qu'il en soit, il paraît bien difficile d'expliquer, par une action de ce genre, des symptômes permanents tels que sont, soit l'ataxie, soit la paralysie avec ou sans contracture des membres supérieurs, dans les cas pathologiques qui nous occupent. C'est, selon moi, dans les modifications que peut présenter, dans certaines circonstances, la sclérose consécutive ascendante qu'il faut chercher la solution du problème.

Ainsi que je vous l'ai fait remarquer, Messieurs, la sclérose ascendante consécutive aux lésions partielles de la moelle dorsale reste strictement limitée, dans les cordons postérieurs, aux faisceaux médians; telle est du moins la règle; or, ainsi que nous l'avons démontré dans la dernière séance, la lésion des faisceaux médians n'a pas pour effet, lorsqu'elle occupe le renflement cervical, de déterminer l'apparition des symptômes tabétiques dans les membres supérieurs. Mais une fois constituée, la sclérose consécutive peut acquérir une existence individuelle, et il se peut faire que, s'étendant au delà des limites qui lui sont ordinairement assignées, elle envahisse dans certains cas, les *bandelettes latérales* des faisceaux postérieurs, dont la lésion, vous le savez, produit l'incoordination; c'est ainsi que je vous propose d'interpréter les cas de la seconde catégorie. A la vérité, cet envahissement des bandelettes externes n'a pas encore, que je sache, été ratifié par l'autopsie; mais les considérations qui précèdent rendent, si je ne me trompe, notre supposition très-vraisemblable.

Restent les faits de la première catégorie. Voici l'explication que je propose à leur sujet. En outre de la sclérose fasciculée des cordons médians postérieurs, il existe presque toujours, dans les cas de lésion partielle de la moelle dorsale, principalement lorsque cette lésion siége très-haut, au voisinage du renflement cervical par exemple, une sclérose plus ou moins prononcée de la région postérieure des cordons latéraux. Cette sclérose latérale ascendante reste le plus souvent rudimentaire, et ne détermine alors aucun symptôme; mais elle peut, dans certains cas, s'accuser à un haut degré, et remonter jusqu'au bulbe, principalement, je le répète, lorsque la lésion partielle primitive occupe les parties supérieures de la région dorsale. Or, la paralysie des membres supérieurs, tôt ou tard suivie d'une contracture, est un symptôme lié à la sclérose fasciculée latérale occupant le renflement cervical de la moelle épinière.

En résumé, lorsque la sclérose secondaire ascendante demeure, comme c'est la règle, limitée aux faisceaux médians des cordons postérieurs, on n'observe dans les membres supérieurs ni paralysie, ni contracture, ni mouvements ataxiques. — Si, au contraire, les bandelettes externes sont envahies, les membres supérieurs seront atteints d'incoordination motrice. Enfin, la paralysie et la contracture apparaîtraient dans les cas où la sclérose consécutive occuperait, à un haut degré, les cordons latéraux dans toute la hauteur du renflement cervical de la moelle épinière.

III. Il est temps, Messieurs, d'aborder l'objet principal de cette conférence. Il s'agit, vous vous en souvenez, d'étudier avec vous quelques points peu connus ou insuffisamment connus, — je le crois du moins, — de l'histoire clinique de l'ataxie locomotrice progressive.

Si les cas qui vont nous occuper s'éloignent tous, à des degrés divers, du type vulgaire, ils s'y rapportent tous cependant par quelques traits essentiels qui ne font jamais défaut d'une façon absolue. Il me paraît utile, avant d'entrer en matière, de rappeler en quelques mots les caractères fondamentaux du type le plus commun. Nous serons mieux en mesure, après cela, connaissant les analogies, de faire ressortir et d'accuser les contrastes.

Vous avez dans l'esprit la description de l'ataxie locomotrice telle que l'a faite M. Duchenne (de Boulogne). Il ne sera donc pas nécessaire d'entrer dans de longs développements pour vous la remettre en mémoire, au moins dans ses grandes lignes. Tous, vous savez que l'ataxie locomotrice progressive est une *maladie chronique primitive* qui s'attaque simultanément à différents points du système nerveux, et qui, dans la règle, — il y a des réserves à faire sur ce point, — progresse en s'aggravant d'une manière à peu près fatale.

La lésion spinale, sur laquelle notre attention a surtout porté jusqu'ici, ne constitue pas toujours à elle seule, dans la maladie, le fond anatomo-pathologique. A elle se rattachent les *symptômes* dits *spinaux*, qui constituent, sans contredit, un des aspects les plus saillants du tableau symptomatique ; mais il est rare que ceux-ci existent isolément. Il s'y surajoute d'habitude tout un ensemble de phénomènes, qu'on a coutume de désigner sous le nom de *symptômes céphaliques*, et qui ont pour point de départ une lésion des nerfs cérébraux ou bulbaires, tels que les nerfs optiques, par exemple, ou les nerfs moteurs de l'œil.

Sous ce rapport, il y a un parallèle à établir entre l'ataxie locomotrice progressive et la maladie que j'ai proposé d'appeler sclérose en plaques disséminées. Celle-ci, comme celle-là, envahit à la fois divers points du système cérébro-spinal, et il y a lieu de distinguer, dans la description clinique des deux affections : 1° des symptômes spinaux ; 2° des symptômes céphaliques. — La sclérose en plaques, de même que l'ataxie locomotrice, est le plus souvent, dans sa marche, fatalement progressive. Mais là s'arrêtent les analogies, et, dans le détail, nous n'avons plus qu'à saisir des différences qui permettent presque toujours de poser le diagnostic sans difficulté.

IV. On a coutume d'établir dans la progression de l'ataxie locomotrice, qu'on suppose évoluer d'une façon normale, un certain nombre de *périodes*. On en reconnaît, en général, trois principales.

La première a reçu le nom de *période prodromique*. Pourquoi prodromique? L'appellation est peut-être mal choisie, car, déjà, lorsque les premiers symptômes apparaissent, la lésion est constituée, visible. Et d'ailleurs, conçoit-on une période prodromique susceptible de s'étendre à de nombreuses années, 8, 10, 12, 15 ans par exemple? Peut-être vaudrait-il mieux l'appeler *période des douleurs fulgurantes*. Ces douleurs, en effet, sont incontestablement l'un des phénomènes les plus saisissables, bien qu'il ne soit pas absolument constant. Quoi qu'il en soit, la maladie, dans cette période, est représentée cliniquement par deux ordres de symptômes qui coexistent dans les cas complets et se montrent isolément dans les cas imparfaits, *frustes*, ainsi qu'on les nomme encore. Ce sont : 1° Les symptômes céphaliques (paralysie d'un nerf moteur avec toutes ses conséquences, amblyopie plus ou moins marquée) ; 2° Les symptômes spinaux représentés, à cette époque, par les *douleurs fulgurantes.*

Dans la seconde période, dite de la *maladie constituée*, et qui pourrait recevoir la désignation de *période d'incoordination motrice*, le tableau clinique se compose, en premier lieu, des symptômes de la première période, en proportion variée; ainsi les symptômes céphaliques persistent et peuvent se montrer aggravés, plus accentués; les douleurs fulgurantes, parfois, sont devenues plus intenses. Mais, et c'est là le point capital, les symptômes spinaux ont subi une modification importante.

On note, en second lieu, l'*incoordination tabétique* des mouvements volontaires. En quoi consiste ce symptôme? Vous savez que les membres inférieurs ayant conservé leur pouvoir dynamométrique, il y a asynergie, c'est-à-dire association vicieuse et intempestive des actes moteurs élémentaires, asynergie qui a pour résultat de troubler la marche, la station, et même de les rendre impossibles.

Simultanément, un peu plus tôt ou un peu plus tard, il se produit, en outre, des troubles divers dans la transmission des impressions sensitives, se traduisant : 1° par une abolition des différents modes de la sensibilité cutanée ; 2° par une insensibilité des parties profondes : muscles, articulations, os, etc.

La troisième période mériterait peut-être la qualification de *période paralytique.* En même temps que la plupart des autres symptômes s'aggravent et que les membres supérieurs, libres jusqu'à ce moment, sont envahis à leur tour, suivant le mode indiqué dans notre prodrome anatomique, on voit un affaiblissement paralytique réel s'emparer des membres inférieurs, et s'y substituer progressivement à l'incoordination. En même temps aussi, la nutrition souffre fréquemment d'une manière générale : les malades maigrissent, et il est fort commun de voir chez eux se déclarer des symptômes de phthisie. D'autres fois, la nutrition est atteinte lentement, localement : les muscles s'atrophient dans les membres privés de mouvement ; il se produit une tendance aux escharesacrées ; les symptômes de la cystite ulcéreuse apparaissent.

Tel est, Messieurs, en raccourci, le type vulgaire de l'ataxie locomotrice progressive. Nous sommes en mesure, maintenant, de faire ressortir les anomalies, les déviations du type.

V. Attachons-nous, en premier lieu, à l'étude de la première période. C'est alors qu'il importe surtout de reconnaître l'ataxie locomotrice ; car, étant encore à ses débuts, on peut espérer qu'il sera moins difficile d'en enrayer la marche. Cependant, à cette époque, elle est fort souvent méconnue. Pour beaucoup de personnes encore, la maladie ne commence qu'au moment où l'incoordination, l'ataxie qui lui donne son nom, est déjà manifeste. Or, je le répète, à ce moment-là, elle peut dater déjà de 10, 15 ou même 20 ans. D'ailleurs, elle s'arrête parfois d'elle-même à cette période, sans jamais pousser plus loin, mais aussi sans rétrograder. C'est pourquoi, Messieurs, nous allons nous efforcer de vous montrer que les *douleurs fulgurantes* et les *symptômes céphaliques* peuvent se présenter et se présentent, en réalité, le plus souvent avec des caractères à peu près spécifiques, et qui, en l'absence de tout autre phénomène concomitant, permettent communément de reconnaître la maladie pour ce qu'elle est et de la dénommer.

Arrêtons-nous, en premier lieu, aux *douleurs fulgurantes*, réservant, pour une époque prochaine, l'examen approfondi des symptômes céphaliques. Il suffira, pour faire ressortir l'importance de cette étude, de vous rappeler que, pendant de longues années, ces douleurs peuvent composer à elles seules, toute la symptomatologie de l'affection.

Les douleurs fulgurantes se rencontrent d'ailleurs dans la très-grande majorité des cas d'ataxie locomotrice progressive. Il est incontestable, toutefois, qu'elles font défaut chez quelques malades ; mais c'est là une véritable exception. Ainsi, d'après une statistique de M. Cyon, qui comprend 203 cas, les douleurs fulgurantes ont été notées expressément dans 138 ; 8 fois seulement on insiste sur leur absence.

Les variations qu'elles peuvent offrir nous conduisent à établir deux catégories :

1° *Douleurs térébrantes*. Dans cette première variété, les douleurs sont comparées par les malades à celles que déterminerait l'introduction brusque et soudaine d'un instrument piquant, d'un poinçon, d'un poignard, auquel on imprimerait en même temps un mouvement de torsion. Ces douleurs sont limitées à un point et siégent le plus ordinairement au voisinage d'une jointure. Toutefois, ce serait aller trop loin si l'on prétendait qu'elles épargnent toujours le corps des membres. En général, dans un accès, les douleurs térébrantes alternent en différents endroits et occupent successivement plusieurs points des deux côtés du corps.

A l'endroit où elles siégent, il se produit momentanément, dans un espace très-circonscrit, une hyperesthésie plus ou moins prononcée : le moindre frôlement exaspère la douleur, tandis qu'une pression un peu forte amène du soulagement. Les membres inférieurs sont toujours préférablement affectés ; néanmoins, les membres supérieurs, la tête, le tronc, ne sont pas, tant s'en faut, toujours respectés.

2° *Douleurs lancinantes*. Dans la deuxième variété, qui, du reste, coexiste d'habitude avec la première, les douleurs méritent, à proprement parler, le nom de douleurs fulgurantes. Elles semblent suivre le trajet d'un nerf le long duquel elles passent comme un éclair. Il en résulte que le membre ou une partie d'étendue variable est rapidement parcouru par la fulguration douloureuse. En raison de la courte durée de la sensation pénible, la délimitation exacte du nerf affecté est souvent difficile. Elle peut se faire cependant très-nettement, bien que le cas soit rare, lorsque des éruptions cutanées se manifestent le long des nerfs où siége la douleur. C'est ce qui a eu lieu chez une malade nommée Magdaliat, que je vous présente, et qui, pendant le cours d'un accès douloureux des plus intenses, nous a offert successivement des éruptions d'ecthyma sur le parcours du petit nerf sciatique d'abord, puis sur celui du saphène interne. Aujourd'hui encore, vous pourrez reconnaître les cicatrices dues à ces lésions qui remontent déjà à quatre ou cinq ans.

3° *Douleurs constrictives.* En outre des douleurs fulgurantes, il y a à étudier dans l'ataxie, les *douleurs constrictives*; ces douleurs surviennent soit en même temps que les précédentes, soit en dehors d'elles. Leur durée est plus longue, leur persistance plus grande. Il semble que, sur certains points, le membre soit saisi dans un étau. La douleur intéresse-t-elle le tronc? Les malades la comparent à l'étreinte qu'occasionnerait une cuirasse ou un corset trop serrés. Les douleurs constrictives s'exaspèrent fréquemment dans le temps où règnent les crises térébrantes ou fulgurantes proprement dites. Nous résumerons, en quelques mots, la *caractéristique* des douleurs fulgurantes :

1° La fulguration douloureuse, comme son nom l'indique, n'a qu'une durée passagère ;

2° Elle se répète à des intervalles variables de manière à constituer des accès qui se prolongent pendant 4, 5 ou 8 jours ;

3° La douleur atteint son maximum d'intensité, surtout durant la nuit ;

4° Les rémissions qui séparent les accès peuvent être parfaitement libres ; les douleurs constrictives font seules exception à la règle et persistent à un certain degré dans l'intervalle des crises ;

5° Le retour des accès varie beaucoup ; il s'effectue tous les quinze jours, tous les mois, tous les deux ou trois mois, quelquefois à des intervalles beaucoup plus éloignés encore ;

6° Tantôt les douleurs fulgurantes sont d'une intensité modérée, et il faut appeler spécialement l'attention des malades pour en réveiller chez eux le souvenir ; d'autrefois, au contraire, elles sont d'une violence extrême et arrachent des cris affreux aux malheureuses ataxiques. Dans cet hospice, où le nombre de ces malades est grand, nous assistons fréquemment à des scènes de ce genre.

VI. Les faits nombreux qu'il m'a été donné d'observer me portent à admettre que les douleurs fulgurantes, lorsqu'elles se présentent sous les traits que j'ai essayé de faire ressortir, sont vraiment caractéristiques, je ne dirai pas de l'ataxie locomotrice, mais bien de la sclérose rubanée postérieure, en tant, du moins, que la lésion a envahi le trajet intra-spinal des *faisceaux radiculaires internes* (bandelettes externes des faisceaux postérieurs). Cette réserve était nécessaire. Vous n'avez pas oublié, en effet, que les faisceaux médians (cordons de Goll) peuvent être sclérosés sans que les douleurs fulgurantes s'en suivent, et que, d'un autre côté, ces douleurs existent, alors que la lésion scléreuse est restée limitée au trajet des faisceaux radiculaires. Seule, la sclérose des rubans externes serait donc, vous le voyez, le *substratum* anatomique des douleurs fulgurantes.

Vous ne vous étonnerez pas, d'après cela, Messieurs, de voir les douleurs fulgurantes figurer de temps à autre dans la symptomatologie de diverses maladies, autres que l'ataxie, dans lesquelles les faisceaux postérieurs peuvent être envahis, d'une façon pour ainsi dire accidentelle, par l'inflammation scléreuse. Tel est le cas de la sclérose en plaques disséminées. Il n'est pas rare que, dans cette affection, divers symptômes tabétiques, et en particulier les douleurs fulgurantes, viennent se surajouter aux symptômes propres. J'ai constaté plusieurs fois, en pareille circonstance, que les plaques scléreuses avaient envahi les cordons postérieurs qu'elles occupaient dans une grande étendue en hauteur et en largeur.

Les accès fulgurants s'observent aussi assez souvent dans la paralysie générale progressive ; ils doivent certainement être rattachés, dans ce cas, aux altérations des faisceaux postérieurs qui, ainsi que l'ont montré M. Magnan et M. Westphal, sont un accompagnement fréquent des lésions ordinaires de la paralysie générale.

J'ai été consulté, il y a quelques années, par deux malades accusant une foule de symptômes nerveux bizarres, que je croyais pouvoir rattacher à l'hypochondrie. Ces deux malades se plaignaient plus particulièrement de douleurs, revenant par accès, en tout comparables à celles de l'ataxie locomotrice. Ils ont tous deux présenté ultérieurement les symptômes de la paralysie générale progressive. Je ne doute pas que chez eux les bandelettes externes des faisceaux postérieurs fussent déjà atteintes à l'époque où les douleurs fulgurantes constituaient à peu près seules toute la maladie.

Quelques symptômes signalés dans le tableau clinique de l'alcoolisme chronique rappellent la description des douleurs fulgurantes : ainsi Magnus Huss a insisté sur les *douleurs lancinantes*, parfois très-pénibles, dont se plaignent les alcooliques.

Tout récemment, M. Wilks et M. Lockhart Clarke (1) ont appelé l'attention sur une forme de paraplégie qui s'observe, paraît-il, assez fréquemment à Londres, chez les femmes — même parmi les *ladies*, — et qu'ils désignent d'un commun accord sous le nom de *paraplégie alcoolique*. Un des traits les plus saillants de cette forme pathologique paraît être l'existence de douleurs revenant par accès, et que les malades comparent à des *chocs électriques*. Les douleurs existent seules pendant longtemps avant que des désordres moteurs ne viennent s'y adjoindre. Il y a lieu de se deman-

(1) *The Lancet*, 1872.

der si, ici encore, il ne s'agit pas d'une forme particulière de *tabes*, d'origine alcoolique cette fois, mais devant être rattachée toujours, cependant, à une lésion des cordons postérieurs, lésion que l'anatomie pathologique fera sans doute découvrir quelque jour.

J'ai observé quelquefois des douleurs fulgurantes comparables à celles de l'ataxie, dans la myélite partielle et dans le mal de Pott. Dans plusieurs de ces cas, j'ai reconnu à l'autopsie une lésion fasciculée extensive des cordons postérieurs, pouvant rendre compte de la présence des douleurs spéciales.

En dehors des cas qui viennent d'être passés en revue et dont le départ sera toujours fait aisément, en tenant compte des symptômes concomitants, les douleurs fulgurantes pourront être rapportées, presque à coup sûr, à la forme particulière de sclérose postérieure qui conduit à l'ataxie locomotrice progressive. Il y a bien, de temps à autre, dans la pratique, quelques difficultés d'appréciation, sur lesquelles j'attirerai votre attention; mais, en réalité, cela est assez rare. D'ailleurs, fort souvent la situation se trouve simplifiée par l'adjonction aux douleurs fulgurantes de certains symptômes qui, comme celles-ci, ont un caractère spécial : tels sont les symptômes dits *céphaliques* de l'ataxie, dont il sera bientôt question; tels sont encore quelques autres symptômes moins remarqués, quoique assez fréquents néanmoins, qu'on pourrait désigner sous le nom de *symptômes viscéraux*, parce qu'ils témoignent évidemment d'une participation des nerfs viscéraux thoraciques et abdominaux.

Dans ce groupe de symptômes viscéraux, je signalerai tout d'abord les *douleurs vésicales* et *uréthrales* qui se manifestent quelquefois au moment où règnent les douleurs fulgurantes, et qui s'accompagnent d'un besoin d'uriner fréquemment, la miction étant d'ailleurs l'occasion de douleurs vives dans le canal.

Je mentionnerai en second lieu les douleurs d'un caractère particulier, dont le rectum est le siége, et qui surviennent dans les mêmes circonstances que les douleurs vésicales. Chez un malade, M. C., qui a présenté ces *douleurs rectales* dans leur type de complet développement, elles avaient précédé de sept à huit mois la manifestation des accès de douleurs fulgurantes, qu'elles ont accompagnées par la suite. Elles se déclaraient subitement, et étaient marquées par une sensation comparable à celle que produirait l'intromission brusque et forcée d'un corps volumineux dans le rectum. C'est ainsi que le malade les dépeignait, et il ajoutait qu'à la fin de l'accès survenait toujours un besoin pressant d'expulsion et parfois même une expulsion effective de matières fécales.

Ces accidents se reproduisaient d'ordinaire deux ou trois fois par mois; il s'y adjoignait habituellement un besoin fréquent d'uriner, avec douleurs durant l'émission. Pendant plusieurs mois le cathétérisme et l'examen rectal furent maintes fois pratiqués sans qu'on soupçonnât la nature du mal. Ce n'est que beaucoup plus tard, que l'apparition des douleurs fulgurantes vint éclairer la situation.

VII. Mais de tous les symptômes viscéraux qui peuvent se montrer dès la période des *douleurs fulgurantes*, un des plus remarquables à la fois et des moins connus, si je ne me trompe, est celui que j'ai proposé de désigner sous le nom de *crises gastriques*.

Ces crises gastriques ou gastralgiques, comme vous voudrez les appeler, offrent des caractères véritablement spéciaux. Très-souvent, cependant, leur véritable signification restant méconnue, elles sont l'occasion d'erreurs graves dans le diagnostic.

Ce n'est pas là un symptôme rare; aussi n'est-il pas resté complétement inaperçu. On le trouve mentionné dans un assez grand nombre d'observations recueillies par divers auteurs, et en particulier dans le cas n° 176, de l'excellent ouvrage de M. Topinard. Mais la connexité qui existe réellement entre les crises gastriques et l'ataxie locomotrice me paraît avoir été signalée, pour la première fois, par M. Delamare, auteur d'une thèse qui date de 1866 (1). En 1868, dans mes leçons, je me suis efforcé de faire ressortir l'importance que j'attache à ce symptôme, et M. P. Dubois, un de mes auditeurs, a consigné, la même année, dans sa dissertation inaugurale, le résultat des études qu'il a faites à ce sujet (2), de concert avec M. Bourneville.

Je ne veux pas vous laisser ignorer que, dès 1858, M. Gull, dans la précieuse collection de *Cas de maladies spinales* (*Cases of Paraplegia*), qu'il a publiée dans les *Guy's Hospital Reports*, avait signalé la relation qui lui semblait exister entre certains symptômes gastriques et une affection de la moelle qui se rapporte évidemment à la description actuelle de l'ataxie locomotrice progressive.

Nous retrouverons d'ailleurs des symptômes gastriques au moins fort analogues à ceux sur lesquels je veux appeler votre attention, dans les maladies spinales autres que la sclérose postérieure, par exemple dans la *paralysie générale spinale*. Cette dernière affection, lorsqu'elle prédomine dans les membres supérieurs, rappelle par quelques-uns de ses caractères la paraplégie saturnine, et les crises cardialgiques ou entéralgiques qui l'accompagnent quelquefois sont souvent considérées alors, bien à tort, comme des coliques de plomb. Il y avait là une difficulté de diagnostic à propos de laquelle j'entrerai plus tard dans quelques développements.

Mais il est temps de vous dire en quoi consistent ces crises gastriques. Tout à coup, le plus souvent à l'époque même où règne une crise de douleurs fulgurantes occupant les membres, les malades se plaignent de douleurs qui, partant des aines, semblent remonter de chaque côté de l'abdomen pour venir se fixer à la région épigastrique. Simultanément, ils accusent des douleurs siégeant entre les

(1) *Des troubles gastriques dans l'ataxie locomotrice.*

(2) *Etude sur quelques points de l'histoire de l'ataxie locomotrice.* Thèse de Paris, 1868.

deux épaules, lesquelles s'irradient autour de la base du tronc sous forme de fulgurations. Alors les battements du cœur deviennent ordinairement violents et précipités. M. Rosenthal, qui a quelquefois assisté à ces crises, signale un cas où le pouls était ralenti pendant l'accès. En ce qui me concerne, j'ai toujours observé au contraire, en pareille circonstance, une accélération notable du pouls, laquelle ne s'accompagne d'aucune élévation de la température centrale.

La fréquence du pouls sans fièvre est d'ailleurs un fait très-commun, dès les premières périodes de l'ataxie, et en dehors des crises gastriques et des accès fulgurants, alors qu'il n'existe encore aucune trace d'incoordination motrice.

Des vomissements presque incessants et extrêmement pénibles s'associent souvent aux crises gastriques. Les aliments sont d'abord rejetés ; puis, c'est un liquide muqueux, incolore, parfois mêlé de bile ou teinté de sang. Un malaise profond, des vertiges, se surajoutent aux vomissements et aux douleurs cardialgiques ; celles-ci peuvent être vraiment atroces, et la situation est alors d'autant plus affligeante que les fulgurations douloureuses sévissent souvent en même temps dans les membres avec une intensité exceptionnelle.

Les crises gastriques des ataxiques persistent habituellement, comme les crises fulgurantes, à peu près sans répit, pendant deux ou trois jours, et il est très-remarquable que, dans les intervalles de ces accès, les fonctions de l'estomac s'exécutent généralement d'une manière très-régulière. Elles peuvent se montrer dès l'origine de la maladie et en constituer pendant de longues années, avec les douleurs fulgurantes, toute la symptomatologie. Quand l'ataxie s'est pleinement confirmée et que l'incoordination motrice s'est développée, les crises gastriques ne disparaissent pas toujours pour cela ; elles se reproduisent, au contraire, souvent, jusqu'à la terminaison fatale, à chaque accès de douleurs fulgurantes. Tel a été, entre autres, le cas d'une nommée Ménil, qu'il nous a été loisible d'observer pendant plus de six ans dans nos salles.

Voilà, incontestablement, une forme de cardialgie bien singulière, bien remarquable dans ses allures. Vous ne la trouverez cependant mentionnée, je le crois du moins, dans aucun des traités spéciaux sur les maladies de l'estomac, même les plus récents.

Maintes fois, j'ai vu ce symptôme détourner l'attention du médecin, et lui faire méconnaître la véritable nature du mal ; je m'y suis laissé prendre aussi plusieurs fois dans le temps. Un notaire de la province vint pour me consulter, il y a dix ans, pour des accès cardialgiques, présentant les caractères que je viens d'indiquer ; il souffrait en même temps dans les membres de douleurs paroxystiques peu accentuées d'ailleurs. Je ne connaissais pas alors le lien qui rattache ces divers accidents. Les crises gastriques ont disparu ; mais le malade souffre aujourd'hui de tous les symptômes de l'ataxie locomotrice la mieux caractérisée.

La première fois qu'il m'a été donné de reconnaître la véritable signification des crises gastriques, il s'agissait d'un jeune médecin, qui, en outre de ces crises, présentait des douleurs fulgurantes et une hydarthrose de l'un des genoux, développée spontanément arthropathie des ataxiques. L'incoordination motrice ne s'est manifestée chez lui que quelques mois plus tard. Tout cet ensemble de symptômes — crises gastriques, douleurs fulgurantes, arthropathies, qui n'ont en apparence aucune connexité, — revêt un cachet presque spécifique, sitôt que l'on considère ces symptômes sous leur véritable jour.

J'ai encore vu les crises gastriques coexister avec les douleurs fulgurantes, pendant plus de cinq ans, sans accompagnement de désordres moteurs, chez M. T... Le diagnostic était rendu facile, dans ce cas, par l'existence d'une atrophie commençante d'un des nerfs optiques. L'opinion que j'émis, presque dès l'origine, sur la nature du cas, fut néanmoins vivement contestée par plusieurs médecins qui visitèrent le malade. Aujourd'hui, mes prévisions ne se trouvent que trop justifiées.

Nous n'en sommes pas réduits, d'ailleurs, pour traiter des crises gastriques, à faire appel seulement à des souvenirs. Je puis, en effet, vous présenter un certain nombre de malades chez lesquels vous pourrez étudier cet accident. Ce sera en même temps, pour vous, une occasion d'observer l'ataxie *fruste* dans quelques-unes des formes variées qu'elle peut revêtir.

1° La nommée Mar....., actuellement âgée de 46 ans, souffre depuis une douzaine d'années, de douleurs fulgurantes revenant par accès, et qui se montrent souvent combinées aux crises gastriques. Celles-ci se déclarent environ tous les trois ou quatre mois : elles sont habituellement d'une intensité extrême, et lorsque la malade est en proie à ces douleurs, elle pousse des cris, se tord et prend les attitudes les plus bizarres. Au bout de quelques jours, l'accès se termine tout à coup, comme par enchantement. Les digestions sont régulières dans l'intervalle des accès. Le diagnostic est facilité dans ce cas par l'existence d'un strabisme qui date de l'époque où les douleurs fulgurantes ont commencé à paraître. Il n'y a pas d'incoordination des mouvements des membres tant inférieurs que supérieurs. La démarche est régulière, et la station debout peut être soutenue longtemps sans fatigue. Seulement, quand la malade ferme les yeux, la station et la marche deviennent un peu plus difficiles.

2° Coud... est âgée de 55 ans. Il y a 29 ans que cette femme est devenue aveugle. La lésion du fond de l'œil consiste en une atrophie nacrée des papilles ; les accès de douleurs fulgurantes se sont montrés chez elle depuis une dizaine d'années. Elles occupent souvent, non-seulement diverses parties des membres, mais encore la région occipitale et la nuque. Les crises cardialgiques coexistent souvent avec les accès fulgurants, et elles s'accompagnent de vomissements. Ce siége, assez exceptionnel des douleurs fulgurantes à l'occiput et à la nuque, mérite d'être relevé à cause des vomissements qui se manifestent souvent en même temps qu'elles. Ce concours de circonstances pourrait obscurcir le diagnostic, et faire songer à l'existence d'une lésion cérébrale ou cérébelleuse. — C'est un point sur lequel nous reviendrons ailleurs. Jusqu'à ce jour, Coud... n'offre aucun trouble de la locomotion.

3° La femme Deg..., âgée de 52 ans, est aveugle depuis quinze ans. Il s'agit ici encore d'une atrophie nacrée des nerfs optiques. Les accès de douleurs fulgurantes qui occupent les points du corps les plus divers, et fréquemment aussi le front, l'òcciput, la nuque, ont commencé à paraître à l'époque où la cécité s'est déclarée. Elles sont souvent accompagnées de crises gastriques d'une grande intensité. Les fonctions de l'estomac, dans l'intervalle des accès, sont régulières. Il n'existe, chez cette femme, aucun signe d'incoordination motrice.

4° Audib..., âgée de 36 ans environ, souffre de temps à autre de crises gastriques vraiment atroces, accompagnées de vomissements incessants et qui se manifestent, en général en même temps que des accès fulgurants siégeant dans les membres inférieurs. — Ces accidents remontent à 5 ou 6 années. Il y a deux ans est survenue spontanément une luxation de la hanche droite et, quelques mois après, une luxation de la hanche gauche (arthropathie des ataxiques). Quelques symptômes d'incoordination motrice existent depuis un an à peine.

Je n'insisterai pas davantage pour aujourd'hui.

TROISIÈME LEÇON.

De l'amaurose tabétique.

SOMMAIRE. — Symptômes céphaliques dans l'ataxie locomotrice. — Lésions des nerfs crâniens et bulbaires. — Induration grise progressive du nerf optique. — Atrophie progressive de la papille. — Nécessité de l'examen ophthalmoscopique dans le diagnostic de quelques affections cérébrales.

Existence isolée de l'amaurose tabétique ; sa fréquence. — Caractères de la lésion anatomique du nerf optique à l'œil nu et au microscope. — Aspect de la papille : 1° à l'état normal ; 2° dans l'induration grise progressive. — Troubles fonctionnels qui accompagnent l'induration grise du nerf et de la papille optiques. — Modifications de la papille dans les cas d'embolie de l'artère centrale de la rétine, dans la glycosurie, la rétino-choroïdite syphilitique et la paralysie générale.

De la neuro-rétinite. — Ses formes, ses symptômes. — Différences qui la séparent de l'amaurose tabétique. — Faits cliniques démontrant l'importance des signes fournis par l'ophthalmoscope.

Messieurs,

J'ai l'intention d'exposer aujourd'hui, devant vous, quelques points relatifs à ceux des symptômes de l'ataxie que nous avons désignés sous le nom de *symptômes céphaliques*. Ces symptômes répondent à des lésions variées des nerfs crâniens et bulbaires. Dès les premières périodes, ainsi que nous l'avons dit déjà, les douleurs fulgurantes, seule représentation, à cette époque, de la lésion spinale, se trouvent généralement combinées, en proportions diverses, avec des troubles des nerfs bulbaires ou des nerfs optiques. J'ajouterai que ces accidents, — et c'est là une circonstance bien propre à faire ressortir l'intérêt clinique qui s'attache à leur étude, — peuvent précéder parfois, dans l'évolution du processus morbide, les douleurs fulgurantes elles-mêmes, et se montrer ainsi complétement isolés pendant plusieurs mois, voire même pendant plusieurs années.

Il n'est peut-être pas un seul nerf bulbaire qui, à ce moment même, ne puisse être affecté. Mais, le plus ordinairement, ce sont les nerfs moteurs oculaires qui sont envahis les premiers. C'est, par ordre de fréquence, les nerfs de la troisième et de la sixième paires; puis, mais de très-loin, le nerf pathétique ; le facial, l'hypoglosse et la cinquième paire ne sont pas eux-mêmes toujours indemnes. Les symptômes qui répondent à ces lésions se traduisent, pour les uns, par un état paralytique, pour les autres, par des douleurs. Mais, de tous les nerfs crâniens, les *nerfs optiques* sont ceux qui, dans l'espèce, méritent surtout de fixer l'attention en raison de la grande fréquence de leur altération et de la gravité de l'affection que cette lésion détermine. Nous allons donc entrer à ce propos dans quelques développements.

I. Les troubles visuels dans l'ataxie peuvent être rangés sous deux principaux chefs. Ce sont: 1° des troubles de l'accommodation, la diplopie, liés à des lésions plus ou moins transitoires et fugaces ; 2° des troubles visuels dépendant d'une lésion particulière du nerf optique. Ceux-ci sont autrement sérieux que les premiers, car l'affaiblissement de la vue, comme la lésion qui l'a produite, se distingue par une marche à peu près fatalement progressive et envahissante.

La lésion des nerfs optiques, dont il s'agit, pourrait être désignée du nom d'*induration grise progressive*, par opposition d'une part à la lésion de ces mêmes nerfs dans la sclérose en plaques, qui reconnaît un processus fort analogue, mais dont la progression est moins inévitable ; et, d'autre part, aux lésions connues sous le nom de névrite optique : dans ces deux derniers cas, malgré quelques traits de ressemblance, les lésions et les symptômes diffèrent d'une manière essentielle de ce qu'ils sont dans l'atrophie optique tabétique.

L'induration grise progressive des nerfs optiques se traduit pendant la vie par des caractères ophthalmoscopiques spéciaux et qui répondent à ce qu'on est convenu en ophthalmologie d'appeler l'*atrophie progressive de la papille*. Ces caractères, Messieurs, seraient à peu près spécifiques, d'après quelques auteurs, et tels que — en dehors même des troubles fonctionnels concomitants qui, eux aussi, offrent des particularités très-dignes d'intérêt au point de vue clinique — ils permettraient de *diagnostiquer* l'ataxie ou la sclérose des cordons postérieurs, si déjà elle existe, ou d'en *prévoir la venue* plus ou moins prochaine, si elle n'est pas encore définitivement constituée. Les assertions de MM. Jaeger, Wecker, Galezowski sont formelles à ce sujet.

Nous verrons, Messieurs, ce qu'il faut en penser. Je dois dire toutefois par avance que, ayant été bien des fois témoin de la sûreté, de la précision du diagnostic établi par les médecins versés en ces matières, je suis arrivé à partager, au moins en grande partie, la conviction qui les anime. Bien que ces faits ne soient pas absolument de ma compétence spéciale, je vous demanderai la permission, cependant, d'entrer à leur égard dans quelques détails. Mon entreprise trouvera, je l'espère, sa justification dans l'intérêt qui doit s'attacher à toutes les questions qui concernent le diagnostic du tabes dorsal.

II. L'énoncé sommaire de deux points relatifs aux difficultés que je signale suffira pour mettre en lumière l'importance qu'il y a pour nous, médecins, à nous familiariser, autant que possible, avec l'examen régulier du fond de l'œil.

En premier lieu, j'essaierai de vous démontrer que l'ataxie peut se présenter entourée de symptômes que reproduisent certaines lésions encéphaliques, les tumeurs, par exemple, avec une telle similitude que le diagnostic en devient des plus difficiles, et je vous ferai voir du même coup quel parti il est possible de tirer, en pareille occurrence, de l'examen ophthalmoscopique.

En second lieu, suivant quelques ophthalmologistes, la

lésion optique propre à l'ataxie peut, dans un certain nombre de cas, précéder tous les autres symptômes et composer à elle seule, parfois pendant de longues années, toute la maladie. — Or, ainsi que je vous l'ai fait pressentir, rien n'est mieux établi, à mon sens, que cette proposition. Si cela est vrai, il sera, vous le comprendrez, de la plus haute importance d'être fixé sur ces caractères qui, suivant les auteurs, permettent de reconnaître l'amaurose des ataxiques, et de la distinguer de toutes les autres formes d'affaiblissement de la vue.

En ce qui concerne, tout d'abord, l'existence isolée de l'*amaurose tabétique* durant une suite d'années, c'est là un fait dont la réalité peut être facilement établie dans cet hospice à l'aide d'observations faites sur une grande échelle. Je crois pouvoir déclarer que la *grande majorité des femmes*, qui sont admises dans les dortoirs comme atteintes de cécité amaurotique, offrent tôt ou tard, après leur entrée dans l'établissement, des symptômes plus ou moins manifestes d'ataxie. J'ai insisté sur ce point déjà, dans mes leçons de 1868; mes observations ultérieures me permettent de confirmer ce que j'avais alors avancé à cet égard. — Je pourrais vous présenter, à l'appui de mes assertions, des faits nombreux, je me contenterai de résumer deux exemples, d'ailleurs très-démonstratifs :

1° Mill..., couchée au n° 12 de la salle Saint-Alexandre, est âgée de cinquante-cinq ans. Elle est entrée à la Salpêtrière, comme aveugle, en 1855. Les troubles de la vue, accompagnés de douleurs de tête, ont paru en 1850. D'abord limités à l'œil gauche, ils ne tardèrent pas à envahir l'œil droit. Au bout d'un an, la cécité était complète. Or, c'est en 1860 seulement, c'est-à-dire dix ans après le début des phénomènes, que les douleurs fulgurantes se sont manifestées pour la première fois. Elles se sont bientôt compliquées de douleurs en ceinture; la maladie, depuis ce temps, est restée à peu près stationnaire.

Les symptômes d'incoordination motrice ont cependant commencé à s'accuser il y a quelques mois.

2° Coud..., placée dans le dortoir Saint-Charles, est également âgée de 55 ans environ. A 26 ans, il y a vingt-neuf ans de cela, elle éprouva des élancements violents dans l'orbite, et fut peu après frappée de cécité d'abord à gauche, puis à droite. Trois ans plus tard, elle fut prise de douleurs fulgurantes dans la tête et les muscles, douleurs auxquelles s'associèrent des crises gastriques. Depuis lors, la maladie n'a pas subi d'aggravation.

Ces faits, je pourrais, Messieurs, les multiplier beaucoup, si je ne craignais pas de fatiguer votre attention. En somme, je suis très-disposé à croire, d'après ce que j'ai vu, que les amaurotiques, chez lesquels l'*atrophie progressive de la papille* est la cause de la cécité, n'échappent guère à cette loi fatale.

Il importerait, par conséquent, de pouvoir reconnaître pour ce qu'elle est, dès l'origine, cette affection du nerf optique qui, dix, quinze ans après s'être constituée, sera suivie d'ataxie; de pouvoir, en d'autres termes, un cas d'amaurose par lésion atrophique du nerf optique étant donné, déclarer si l'ataxie s'en suivra tôt ou tard, d'une façon à peu près inévitable, ou si, au contraire, l'affection du nerf optique demeurera isolée.

Recherchons donc quels sont les caractères de l'induration grise des nerfs optiques et examinons s'ils sont, en réalité, comme on le dit, à peu près infaillibles.

III. Un mot d'abord concernant la lésion anatomique à laquelle se rattache le trouble visuel qu'il s'agit d'étudier.

A l'*œil nu*, l'altération du nerf optique se présente sous la forme d'une induration grise, dont l'aspect rappelle, à tous égards, celui de la sclérose fasciculée spinale. Elle paraît, en règle générale, débuter par l'extrémité périphérique du nerf et s'étendre ensuite progressivement vers les parties centrales. Les bandelettes optiques sont aussi atteintes à leur tour, à un moment donné, et quelquefois même les corps genouillés. Au delà de ce point, on perd les traces de l'altération. Il est remarquable que celle-ci affecte, comme vous le voyez, dans le nerf optique, une marche centripète, tandis que les lésions correspondantes des nerfs spinaux ont, au contraire, une progression centrifuge.

L'*étude histologique*, à son tour, fait reconnaître de nouvelles analogies entre l'induration grise des nerfs optiques et la sclérose spinale tabétique. Il y a lieu de remémorer à ce propos que, à l'état n rmal, les nerfs optiques se rapprochent, quant à la texture, beaucoup plus de la substance blanche des centres nerveux que tous les autres nerfs. C'est ainsi que, dans les nerfs optiques, on trouve, comme l'a signalé M. Leber, des cellules conjonctives étoilées et un réticulum fibroïde. J'ajouterai que les tubes nerveux qui les composent sont très-déliés, très-délicats et offrent, en conséquence, une grande analogie avec les tubes nerveux de l'encéphale.

La lésion qui constitue l'induration grise s'accuse d'ailleurs dans le nerf optique, comme dans la moelle épinière, par la métamorphose fibrillaire de la névroglie et la disparition concomitante du cylindre de myéline d'abord, puis du cylindre axile. Dire quel est des deux phénomènes celui qui précède l'autre, est chose difficile; j'incline beaucoup à croire que, de même que dans la moelle épinière, le tube nerveux est affecté en premier lieu, antérieurement à la gangue conjonctive. On s'expliquerait ainsi pourquoi, dans la lésion tabétique des nerfs optiques, l'élément nerveux subit une destruction comparativement bien plus complète et plus rapide que celle qui se produit dans la sclérose en plaques, les cylindres d'axe persistant en effet beaucoup plus longtemps dans le cas de la dernière affection. L'induration grise des nerfs optiques, dans l'ataxie locomotrice, pourrait donc être, d'après cela, désignée sous le nom de *névrite parenchymateuse.*

Quoi qu'il en soit, ce n'est pas encore, quant à présent, dans l'histologie qu'il faut chercher des traits distinctifs, car, à cet égard, il y a une ressemblance très-grande entre l'induration qui se produit dans le nerf optique en conséquence de la *névrite* liée aux tumeurs cérébrales (*névrite optique*) et l'induration grise de ce même nerf chez les tabétiques. Recherchons donc dans la clinique des données plus décisives.

Exposons, en premier lieu, les caractères ophthalmoscopiques qui correspondent, d'ailleurs, jusqu'à un certain point, à l'anatomie faite sur le vivant. Je vous rappellerai très-brièvement l'aspect de la papille optique à l'état normal. — Vous n'avez pas oublié la forme ovaloïde que celle-ci présente; ses contours très-nets, très-accusés ; la dépression cupuliforme qu'elle offre dans sa partie centrale; enfin la teinte légèrement rosée qui distingue au contraire sa partie périphérique, et qui est due à la présence des vaisseaux propres que renferme le nerf optique dans son épaisseur. — Pour ce qui est des vaisseaux de la papille, vous savez qu'ils consistent en deux veines et une artère, celle-ci beaucoup moins volumineuse que celles-là, et reconnaissable d'ailleurs aux divisions dichotomiques qu'elle présente.

Voici maintenant en quoi toutes ces particularités se trouvent modifiées dans le cas d'*induration grise progressive*.

La papille n'a pas éprouvé de changement, soit dans sa forme, soit dans ses dimensions; ses contours sont toujours très-accentués. Les vaisseaux restent ce qu'ils étaient auparavant; seulement, contrairement à ce qui a lieu dans l'état normal, on ne peut plus les suivre, pénétrant à une certaine distance dans l'épaisseur de la papille, sur laquelle ils paraissent être simplement appliqués. Rien d'ailleurs qui s'éloigne profondément de l'état normal; mais voici le caractère décisif. Par suite du changement de texture qu'a subi le nerf optique, et en conséquence surtout de la disparition du cylindre de myéline, la papille a cessé d'être transparente ; elle réfléchit au contraire fortement la lumière et ne laisse plus voir dans sa profondeur les vaisseaux propres. Il s'ensuit qu'elle ne présente plus la teinte rosée normale, et qu'elle offre, au contraire, une coloration blanche, crayeuse, comme nacrée.

Tel est, Messieurs, le caractère dont il faut bien se pénétrer; car, à lui seul, quand il est manifestement accusé, il suffit pour spécifier l'amaurose tabétique et pour éclairer la situation d'une façon décisive. Il convient néanmoins de ne point négliger les troubles fonctionnels qui, eux aussi, ont bien leur importance. Ils peuvent, en effet, contribuer puissamment à établir le diagnostic, dans les cas où les symptômes ophthalmoscopiques sont peu accentués, en donnant plus de poids à l'impression ressentie par l'observateur. D'ailleurs, parmi ces troubles fonctionnels, il en est quelques-uns qui, même à défaut des signes ophthalmoscopiques, font jusqu'à un certain point préjuger la nature du mal.

Je signalerai en premier lieu la limitation concentrique et unilatérale du champ visuel, trouble fonctionnel qui ne se retrouve pas dans la *névrite optique*; en second lieu, la contraction plus ou moins prononcée des pupilles, contraste frappant avec ce qui a lieu dans la névrite optique, où les pupilles se montrent au contraire dilatées.

Nous devons citer un symptôme qui, suivant quelques auteurs (Galezowski, Benedikt), est en quelque sorte spécifique : il s'agit d'une forme particulière d'achromatopsie caractérisée ainsi qu'il suit : 1° perte de la notion des teintes secondaires (1 et 5 de l'échelle de M. Galezowski); 2° perte de la notion du *rouge* et du *vert* : la notion du *jaune* et du *bleu* persistant, au contraire, à un haut degré et pendant longtemps. Ces signes peuvent se montrer déjà fortement accusés, alors que la perte de l'acuité visuelle est incomplète et permet encore de lire les gros caractères.

J'ajouterai que le début de ces accidents par un œil et la localisation prolongée de la lésion, dans ce même œil, sont tout à fait l'inverse de ce qu'on observe dans la névrite optique. De plus, dans le tabes, l'évolution des troubles visuels est, dans l'immense majorité des cas, lente, graduelle, progressive, tandis que, dans la névrite optique, leur début s'opère assez souvent d'une façon à peu près subite.

Les autres troubles fonctionnels qu'il nous reste à signaler sont plutôt de nature à obscurcir le diagnostic; mais en raison de cela même, ils méritent, eux aussi, d'être relevés. Telles sont des douleurs de tête continues ou à peu près et qui siégent principalement au front et à la nuque. A ces douleurs permanentes s'associent, dans bien des cas, des fulgurations revenant par accès et occupant le trajet des branches de la cinquième paire. Dans les paroxysmes, les malades éprouvent des sensations qu'ils comparent à celles que produirait l'arrachement du globe oculaire.

Si l'on fait abstraction des douleurs de tête, qui sont un symptôme assez banal, les phénomènes qui viennent d'être signalés forment, dans leur ensemble, un syndrôme à peu près caractéristique. Ils permettraient de distinguer aisément l'amaurose tabétique de celle, par exemple, qui accompagne la sclérose en plaques.

L'embolie de l'artère centrale de la rétine donne lieu, à la longue, à des apparences ophthalmoscopiques qui simulent celles de la papille tabétique. Il y a toutefois des caractères distinctifs tranchés et que vous trouverez exposés dans les traités spéciaux. Le début brusque, dans le cas d'embolie et la concomitance habituelle d'une hémiplégie et d'une cardiopathie ne laisseraient d'ailleurs pas longtemps subsister le doute.

Je ne ferai que mentionner en passant, la lésion du nerf optique qui survient quelquefois dans la glycosurie et la rétino-choroïdite syphilitique, comme pouvant également reproduire, jusqu'à un certain point, l'aspect de l'atrophie papillaire tabétique. Enfin, dans la paralysie générale, on observe quelquefois une lésion de la papille qui ne diffère en rien d'essentiel de celle qui se montre dans l'ataxie; mais nous avons eu le soin de vous faire remarquer déjà que les lésions spinales tabétiques se rencontrent, dans quelques cas, liées à la paralysie générale, et cette circonstance permet peut-être d'expliquer l'occurrence fréquente de l'atrophie papillaire progressive dans la méningite chronique diffuse.

Je me borne à signaler brièvement ces diverses affections, me proposant d'attirer toute votre attention sur les symptômes objectifs que produit l'altération du nerf optique désignée sous le nom de *névrite optique* ou de *neuro-rétinite*, car là se trouve en réalité le nœud de la situation.

Nul doute qu'il y a des analogies, d'une part, entre les symptômes concomitants de la *neuro-rétinite* et ceux qui accompagnent l'atrophie tabétique et, d'autre part, entre l'aspect de la papille qui marque l'atrophie papillaire consécutive à la névrite optique et celui de l'amaurose tabétique ; mais il y a aussi, pour l'un comme pour l'autre, des caractères distinctifs, et c'est la connaissance de ces caractères qui permettra d'assurer le diagnostic.

IV. Pour atteindre ce but, il nous faut entrer actuellement dans quelques détails, au sujet de la *neuro-rétinite* et des circonstances au milieu desquelles elle prend naissance. De ces circonstances, deux surtout méritent d'être relevées :

1° *a*) La cécité, si commune dans les cas de tumeurs cérébrales, puisqu'elle se produit dans près de la moitié des cas (Friedreich et Ladame), paraît reconnaître le plus souvent pour cause la *neuro rétinite.*

b) La méningite de la base, de nature syphilitique ou autre, est aussi assez fréquemment l'occasion de la neuro-rétinite, et, en pareil cas, le pronostic est bien différent de ce qu'il est dans l'hypothèse de tumeurs cérébrales. S'il s'agit, en particulier, d'une lésion syphilitique, la cécité peut n'être pas fatalement progressive et la vision persister au moins à un certain degré.

Les auteurs admettent deux formes principales de neuro-rétinite. En premier lieu, viendrait la *neuro-rétinite*, dite *par étranglement* (*Stauungs Papille* des auteurs allemands, —*Chocked Disk* des Anglais). Elle se caractérise anatomiquement par une tuméfaction souvent énorme de la papille, reconnaissant pour cause une simple congestion avec exsudation séreuse. Cette forme serait liée surtout à l'existence de tumeurs intra-crâniennes. — Selon de Graefe, les symptômes qui la caractérisent résulteraient de l'exagération de la pression à l'intérieur du crâne. Mais il paraît prouvé qu'en outre de la papille, le nerf lui-même peut être affecté dans toute son étendue, et offrir un certain degré de tuméfaction et de ramollissement, ou même les caractères anatomiques de la névrite optique inflammatoire. C'est du moins ce qui semble ressortir des observations de MM. Hulke, Albutt et quelques autres. Il existerait, d'après cela, une sorte de transition entre les deux formes de la neuro-rétinite.

2° La seconde de ces formes est habituellement désignée sous le nom de *neuro-rétinite descendante*. Quelques ophthalmologistes, et entre eux de Graefe, prétendent que cette forme est liée d'une manière spéciale à la méningite, et que si elle s'associe parfois, d'une façon concomitante, aux tumeurs, c'est qu'alors il y a en même temps une méningite de la base. S'il est possible d'invoquer trois exemples de de Graefe, cités par M. Albutt à l'appui de cette opinion, nous devons dire qu'un fait récent, observé dans cet hospice, vient la controuver, au moins dans ce qu'elle a de trop absolu. Il s'agit du cas d'une malade nommée Ler..., chez laquelle se présentaient les caractères de la névrite optique avec atrophie du nerf. Ces lésions étaient liées à l'existence d'une tumeur sarcomateuse occupant le lobe occipital gauche du cerveau. La tente cérébelleuse avait été refoulée; le mésocéphale ainsi que les bandelettes optiques et les tubercules quadrijumeaux, étaient fortement aplatis. Eh bien ! dans ce cas, où la pression intra-crânienne était évidemment exagérée (l'hypertrophie et l'aplatissement des circonvolutions ne laissaient aucun doute à cet égard) et où probablement l'étranglement de la papille avait eu lieu à une certaine époque, les nerfs optiques étaient gris, atrophiés, en un mot sclérosés dans toute leur étendue. Il n'existait pas de traces d'une méningite.

Cette atrophie scléreuse caractérise la seconde forme, ou, si l'on préfère, le deuxième degré de la névrite optique. Il s'agit ici, anatomiquement, d'une névrite interstitielle, avec substitution fibrillaire, destruction consécutive des éléments nerveux ; le processus morbide affecte là une marche plus aiguë que dans le cas de la névrite optique tabétique ; la multiplication des noyaux est plus accusée, l'exsudation plus abondante, et c'est, en somme, dans la production de ces lésions que gît toute la différence.

V. Recherchons maintenant quels sont les caractères qu'offre au clinicien la papille dans ces deux formes ou, si vous le voulez, dans ces deux périodes de la névrite optique, et opposons-les aux caractères qui distinguent la papille tabétique.

A. Pour ce qui concerne la papille étranglée, rien n'est plus simple. La papille, en effet, présente alors une tuméfaction, un gonflement manifestes déjà au simple éclairage. Les contours, d'ailleurs mal accusés, sont effacés pour ainsi dire par un exsudat paraissant répandu à la fois sur la papille et à son pourtour. Cet exsudat a une teinte gris-rougeâtre. Çà et là, les vaisseaux centraux sont, en apparence, interrompus. Ce phénomène, très-net pour les veines, l'est moins pour les artères qui sont relativement plus petites. Les capillaires sont très-développés, au moins à une certaine époque. Cet ensemble de phénomènes est déjà très-frappant ; mais les symptômes fonctionnels, eux aussi, méritent d'être consultés. Je me bornerai à relever les traits suivants : les deux yeux habituellement sont pris du même coup ; le début est quelquefois subit ; il n'y a pas de diminution concentrique du champ visuel ; enfin, on ne note aucune modification chromatique.

B. Quels sont maintenant les caractères de la névrite optique considérée dans la seconde forme ? La papille, en quelque sorte élargie, se montre avec des contours frangés, irréguliers, mal délimités. On la dirait entourée par une espèce de nuage. En raison de l'opacité acquise par le nerf optique, les capillaires et la teinte rosée paraissent effacés. Les vaisseaux sont tortueux, sinueux, surtout les veines qui semblent interrompues, coupées de places en places.

Voilà, Messieurs, des caractères qui ne s'effacent jamais complètement et qui tranchent avec les caractères ophthalmoscopiques assignés à la papille tabétique. Quant aux signes fonctionnels, ils se confondent avec ceux de la papille étranglée.

VI. Il ne suffit pas d'avoir exposé les caractères qui distinguent, tant au point de vue fonctionnel qu'à celui de l'examen ophthalmoscopique, l'altération *tabétique* de la papille et celle qui se lie à la névrite optique, il est encore indispensable de montrer, sur le vif, le parti qu'on peut tirer de ces notions pour le plus grand bien du diagnostic. Je me bornerai à un exemple particulier.

Tout récemment, nous avions dans nos salles, presque côte à côte, deux malades : l'une, Deg..., que je vous ai fait voir comme un spécimen d'ataxie fruste avec crises fulgurantes et crises gastriques, et non accompagnées d'incoordination motrice ; l'autre, Ler..., qui a succombé il y a quelques jours. La première est une ataxique, et personne ne saurait suspecter ce diagnostic, bien que le critérium anatomique fasse défaut ; la seconde avait une tumeur de l'un des lobes occipitaux du cerveau.

Mais, me direz-vous, quel rapport y a-t-il entre une tumeur occupant le lobe occipital et un cas d'ataxie à la première période? Ce sont deux maladies qu'on ne rapproche pas d'habitude l'une de l'autre, parce qu'elles s'éloignent par des caractères très-tranchés. Eh bien! Messieurs, il importe de ne pas trop compter sur ces caractères ; ils peuvent tromper. Et, de fait, la combinaison des symptômes était telle chez nos deux malades, que la perplexité, pendant longtemps, a été grande, le diagnostic absolument incertain. Il n'est pas douteux pour moi que certains cas de tumeurs cérébrales, sans nul doute fort exceptionnels, doivent être rapprochés, cliniquement, de l'ataxie locomotrice. L'exposition des deux cas que je viens de citer sera, du reste, plus démonstrative que ne le seraient de longs commentaires.

La nommée Deg... offre les symptômes suivants : céphalalgie intense, rémittente, siégeant à l'occiput et au front; douleurs dans les globes oculaires, cécité absolue des deux côtés; douleurs à la nuque à peu près constantes, paraissant se répandre dans toute la longueur d'un bras; vomissements revenant par accès, composant de véritables crises gastriques, et s'accompagnant d'une exaspération des douleurs céphaliques; enfin fulgurations douloureuses dans tous les membres, revenant par accès.

Les symptômes observés chez Ler... exigent plus de détails. Nous noterons : une cécité complète, survenue progressivement (le début subit, dans la névrite optique, vous le voyez, n'est pas nécessaire); — une céphalalgie intense occupant l'occiput et le front, à peu près continue, mais s'exaspérant par accès; — des douleurs vives dans les yeux, sujettes à des temps d'arrêt et à des exacerbations; — des vomissements, se montrant par crises, de même que chez Deg..., et persistant quelquefois pendant quelques jours; — enfin des douleurs dans les membres.

Ces douleurs, qui forment l'exception à la règle que je signalais en commençant cette leçon, à propos de la description des douleurs tabétiques, offraient, à s'y méprendre, le cachet des douleurs fulgurantes. Plus de vingt fois, dans l'observation, on trouve consigné, d'après le récit sincère de la malade, enregistré au moment même des accès, que ces douleurs se montrent tout à coup, comme des éclairs, qu'elles n'occupent qu'un point, soit au voisinage des jointures (genou, poignet), soit sur le corps des membres, et qu'elles s'accompagnent d'une sorte de ressaut du membre où elles sévissent. C'est lorsque ces douleurs, ainsi que la céphalalgie, s'exaspèrent, que surviennent les accès de vomissement. A tous ces symptômes, nous devons ajouter une douleur vertébrale se répandant autour du tronc et simulant la douleur en ceinture.

Ces douleurs, de caractère particulier, si remarquablement accusées chez notre malade, ne sont pas, d'ailleurs. un fait absolument exceptionnel en cas de tumeurs cérébrales. Ainsi, sur 233 cas, M. Ladame a mentionné 23 fois des douleurs rhumatoïdes dans diverses parties des membres. Il est sans doute très-rare qu'elles prennent le caractère fulgurant ; cependant cet auteur signale, sans y insister, il est vrai, des douleurs plus ou moins vives revenant par accès, et courant fréquemment d'un point à un autre.

Quoi qu'il en soit, cette complication singulière est établie d'une manière péremptoire, ne serait-ce que par le fait même de Ler... Et il n'y a pas lieu d'invoquer, pour s'en rendre compte, quelque complication tabétique, car les cordons postérieurs, examinés avec soin lors de l'autopsie, ont été reconnus parfaitement sains.

Eh bien ! Messieurs, en pareille occurrence — et selon toute probabilité, les cas de ce genre se reproduiront dans la pratique — le diagnostic n'est-il pas bien embarrassant ? Permettez-moi encore de vous faire remarquer, pour ajouter à l'intérêt de la situation, que la titubation existait dans le cas de la tumeur, et que Deg..., l'ataxique, n'en présentait pas de traces.

Or, l'ophthalmoscopie, dans cette conjoncture, est venue nous apporter un concours décisif. Je mets sous vos yeux deux dessins faits d'après nature et que je dois à l'obligeance de M. Galezowski : l'un figure la papille de Deg..., et vous pouvez y reconnaître tous les caractères de la *pa-*

pille tabétique; — l'autre représente la papille de Ler... : l'atrophie consécutive à la névrite optique se présente là avec tous ses caractères distinctifs.

Après cet examen, toute difficulté cessait sur le champ. Il devenait évident que Ler... était sous le coup d'une tumeur cérébrale, et l'autopsie l'a vérifié; quant à Deg..., elle est ataxique; la nécroscopie prononcera quelque jour, et je ne doute pas qu'elle nous donnera raison.

Cet exemple, choisi entre tant d'autres, suffira, je l'espère, pour faire ressortir à vos yeux l'intérêt qui s'attache à l'étude ophthalmoscopique dans la clinique des maladies des centres nerveux. Je ne saurais donc trop vous recommander, Messieurs, de chercher dans l'application du miroir d'Helmoltz le concours si précieux qu'il est capable de procurer dans de semblables conditions. Les cas abondent dans cet hospice, et vous pourrez, en très-peu de temps, avec un peu d'exercice, vous mettre au courant des faits fondamentaux.

M. Galezowski veut bien se mettre à notre disposition, et il vous offre de rendre évidente, à l'aide de l'instrument spécial qu'il a construit et qui facilite à un si haut degré la démonstration, les faits particuliers sur lesquels j'ai insisté aujourd'hui.

QUATRIÈME LEÇON.

De quelques troubles viscéraux dans l'ataxie locomotrice. — Arthropathies des ataxiques.

SOMMAIRE. — Troubles des organes génito-urinaires. — Envies fréquentes d'uriner ; — Satyriasis ; — Ténesme rectal. — Symptômes occulo-pupillaires. — Accélération permanente et dicrotisme du pouls.

De l'arthropathie des ataxiques : sa fréquence. — Observations. — Cette arthropathie se développe à une époque peu avancée de la maladie spinale. — Prodromes. — Phases de l'arthropathie des ataxiques. — Jointures qu'elle intéresse. — Ses caractères spéciaux. — Diagnostic entre l'arthropathie des ataxiques et l'arthrite sèche.

Lésions anatomiques. — Des arthropathies consécutives aux affections d'origine spinale. — Mécanisme de la production de l'arthropathie des ataxiques. — Lésion des cornes antérieures de la substance grise. — Désidératum.

Messieurs,

Je me propose de terminer ce matin l'histoire des anomalies qui se présentent le plus habituellement dans la première période de l'ataxie locomotrice progressive.

I. Je vous ai entretenus, dans l'une des dernières séances, des *crises gastriques* et je vous ai montré le rôle diagnostique important que joue ce phénomène lorsqu'il se combine à certains symptômes céphaliques, tels que la céphalalgie et l'amaurose par induration grise du nerf optique. Il convient de rapprocher de ces crises gastriques d'autres *affections viscérales* qui peuvent encore, dans la période des douleurs fulgurantes, coexister seules avec ces douleurs.

A. C'est ainsi qu'il n'est pas exceptionnel de voir se manifester, au moment des accès de fulguration, certains troubles des *organes génito-urinaires* qui ont bien leur importance. Tels sont :

1° Les envies fréquentes d'uriner avec émission douloureuse des urines ;

2° Le *satyriasis* sur lequel insistait Trousseau et qui n'a guère été signalé que chez l'homme. Les symptômes qui le caractérisent consistent en érections fréquentes et incomplètes, avec éjaculation prématurée, etc. Des phénomènes analogues peuvent se montrer également chez la femme, ainsi que nous l'avons signalé, M. Bouchard et moi. Nous les avons vus accusés surtout chez la femme du nom de Barr..., que nous avons observée pendant longtemps à la Salpêtrière, et qui, lors des crises fulgurantes, éprouvait souvent des sensations voluptueuses, semblables à celles que détermine le coït et accompagnées d'une sécrétion vulvo-vaginale abondante;

3° Le rectum peut être aussi le siége d'accidents singuliers. Nous rappellerons ici le cas d'un malade, M. C..., dont nous vous avons déjà parlé : avant même que les douleurs fulgurantes n'eussent apparu, il ressentait de temps à autre, et subitement, dans l'anus et le rectum, des sensations qu'il comparait à celles que produirait l'introduction forcée dans le rectum d'un corps long et volumineux. Ces sensations survenaient tout à coup et disparaissaient rapidement. Il s'y joignait parfois un besoin d'expulsion qui fut suivi, à différentes reprises, d'évacuations involontaires de matières fécales. Cette sorte de spasme douloureux de l'intestin a existé chez ce malade pendant près de huit mois avant que les douleurs des membres ne se fussent déclarées. On comprend l'intérêt que peuvent acquérir ces épiphénomènes dans certaines circonstances où le diagnostic reste incertain.

B. Il y a quelque raison de supposer que le grand sympathique joue un rôle quelconque dans la production de ces *crises viscérales* comme je les appellerai pour plus de brièveté, et c'est ici, peut-être, le lieu de vous signaler certains autres phénomènes dans lesquels le grand sympathique est clairement en jeu ; je veux parler des symptômes *oculo-pupillaires*, mentionnés pour la première fois, je crois, par M. Duchenne (de Boulogne). Il s'agit là de la participation du grand sympathique cervical.

Dès la première période de l'ataxie, il est commun d'observer une *inégalité pupillaire* et, du côté où la pupille est le plus contractée (myosis), il y a quelquefois des phénomènes qui révèlent l'état paralytique des vaso-moteurs : la joue est rouge ; l'œil injecté, présente une sorte de chémosis ; enfin, il y a une élévation relative de la température. Durant l'accès fulgurant, la pupille contractée se dilate et les signes de paralysie vaso-motrice disparaissent momentanément.

C. De ces phénomènes je rapprocherai l'*accélération permanente du pouls* qui, ainsi que je l'ai fait voir, s'observe fréquemment chez les ataxiques (90-100), et le dicrotisme habituel sur lequel M. Eulenburg a attiré l'attention.

Enfin, c'est le cas de mentionner en passant la fièvre réelle qui, au début de l'ataxie, accompagne quelquefois les crises fulgurantes, ainsi que je l'ai observé maintes fois, en particulier chez B..., et comme l'ont vu également le docteur Finckelburg, directeur de l'établissement hydrothérapique de Godesberg, et M. Rosenthal (de Vienne).

Mais, je ne puis m'étendre sur ces divers phénomènes qui ont bien cependant leur intérêt. Je veux insister à présent sur une affection dont j'ai signalé l'existence et que j'ai l'habitude de désigner, afin de ne rien préjuger, sous le nom d'*arthropathie des ataxiques*.

II. Dans ma pensée, et j'espère vous faire partager ma manière de voir, il s'agit là d'une des formes multiples de l'arthropathie spinale. Qu'est-ce que l'arthropathie spinale ? pourront demander quelques-uns d'entre vous. J'ai proposé de désigner sous ce nom tout un groupe d'affections articulaires qui paraissent être sous la dépendance directe de certaines lésions de la moelle épinière auxquelles elles se rattacheraient par conséquent à titre d'affection symptomatique. Les lésions irritatives de la moelle épinière, celles surtout qui occupent la substance grise, retentissent quelquefois, vous le savez, à la périphérie et déterminent soit dans la peau, soit dans les parties plus profondes, telles que les muscles, des troubles variés de nutrition. Les os et les articulations semblent ne pas échapper à cette loi (1). Il s'ensuit que les arthropathies de l'ataxie locomotrice, suivant moi, seraient une des formes de ces affections articulaires, développées sous l'influence plus ou moins directe de la lésion du centre spinal.

Dès à présent, il n'est pas inutile de vous faire remarquer que toutes les affections articulaires, qui surviennent chez un malade atteint d'ataxie locomotrice, ne rentrent pas nécessairement dans la description qui va suivre. Ainsi, il n'est pas rare de voir le rhumatisme noueux, l'arthrite sèche ordinaire, coïncider avec l'ataxie. Alors, ces manifestations rhumatismales, et j'insiste sur ce point — se présentent avec leurs symptômes habituels. L'arthropathie des ataxiques évolue, au contraire, avec des caractères cliniques tout spéciaux, comme vous allez le reconnaître, et qui en font une affection vraiment à part.

J'ajouterai encore qu'il ne s'agit pas, en pareille occurrence, d'un phénomène tout à fait rare, exceptionnel. Je puis vous montrer cinq exemples de ces arthropathies sur 50 ataxiques environ que je connais dans cet hospice. Cinq cas sur cinquante, c'est déjà un chiffre respectable. J'ai observé pour mon compte cette complication de l'ataxie peut-être une trentaine de fois, tant en ville qu'à l'hôpital. De plus, à l'étranger, MM. Albutt, en Angleterre, Mitchell, en Amérique, Rosenthal, à Vienne, ont cité des faits analogues (2).

---

(1) La PLANCHE VII, est relative à une ataxique qui présentait des lésions osseuses (fractures), et des lésions articulaires (arthropathies). On trouvera l'observation de cette malade à l'APPENDICE.

(2) La question des arthropathies de l'ataxie a été récemment portée de-

Envisageons tout d'abord, Messieurs, le côté clinique. Mon ami, M. Ball, auquel on doit plusieurs travaux importants sur ce sujet, propose de distinguer dans l'arthropathie des ataxiques : 1° le développement précoce ; 2° le développement tardif. A mon avis, l'arthropathie en question est toujours un phénomène précoce, c'est-à-dire de la période initiale de la maladie spinale ; et, pour préciser davantage, je dirai que, dans l'évolution naturelle de la maladie, il prend place, du moins en général, à une époque intermédiaire entre la période dite prodromique et la période d'incoordination. Si l'affection apparaît quelquefois à une époque tardive, ce qui est parfaitement exact, c'est toujours au membre supérieur, à l'épaule, au coude ou au poignet qu'on l'observe. Mais, vous savez que la sclérose spinale postérieure peut être tout à fait récente, dans les régions supérieures de la moelle, alors qu'elle est déjà très-ancienne dans la région dorso-lombaire. Notez, Messieurs, la date de cette apparition, pour ainsi dire constante et régulière, dans la marche de la maladie spinale, car c'est là un premier argument de quelque poids en faveur de la spécialité — pour ne pas dire spécificité — de la lésion articulaire dont je vous entretiens. Pour que vous vous rendiez bien compte comment l'affection se présente à l'observation, laissez-moi rapporter brièvement quelques cas.

Premier cas.— M. B... a eu, en 1860, des accès de douleurs fulgurantes. En 1866, un jour, au réveil, il fut fort étonné de voir, sans le moindre prodrome, son genou gauche, le haut de la jambe et la partie inférieure de la cuisse correspondante, envahis par un gonflement indolore mais très-considérable. M. Nélaton, consulté, constata la pré-

---

vant la Société de médecine de Berlin (30 octobre), à propos d'un cas présenté par M. Ponfick et recueilli dans le service de M. Westphal.

Voir *Berlin. Klin. Wochenschrift*, n° 46, 25 novembre 1872, n° 47, 2 décembre ; — voir aussi, même journal, n° 53, une note de M. Hitzig : *Einige Bemerkungen üeber die Frage nach dem Urspvung der Arthristis deformans*.

sence de liquide dans la cavité synoviale. Au bout de quelques jours, la jointure était le siége de craquements. Cinq ou six mois plus tard, tout était rentré dans l'ordre. Or, remarquez cette particularité, il n'existait au moment de l'accident aucun signe d'incoordination motrice. Les jambes n'étaient pas projetées de côté et d'autre et aucune cause mécanique n'était intervenue. L'incoordination motrice ne s'est montrée qu'en 1866. Plus tard (1870), l'ataxie ayant progressé, l'affection articulaire, au contraire, avait disparu sans laisser de trace.

Voilà, Messieurs, un beau spécimen de la *forme bénigne* et *précoce* de la maladie.

Deuxième cas. — Chez un pharmacien de province qui est venu me consulter l'an passé, l'arthropathie, occupant également le genou, avait paru plus tôt encore — dès les premières crises de douleurs fulgurantes. De même que dans le dernier cas, l'affection aujourd'hui ne se décèle par aucun indice et l'incoordination, quoique très-évidente, n'est pas cependant très-prononcée, puisqu'elle permet au malade de se livrer avec ardeur à des excursions botaniques.

Troisième cas.— L'histoire du docteur X..., que je vous ai racontée à propos des *crises gastriques*, se rapproche aussi de celle de M. B... A une époque où la maladie n'était symptomatiquement constituée que par des accès de douleurs fulgurantes et des crises gastriques, le docteur X... s'aperçut de l'existence d'une hydarthrose du genou avec gonflement général du membre, survenu *sans cause* appréciable, ce sont ses propres expressions. Il n'y avait pas de douleur locale et, bien qu'un peu gênée, la marche était possible. L'incoordination ne commença à se produire que cinq ou six mois après: c'est alors que je vis le malade. Le genou contenait encore une petite quantité de liquide et le membre, resté volumineux, présentait une espèce d'empâtement, d'induration plutôt que de l'œdème.

Quatrième cas. — Je rappellerai ici Aub..., que je vous ai présentée et qui, elle aussi, avait des crises gastriques et des douleurs fulgurantes et marchait sans incoordination lorsque survint le gonflement de la hanche droite qui la fit admettre dans le service de chirurgie. La hanche gauche s'est prise plus tardivement, lorsque cette femme était dans nos salles et nous avons pu assister au développement de cette seconde arthropathie. C'est ultérieurement à l'apparition des arthropathies que les phénomènes d'incoordination se sont montrés dans chacun des membres.

Cette malade nous fournit un exemple, relativement rare, d'une arthropathie tabétique intéressant les hanches. J'ai cru, pendant longtemps, bien à tort, vous le voyez, que cette articulation était toujours respectée en pareil cas. Elle nous fournit, d'autre part, un exemple de la *forme maligne*, c'est-à-dire avec désorganisation rapide et luxation de la jointure. Il convient d'opposer cet exemple aux trois premiers cas qui, eux, je le répète, appartiennent à la forme bénigne, laquelle peut se terminer par la guérison.

Cinquième cas. — Une malade, nommée Mén..., sur laquelle j'ai observé pour la première fois les crises gastriques qui avaient des caractères très-tranchés, présente une arthropathie typique de l'épaule. (De toutes les jointures des membres supérieurs, c'est l'épaule qui est le plus souvent affectée). Mén... était depuis bien des années confinée au lit, et l'incoordination était peu marquée aux membres supérieurs, quand un matin, à la suite d'accès fulgurants, elle appela notre attention sur la tuméfaction pathognomonique de l'épaule et du membre tout entier. Nous constatâmes une hydarthrose énorme avec gonflement de tout le membre et, malgré cela, la malade ne se plaignait d'aucune douleur ; la température rectale n'était pas élevée ; le pouls était comme d'habitude, à 100 (1). Au bout de quelques jours, il était facile de percevoir de très-forts craquements

(1) La fréquence du pouls sans fièvre est chose commune chez les ataxiques.

dans la jointure. M..., nous dit alors qu'elle en avait ressenti déjà durant les 7 ou 8 jours qui précédèrent le début de la tuméfaction. Le gonflement se dissipa assez rapidement et bientôt il se produisit une luxation de l'épaule en arrière (*Fig. 6*).

Ce cas revient de droit, comme le précédent, à la forme destructive de l'arthropathie, puisqu'il y a une dislocation de la jointure. Un autre point de cette observation mérite dès maintenant d'être relevé : c'est l'absence de douleurs et de réaction fébrile. Sans être de règle absolue, l'absence de ces symptômes est presque constante.

Il est nécessaire de faire cette réserve : en effet, un malade de l'Hôtel-Dieu qui a été, de la part de M. Ball, le sujet d'une leçon clinique intéressante, fait exception à la règle.

Sixième cas. — Après avoir éprouvé, pendant quelques jours, des craquements dans l'épaule gauche, cet homme vit survenir, dans l'espace d'une nuit, une tuméfaction du membre supérieur tout entier, telle que ce membre était presque le double du membre opposé (1). Outre une douleur vive des parties affectées, on nota une élévation très-prononcée de la température (40°).

Je n'insisterai pas sur un grand nombre d'autres cas d'arthropathie qu'il m'a été donné d'observer chez les ataxiques. Toutefois, avant de clore cette énumération, je dois vous faire remarquer en passant que chez le malade de M. Ball, on vit se développer une éruption de zona, alors que le gonflement persistait encore. Cette complication est bien propre à mettre en lumière l'origine névropathique, tout au moins, sinon spinale, de l'affection.

III. Je me bornerai, Messieurs, à cette exposition sommaire ; aussi bien suffit-elle pour faire connaître les principaux aspects de l'arthropathie.

---

(1) *Revue photogr. des hôpitaux de Paris*, 1871, p. 289.

A. En résumé, sans cause extérieure appréciable, sans coup ni chute, en dehors d'un traumatisme quelconque, l'affectionlocale apparaît. A ce moment, l'incoordination n'est pas encore prononcée, les malades ne *lancent* pas leurs jambes d'une manière désordonnée. J'insiste sur ce détail parce qu'il répond à une objection de M. Volkmann, suivi en cela par d'autres chirurgiens, — qui ne veulent voir, dans l'arthropathie des ataxiques, qu'une arthrite traumatique occasionnée par la démarche particulière à ces malades.

Il n'y a pas à invoquer non plus soit l'influence du froid, soit un état diathésique, goutte, rhumatisme, etc., les affections articulaires propres à ces maladies ayant d'ailleurs une tout autre physionomie.

B. Cette arthropathie se développe *à une époque peu avancée de la maladie spinale*, le plus ordinairement alors que la symptomalogie en est réduite aux douleurs fulgurantes. L'incoordination, il est vrai, ne tarde pas en général à se montrer lorsque l'arthropathie a paru. Ainsi celle-ci, vous le voyez, a sa place marquée dans la succession régulière des symptômes de l'ataxie locomotrice.

C. L'arthropathie se produit d'ordinaire sans prodromes, si l'on en excepte cependant les *craquements* que nous trouvons mentionnés chez un certain nombre de malades. (Buj..., Lel..., Mén..., etc.)

D. Le plus communément, le premier phénomène appréciable — car il n'y avait antérieurement aucune gène dans les mouvements du membre — c'est la tuméfaction extrême de tout le membre, tuméfaction qui se compose : 1° d'une hydarthrose considérable ; 2° d'un empâtement qui offre pour la majeure partie une consistance dure et dans lequel les symptômes ordinaires de l'œdème ne sont pas d'habitude très-accentués.

Cette arthropathie ne s'accompagne le plus souvent ni de fièvre, ni de douleurs ; ce n'est que par exception que ces symptômes sont consignés dans les observations.

Au bout de quelques semaines, de quelques mois, le gonflement disparaît et alors tout rentre dans l'ordre (*forme bénigne*) ; tantôt, au contraire, il reste des désordres graves de la jointure, des craquements, des dislocations, répondant à une usure des surfaces osseuses, des luxations variées (*forme maligne*). En dépit de ces lésions profondes, le membre correspondant à l'arthropathie peut encore rendre des services pour la préhension, — s'il s'agit du membre supérieur, pour la marche — s'il s'agit de la hanche et du genou. Naturellement cette demi-liberté des mouvements diminue si l'incoordination fait des progrès ou si la luxation s'exagère.

E. Relativement à la fréquence, c'est le genou, puis l'épaule, enfin le coude, la hanche, le poignet qui sont affectés de préférence. Mais les petites articulations ne sont pas toujours épargnées, ainsi qu'il nous serait loisible d'en citer quelques exemples.

IV. Tel est, le tableau symptomatologique qu'offre ordinairement l'arthropathie des ataxiques. Eh bien ! je le demande, existe-t-il quelque part, dans les cadres pathologiques, une affection qui rentre exactement dans cette description? Il s'agit là d'une arthrite sèche, me répond-on, toutes les fois que je défends l'autonomie ou au moins la spécialité de l'arthropathie des ataxiques,— et il y a tantôt six ans que j'ai entrepris cette défense. Je ne conteste pas qu'il s'agisse là d'une arthrite sèche; mais, de par les caractères cliniques, je maintiens que cette arthrite sèche est toute spéciale et ne rentre pas dans la loi commune. Voyons plutôt ce que va dire la comparaison de la symptomatologie de l'arthropathie des ataxiques, telle que je viens de vous l'exposer d'après nature, avec la description classique de l'arthrite sèche dont j'emprunterai le substratum à un livre récent et justement estimé (1).

(1) Follin et S. Duplay. — *Traité élémentaire de Pathologie externe.* T. III, p. 26.

1° Il est bien rare, dit-on, que la quantité de liquide augmente dans la jointure atteinte d'arthrite sèche. Or, cette augmentation de liquide paraît constante dans notre arthropathie.

2° Quelquefois, il est vrai, — c'est-à-dire par exception à la règle précédente, — l'épanchement est considérable et s'étend au-delà de la jointure ; or, ce qui est l'exception dans l'arthrite sèche est, au contraire, la règle dans l'arthropathie des ataxiques.

3° La dislocation de la jointure, très-rare dans l'arthrite sèche, est très-fréquente dans l'ataxie locomotrice.

4° C'est la hanche qui est surtout affectée dans l'arthrite sèche ; l'épaule ne vient qu'au 3e ou 4e rang ; — dans l'arthropathie des ataxiques, c'est de préférence le genou, puis l'épaule qui sont pris, et la hanche ne vient qu'en 3e ou 4e ligne.

5° La marche de l'arthrite sèche est nécessairement progressive ; elle ne rétrograde jamais ; — eh bien ! l'arthropathie des ataxiques peut rétrograder et peut même guérir, lorsque les désordres organiques n'ont pas été poussés trop loin, ainsi que vous le démontrent quelques-uns des exemples que je vous ai cités.

6° On nous dit encore que, dans l'immense majorité des cas, la forme mono-articulaire de l'arthrite sèche, reconnaît pour cause une lésion traumatique, une fracture intra-articulaire. Je crois, en effet, qu'il en est ainsi. Mais notre arthrite sèche spinale, qui est souvent mono-articulaire, ne reconnaît pas une telle cause : il n'est possible d'invoquer ici ni un traumatisme, ni une fracture intra-articulaire.

7° Ajoutons enfin, comme dernier trait, que les premiers symptômes de l'arthropathie des ataxiques apparaissent tout à coup, inopinément, tandis que dans l'arthrite sèche — et je me sers toujours de la description classique — les symptômes s'accusent et s'aggravent d'une manière lente et progressive.

Ces différences signalées, je suis le premier à reconnaître l'analogie des craquements, des tuméfactions osseuses, etc. Mais je tiens à faire ressortir encore ce qu'il y a de spécial dans l'évolution, l'enchaînement et le caractère des symptômes, enfin, à mettre au premier plan la connexité indéniable qui existe entre notre arthrite et l'affection spinale, connexité offrant surtout ceci de remarquable, que l'affection articulaire survient à une époque bien déterminée de l'évolution de la maladie spinale. Acceptons les analogies, mais n'oublions pas les différences si frappantes que la comparaison met en évidence.

V. Il convient maintenant, Messieurs, d'examiner quelles sont les notions que nous fournit l'anatomie pathologique. Incontestablement, dans les cas de date ancienne, quand les surfaces articulaires, usées et dépouillées de cartilage, ont continué à se mouvoir l'une sur l'autre, le membre n'ayant pas cessé de fonctionner tant bien que mal, ce sont les caractères de l'arthrite sèche qu'on observe : éburna-

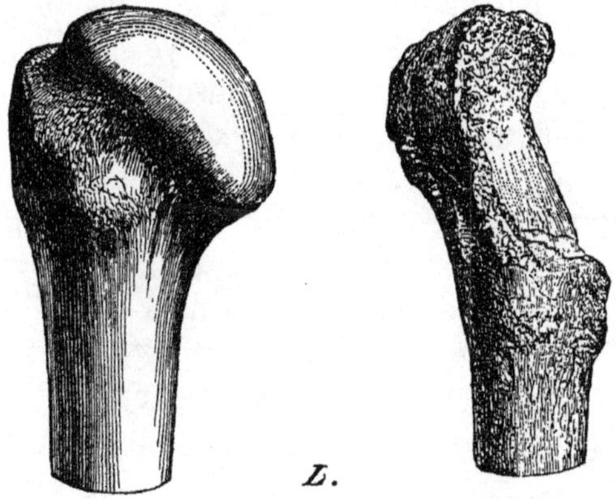

Fig. 6. — Extrémité supérieure d'un humérus sain et d'un humérus offrant les lésions de l'arthropathie des ataxiques.

tion et déformations des surfaces articulaires, déformations des extrémités osseuses, bourrelets osseux, stalactites osseuses, corps étrangers, etc., etc. Toutefois, il est deux points sur lesquels je dois appeler votre attention :

1° La prédominance de l'usure sur la production des bourrelets osseux dans les cas récents. Comparez, par exemple, l'humérus que je vous présente (*Fig. 6*) et provenant d'une malade ataxique qui a succombé deux mois après le début de l'arthropathie, avec la planche d'Adams, figurant les lésions de l'arthrite sèche scapulo-humérale, et vous saisirez les raisons de mon insistance.

2° Je mentionnerai, en second lieu, la fréquence des luxations vraies qui sont en quelque sorte la règle dans les articulations atteintes de l'arthropathie des ataxiques, lorsque les articulations comportent ce déplacement, dans l'épaule entr'autres, tandis qu'elles ne sont que l'exception dans l'arthrite sèche vulgaire, où elles sont le plus souvent apparentes et non réelles.

En somme, anatomiquement parlant, notre arthropathie rentre dans le groupe de l'arthrite sèche. A cela, je n'ai pas d'objection sérieuse à opposer; mais croit-on que ce classement anatomo-pathologique avance beaucoup la question? Si l'on place devant vos yeux, sous forme de pièce anatomique, une jointure présentant tous les caractères de l'arthrite avec exsudation séro-fibrineuse ou purulente, vous prononcerez sur le champ cette dénomination même d'*arthrite purulente* dont je viens de faire usage, et l'histologie ne changera rien à ce diagnostic tout local, tout anatomique. Le problème serait-il par là tout à fait résolu? Evidemment non, car l'arthrite peut avoir été, pendant la vie, un des symptômes du rhumatisme, ou de la scarlatine, ou de la morve, ou de l'infection purulente, etc.

Il en est de même, Messieurs, de l'arthrite sèche qui n'est souvent qu'une manifestation du rhumatisme noueux, de la goutte tophacée, ou une des lésions de la maladie d'Heberden, comme elle peut être aussi, enfin, le résultat d'une cause traumatique, toute extérieure, dans certains cas.

La considération anatomique, avec le concours même

de l'histologie la plus avancée, ne peut pas tout donner ; son rôle est grand, il est vrai, mais non prédominant, et ne voir en pathologie que ce côté, c'est commettre le vice de raisonnement qu'on appelle, si je ne me trompe, dans le langage scholastique de la philosophie, une énumération incomplète.

VI. Malgré les caractères anatomiques qui la rattachent plus ou moins intimement au type classique de l'arthrite sèche, l'*arthropathie des ataxiques* n'en reste pas moins une variété à part, en raison et de l'originalité de l'ensemble symptomatique qu'elle présente et de sa connexité évidente avec l'ataxie locomotrice dont elle fait réellement partie à titre d'épiphénomène.

C'est sur la cause de cette connexité qu'il s'agirait maintenant d'être éclairés. Si la solution de ce problème est difficile, il n'est pas impossible, je pense, de la donner, au moins partiellement.

En premier lieu, je ferai valoir cette particularité, à savoir que l'existence d'affections articulaires subordonnées plus ou moins directement à une lésion protopathique du système nerveux n'est pas, tant s'en faut, un accident exceptionnel. Je vous l'ai fait pressentir lorsque je vous ai déclaré, qu'à mon sens, l'arthropathie des tabétiques constitue un genre dans la classe des arthropathies spinales.

A. On connaît, d'ailleurs, fort bien aujourd'hui les affections articulaires qui résultent des lésions des nerfs périphériques au même titre que l'herpès, la peau lisse, l'atrophie musculaire rapide, et tant d'autres troubles trophiques du même genre. Les observations de plaies de guerre, recueillies par le Dr Mitchell, durant la guerre d'Amérique, et publiées à nouveau dans un ouvrage tout récent (1), sont très-instructives à cet égard.

---

(1) S. Weir Mitchell. — *Injuries of Nerves and their Consequences*. Philadelphia, 1872. — M. Dastre a publié une traduction française de cet ouvrage. Paris, 1874.

B. On connait aussi ces affections articulaires singulières qui se développent dans les membres frappés d'hémiplégie, par hémorrhagie ou ramollissement du cerveau, à une certaine époque de la maladie, et qui rentrent anatomiquement dans la description de l'arthrite aiguë ou subaiguë.

C. Mais, pour ne parler que de ce qui concerne spécialement la moelle épinière, je crois pouvoir déclarer qu'il n'est peut-être pas une des formes morbides auxquelles elle est assujettie qui ne puisse provoquer, dans certaines circonstances, une affection articulaire relevant évidemment à titre de symptôme de la lésion de ce département des centres nerveux.

On observe surtout ces arthropathies : 1° dans la paraplégie du mal de Pott ; 2° dans la myélite aiguë ; 3° dans certains cas de tumeurs occupant primitivement la substance grise spinale (Gull) ; 4° dans certains cas d'altérations de la substance grise déterminant l'atrophie musculaire progressive (Rosenthal, Remak, Patruban) ; 5° mais le cas où il est le plus facile de montrer la liaison qui existe, suivant moi, entre la lésion spinale et l'affection articulaire c'est celui des lésions traumatiques portant sur la moelle épinière ; je me bornerai à citer deux exemples à l'appui de ce que j'avance.

Dans un cas, relaté par M. Viguès, il s'agit d'une lésion de la moitié latérale gauche de la moelle épinière déterminée par un coup d'épée. Il se produisit une hémiparaplégie gauche, avec conservation de la sensibilité de ce côté. Vers le douzième jour, on remarqua une tuméfaction du membre inférieur gauche tout entier, puis une arthropathie du genou correspondant. Enfin, deux jours plus tard, apparut une escharre siégeant sur la partie latérale droite du sacrum et sur la fesse du même côté (1).

Ces accidents pourraient être considérés comme ne

(1) Voyez pour plus de détails, Charcot : *Leçons sur les maladies du système nerveux*, t. I, p. 101, 3ᵉ édition.

constituant qu'une simple coïncidence si on ne les voyait se reproduire tous avec une régularité admirable, dans d'autres cas analogues. Tel est, en particulier, celui que MM. Joffroy et Salmon ont observé et dont voici l'abrégé.

Un homme est frappé d'un coup de poignard qui lèse la moitié latérale gauche de la moelle. On vit peu de jours après survenir successivement : une paralysie complète du mouvement dans le membre inférieur gauche ; une diminution de la contractilité électrique dans tous les muscles de ce membre, indiquant une souffrance rapide et profonde dans leur nutrition ; des escharres occupant la fesse droite (côté non paralysé du mouvement), bien que le malade reposât parfaitement sur le dos ; enfin, une arthropathie du genou gauche, en tout semblable à celle du malade de M. Viguès (1).

Ainsi, sans cause déterminante appréciable, il s'est produit là une affection articulaire à type aigu, apparaissant constamment quelques jours seulement après la lésion spinale et accompagnée d'autres troubles trophiques, tels que escharres, modifications des propriétés électriques des muscles, troubles trophiques qui ont évidemment la même origine. N'est-ce pas là, Messieurs, des éléments suffisants pour établir que la moelle est, dans ces circonstances, le grand moteur des symptômes ?

L'*arthropathie des ataxiques* serait, à l'état chronique, le représentant des affections articulaires à type aigu qui éclatent à la suite des lésions spinales aiguës ou subaiguës.

VII. Nous devons nous arrêter maintenant à rechercher quel peut être le mécanisme qui préside au développement de ces arthropathies, et quelle est, en particulier, la région de la moelle épinière dont l'altération détermine la lésion articulaire ; car, évidemment toutes les régions du centre spinal ne sauraient être indistinctement mises en cause. Pour en revenir à l'ataxie locomotrice, où cette question a

(1) Charcot, *loc. cit.*, p. 102.

été surtout étudiée, il est clair, que, *à priori*, l'arthropathie ne pouvait être rattachée à la lésion commune et banale des cordons postérieurs. Il fallait chercher ailleurs.

Par analogie avec ce qui a lieu dans l'atrophie musculaire et dans la paralysie infantile où la lésion trophique musculaire est évidemment liée à une altération des cornes antérieures de la substance grise, j'avais supposé que cette même région de la substance grise pouvait être encore le point de départ de la lésion articulaire. Un fait, observé avec M. Joffroy, est venu donner appui à cette supposition. Il en a été de même dans deux autres cas étudiés avec MM. Pierret et Gombault. J'ajouterai qu'un certain degré d'atrophie musculaire dans le membre affecté s'observe fréquemment, comme phénomène concomitant de l'arthropathie, nouvelle circonstance qui semble désigner aussi les *cornes antérieures* comme siége particulier de la lésion spinale. Je dois cependant à la vérité de déclarer que, dans un fait tout récent d'arthropathie tabétique, malgré de patientes recherches, l'atrophie des cornes antérieures du côté correspondant à l'affection articulaire n'a pu être reconnue au niveau des points où elle avait été rencontrée dans les cas antérieurs. Par contre, dans ce cas, les ganglions spinaux étaient très-volumineux, évidemment altérés. Il se pourrait donc qu'ils fussent appelés à jouer un rôle dans la production de ces arthropathies. Pour ce qui est des nerfs périphériques, on s'est assuré dans ce dernier cas, comme dans les précédents, qu'ils ne présentaient pas d'altération appréciable. En somme, la question relative au siége précis de l'altération spinale demeure encore en litige et réclame des investigations nouvelles. Toutefois, la subordination de l'affection articulaire à l'affection spinale n'en reste pas moins établie, je crois, par l'ensemble des considérations que je viens de faire valoir devant vous.

Malgré le désidératum que je viens de signaler, je recommande, Messieurs, à toute votre attention, l'arthropathie des ataxiques, comme un fait pathologique et clinique d'une réelle valeur. En ce qui concerne le premier point, il y a là un élément de solution pour un intéressant problème de physiologie pathologique. Cliniquement, vous apprendrez à connaître une affection qui, si vous vous placez au véritable point de vue, pourra contribuer à éclairer le diagnostic et à éviter des erreurs regrettables. Combien de fois n'ai-je pas vu des personnes non familiarisées encore avec cette arthropathie, en méconnaître la véritable nature et tout préoccupées de l'affection locale, oublier même absolument que, derrière la maladie de la jointure, il y a une maladie plus importante dans l'espèce et qui, en réalité, domine la situation, — la sclérose des cordons postérieurs !

J'en ai fini, Messieurs, avec les considérations que je voulais vous présenter relativement à l'ataxie locomotrice. Mon intention ne pouvait être de vous exposer l'histoire complète de l'affection ; j'ai toujours voulu me borner à traiter le sujet d'une manière épisodique, m'attaquant aux points les plus significatifs ou les moins connus. Ceux d'entre vous, qui ne sont pas déjà versés dans la connaissance des maladies nerveuses, pourront d'ailleurs reconstituer ce tableau classique en se reportant aux nombreuses descriptions qui ont été données dans ces derniers temps et je ne saurais trop leur commander d'en revenir fréquemment à celle qu'a donnée M. Duchenne (de Boulogne), car, après tout, elle reste toujours la meilleure.

Il est un point auquel j'aurais voulu cependant donner quelques développements si le temps me l'eût permis. C'est celui qui concerne le traitement. Mais, à l'heure qu'il est, dans ce domaine, il n'y a qu'un côté qui soit vraiment neuf et digne de nous arrêter, je veux parler de l'application thérapeutique des courants électriques continus. C'est là un sujet d'autant plus digne de votre intérêt que l'application des courants continus est recommandée non-seulement dans le traitement de l'ataxie, mais encore dans celui de bien d'autres maladies chroniques de la moelle épinière. On raconte des merveilles de ce moyen au-delà du Rhin. Que faut-il penser de ces récits? Je ne sais encore; car, pour les apprécier à leur juste valeur, il faut être spécialement versé dans ces matières. Heureusement une circonstance favorable s'offre à nous. M. Onimus qui, avec un grand zèle et avec une compétence indiscutable, se livre depuis près d'un an dans cet hospice à des recherches d'électrothérapie galvanique, a bien voulu nous promettre que samedi prochain, à l'heure habituelle de nos réunions, il développerait dans une leçon, en mon lieu et place, et bien autrement que je ne l'aurais pu faire, les principes qui doivent diriger dans l'emploi de cet agent. Je ne saurais trop vous convier, Messieurs, à venir l'entendre (1). Dans huit jours je reprendrai le cours de mes conférences et je traiterai des accidents qui résultent de la compression lente de la moelle épinière.

---

(1) La leçon de M. Onimus a été publiée dans la *Revue photographique des hôpitaux de Paris*, 1872.

DEUXIÈME PARTIE

De la compression lente de la moelle épinière.

CINQUIÈME LEÇON.

De la compression lente de la moelle épinière. — Prodrome anatomique.

SOMMAIRE. — La compression lente de la moelle reconnaît des causes variées. — Importance de son étude.

Causes de la compression. — Tumeurs de la moelle : gliôme, tubercule, sarcome, carcinome, gomme, dilatation kystique de la moelle.

Tumeurs primitivement développées dans les méninges : sarcome, psammome, échinocoques, néoplasies inflammatoires (pachyméningite interne, pachyméningite hypertrophique).

Productions morbides nées dans le tissu cellulo-adipeux du rachis : carcinome, sarcome, kystes hydatiques, abcès.

Lésions vertébrales : hyperostoses syphilitiques, arthrite sèche. — Mal de Pott : mécanisme de la compression de la moelle. — Mal vertébral cancéreux. — Paraplégie douloureuse des cancéreux.

Messieurs,

I. Il existe une forme particulière de paraplégie qui résulte de la compression lente que peut subir la moelle épinière en divers points de son trajet dans le canal rachidien. Les lésions organiques, capables d'amener ce résultat, sont de nature très-différente. Ce sont, par exemple, des néoplasies inflammatoires, des tumeurs cancéreuses, sarcomateuses ou tuberculeuses, des productions syphilitiques, voire même des tumeurs parasitaires, etc.

Au point de vue de la clinique, ces lésions, d'origines si variées, doivent être cependant rapprochées les unes des autres, au moins un instant. En effet, les accidents qu'elles occasionnent, en interrompant le cours des fibres nerveuses dans la moelle, constituent souvent les premiers symptômes qui frappent l'attention du médecin et, la paralysie étant donnée, il s'agit pour lui de remonter jusqu'à la cause organique qui l'a provoquée.

C'est à cette espèce de paraplégie que je me propose de consacrer la séance d'aujourd'hui et celles qui suivront. Toutefois, avant de vous faire connaître les symptômes particuliers qui la révèlent durant la vie, il me paraît tout à fait indispensable de comparer, sous le rapport de l'anatomie et de la physiologie pathologiques, les lésions organiques multiples qui lui donnent naissance. Car, Messieurs, les effets de la compression lente sur le centre nerveux spinal ne varient guère que suivant la région de ce centre qui est intéressée et, en dehors de cette circonstance, ils se montrent toujours à peu près identiques, quelle que soit la cause qui ait déterminé la compression. Ce n'est donc pas de ce côté qu'il convient de chercher, en général, la révélation de signes distinctifs.

Mais, d'une part, avant d'arriver, par le fait des progrès naturels de leur évolution, jusqu'à intéresser la moelle et, d'autre part, dans le temps même où elles déterminent une compression plus ou moins prononcée de cet organe, les lésions dont il s'agit ont parfois une histoire anatomique et clinique qui leur est propre. Or, c'est surtout cette histoire qu'il sera nécessaire de consulter pour trouver les caractères qui nous permettront de remonter jusqu'à la source du mal.

II. Ce préambule me dispense, Messieurs, d'insister longuement pour faire ressortir à vos yeux l'importance de l'étude à laquelle nous allons nous livrer. Qu'il me suffise de vous rappeler qu'un bon nombre de lésions organiques que nous allons passer en revue, sont des plus vulgaires, et, par conséquent, au premier rang dans la clinique usuelle. La carie vertébrale ou mal de Pott, le cancer vertébral, les tumeurs intra-rachidiennes, peuvent être cités, en effet, parmi les causes les plus fréquentes de la paraplégie par compression lente.

III. Afin d'établir un peu d'ordre dans l'énumération qui

va suivre, nous grouperons les lésions en question d'après le siége qu'elles occupent, au début de leur développement. Pour ce point de vue, il convient de vous remettre en mémoire, d'une manière rapide, les principales dispositions que présente la moelle au milieu du canal rachidien. Vous savez que ce cordon nerveux, recouvert de son enveloppe propre, la pie-mère, est comme suspendu dans une sorte d'étui formé par la dure-mère à laquelle il n'est guère attaché que par l'intermédiaire des racines nerveuses et du ligament dentelé. L'arachnoïde joue le rôle d'une membrane séreuse interposée entre la pie-mère et la dure-mère. Celle-ci, à l'instar de la moelle, est, elle-même, suspendue dans le canal rachidien, canal osseux plus ou moins flexible selon les régions. La dure-mère ne touche nulle part à ce canal, si ce n'est au niveau des trous de conjugaison qui servent d'issue aux nerfs et à la région cervicale, sur un point qui correspond à la face antérieure de la dure-mère spinale. J'ajouterai que ce contact est tout à fait indirect, médiat, et déterminé seulement par des tractus ligamenteux. Partout ailleurs la dure-mère est séparée des parois osseuses par une couche de tissu adipeux qui livre passage à des artères, à des veines et à des nerfs. En définitive, Messieurs, le canal rachidien enclave la moelle et ses enveloppes d'une façon à peu près hermétique, excepté, toutefois, au niveau des trous de conjugaison qui peuvent, comme nous le verrons, laisser pénétrer certains produits pathologiques, nés en dehors de ce conduit osseux.

J'ai dû vous rappeler très-sommairement ces notions d'anatomie topographique parce qu'il n'est peut-être pas une seule des parties que je viens d'énumérer qui ne puisse devenir le siége d'une production morbide, laquelle, par les progrès ultérieurs de son évolution, pourra entrer en contact avec la moelle épinière et exercer sur elle une compression plus ou moins accusée.

Il suit de là : 1° que des produits ayant débuté en dehors

du canal rachidien pourront s'introduire dans ce canal par la voie des trous de conjugaison ; — 2° que d'autres pourront se développer : *a*) dans les os ou le périoste ; *b*) dans le tissu cellulo-graisseux extérieur à la dure-mère (périméninge); *c*) aux dépens des racines et des troncs nerveux ; *d*) dans la dure-mère ou dans l'arachnoïde et la pie-mère ; *e*) enfin dans la moelle elle-même.

IV. Envisageons tout d'abord les produits morbides qui prennent naissance dans la moelle elle-même. C'est là, Messieurs, dans l'espèce, un groupe véritablement à part, car le mécanisme suivant lequel elles engendrent la paraplégie ne peut pas être assimilé sans réserve à celui qui préside à la compression de dehors en dedans. En effet, le plus souvent, les néoplasies qui composent les tumeurs se substituent lentement aux éléments nerveux plutôt qu'elles ne les compriment mécaniquement. D'un autre côté, vous comprenez sans peine que les effets, dus à la présence de ces tumeurs, se traduisent nécessairement, *dès l'origine*, par des symptômes en rapport avec l'interception des fibres nerveuses spinales, tandis que ces phénomènes, dans les cas de productions morbides, nées en dehors de la moelle, ne se manifesteront que tardivement: d'où, un premier caractère distinctif que je me contente de relever pour l'instant, et dont nous retrouverons l'application par la suite.

Tumeurs intra-spinales. Nous nous bornerons, au sujet de ces tumeurs, à une brève énumération parce que, en somme, elles sont plutôt rares.

a) Le *gliôme* vient en première ligne, non en raison de sa fréquence, car c'est une lésion exceptionnelle, mais parce qu'il s'agit là d'une production pour ainsi dire spéciale à la région : en effet, le cerveau et la moelle sont surtout les organes où, jusqu'ici, on l'a rencontré.

Toute tumeur, vous le savez, d'après la loi de Muller, a son paradigme, son type physiologique. Or, ici, la névroglie est le tissu normal aux dépens duquel se développe la tumeur désignée sous le nom de gliôme et dont elle reproduit les caractères.

Il se présente sous l'aspect de masses molles, grisâtres, rappelant par leur coloration et tous leurs autres caractères, la substance grise des centres nerveux où, d'ailleurs, ils naissent de préférence. Les gliômes ne sont pas des tumeurs bien délimitées, énucléables ; ils se confondent avec le tissu nerveux par des nuances insensibles. Cependant le *gliôme* est une tumeur dans l'acception vulgaire du mot, et c'est là un trait qui le différencie des foyers de sclérose avec lesquels il a tant d'analogies, car les parties qu'il a envahies (dans le cerveau, les couches optiques par exemple se tuméfient d'une manière remarquable, tout en conservant leur forme.

Histologiquement, nous retrouvons dans ces tumeurs des caractères qui rappellent la sclérose, car elles sont presque exclusivement constituées par des éléments nucléaires et cellulaires nombreux qui ne sont autres que des myélocites englobés dans une substance amorphe finement granuleuse. Sous l'influence de l'acide chromique, cette substance amorphe intermédiaire se décompose, si l'on peut ainsi dire, en une infinité de minces fibrilles, offrant une grande ressemblance avec ce qu'on observe dans la sclérose confirmée. Mais, nulle part, et c'est là une différence fondamentale, on ne reconnaît la disposition alvéolaire propre au réticulum de la névroglie et, de plus, les éléments nerveux font absolument défaut.

Je n'insisterai pas davantage sur le gliôme car, par rapport à la moelle, son actif se réduit, pour le moment, à trois ou quatre faits plus ou moins incomplets. Je ne puis toutefois m'abstenir de mentionner la particularité suivante : le gliôme est une production très-vasculaire et les vaisseaux qui la traversent sont plus spécialement sujets à se rompre ; de là des inondations sanguines, variables en étendue, au sein de la tumeur. Ces hémorrhagies pourront se révéler pendant la vie par des accidents subits et, après la mort, donner le change en faisant croire qu'il s'agit d'une hématomyélie primitive, affection rare et dont la réalité même a pu être mise en doute.

b) Après le gliôme, je citerai le *tubercule solitaire* qu'il est possible de considérer comme une des tumeurs intra-spinales, les plus fréquentes. Il coïncide, en général, avec des tubercules développés dans d'autres organes.

c) Les diverses variétés du sarcome et du carcinome ne se montrent guère d'emblée dans la moelle elle-même.

d) La *gomme* ou *syphilome* est aussi un produit morbide peu commun, en tant que tumeur intra-spinale. Il existe dans la science environ trois ou quatre exemples de ce genre et encore sont-ils le plus souvent insuffisamment relatés. J'espère néanmoins vous montrer, Messieurs, à propos d'un fait qui s'est offert récemment à mon observation, qu'on peut, les circonstances aidant, reconnaître avec quelque précision durant la vie, la présence dans la moelle d'une lésion syphilitique.

e) Je ne veux pas abandonner le groupe des tumeurs intra-spinales sans signaler à votre attention la *dilatation kystique* que présente quelquefois le canal central de la moelle épinière. Dans un cas de Gull, et dans quelques autres, cette lésion s'était traduite, du vivant du malade, par une parésie avec atrophie musculaire des membres supérieurs. La dilatation, dans ces cas, intéressait presque toute l'étendue en longueur du renflement cervical de la moelle. Le dernier phénomène, atrophie musculaire, se comprend aisément, puisque, en se développant, le canal dilaté doit en quelque sorte infailliblement déterminer une compression plus ou moins forte des cornes antérieures de la substance grise.

V. *Tumeurs primitivement développées dans les méninges.* — Messieurs, on peut dire avec M. Gull que la majorité des tumeurs qui se développent primitivement dans les méninges appartiennent aux néoplasies bénignes. Le carcinome ne figure là que très-accessoirement à titre, du moins, de tumeur primitive. C'est sur la dure-mère et principalement sur sa face interne que naissent la plupart des produits morbides. Ils constituent des tumeurs plus ou moins arrondies, sessiles ou pédiculées, qui n'acquièrent pas, d'ordinaire, un grand volume. Leurs dimensions égalent, le plus souvent, celles d'un haricot, d'une cerise, ou tout au plus d'un petit œuf.

Nous mentionnerons parmi les plus communes : 1° Les diverses variétés de *sarcome*, comprenant le sarcome fuso-cellulaire et le sarcome médullaire ou à cellules rondes ; — 2° le *psammome* ou *tumeur arénacée*, qui mérite de nous arrêter un instant, parce qu'il s'agit là d'un produit propre à la région ; c'est le *sarcome angiolithique* de MM. Ranvier et Cornil. La tumeur se compose de petits amas calcaires arrondis ou mûriformes, enveloppés de cellules accolées les unes aux autres et qui rappellent, par leur disposition, les globes épidermiques. Le type physiologique est représenté par de petites tumeurs fort analogues qui existent, à l'état normal, à la surface de la dure-mère crânienne et sur les plexus choroïdes. Dans la boîte crânienne, leur volume est rarement assez considérable pour déterminer des symptômes de compression ; mais, dans le canal rachidien, alors même qu'elles n'atteignent pas le volume d'un haricot, ces tumeurs, placées à l'étroit entre la dure-mère et la moelle, occasionnent promptement l'aplatissement du cordon nerveux et les phénomènes qui en sont la conséquence.

3° Je ne puis me dispenser de mentionner, en passant, l'existence des *échinocoques*, développés entre le feuillet viscéral de l'arachnoïde et la pie-mère, ainsi que le démontrent différents faits, entre autres ceux de Bartels et d'Esquirol.

4° Enfin, à propos de la dure-mère, j'appellerai votre attention sur des *néoplasies inflammatoires* capables de donner lieu aux phénomènes de la compression spinale lente, bien qu'il ne s'agisse plus, en pareille circonstance, de tumeurs dans l'acception rigoureuse du mot. Ce sont: 1° la *pachyméningite interne* qui, ici comme dans le crâne, peut devenir le point de départ d'un hématome (cas de Kühle) 1); 2° une forme de la pachyméningite particulièrement fréquente au renflement cervical et qu'on pourrait appeler *hypertrophique*, car elle consiste surtout en un épaississement souvent énorme de cette membrane. Communément aussi, les autres méninges participent à l'altération. Le canal membraneux que forment les méninges se rétrécit, la moelle se trouve comme étranglée par ses enveloppes hypertrophiées qui, elles, subissent à un moment donné, une sorte de rétraction s'effectuant par un mécanisme spécial et qui diffère de la compression ordinaire. L'affection qui produit ces accidents n'est pas rare, et il est possible de la reconnaître pendant la vie, à l'aide de certains caractères. Aussi mérite-t-elle, à tous les égards, une étude particulière que nous entreprendrons dans une des séances prochaines (2 .

VI. De son côté, le *tissu cellulo-graisseux du rachis* donne également naissance à des productions morbides qui, en progressant, arrivent à comprimer la moelle médiatement, en refoulant la dure-mère.

J'ai vu plusieurs fois le carcinome occuper cette région dans certains cas de cancer du sein; d'autres tumeurs, et en particulier le sarcome, les kystes hydatiques, peuvent y avoir leur siége primitif. Selon Traube, il se forme aussi dans ce tissu cellulo-graisseux des abcès qui, se faisant jour à travers les trous de conjugaison, viendraient apparaître sur les bords du rachis. Mais, en général, c'est une marche inverse que l'on observe : Des tumeurs de diverse nature, nées en dehors du rachis, dans son voisinage cependant, s'avancent vers l'intérieur, par le trajet naturel que constituent les trous de conjugaison et pénètre dans le canal rachidien. Tels sont les *kystes hydatiques*, signalés par Cruveilhier; les *abcès prévertébraux*, ceux

---

1 Kuhle — *Greefswalder medizinische Beitrage*, 1 Bd. Dantzig, 1863, p. 8.
(2 Voir Leçon XIV, p. 246.

par exemple qui se développent en arrière du pharynx et qu'on désigne quelquefois, en Allemagne, sous le nom d'*Angina Ludovici*, du nom de l'auteur qui, le premier, les a bien décrits. D'autres fois, ces produits s'ouvrent une voie par un mécanisme différent. Ils s'introduisent dans la cavité rachidienne par un chemin plus large, sinon plus court, en usant et dissociant les vertèbres. Je citerai, à ce sujet, les hydatides et les anévrysmes de l'aorte.

Signalons encore les *névromes*, les *fibromes*, les *myxomes*, développés aux dépens de l'enveloppe conjonctive des nerfs et dont la structure paraît faite sur le modèle du réseau muqueux de la gélatine de Wharton. Ces tumeurs déterminent d'abord la compression des éléments du nerf, puis, se trouvant à l'étroit dans le canal rachidien, elles refoulent la dure-mère, et, par son intermédiaire, pressent la moelle elle-même.

VII. *Lésions vertébrales*. J'arrive, Messieurs, au point le plus important, sans contredit, de cette exposition. 1° Je ne parlerai pas des *hyperostoses syphilitiques* plutôt admises à titre d'hypothèse que d'après une observation rigoureuse, en tant, au moins, que formant des tumeurs assez volumineuses pour comprimer la moelle.

2° Je me bornerai aussi à mentionner l'*arthrite sèche* des articulations vertébrales inter-apophysaires, l'hypertrophie de l'apophyse odontoïde entre autres, laquelle dans certains cas rares, très-rares même, puisque Adams, qui s'est occupé spécialement de cette question, n'en avait jamais rencontré d'exemples, — est susceptible de produire les phénomènes de la compression spinale. Je citerai, pour mémoire, une observation de M. Bouchard, recueillie dans mon service.

3° Mais je m'arrêterai tout particulièrement au *mal de Pott* (carie vertébrale) et au *cancer vertébral*. Ces affections peuvent être comptées, en effet, parmi les causes les plus communes des paraplégies organiques, considérées d'une façon générale, et des paraplégies par compression étudiées en particulier. Nécessairement, je n'entrerai pas dans tous les détails que comporterait l'histoire complète de ces affections; je m'attacherai d'une manière exclusive aux points qui ont trait le plus directement à la compression que ces lésions ont le pouvoir de déterminer.

A. Je commencerai par le *mal de Pott*. Chose remarquable! bien que ce soit là une maladie évidemment très-vulgaire, on ne s'entend pas encore sur le mécanisme suivant lequel la moelle est affectée dans le mal de Pott. Ce désidératum a été comblé dans ces derniers temps par un de mes internes, M. Michaud, dans une dissertation inaugurale que je recommande à votre attention (1).

En général, on admet sommairement que la paraplégie résulte, en pareil cas, de la courbure exagérée et souvent anguleuse que présente le canal rachidien lorsque une ou plusieurs vertèbres se sont affaissées sur elles-mêmes. Mais, ainsi que Boyer et Louis l'avaient constaté, la paraplégie peut disparaître alors que la courbure persiste au même degré. En second lieu, la paraplégie par mal de Pott s'observe sans qu'il y ait la moindre trace de déformation (2). Enfin, et ceci constitue un troisième argument contre l'opinion courante, on sait, et c'est un point sur lequel M. Cruveilhier a insisté, que le rachis peut offrir les déformations les plus extraordinaires, sans que la moelle soit intéressée.

Voici, Messieurs, d'après nos recherches, comment les choses se passent dans l'immense majorité des cas. Tout d'abord, il est possible qu'un abcès caséeux, formé au niveau des vertèbres malades, repousse le ligament vertébral antérieur qui fait alors saillie dans le canal; mais ce n'est pas là le mécanisme habituel. Le ligament vertébral se dissocie, s'ulcère et se détruit enfin sur un point de telle sorte — et c'est là un fait que M. Michaud a bien mis en lumière — que le pus de provenance osseuse se met en

---

(1) Michaud. — *Sur la méningite et la myélite dans le mal vertébral*, 1871.
(2) Cas de M. Liouville.

contact avec la face antérieure de la dure-mère qui consécutivement s'enflamme à sa manière. Il se produit là une sorte de pachyméningite externe caséeuse toute spéciale et dont le mode d'évolution a été minutieusement étudié par M. Michaud. C'est bien la surface externe de la dure-mère qui végète et qui prolifère, car la partie moyenne et la face interne restent souvent tout à fait indemnes.

Les produits de l'inflammation dissocient ces couches superficielles et, conservant une certaine cohérence, viennent constituer une espèce de champignon plus ou moins volumineux qui est, en réalité, l'agent de la compression. Dans la profondeur, les éléments embryoplastiques sont encore parfaitement reconnaissables par l'analyse histologique ; à la surface, ils ont subi la métamorphose caséeuse. Cette inflammation se propage sur la dure-mère, d'avant en arrière ; mais, rarement, le champignon forme un anneau parfait, de telle sorte que la moelle ne paraît comprimée que sur une partie de sa surface extérieure.

Il va sans dire que les troncs nerveux dans leur trajet à travers des parties ainsi altérées de la dure-mère sont, à leur tour, le siége de lésions plus ou moins considérables et qui se seront traduites, durant la vie, par des symptômes propres : c'est là une notion que nous utiliserons par la suite.

B. A côté du mal vertébral de Pott, je placerai le *mal vertébral cancéreux*. Plus rare que le mal de Pott, le cancer vertébral se présente cependant assez fréquemment encore dans la clinique. Nous le rencontrons assez souvent à la Salpêtrière, placés que nous sommes dans des conditions d'observation à la vérité toutes spéciales.

Rarement primitif, le cancer vertébral se montre en particulier à la suite du cancer du sein, principalement quand celui-ci revêt les formes dures du carcinome. On l'observe aussi consécutivement au cancer rénal, au cancer gastrique, à la dégénération cancéreuse des masses ganglionnaires prévertébrales, soit à titre de manifestation secondaire ou par le fait d'une sorte de propagation de proche en proche et pour ainsi dire directe.

Le cancer vertébral a été l'objet de travaux importants. Je citerai, entre autres, ceux de C. Hawkins, Leyden, Cazalis, mes recherches personnelles et enfin la thèse de M. L. Tripier qui a été faite surtout avec les documents puisés dans cet hospice (1). Voyons, maintenant, comment se comporte anatomiquement le cancer vertébral.

Il est des cas où les noyaux cancéreux développés en petit nombre au sein des corps vertébraux demeurent absolument latents; cette variété du cancer vertébral est très-commune; mais ce n'est pas celle-là qui doit nous intéresser dans cette leçon.

D'autres fois, le corps des vertèbres, infiltré dans son ensemble, par la néoplasie, se ramollit et s'affaisse sous le poids du corps. Cet affaissement s'opère souvent sans qu'il survienne une déviation bien accusée, particularité qui a une certaine importance. Dans d'autres cas, on remarque une courbure arrondie, à grand rayon, bien différente de celle du mal de Pott.

L'infiltration cancéreuse ne se borne pas d'ailleurs aux corps vertébraux ; elle envahit les lames et les apophyses. Dans de tels cas, les vertèbres sont parfois molles comme du caoutchouc. Une des conséquences les plus graves de cet état de choses sera la compression des troncs nerveux en plus ou moins grand nombre, à leur passage à travers les trous de conjugaison, par un mécanisme sur lequel j'ai déjà insisté.

Cette compression, remarquez-le bien, pourra exercer ses effets sans que la moelle soit en cause et c'est de la sorte que se produit l'ensemble symptomatique que j'ai proposé de désigner sous le nom de *paraplégie douloureuse des cancéreux*, car non-seulement les nerfs ainsi comprimés sous le poids de la colonne vertébrale sont le point de départ de douleurs très-vives, mais encore ils peuvent amener

1 Tripier L. — *Du cancer de la colonne vertébrale et de ses rapports avec la paraplégie douloureuse*, 1866.

un affaiblissement de la puissance musculaire dans les membres auxquels ils se rendent, affaiblissement qui est lui-même suivi, à la longue, d'une atrophie plus ou moins prononcée des muscles.

La compression, l'irritation des nerfs sont fréquemment en jeu et à un haut degré dans le cancer vertébral. Elles existent aussi dans le mal de Pott, mais moins accusées, plus circonscrites et s'effectuant, à la vérité, par un autre mécanisme. En pareille circonstance, l'irritation des nerfs est occasionnée par leur passage à travers des points enflammés de la dure-mère. La compression des nerfs peut se produire aussi dans les cas de tumeur ou de néoplasie inflammatoire ayant pris naissance dans les méninges : c'est donc là un élément qui se montre, en proportions variées, dans tous les cas de lésions organiques qui, développées en dehors de la moelle, produisent, dans une de leurs phases, la compression de cet organe. Seules, les tumeurs développées primitivement dans les parties centrales de la moelle, échappent à cette loi, particularité dont il faudra tenir compte à propos du diagnostic.

Mais revenons, Messieurs, au cancer vertébral. La compression des troncs nerveux par le mécanisme qui vient d'être indiqué n'est pas tout. Il s'y surajoute ordinairement telle circonstance qui aura pour conséquence d'entraîner la participation de la moelle. Les masses cancéreuses font issue en dehors du corps des vertèbres ; elles gagnent le périoste, la dure-mère qui, la plupart du temps, oppose un obstacle bientôt vaincu, et ainsi la moelle se trouve intéressée. Il y a bien d'autres combinaisons encore ; mais je pense que les explications qui précèdent suffiront pour vous faire connaître le fait le plus habituel.

SIXIÈME LEÇON.

De la compression lente de la moelle épinière. — Modifications anatomiques dans les cas qui se terminent par la guérison. — Symptômes. — Des pseudo-névralgies. — De la paraplégie douloureuse des cancéreux.

SOMMAIRE. — Modifications anatomiques que subit la moelle au niveau du point comprimé. — Changements dans la forme ; ramollissement, induration. — Myélite interstitielle. — Scléroses consécutives ascendante et descendante. — Les fonctions peuvent se rétablir malgré l'existence de lésions profondes. — Régénération des tubes nerveux au niveau du point comprimé.

Des symptômes. — Symptômes extrinsèques, symptômes intrinsèques. — Anatomie topographique de la région vertébrale.

Des symptômes extrinsèques : pseudo-névralgies. — Des pseudo-névralgies dans les cas de tumeurs rachidiennes, de mal de Pott et dans le mal vertébral cancéreux.

Paraplégie douloureuse des cancéreux. — Douleur ; ses caractères ; paroxysmes. — Hyperesthésie tégumentaire. — Eruption de zona sur le trajet des nerfs douloureux ; anesthésie cutanée circonscrite ; atrophie et contracture musculaires partielles. — Déformation de la colonne vertébrale. — Difficultés du diagnostic dans certains cas : ostéomalacie, pachyméningite cervicale hypertrophique, irritation spinale, etc.

Messieurs,

Vous savez comment, dans la dernière séance, nous avons passé en revue les principales lésions organiques qui peuvent déterminer la compression lente de la moelle épinière. Actuellement, il nous faut étudier les effets que cette compression produit sur la texture de la moelle.

Il ne s'agit pas là, Messieurs, de phénomènes purement mécaniques ; la moelle réagit à sa manière et s'enflamme tôt ou tard sous l'influence de la compression quelle qu'en soit d'ailleurs la cause. C'est là un fait qui, je l'espère, sera facilement mis hors de doute.

I. Examinons d'abord ce qui se passe sur la moelle épinière au niveau du point où elle est comprimée.

Il est possible que, dans les premiers temps, il n'y ait là qu'une *compression simple*, sans modification autre que celle qui résulte de la pression exercée sur les parties. C'est ce qui a eu lieu très-certainement dans les deux cas suivants. Dans le premier, rapporté par Ehrling, la compression était due à une luxation d'une vertèbre cervicale. La réduction fut opérée, et, au bout de huit jours, tous les symptômes de compression s'étaient dissipés. — Le second cas, communiqué par M. Brown-Séquard, concerne un individu qui était atteint de mal de Pott et chez lequel se manifestèrent tout à coup les symptômes de compression marqués par une paraplégie complète : l'application d'un appareil prothétique convenable fit disparaître, en cinquante heures, toute trace de paralysie. Dans ces deux cas, assez exceptionnels, d'ailleurs, la compression s'est opérée brusquement. Ils diffèrent, par conséquent, de ceux qui doivent nous occuper d'une manière spéciale.

Les nombreuses observations que nous avons faites avec M. Michaud, dans le courant des deux dernières années et relatives soit à des tumeurs, soit au mal de Pott, nous ont toujours montré, même à une époque voisine du début des accidents, une altération de texture plus ou moins profonde, en plus du changement de forme causé par la compression.

On a quelquefois parlé d'un ramollissement par ischémie comparable à celui que produit l'oblitération artérielle et qui surviendrait dans la moelle épinière au niveau du point comprimé. M. L. Tripier a signalé cette lésion secondaire dans le cas de cancer de la colonne vertébrale. Mais c'est là, sans doute, un fait rare, et je dois ajouter, d'ailleurs, que l'examen anatomique tel qu'il a été pratiqué dans ce cas, n'est pas à l'abri de la critique, la moelle n'ayant été étudiée qu'à l'état frais, et non à la suite des durcissements qui seuls peuvent mettre bien en évidence les hyperplasies conjonctives.

De fait, d'après mon observation, l'œil nu montre tantôt

un ramollissement, tantôt une induration avec ou sans changement de couleur de la région malade de la moelle. Mais l'examen microscopique, pratiqué sur des coupes après durcissement, fait toujours reconnaître, sur le point comprimé, l'existence d'une myélite transverse interstitielle, rappelant les caractères de la sclérose et accompagnée d'une destruction plus ou moins complète des tubes nerveux.

Je vous présente une planche où vous pourrez reconnaître les altérations qu'offrait la moelle au niveau du point comprimé, chez une femme atteinte de mal de Pott ; cette femme a succombé par le fait d'une maladie intercurrente dans le temps même où la paraplégie consécutive, qui datait de près de deux ans, était des plus prononcées. (Voyez PLANCHES II et III.

La névroglie paraît transformée en un tissu conjonctif dense et résistant. Les trabécules qu'elle constitue sont ordinairement épaissies. Pour la plupart, les cylindres de myéline des tubes nerveux ont disparu, et on trouve à leur place des amas de granulations graisseuses agglomérées sous forme de corps granuleux. — Beaucoup de cylindres axiles ont persisté ; quelques-uns même paraissent avoir subi une augmentation de volume.

En somme, nous retrouvons là des caractères qui se rencontrent dans certains cas de myélite transverse primitive subaiguë ou chronique.

Mais, les lésions spinales, dans la compression lente, ne restent pas confinées au point comprimé ; elles s'étendent suivant des lois bien connues depuis les travaux de Turck, au-dessus et au-dessous de ce point, le long de certains faisceaux de la moelle : au-dessus, elles intéressent les cordons postérieurs et au-dessous les cordons latéraux. Enfin, la lésion ne porte que sur une moitié latérale de la moelle, si la compression est elle-même hémilatérale.

Ces lésions secondaires sont-elles d'abord purement passives, analogues à celle que détermine la section d'un nerf ? Je ne saurais le dire. Toujours est-il qu'elles se montrent, ainsi que je l'ai fait voir, dans les cas de myélite primitive c'est-à-dire là où la compression ne peut guère être invoquée. Toujours est-il aussi, — et c'est là une particularité importante, — que, à un moment donné, les lésions en question se présentent dans les cordons envahis avec tous les caractères de la sclérose interstitielle. Il ne s'agit donc pas seulement d'une dégénération ascendante et descendante dans l'acception rigoureuse du mot, mais d'une véritable sclérose ou myélite scléreuse fasciculée consécutive.

II. Myélite transverse avec sclérose consécutive ascendante et descendante, tels sont, Messieurs, en résumé, les effets pour ainsi dire nécessaires de la compression lente de la moelle, soit qu'il s'agisse du mal de Pott, du cancer, de tumeurs de tout genre, ou même encore de tumeurs intra-spinales.

Une question se présente ici : La désorganisation si accusée, dont il a été question plus haut, est-elle au-dessus des ressources de la nature et de l'art ? Une moelle aussi profondément altérée ne peut-elle pas reprendre en tout ou en partie ses fonctions, en même temps, bien entendu qu'elle récupérerait, la cause comprimante venant à cesser, tout ou partie de sa texture normale ?

Il n'est pas douteux que cela puisse avoir lieu pour le mal de Pott et très-vraisemblablement il en serait de même pour le cas des tumeurs s'il n'était de la nature de celles-ci de ne point rétrograder.

La curabilité du mal de Pott, bien établie en particulier par MM. Bouvier et Leudet (1), dans les cas mêmes où elle entraîne la paraplégie, permettait déjà de prévoir qu'il en serait ainsi.

A la vérité, quelques auteurs classiques semblent croire qu'une fois déclarée, la paraplégie par mal de Pott, ne rétrograde guère ; ils signalent seulement les cas dans

(1) Leudet — *Curabilité des accidents paralytiques consécutifs au mal vertébral de Pott.* — Soc. de biolog., 1862-63, t. IV, p. 101.

lesquels la paralysie des membres supérieurs, après avoir été plus ou moins prononcée, s'amende ou disparaît même complétement, à mesure que se développe sur un point du corps un abcès par congestion.

Ces assertions vous donneraient, Messieurs, une très-fausse idée de l'avenir de la paraplégie par mal de Pott. Il est notoire, dans cet hospice, que la paraplégie par mal de Pott guérit souvent, le plus souvent peut-être, dans les conditions où nous l'observons, alors même que les symptômes qui ne permettent pas de douter de l'existence d'une myélite invétérée, se sont manifestés de la manière la plus évidente et datent déjà de loin.

Je ne saurais dire si le mal de Pott, qui guérit en pareil cas, appartient plus spécialement à l'une ou à l'autre des formes décrites par M. Broca. Tout ce que je puis affirmer c'est qu'il s'agit là de sujets qui ont surmonté les premières phases du mal, et dont la santé générale est satisfaisante. Ce que je puis assurer aussi, c'est qu'aucune de ces malades n'a eu d'abcès visibles à l'extérieur. En dehors de cela, je le répète, la paralysie peut s'être montrée aussi complète que possible, accompagnée d'insensibilité, de contracture permanente, et avoir persisté sans amendement pendant des mois ou des années même.

Je puis vous présenter deux malades chez lesquelles cet heureux résultat a été obtenu. L'une d'elles a été complétement paralysée des membres inférieurs pendant dix-huit mois, l'autre durant près de deux ans. Toutes les deux, naturellement ont conservé leur gibbosité ; mais toutes les deux ont retrouvé l'entier usage de leurs membres inférieurs : depuis deux ou trois années, elles marchent sans fatigue et peuvent faire de longues courses. Elles ne conservent pas, en d'autres termes, le moindre reliquat de leur paraplégie. J'ai observé déjà, soit dans cet établissement, soit ailleurs, cinq ou six faits semblables. En pareille circonstance, la guérison me paraît due à l'intervention de l'art : c'est à la suite de l'application de pointes de feu sur la gibbosité, de chaque côté des apophyses épineuses, que survient la guérison. Je ne crois pas qu'on puisse voir là, dans tous les cas, une simple coïncidence; c'est en quelque sorte un résultat prévu, annoncé.

Eh bien ! dans quel état a été la moelle au niveau du point comprimé chez ces sujets, ou mieux dans quel état est-elle encore ? Je crois pouvoir vous donner à ce sujet des éclaircissements satisfaisants. Les altérations que nous avons observées chez une femme nommée Dup..., qui a succombé récemment à une coxalgie, alors que sa paraplégie était guérie depuis plus de deux ans, serviront à la démonstration.

La moelle, chez cette femme, au niveau du point où avait eu lieu la compression, en conséquence du mal de Pott, n'était pas plus grosse que le tuyau d'une plume d'oie et correspondait sur une coupe au tiers environ de la surface de section d'une moelle normale examinée dans la même région. Sa consistance était très-ferme, sa couleur grise; en un mot, la moelle avait toutes les apparences de la sclérose la plus avancée (Pl. III, *Fig. 1.*)

Au-dessus et au-dessous de ce rétrécissement, les faisceaux blancs, dans le sens des dégénérations secondaires, étaient occupés par des tractus gris.

Entre ces apparences que sur le point rétréci la moelle donne lorsqu'on l'examine à l'œil nu seulement et les phénomènes observés durant la vie, il existe, semble-t-il, une contradiction bien frappante et bien singulière. Le retour des fonctions, nous l'avons dit, était parfait au moment de la mort et, à ce moment cependant, la moelle, à ne tenir compte que des renseignements fournis par l'étude microscopique, était le siége de lésions tellement profondes qu'elle paraissait littéralement interrompue sur un point de son trajet par un cordon d'aspect scléreux et où l'on aurait pu croire que toute trace de tubes nerveux avait disparu.

L'histologie nous montre que la contradiction n'est pas réelle. La substitution conjonctive n'est ici qu'apparente. Au sein des tractus fibreux très-denses, très-épais à la vérité et qui communiquent à la moelle sa coloration grise et sa consistance dure, le microscope fait découvrir une assez grande quantité de tubes nerveux, munis de leur cylindre d'axe et de leur enveloppe de myéline et par conséquent très-régulièrement et très-normalement constituée.

C'est par l'intermédiaire de ces tubes nerveux que s'effectuait, pendant la vie, la transmission normale des ordres de la volonté et des impressions sensitives.

Mais ici nous rencontrons plus d'une difficulté sérieuse.

En premier lieu, comment s'est produite la réparation de ces tubes nerveux qui ont rétabli les communications nerveuses entre le segment supérieur et le segment inférieur de la moelle épinière? S'est-il agi là d'une reproduction de toutes pièces, ou seulement de la réapparition du cylindre de myéline autour des cylindres axiles dénudés?

D'un autre côté, ainsi que je vous l'ai fait remarquer, la surface de section du tronçon de moelle rétréci représentait à peine, en diamètre, le tiers de la surface d'une moelle normale, considérée dans le même point. — Le nombre des tubes nerveux était en conséquence, dans le point comprimé de la moelle, bien au-dessous du taux normal. J'ajouterai que la substance grise n'était plus représentée en ce point que par une des cornes de substance grise où l'on ne retrouvait qu'un petit nombre de cellules nerveuses intactes. Cependant, ces conditions, en apparence si défavorables, avaient suffi, je le répète, au rétablissement complet de la sensibilité et du mouvement dans les membres inférieurs.

Ce sont là autant de problèmes de physiologie pathologique que je ne suis pas à même de résoudre, pour le moment, et que je me borne à offrir à vos méditations.

III. Nous sommes maintenant en mesure d'étudier avec fruit les symptômes qui résultent de la compression lente de la moelle épinière. Mais, au seuil même de la question, la nécessité se présente, pour nous, d'établir une distinction importante. Les symptômes, qui se rattachent directement aux effets de l'interruption du cours des fibres nerveuses dans la moelle, ne s'observent presque jamais, dans la clinique, complétement isolés. A peu près toujours, il s'y surajoute des phénomènes dont le caractère varie suivant la nature de la lésion organique qui est en jeu. Et, Messieurs, la connaissance approfondie de ces phénomènes est du plus haut intérêt pour le clinicien, car c'est elle qui fournit, dans l'immense majorité des cas, les éléments du diagnostic. En effet, ainsi que je vous le faisais remarquer dans la dernière séance, les conséquences propres à la compression spinale sont toujours les mêmes, quelle qu'en soit la cause. Ils ne changent guère, en définitive, que suivant le degré de la compression et suivant qu'elle s'exerce sur telle ou telle région de la moelle. Ce n'est donc pas de ce côté, vous le voyez, qu'il faut espérer trouver des caractères distinctifs.

IV. Nous désignerons, pour plus de commodité, sous le nom de *symptômes extrinsèques*, les phénomènes qui s'entremêlent avec les symptômes particuliers de la compression spinale. A ces derniers, nous réserverons spécialement le nom de *symptômes intrinsèques*. Occupons-nous tout d'abord des premiers.

Afin de faciliter la connaissance de ces *symptômes extrinsèques* et pour mieux comprendre leur raison d'être, reportons-nous à l'étude topographique de la région où se produisent tous les accidents que nous allons avoir à décrire.

En procédant de dehors en dedans, nous rencontrons, après les parties molles extra-rachidiennes, abondamment pourvues de nerfs, les diverses pièces de la colonne vertébrale dans lesquelles se distribuent des filets nerveux en assez grand nombre et qui peuvent devenir, dans l'état pathologique, le siége de douleurs vives. Puis vient la couche cellulo-graisseuse (*périméninge* où pénètrent par les trous de conjugaison des filets nerveux multipliés qui accompagnent les sinus vertébraux (*rami sinus vertebrales*, Luschka).

Plus profondément, nous trouvons les enveloppes de la moelle. En premier lieu se présente la *dure-mère*. Purkinje, Kölliker, Luschka la disent privée de rameaux nerveux ; Rudinger, au contraire, assure qu'elle en possède.

Toujours est-il que, d'après Haller et Longet, la dure-mère est insensible à l'état normal; mais, par contre, il est certain, d'après Flourens, que, dans l'état pathologique, c'est-à-dire lorsqu'elle est enflammée, la dure-mère peut devenir le siége de douleurs vives. Quant à l'*arachnoïde*, elle n'a pas de nerfs à elle propres. En revanche, la *pie-mère* en possède un grand nombre.

Ce n'est pas tout encore. La moelle paraît jusqu'à un certain degré douée de sensibilité dans les cordons postérieurs, si l'on en juge tout au moins par les conditions expérimentales. Vous comprenez, Messieurs, par cet exposé sommaire, que les diverses parties que nous venons d'énumérer pourront toutes traduire leur souffrance par des douleurs plus ou moins vives. Toutefois, j'ai négligé à dessein jusqu'ici le point le plus important.

De la moelle épinière partent les *racines antérieures* et *postérieures* qui traversent la pie-mère, l'arachnoïde et enfin la dure-mère, se réunissent à ce moment-là, pour former les troncs originels des nerfs mixtes, lesquels cheminent pendant un certain temps dans les canaux de conjugaison avant de s'épanouir au dehors. Or, toutes ces parties sont éminemment sensibles, les racines antérieures exceptées, et c'est justement de l'irritation qu'elles subissent par le fait de la compression que dérivent les plus intéressants de ces symptômes extrinsèques qui s'offrent à notre étude.

V. Sans négliger les renseignements très-dignes d'attention que nous fourniraient : 1° la présence d'une tumeur extra-rachidienne (anévrysme, tumeur hydatique); 2° la constatation d'une déformation de la colonne vertébrale, se présentant avec des caractères variés suivant qu'il s'agit, par exemple, du mal de Pott ou du cancer vertébral; 3° sans négliger enfin l'existence d'une douleur locale correspondant au lieu où siége la lésion et dépendant de l'irritation des os ou de celle des méninges,— c'est surtout aux symptômes résultant de l'irritation des racines ou des nerfs périphériques qu'il faut nous attacher. Car c'est leur présence surtout qui impose aux diverses formes de la compression spinale lente une physionomie à part. Ils font défaut, en effet, c'est la règle, dans le cas où, soit des tumeurs, soit encore d'autres lésions se développent primitivement dans l'épaisseur de la moelle épinière. Aussi M. Cruveilhier a-t-il pu dire avec raison que la douleur vive est un symptôme des lésions extra-spinales et qui fait défaut dans les cas de lésions intra-spinales. Bien que, ici comme ailleurs, les exceptions ne soient pas rares, la règle persiste, M. Gull est de cet avis quand il déclare, lui aussi, que c'est là un fait caractéristique.

D'après ce qui précède, Messieurs, ces symptômes devancent toujours — notez ce point, parce qu'il ne manque pas d'importance — l'apparition des symptômes intrinsèques, de telle sorte que souvent, pendant un temps fort long, ils composent à eux seuls toute la maladie, ou pour mieux dire toutes les apparences extérieures de la maladie. C'est là une circonstance capable de devenir l'occasion, dans la clinique, d'une foule d'erreurs qu'il faut s'efforcer d'éviter. Qu'il me suffise, à l'appui de cette assertion, de vous rappeler, par exemple, les difficultés du diagnostic de la carie vertébrale à ses débuts.

Les symptômes dus à l'irritation des racines nerveuses ou des nerfs périphériques sont d'ailleurs constants, ou peu s'en faut, et vous le comprendrez aisément si vous voulez bien remarquer qu'à un moment donné une tumeur extra-spinale, quel qu'en soit le point de départ, ne peut manquer de rencontrer les racines nerveuses ou les nerfs mixtes dans leur trajet intra-rachidien et d'en déterminer la compression, c'est-à-dire l'irritation, au moins dans les premiers temps.

En ce qui concerne les tumeurs extra-rachidiennes qui tendent à s'avancer vers la moelle, elles amènent un résultat analogue, en produisant l'irritation des cordons nerveux après leur sortie du rachis (anévrysme aortique, hydatides).

VI. On désigne communément sous le nom de *pseudo-névralgiques* les symptômes en question ; mais, en réalité, il s'agit là, presque toujours, du moins à une certaine époque, d'une véritable névrite, comparable, à tous égards, à celle qui naît et progresse sous l'influence d'une lésion traumatique. Le caractère de la douleur est le même (*Burning pains*). L'absence de points douloureux exagérés par la pression, un des caractères objectifs des névralgies, est aussi à noter. Enfin se manifeste la série des troubles trophiques qui n'appartiennent guère aux névralgies proprement dites ; tels sont, par exemple, du côté de la peau, le zona, les bulles pemphigoïdes, les eschares même, et, du côté des muscles, l'atrophie plus ou moins rapide, la paralysie, la contracture. Au reste, la nature inflammatoire de la lésion nerveuse a été plusieurs fois nettement constatée, entre autres par M. Bouvier, dans le mal de Pott, et par moi-même dans le mal vertébral cancéreux.

VII. Mais, laissons, Messieurs, ce point de vue général pour descendre dans le concret et montrer l'intérêt qui s'attache dans la clinique à l'étude de ces symptômes. Nous les examinerons successivement dans les trois groupes principaux qui suivent : 1° Tumeurs intra-rachidiennes; — 2° mal de Pott; — 3° cancer vertébral. Il sera facile ensuite d'appliquer, dans une certaine mesure, aux autres formes, les résultats que va nous fournir cette première étude.

Le principe, d'ailleurs, est toujours le même, quel que soit le point de départ de la douleur : celle-ci s'irradie suivant la direction des nerfs dont les origines sont affectées, irritées, comprimées, et elle se conforme, en général, à la loi de *sensation périphérique*. A la pression, on observe quelques variétés : tantôt la douleur se montre circonscrite dans une région plus ou moins limitée; tantôt, au contraire, le trajet nerveux paraît affecté dans toute l'étendue de son parcours.

A. *Tumeurs intra-rachidiennes.* — La *douleur pseudo névralgique* précède, ici, comme c'est la règle, le développement des symptômes myélitiques proprement dits. Les nerfs voisins de la tumeur sont comprimés les premiers ou, pour mieux dire, la moelle peut être comprimée pendant un certain temps avant d'être irritée et de manifester sa souffrance par des symptômes propres, tandis que les nerfs, eux, semblent répondre presque immédiatement à l'action de la cause irritante.

En pareille occurrence, la douleur occupe souvent une région très-limitée : c'est un point, une ligne qui sont douloureux et non pas une surface. Le domaine où règne la douleur est, toutes choses égales d'ailleurs, d'autant plus circonscrit que la tumeur est moins volumineuse.

La douleur, bien entendu, siége à droite si la tumeur est à droite : elle siége à gauche si la tumeur est à gauche ; elle est bilatérale — ce qui n'est peut-être pas le cas le plus commun — quand la production morbide presse également les racines nerveuses des deux côtés de la moelle.

A l'appui de ces assertions, je crois bon, Messieurs, de citer brièvement quelques exemples :

1° Dans le cas d'une malade, observé dans cet hospice et nommée Gill..., il s'agissait d'un sarcome de la périméninge lequel pénétrait dans un trou de conjugaison du côté gauche et s'était étendu jusqu'à la plèvre correspondante : il avait existé chez cette malade un point douloureux fixe à gauche, sur le thorax, plusieurs mois avant que les fourmillements des membres inférieurs, qui ont inauguré la paraplégie, se fussent manifestés.

2° J'emprunte l'exemple qui va suivre à un auteur anglais, M. Ceyley (1). La tumeur — un psammome — siégeait au niveau de la onzième vertèbre dorsale et comprimait la moelle. Le malade avait accusé constamment un point douloureux, fixé vers la fosse iliaque gauche, pendant les six mois qui précédèrent la première apparition

---

(1) Ceyley. — *Pathological Society*, t. XVII, p. 25, 1868.

des fourmillements dans les membres inférieurs. Le siége particulier du point douloureux chez le sujet trouve son explication dans ce fait que le dernier nerf intercostal, que comprimait la tumeur, fournit des branches terminales se rendant au voisinage de la crête iliaque.

3° Dans un cas rapporté par M. Bartels (1), il s'agissait d'une tumeur hydatique intra-rachidienne comprimant la moitié gauche de la partie inférieure du renflement cervical. Pendant trois mois, on n'observa pour tout symptôme que des douleurs s'irradiant dans le bras, la main et l'épaule du côté gauche, et accompagnées d'un sentiment de constriction à la base du cou. Ce ne fut qu'au bout de ce temps que survinrent des fourmillements dans le pied gauche et bientôt après les autres symptômes de compression spinale.

On comprend que tel ou tel autre nerf, le sciatique par exemple, puisse être affecté de la même façon : cela dépend du lieu occupé par la tumeur. Peu importe, d'ailleurs, le siége de la douleur irradiée. Ce qui est important, c'est que, à un moment donné, le symptôme en question, bien et dûment constaté parmi les prodromes, suffirait pour différencier la paraplégie dérivant de la compression lente d'une affection spinale primitive.

B. *Des pseudo-névralgies dans le mal de Pott.* — Nous ne ferons qu'effleurer la description des pseudo-névralgies dans le mal de Pott, non pas qu'elles ne méritent point notre attention, mais c'est que, pour traiter à fond une telle question, il nous faudrait entrer dans de nombreux faits de détails dont l'intervention serait indispensable. Là, en effet, est en grande partie l'histoire de la *carie vertébrale latente* et vous n'ignorez pas quelles difficultés on rencontre pour le diagnostic dans les premiers temps de la maladie.

---

(1) Bartels. — *Ein Fall von Echinococcus innerhalb des sakes der Dura mater spinalis (Deutsches Archiv für klinische Medicin*, vol. v, p. 180, 1869.)

La condition organique n'est pas ici complètement élucidée. Il est vraisemblable qu'elle est variable : tantôt la lésion du nerf siége au niveau de la dure-mère ; tantôt elle est dans le trou de conjugaison. Ce dernier cas est plus rare, s'il est exact, comme plusieurs auteurs l'avancent, que les trous de conjugaison dans le mal de Pott ne s'affaissent jamais assez pour comprimer les nerfs qui les traversent. Qu'il me suffise, Messieurs, de vous dire que, selon le siége du mal vertébral, la *douleur en ceinture* ou l'apparence d'une *névralgie brachiale*, *sciatique*, précède souvent de longtemps la première apparition des symptômes spinaux proprement dits.

Les accidents qu'entraînent les pseudo-névralgies, chez les malades atteints de carie vertébrale, peuvent aller jusqu'à produire des éruptions cutanées, telles que le zona ainsi que cela s'est vu dans un cas rapporté par M. Wagner (1) et dans un autre cas rapporté par M. Michaud (2), ou l'atrophie musculaire. Alors, celle-ci peut se montrer sans paralysie proprement dite ; suivant M. Benedickt (3), la contractilité électrique peut être conservée en même temps que la sensibilité électrique est accrue, particularité qui semble prouver que l'atrophie musculaire est bien ici la conséquence d'un travail d'irritation.

C. Mais c'est principalement sur l'étude des *pseudo-névralgies*, liées au *mal vertébral cancéreux*, que je veux concentrer toute votre attention. Il y a plusieurs motifs qui m'y décident. En premier lieu, c'est là un ordre de faits peu connus encore, ou au moins mal connus, mal interprétés, en dépit des travaux nombreux qui ont été publiés sur la matière. En second lieu, la connaissance de ces faits est, ainsi que j'espère vous le démontrer, d'une très-grande importance dans la pratique. Enfin, faut-il le

---

(1) E. Wagner. — *Archiv der Heilkunde*, 4 heft. 1870, p. 331.
(2) *Loc. cit.*
(3) *Electrotherapie*, t. II, p. 316.

dire, c'est une question d'intérêt tout local. C'est, en effet, dans cet hospice qu'ont été entreprises en France les premières études sérieuses sur ce sujet : les premiers jalons ont été posés par mon maître et ami M. Cazalis. C'est lui, je le répète d'autant plus volontiers qu'on paraît l'avoir oublié dans un article récent, qui a fait connaître la raison anatomique et physiologique de cette espèce particulière de pseudo-névralgie en établissant qu'elle résulte de la pression qu'éprouvent les troncs nerveux dans les trous de conjugaison et qu'elle ne dépend pas, comme beaucoup de personnes semblent encore le croire aujourd'hui, de la compression exercée sur la moelle épinière. Les travaux de M. L. Tripier (1), ceux de M. Lépine (2), ont complété, en y ajoutant quelques traits importants, mes premières observations lesquelles datent de 1865 (3). Mais nous avions été devancés à l'étranger par M. Hawkins (4) et par M. Leyden (5) dont je ne connaissais pas, lors de la publication de mon mémoire, les travaux du reste fort remarquables. Je relèverai seulement que ces auteurs ne parlent aucunement du mécanisme de la lésion, non plus que du mode de production des symptômes qu'elle détermine.

Ici, plus qu'ailleurs, la distinction entre les phénomènes pseudo-névralgiques, et les symptômes de compression spinale lente est de la plus haute valeur. De plus, parmi les pseudo-névralgies, il y a lieu de distinguer une *espèce particulière* qui prête, dans les cas où elle existe, une physionomie propre à la maladie. C'est lorsqu'il s'agit de

---

(1) Tripier (L.) — *Du cancer de la colonne vertébrale et de ses rapports avec la paraplégie douloureuse*, 1867.

(2) Lépine (R.). — *Bull. de la Soc. anat.*, 1867.

(3) Charcot. — *Sur la paraplégie douloureuse et sur la thrombose artérielle qui surviennent dans certains cas de cancer.* (Société médicale des hôpitaux, mars 1865).

(4) C. Hawkins. — *Cases of malignant Disease of the spinal Colum* (*Med. chir. Transact.*, t XXIV, p. 45, 1845).

(5) E. Leyden. — *Ueber Wirbelkrebs*. In *Annalen der Krankenhaus.* 1e Bd. 3 heft, p. 54. — Sur le même sujet consulter Black. *Centralblatt*, 1864, p. 493; — Th. Simon. *Paraplegia dolorosa.* Aus der Allgem. Krankenh. Zu Hamburg. In *Berlin. Klin. Wochens.*, nos 35 et 36, 1870.

cette forme-là, et de celle-là seulement, qu'il est juste de dire avec Hawkins, Gull et Leyden, que les douleurs, dans le cancer vertébral, sont presque caractéristiques. Elles le sont, en réalité, alors jusqu'à un certain point, car elles ne se présentent guère avec le même caractère que dans les cas de *tumeurs extra-rachidiennes* faisant effort vers la moelle, comme dans le cas par exemple d'un anévrysme ou d'une tumeur hydatique qui use les corps vertébraux et se met en contact avec les nerfs rachidiens. Dans ces cas divers, la cause organique est toujours la même : c'est la compression, l'irritation vive que subissent les troncs nerveux, et dans le cas de cancer vertébral, en particulier, la lésion des nerfs est produite par l'affaissement des vertèbres ramollies.

En dehors de cette circonstance, le cancer vertébral n'a plus de douleurs qui lui soient propres, ou, autrement dit, le cancer peut pénétrer jusqu'à la moelle, sans produire d'autres douleurs que celles qui se développent en conséquence de toutes les autres lésions organiques, quelles qu'elles soient, capables de déterminer la compression spinale.

En résumé, il y a : 1° des cancers vertébraux latents ; — 2° des cancers vertébraux qui amènent la compression de la moelle, à peu près sans douleurs prédominantes ; — 3° enfin, le cancer vertébral, lorsqu'il occasionne le ramollissement et l'affaiblissement des vertèbres, est la source de douleurs dont le caractère est presque spécifique. Cet affaissement vertébral peut d'ailleurs exister seul ou s'accompagner des symptômes ordinaires de compression de la moelle ; mais, je n'hésite pas à le dire, dans l'espèce, le fait de la compression des nerfs est, pour la clinique, beaucoup plus intéressant que ne l'est le fait de la compression spinale.

Les assertions que je viens de poser devant vous sont fondées sur des observations multipliées dont quelques-unes ont été consignées dans la thèse de M. L. Tripier, et dans lesquelles la lésion organique en question existait avec tout l'ensemble des symptômes caractéristiques sans aucune participation de la moelle. Leyden, Hawkins, ont relaté des faits du même genre et, depuis l'apparition de la thèse de M. Tripier, j'ai plusieurs fois vérifié la justesse de mon interprétation pathogénique. Les nerfs comprimés, en pareil cas, sont rouges, tuméfiés à un haut degré, toutefois sans changement histologique bien sérieux (1); — à la vérité nos moyens d'investigation en ce qui concerne ce point sont encore relativement bien grossiers. Ce n'est que fort tard qu'ils s'atrophient et subissent la dégénérescence granulo-graisseuse. Jamais, en ce qui me concerne, je n'ai vu en semblable circonstance l'infiltration cancéreuse du nerf invoquée un peu à la légère, je crois, par plusieurs auteurs.

VIII. Il s'agit actuellement de faire connaître les symptômes sur lesquels j'ai voulu appeler tout particulièrement votre attention. Ces symptômes, j'ai proposé de les réunir sous le nom de *paraplégie douloureuse des cancéreux* (2). Cette désignation de *paraplégie douloureuse*, je l'ai empruntée à M. Cruveilhier qui a bien reconnu ce genre de symptômes sans en entrevoir, toutefois, l'interprétation (3). Elle s'applique avec exactitude seulement au cas où la région vertébrale lombaire est atteinte dans une certaine étendue. C'est là, du reste, le cas plus habituel.

Mais de fait, plusieurs autres combinaisons sont possibles. En premier lieu, les vertèbres étant affaissées, surtout d'un côté, il peut n'y avoir, en conséquence, qu'une hémi-paraplégie douloureuse; ou bien encore les douleurs et les phénomènes concomitants pourront occuper le plexus brachial ou le plexus cervical, lorsque la lésion portera sur la région vertébrale cervicale.

---

(1) Charcot et Cotard. — *Sur un cas de zona du cou avec altération des nerfs du plexus cervical et des ganglions correspondants des racines spinales postérieures*. Société de Biologie, XVII. 1866, p. 41.

(2) Charcot. — *Sur la paraplégie douloureuse qui survient dans certains cas de cancer*. In *Bulletin de la Société médicale des Hôpitaux, loc. cit.*

(3) Cruveilhier. — *Atlas*, 32e livr., p. 6.

D'autres fois, enfin, les douleurs se montreront exclusivement circonscrites à la distribution de tel ou tel tronc nerveux. Il importe d'ailleurs de remarquer que, quel que soit le lieu où elle se montre et quelque circonscrite qu'elle soit, la douleur, dans les cas de ce genre, se présente absolument avec les mêmes caractères que dans la paraplégie douloureuse proprement dite.

Supposons qu'il s'agisse d'une altération des vertèbres lombaires — ce cas répond, vous le savez, au type le plus commun — et que celles-ci aient été envahies par le cancer dans leur totalité, aussi bien du côté droit que du côté gauche, conditions qui se trouvent, du reste, reproduites chez une des malades que je vais vous présenter dans un instant, eh bien, il y a lieu de relever, en pareil cas, les symptômes suivants :

Des *douleurs* vives existent : les unes étreignant la partie inférieure de l'abdomen à la manière d'une ceinture, les autres se répandant le long du trajet des nerfs cruraux et des nerfs sciatiques, depuis leur origine spinale jusqu'à leurs extrémités périphériques.

Il y a *hyperesthésie* des téguments, sur les points répondant à la distribution des nerfs douloureux. Cette hyperesthésie, le plus souvent, est telle que le moindre attouchement se montre des plus pénibles.

Les douleurs en question sont permanentes ou à peu près; mais elles s'exaspèrent par crises qui se montrent surtout intenses pendant la nuit et revêtent quelquefois un caractère périodique. Les mouvements dans le lit, qu'ils soient d'ailleurs actifs ou passifs, provoquent l'apparition de ces douleurs ou les exaspèrent. Il en est de même, à plus forte raison, de la station et de la marche qui deviennent bientôt tout à fait impossibles. Il résulte de là une sorte d'impotence qui ne relève point d'un amoindrissement de la force musculaire, car, au lit, dans le temps où les douleurs ne sont pas trop vives, les mouvements des membres inférieurs s'exécutent, si le malade n'est pas très-affaibli, comme dans les conditions normales.

Lors des paroxysmes, les douleurs sont véritablement

atroces. Les malades les comparent à celles que produiraient l'écrasement des os, une morsure des parties profondes faite par un gros animal, etc. On ne parvient, et c'est là un trait qui mérite d'être signalé, que très-difficilement à les calmer par l'emploi de doses élevées de substances narcotiques. Il y a lieu de faire remarquer enfin que, sans cause appréciable, il se produit dans ces douleurs des amendements spontanés, et dont la raison physiologique nous échappe complétement.

A ces phénomènes peuvent s'adjoindre, surtout dans les périodes plus avancées de l'affection, un certain nombre d'accidents parmi lesquels je signalerai plus spécialement les éruptions de *zona* (1) qui se produisent sur le trajet des nerfs particulièrement douloureux, une *anesthésie cutanée* circonscrite sous forme de plaques et qui se développe malgré la persistance des douleurs dans le domaine des nerfs affectés (*anesthesia dolorosa*), l'*atrophie* plus ou moins prononcée des masses musculaires, et enfin la *contracture* survenant dans un certain nombre de muscles.

Je ferai remarquer enfin qu'une déformation faisant décrire à la colonne vertébrale une courbure à grand rayon, qu'une douleur locale vertébrale que provoque ou qu'exaspère très-nettement la pression ou la percussion, sont des symptômes concomitants qu'il ne faut pas négliger de rechercher avec soin parce qu'ils peuvent éclairer la situation et que, d'ailleurs, ils s'observent fréquemment.

Ces divers symptômes, Messieurs, peuvent être, pendant de longs mois, la seule révélation du mal vertébral cancéreux; mais les symptômes de la paralysie par compression de la moelle pourront venir s'y surajouter.

Quoi qu'il en soit, lorsque les phénomènes de paraplégie douloureuse se montreront avec les caractères qui viennent d'être décrits, il y aura lieu de rechercher s'il n'existe pas quelque part dans l'organisme, quelque autre manifestation de la diathèse cancéreuse; car, vous ne l'ignorez pas, le cancer vertébral est habituellement secondaire, deutéropa-

(1) Charcot et Cotard, *loc. cit.*

thique. Or, dans cette recherche, on peut se trouver en présence de plus d'une difficulté de nature à égarer le diagnostic. Je me contenterai, quant à présent, de vous signaler la circonstance suivante dont j'ai été témoin récemment. Il peut se faire que des malades portent au sein certains cancers atrophiques, indolents, auxquels elles ne prêtent pas la moindre attention. J'ai été consulté ces jours-ci par une dame qui souffrait depuis plusieurs mois d'une névralgie cervico-brachiale — c'était en réalité, vous allez le voir, une pseudo-névralgie — extraordinairement pénible, et qui avait résisté absolument à tous les moyens d'amendement mis en œuvre. Frappé du caractère spécial que présentait la douleur, et me remettant en mémoire les faits observés à la Salpêtrière, je demandai s'il n'existait pas quelque lésion mammaire. On me répondit par la négative ; mais je crus devoir insister et examiner les choses par moi-même. Je découvris, au grand étonnement de la malade, que l'un des seins était déformé sur un point très-circonscrit d'ailleurs, par le fait d'une rétraction consécutive au froncement déterminé par un squirrhe atrophique. Tout récemment un médecin anglais, dont le nom m'échappe, a publié un cas du même genre dans un des volumes de la *Société pathologique* de Londres. Ces faits suffisent, je l'espère, Messieurs, pour faire ressortir à vos yeux jusqu'à quel point il faut, en pareille circonstance, se montrer attentif et circonspect dans l'examen des malades.

D'un autre côté, il ne faudrait pas aller jusqu'à croire que les douleurs du mal vertébral cancéreux, alors même qu'elles se présentent avec tous les attributs qui viennent d'être mis en relief, soient absolument spécifiques et propres à conduire, sans embarras, au diagnostic. Loin de là, des difficultés peuvent survenir ; mais, en général, elles ne sont pas insurmontables. Parmi les affections qui, en raison des douleurs dont elles s'accompagnent, pourraient induire en erreur, j'ai déjà mentionné les *anévrysmes aortiques* et les *kystes hydatiques*, lorsque ces tumeurs sont disposées de façon à comprimer et à irriter les nerfs spinaux. Je signalerai actuellement l'ostéomalacie, la pachyméningite hypertrophique cervicale, et enfin une névrose : *l'irritation spinale.*

L'*ostéomalacie sénile*, aussi bien que celle des adultes, rappelle parfois, par le caractère des douleurs dont elle s'accompagne, la symptomatologie du mal vertébral des cancéreux. La *pachyméningite cervicale hypertrophique*, dans la première période, s'accompagne, elle aussi, de douleurs assez analogues ; on peut en dire autant de cette affection bizarre, singulière, qu'on désigne quelquefois sous le nom d'*irritation spinale*, et que quelques médecins ont voulu, bien à tort, bannir des cadres nosologiques ; mais je veux me borner, pour le moment, à appeler votre attention sur ces difficultés de diagnostic. C'est un sujet sur lequel je me propose de revenir dans une autre occasion.

SEPTIÈME LEÇON.

De la Compression lente de la moelle épinière. — Symptômes. — Des troubles de la motilité et de la sensibilité liés à la compression spinale. — Hémiplégie et hémiparaplégie spinales avec anesthésie croisée.

Sommaire. — Lésions que subit la moelle au niveau du point comprimé. — Elles occupent toute l'étendue de la moelle en travers ou ne portent que sur une des moitiés latérales du cordon nerveux.

Premier cas : Succession des symptômes. — Prédominance, au début, des troubles moteurs : parésie, paralysie avec flaccidité, rigidité temporaire, contracture permanente des membres, exaltation des actes réflexes. — Troubles de la miction ; — théorie de Budge. — Modifications de la sensibilité : retard dans la transmission des sensations, dysesthésie. — Sensations associées.

Second cas : Lésions portant sur une des moitiés latérales du cordon nerveux. — Circonscription de la lésion. — Hémiparaplégie spinale avec anesthésie croisée ; ses caractères. — Hémiplégie spinale.

Messieurs,

Avant de poursuivre nos études sur la compression lente de la moelle épinière, permettez-moi de faire passer sous vos yeux des pièces anatomiques relatives à notre sujet, et que nous devons à l'obligeance de M. le Dr Liouville.

Dans la paraplégie par le mal de Pott, vous disais-je, la déformation du rachis n'est pas, en règle générale, l'agent de la compression que subit la moelle épinière ; la moelle peut, même en pareil cas, être comprimée sans que la colonne vertébrale présente la moindre trace de déformation. La pièce de M. Liouville met la réalité du fait dans toute son évidence. Le rachis, vous le voyez, n'était ici nullement déformé, bien que le corps de plusieurs vertèbres fût altéré profondément. Le ligament vertébral antérieur, au niveau de la lésion osseuse, était comme dilacéré et la matière caséeuse, d'après le mécanisme indiqué par M. Michaud, était venue au contact de la dure-mère, qui, en conséquence, sur les points correspondants, présentait un épaississement remarquable (*pachyméningite caséeuse externe*). C'est évidemment cet épaississement de la dure-mère qui avait déterminé la compression spinale. Celle-ci s'est traduite cliniquement par des symptômes de paralysie qui, pendant plusieurs mois, comme c'est l'habitude, ont été précédés par des douleurs pseudo-névralgiques simulant une névralgie intercostale (1).

Je reprends actuellement le cours de nos conférences.

Il s'agit, vous le savez, de faire connaître les symptômes qui relèvent directement de la compression lente de la moelle épinière. Nous allons aborder, je ne dois pas vous le dissimuler, une voie longue à parcourir et hérissée de difficultés de tout genre; mais j'espère que, en établissant de bonnes étapes, nous arriverons au but sans trop de fatigue.

I. Remettons-nous en mémoire les conditions anatomiques à propos desquelles j'ai dû entrer dans quelques développements. La moelle, vous ne l'avez pas oublié, se trouve comprimée, comme étranglée sur un point de son parcours. Or, si dans les premiers temps, il ne s'agit là

---

(1) Ces pièces provenaient d'un homme âgé de 50 ans environ; elles ont été recueillies dans le service de M. Béhier. Avant d'être pris de paraplégie, ce malade avait éprouvé pendant plusieurs mois, dans les parois thoraciques, des douleurs localisées sur le trajet des nerfs intercostaux, ce qui, un instant, avait fait croire qu'il s'agissait là d'une simple névralgie intercostale. Plus tard, en raison de la persistance et du caractère de ces douleurs, on avait émis l'opinion que la névralgie était symptomatique, sans pouvoir encore, toutefois, préciser la nature de la maladie primitive. Ensuite survint la paraplégie qui éclaira définitivement le diagnostic. Le rachis, jusqu'à la terminaison fatale, conserva sa conformation régulière. Encore dans le service de M. Béhier, M. Liouville a observé récemment un autre cas de paraplégie par le mal de Pott, également sans déformation de la colonne vertébrale.

que d'un phénomène purement mécanique, bientôt, dans l'immense majorité des cas, les éléments qui composent le centre nerveux spinal réagissent à leur manière. Au niveau du point comprimé, se produisent les lésions de la *myélite transverse par compression*, tandis que, au dessus et au dessous de ce point, se développent, suivant les lois que nous avons exposées, les altérations de la *sclérose fasciculée secondaire*, laquelle occupe, dans le premier cas, la partie médiane des cordons postérieurs et, dans le second cas, la partie la plus postérieure des cordons latéraux.

II. Envisageons donc les choses telles qu'elles se présentent dans les conditions ordinaires ; chemin faisant nous relèverons les circonstances exceptionnelles et, pour plus de clarté, prenons pour exemple le cas le plus vulgaire, celui où la lésion siége sur un point quelconque de la région dorsale de la moelle épinière.

Il y a dès maintenant une première distinction à établir. Tantôt, en effet, la compression affecte toute l'épaisseur de la moelle, en travers ; tantôt elle ne porte que sur une des moitiés latérales du cordon nerveux. C'est le premier cas, — de beaucoup le plus fréquent d'ailleurs, — qui nous occupera tout d'abord.

III. Entrons bien dans la situation que nous devons examiner. Depuis quelques semaines, quelquefois depuis plus longtemps encore, les symptômes dits *extrinsèques*, et parmi eux les douleurs pseudo-névralgiques, occupent seuls la scène. Dans l'hypothèse où nous nous sommes placés, il s'agit uniquement bien entendu de lésions organiques primitivement situées en dehors de la moelle, ce centre nerveux n'a pas encore manifesté sa souffrance. Quels sont les symptômes qui vont inaugurer la série des accidents nouveaux ? Sont-ce les troubles moteurs ou les troubles sensitifs ? Cet ordre de succession, Messieurs, est difficile à déterminer, dans l'état actuel des choses, faute d'observations recueillies dans l'intention spéciale d'élucider ce fait particulier. C'est là d'ailleurs un point de détail assez secondaire pour le côté pratique, mais qui, toutefois, pour le côté théorique, n'est pas sans quelque intérêt.

En effet, l'existence, à titre de premier symptôme, de fourmillements, de picotements, de sensations de chaud et de froid, dans les membres inférieurs, indiquerait nécessairement, d'après la théorie, que, dès l'origine, les conducteurs de la sensibilté, c'est-à-dire la substance grise, ont subi une modification pathologique importante ; car l'expérimentation montre que dans les conditions normales la substance grise ne provoque, sous l'influence des excitations, aucune espèce de sensations. En revanche, les troubles purement moteurs, la parésie ou la paralysie plus ou moins complète des membres inférieurs sont des phénomènes qui peuvent se produire en dehors de toute modification dans les propriétés des éléments de la moelle, par le fait de la seule intercession mécanique de la continuité des fibres nerveuses.

Quoi qu'il en soit, Messieurs, la réalité paraît être que tantôt les troubles moteurs (parésie des membres inférieurs), tantôt, au contraire, les troubles sensitifs, en particulier les sensations rapportées à la périphérie et indiquant l'irritation de la substance grise (picotements, fourmillements, sentiment de constriction, douleurs articulaires, etc.), ouvrent la marche.

IV. Les troubles moteurs, en tout cas, ne tardent pas à prédominer, dans les premiers temps du moins, sur les troubles sensitifs. A part les quelques phénomènes subjectifs que nous mentionnions tout à l'heure, la transmission des impressions sensitives s'effectue longtemps d'une manière physiologique alors que les mouvements sont profondément altérés et il est même rare qu'elle soit jamais complétement interrompue ou même très-sérieusement intéressée. Il semble que, placée au centre, la substance grise soit protégée contre les causes d'irritation venues de la périphérie. C'est là une particularité reconnue depuis longtemps par l'observation clinique et qui établit un contraste avec ce qui a lieu dans les cas de myélites spontanées ou de tumeurs intra-spinales, cas dans lesquels ces lésions occupent très-habituellement, dès leur apparition, les parties centrales de la moelle.

Arrêtons-nous un instant aux *troubles de la motilité.*

A. Au premier degré, il s'agit d'une simple *parésie*, mais celle-ci se transforme bientôt en une *paralysie* plus ou moins absolue, avec *flaccidité* des membres, en d'autres termes sans rigidité musculaire.

Ce phénomène, en rapport avec l'interruption des cordons blancs, et plus spécialement des cordons latéraux, est conforme, vous le voyez, aux données de la pathologie expérimentale.

B. Au bout de quelques jours, de quelques semaines, plus tard dans certains cas, plus tôt dans d'autres, il se manifeste, dans les membres paralysés, des secousses, des crampes, une *rigidité temporaire* des masses musculaires, autant de symptômes qui relèvent encore de la lésion des cordons latéraux, mais qui indiquent déjà qu'une cause d'excitation a élu domicile dans ses faisceaux. Ce sont là, en somme, les premiers symptômes qu'on puisse rapporter à la myélite descendante des cordons latéraux.

C. Enfin survient la *contracture permanente des membres* qui ne manque à peu près jamais d'exister à une certaine époque de la maladie et qui paraît devoir être rattachée, elle aussi, à la lésion scléreuse que présentent les cordons latéraux dans le segment inférieur de la moelle. Il est de règle que cette contracture impose d'abord pendant quelque temps aux membres paralysés l'attitude de l'extension ; mais tôt ou tard, en général, survient, au contraire, l'attitude de la flexion forcée.

D. A cette phase de la maladie, sous l'action combinée de la suppression de l'influence modératrice du cerveau et probablement aussi par le fait de l'irritation dont la substance grise à son tour devient le siége, les propriétés réflexes s'exaltent dans le segment inférieur de la moelle. Alors on voit les membres paralysés se soulever et entrer en convulsion aux moindres attouchements où encore quand le malade urine ou va à la selle.

Je n'insiste pas sur ces troubles de la motilité qui sont aujourd'hui de connaissance vulgaire. Je me bornerai à vous faire remarquer que l'intensité de la contracture permanente des membres, et surtout de la contracture avec flexion est en général plus prononcée dans la myélite par compression lente qu'elle ne l'est dans la myélite spontanée.

Il en est de même de l'exaltation des propriétés réflexes de la moelle. Il ne faudrait pas néanmoins chercher dans cette différence, dont la raison, d'ailleurs, nous échappe entièrement, un caractère diagnostique absolu.

E. Il est de règle aussi dans la myélite par compression, lorsqu'il s'agit du moins de la région dorsale (1), que la vessie conserve en grande partie l'intégrité de ses fonctions pendant un laps de temps relativement considérable; mais des troubles vésicaux plus ou moins accentués peuvent enfin survenir. A ce sujet, il y a une distinction à établir.

Si la compression siége très-haut, vers le milieu de la région dorsale, par exemple, on observe, en général, de la difficulté dans l'émission des urines. Cette difficulté semble due à ce que les muscles qui jouent le rôle de sphincters restent dans un état de spasme permanent. La volonté ne modifie pas aisément cette contraction permanente, et l'émission involontaire des urines, qui se produit quelquefois, en pareil cas, s'opère par regorgement comme on dit.

Au contraire, si la lésion siége très-bas, vers la partie supérieure de la région lombaire, il peut arriver que les

---

(1) Holmes. — *A System of Surgery*, t. III, p. 858. — *Inclusion of the spinal Cord in Caries of the Spine.*

sphincters soient paralysés d'une manière continue et les urines s'écoulent alors involontairement.

Il est possible, dans une certaine mesure, de se rendre compte de cette différence, au premier abord singulière, si l'on se reporte à la théorie, fondée sur l'expérimentation, émise récemment par M. Budge relativement au mode d'action du système nerveux central sur les fonctions de la vessie (1).

En réalité, selon M. Budge, il n'existerait pas d'autre sphincter de la vessie que les muscles uréthraux (constricteur de l'urèthre et bulbo-caverneux). Les nerfs qui font contracter la vessie viendraient des pédoncules cérébraux. Passant par les corps restiformes, ils pourraient être suivis expérimentalement dans les cordons antérieurs de la moelle jusqu'à l'issue des 3e-5e paires sacrées. Les nerfs qui font contracter les muscles de l'urèthre suivent, toujours d'après M. Budge, à peu près le même trajet et ils offrent ceci de particulier, qu'ils sont modifiés dans l'état normal par une influence réflexe, qui leur est communiquée par les nerfs centripètes provenant de la vessie. Il se produit là, en conséquence, un acte réflexe qui a pour effet de déterminer la contraction permanente des muscles uréthraux, mais qui peut être modifié ou annihilé même par une sorte d'arrêt que commande la volonté.

D'après cela, toute lésion qui aura pour conséquence d'interrompre dans la moelle, jusqu'à la sortie des 3e, 4e et 5e paires sacrées, le cours des nerfs qui se rendent soit à la vessie, soit à l'urèthre, aurait également pour résultat de laisser subsister l'acte réflexe qui commande l'occlusion constante du sphincter; c'est pourquoi les lésions de la moelle cervicale et dorsale produiraient le spasme permanent du sphincter vésical qu'on observe dans certains cas de compression spinale.

(1) Budge. — *Zeitschr. f. rat. Heilk. XXI, p. 3 und 174.* — *Ueber die Reizbarkeit der Vorderen Ruckenmarhsstränge* (*Pflüger's Archiv für Physiologie*, Bd. II, p. 511.)

Si, par contre, la lésion siége plus bas, les conditions de l'acte réflexe dont il s'agit ne subsistent plus ; le sphincter est paralysé d'une façon constante, et l'urine s'écoule alors incessamment goutte à goutte, l'action des muscles de la vessie ne rencontrant plus d'obstacles.

Je n'ignore pas, Messieurs, que la théorie de M. Budge n'est pas, tant s'en faut, encore classique, et les faits expérimentaux sur lesquels elle s'appuie, demandent eux-mêmes à être vérifiés. J'ai cru devoir néanmoins l'exposer brièvement parce que, à mon avis, elle explique, quant à présent, mieux que toute autre, les faits révélés par l'observation clinique.

V. Ainsi que je vous le disais tout à l'heure, dans la paralysie par compression, la sensibilité ne se modifie en général que très-tard, d'une manière sérieuse, à moins qu'il ne s'agisse d'une lésion qui, primitivement, aurait occupé les parties centrales de la moelle. Quoi qu'il en soit, voici l'exposé de quelques particularités relatives aux troubles de la transmission des impressions sensitives, lesquelles se manifestent de préférence, mais non pas cependant d'une façon exclusive, dans les paralysies par compression spinale ; elles ne s'observent, ainsi que vous l'avez dû pressentir d'après ce qui a été dit plus haut, que dans les cas où la compression est portée à un haut degré.

En premier lieu, je signalerai *le retard dans la transmission des sensations*, phénomène curieux et qui, si je ne me trompe, a été pour la première fois relevé par M. Cruveilhier (1) : il peut, ainsi que je l'ai une fois constaté, se passer quelquefois jusqu'à trente secondes depuis le moment où l'impression a lieu jusqu'à celui où elle est perçue par le malade.

Je dois mentionner ensuite une sorte d'*hyperesthésie* ou mieux de *dysesthésie* par suite de laquelle les moindres

(1) Cruveilhier. — *Anat. pathologiq.*, Liv. XXXVIII, p. 9. — M. Schiff. *Lehrbruch der Physiolog. des Menschen*, 1858-59, p. 249.

excitations, telles qu'un léger pincement, l'application d'un corps froid, donnent naissance à une sensation très-pénible toujours la même quelle que soit la nature de l'excitation et dans laquelle domine, d'après les récits des malades, un sentiment de vibration. Ces vibrations, toujours d'après ce que rapportent les malades, semblent remonter du côté de la racine du membre en même temps qu'elles descendent vers son extrémité. Dans la plupart des cas, ces sensations persistent pendant plusieurs minutes, parfois un quart d'heure et plus encore, après la cessation de la cause excitatrice qui les a déterminés. En pareil cas, le malade éprouve toujours une grande difficulté à désigner exactement le lieu où l'excitation a été produite.

Enfin, il n'est pas rare que l'excitation portant sur un membre, après avoir produit les phénomènes qui viennent d'être indiqués, soit suivie au bout de quelque temps d'une sensation analogue qui paraît siéger symétriquement dans un point du membre opposé correspondant à la région primitivement excitée. Cela rentre dans l'histoire de ce qu'on désigne sous le nom de *sensations associées*.

On a cherché, vous le savez, à se rendre compte ainsi qu'il suit de la production du phénomène en question :

Lorsque la transmission des impressions sensitives dans la moelle est rendue difficile par l'interruption d'un certain nombre de tubes nerveux (centripètes), ces impressions seraient transmises par la voie des cellules ganglionnaires, liées entre elles par leurs prolongements jusqu'à des fibres nerveuses restées saines ; ces impressions parvenues au centre de perception, par cette voie anormale, seraient consécutivement, suivant la règle commune, rapportées à la périphérie de ces dernières fibres nerveuses, et de là proviendrait l'erreur dans la localisation.

J'ai cru, Messieurs, devoir rappeler ces particularités, parce que, je le répète, elles s'observent plus communément et à un plus haut degré, dans la paraplégie par compression que dans toute autre forme de paralysie des membres inférieurs. Mais il ne faudrait pas, cette fois encore, chercher là un caractère distinctif absolu. D'ailleurs, ces symptômes, et j'insiste sur cette réserve, ne s'observent guère, dans la paraplégie déterminée par une compression lente de la moelle épinière, que dans le cas où la lésion spinale est portée au plus haut point.

VI. A moins de complications inattendues, la nutrition dans les parties paralysées demeure normale. Ainsi les muscles conservent pendant de longs mois leur volume et leurs propriétés électriques. L'inactivité prolongée finit toutefois par amener l'émaciation et l'amoindrissement de la contractilité faradique des muscles paralysés. De leur côté, le tégument externe, la vessie, les reins ne présentent, durant longtemps, aucune modification nutritive appréciable. Mais la vitalité de ces organes paraît rapidement se modifier sous l'influence de certaines complications. Ainsi, par exemple, dans un cas que j'ai observé de paraplégie consécutive à un mal de Pott, l'ouverture subite d'un abcès dans le canal rachidien détermina une brusque irritation du segment inférieur de la moelle bientôt suivie de la formation rapide d'eschares sacrées, d'une modification de la contractilité électrique des masses musculaires qui, peu à peu, présentèrent une atrophie remarquable. Les urines en même temps deviennent purulentes. Les accidents survenant dans de telles conditions sont, en général, promptement mortels. Du reste, sans l'intervention apparente d'une cause nouvelle, d'une complication quelconque, ces mêmes accidents peuvent se manifester plus ou moins rapidement, à un moment donné, dans le cours des paraplégies par compression et amener l'issue fatale.

VII. Jusqu'ici, Messieurs, nous ne nous sommes occupés que des lésions organiques qui interceptent le cours des fibres nerveuses dans la moelle, sur un point, dans toute son épaisseur. Je veux actuellement appeler votre attention sur le cas où l'une des moitiés latérales de ce centre nerveux est seule lésée par le fait de la compression. Il importe de bien spécifier tout d'abord l'étendue et le mode de répartition de l'altération que nous avons en vue.

Nous supposons la moitié latérale de la moelle épinière lésée dans toute son épaisseur, jusqu'à la ligne médiane. La lésion doit avoir, par conséquent, interrompu le cours des fibres des cordons postérieurs et antéro-latéraux d'un côté et simultanément aussi les parties correspondantes de la substance grise jusqu'à la ligne médiane. Dans ces conditions spéciales, et dans celles-là seulement, la lésion dont nous étudions les effets se traduit cliniquement par un ensemble symptomatique fort remarquable et vraiment caractéristique.

On peut désigner cet ensemble simplement sous le nom d'*hémiplégie spinale avec anesthésie croisée*, quand la lésion dont il s'agit occupe un point de la région cervicale.

Si c'est au contraire un point de la région dorsale ou lombaire qui est affecté de cette façon, ce n'est plus l'hémiplégie, mais bien l'*hémiparaplégie spinale avec anesthésie croisée* qu'on observe. Vous allez reconnaître bientôt, Messieurs, la raison de ces dénominations.

VIII. Toute lésion hémilatérale de la moelle, qui ne remplirait pas les conditions expresses que je viens d'énumérer, ne produirait pas l'ensemble symptomatique sur lequel je veux attirer votre attention ou ne le produirait tout au moins que d'une manière imparfaite; une fois, au contraire, ces conditions remplies, le tableau symptomatique se présente nécessairement. La connaissance que nous en avons est de date toute moderne. C'est un des résultats les plus nets et les plus fructueux qu'ait fournis, dans ces derniers temps, l'intervention de la physiologie expérimentale dans le domaine de la pathologie spinale, et je suis heureux de dire que cet important résultat est dû tout entier aux travaux de mon ami, M. le professeur Brown-Séquard.

Ce n'est pas, toutefois, que l'hémiplégie et l'hémiparaplégie spinales aient passé inaperçues jusqu'à lui ; mais, jusqu'à M. Brown-Séquard, ce n'était là, pensait-on, qu'une réunion, pour ainsi dire fortuite de phénomènes étranges, contradictoires, inexplicables au point de vue de la physiologie régnante. Aujourd'hui, grâce aux travaux de M. Brown-Séquard, nous connaissons, en grande partie du moins, la raison des phénomènes qu'il nous est possible de faire remonter, avec précision, jusqu'à la lésion anatomique qui leur a donné naissance.

Pendant longtemps, au point de vue clinique, l'intérêt a été surtout chirurgical, car la section hémilatérale de la moelle, capable de déterminer l'hémiparaplégie avec anesthésie croisée, parait être une conséquence fréquente des lésions du centre spinal par un instrument tranchant. Cependant le médecin est appelé à observer parfois cette forme symptomatique, et, en particulier, lorsqu'il s'agit de la compression spinale occasionnée par une tumeur.

Prenons le cas d'une tumeur méningée, comprimant, vers la partie moyenne de la région dorsale, une moitié latérale de la moelle épinière et supposons, pour nous mieux orienter, que la compression porte, par exemple, sur le *côté gauche* du cordon nerveux, ainsi que cela avait lieu dans un fait dont j'ai rapporté l'histoire (*Fig.* 6 et 7) (1).

(1) Charcot. — *Hémiparaplégie déterminée par une tumeur qui comprimait la moitié gauche de la moelle épinière.* In *Archives de physiologie*, t. II, p. 29, 1869, pl. XIII. — La tumeur appliquée sur la face antérieure de la région dorsale de la moelle, qu'elle comprime fortement d'avant en arrière et de gauche à droite, est assez régulièrement ovoïde. Son grand axe vertical mesure trois centimètres et demi environ et son axe transversal un centimètre et demi (*Fig.: 6 et 7, a*). Elle est située à 5 centimètres au-dessus d'une ligne fictive qui diviserait en travers la partie la plus large du renflement lombaire. Elle est logée en partie dans une dépression qu'elle s'est creusée aux dépens de la moelle. (*Fig. 7. b.*) Elle n'est pas placée exactement sur la ligne médiane, mais bien un peu à gauche du sillon médian antérieur qu'elle a repoussé vers la droite, de telle sorte qu'elle comprime beaucoup plus fortement la moitié gauche que la moitié droite. En un point, la compression de la moitié gauche de la moelle est poussée si loin que les deux feuillets de la pie-mère paraissent accolés l'un à l'autre ; au contraire, la moitié droite du cordon médullaire présente encore dans les points les plus fortement comprimés, c'est-à-dire au voisinage du sillon médian, une épaisseur de plus de deux millimètres. — Voir aussi un fait publié dans *The Lancet* (1856, p. 406), par M. Ogle.

Voici les principaux phénomènes qu'il y aurait à relever en pareille circonstauce.

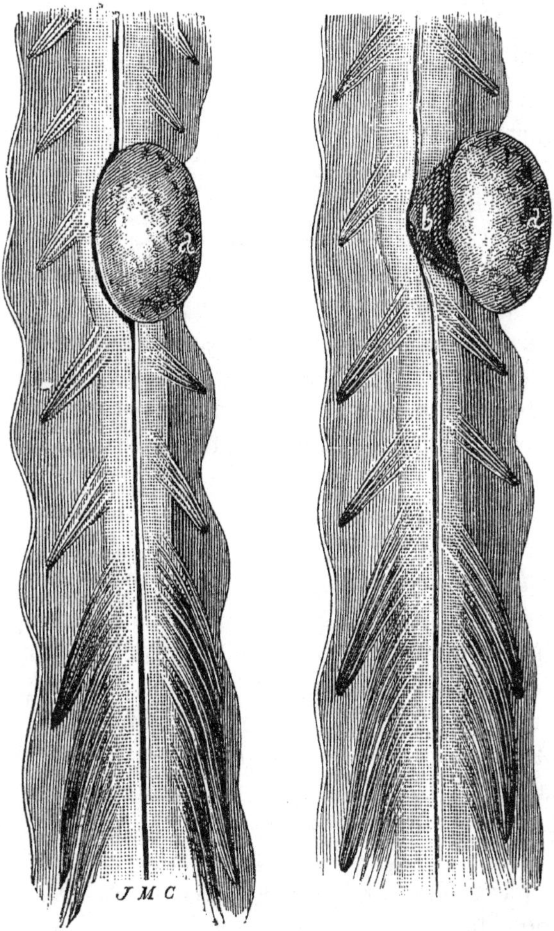

Fig. 6 et 7.

Le membre inférieur du *côté gauche* serait paralysé, plus ou moins complétement, quant au mouvement, ainsi que les muscles abdominaux de ce même côté. Les téguments, sur les points correspondant aux parties atteintes de paralysie motrice, présentent, relativement aux parties homologues du côté opposé, une élévation plus ou moins prononcée de la température, conséquence de la paralysie vasomotrice. La sensibilité, sur toute l'étendue de ces mêmes points, se rencontrerait normale ou même notablement exaltée au niveau du siége de la compression spinale et, du même côté, une exploration attentive ferait reconnaître l'existence d'une *zone d'anesthésie*, dirigée transversalement et formant par en haut la limite des parties paralysées du mouvement et dont la sensibilité, ainsi qu'il a été dit, serait exagérée ou normale.

A droite, c'est-à-dire du côté opposé à la lésion spinale, le mouvement serait parfaitemeut conservé dans le membre inférieur et les muscles de l'abdomen; mais, par contre, la sensibilité sur ces points serait obnubilée ou même complétement éteinte dans tous ses modes. Il s'agirait là d'une véritable hémianesthésie, limitée supérieurement au niveau de la lésion spinale, par une ligne horizontale bien tranchée et en dedans très-exactement par la ligne médiane.

Vous comprenez aisément, d'après ce qui précède, la raison de la dénomination *hémiparaplégie spinale avec anesthésie croisée*, proposée pour désigner l'ensemble symptomatique dont il vient d'être question. Si la compression hémilatérale au lieu de siéger à la région dorsale de la moelle, occupait une région plus élevée, la partie supérieure du renflement brachial, par exemple, ce sont les symptômes de l'*hémiplégie spinale proprement dite* qu'on aurait alors sous les yeux. Ici encore, on observerait une hémianesthésie croisée, c'est-à-dire occupant le côté du corps opposé au siége de la lésion spinale, mais l'insensibilité ne resterait pas bornée au membre inférieur et à un côté de l'abdomen, elle s'étendrait de ce même côté au membre supérieur, au tronc, au cou même, de telle sorte que la face serait peut-être seule respectée.

Du côté correspondant au siége de la lésion spinale, la paralysie motrice occuperait à la fois le membre supérieur et le membre inférieur, lesquels présenteraient l'un et l'autre une élévation relative de la température. Le tronc et les membres de ce côté auraient conservé leur sensibilité ou se montreraient hyperesthésiés. La zone d'anesthésie qui formerait la limite supérieure de ces parties serait située très-haut, et occuperait, par exemple, la partie supérieure du thorax et de l'épaule et même le cou.

L'anesthésie, répandue comme il vient d'être dit, et limitée exactement, géométriquement, pour ainsi dire, à la ligne médiane, sur presque tout un côté du corps, rappelle, à quelques égards, l'hémianesthésie des hystériques et celle qui s'observe, ainsi que nous l'avons fait remarquer ailleurs, dans certaines lésions en foyer de l'encéphale (1). Mais, maintes circonstances peuvent être relevées qui, en cas de besoin, serviraient à la distinction. Ainsi, dans l'hystérie, comme dans le cas d'une lésion encéphalique, la face participerait à peu près nécessairement à l'hémianesthésie, ce qui n'aurait pas lieu dans l'hémiplégie spinale. De plus, les troubles moteurs concomitants — parésie, paralysie avec ou sans contracture — se montreraient, dans ce dernier cas, du côté opposé à l'anesthésie tandis qu'ils occuperaient le même côté que celle-ci chez les hystériques et chez les sujets atteints de lésions organiques de l'encéphale. Je ne m'étendrai pas plus longuement au sujet de ces traits distinctifs qu'on pourrait aisément multiplier.

Je ne m'arrêterai pas non plus à développer l'interprétation anatomique et physiologique qui a été donnée des symptômes de l'hémiplégie et de la paraplégie spinales. Je ne puis mieux faire à cet égard que de vous renvoyer aux divers écrits de M. Brown-Séquard (2) et je me bornerai aux remarques suivantes.

On suppose que les conducteurs des impressions sensitives, quels qu'ils soient, après avoir suivi dans chaque moitié latérale de la moelle épinière, un trajet dirigé de dehors

---

(1) Voyez Charcot. — *Leçons sur les maladies du système nerveux*, tome I, p. 27.

(2) Consulter Brown-Séquard : *Physiology and pathology of the nervous System.* Philadelphia, 1860 ; — *Journal de la physiologie, etc.*, t. VI, 1863, p. 124 ; — *The Lancet*, 1869, vol. 1.

en dedans et d'arrière en avant, sur un plan légèrement incliné de bas en haut, viennent s'entrecroiser sur la ligne médiane. Il y a lieu d'admettre, en outre, que les faisceaux qui, après l'entrecroisement, remontent vers l'encéphale, ne s'éloignent pas notablement du plan médian antéro-postérieur et qu'ils occupent la partie centrale de la substance grise au voisinage de la commissure. Voici maintenant les conséquences qui résulteront d'une telle disposition.

La lésion hémilatérale de la moelle épinière — qu'il s'agisse d'une plaie déterminée par un instrument tranchant, d'un foyer de myélite, ou d'une tumeur, peu importe, — aura pour effet de détruire un nombre d'autant plus grand de conducteurs non encore entrecroisés, qu'elle sera plus étendue en hauteur ; ainsi se produit la zone d'anesthésie plus ou moins haute suivant les cas, à direction transversale, qui s'observe au niveau de la lésion et du même côté que celle-ci.

Au-dessous de la lésion, les conducteurs venant de ce même côté de la moelle suivront leur trajet jusqu'à la ligne médiane et s'y entrecroiseront avec ceux du côté opposé, sans avoir subi d'interruption dans leur parcours. C'est pourquoi les parties situées au-dessous de la zone transverse d'anesthésie conservent la sensibilité normale. Elles se montrent très-souvent même notablement hyperesthésiées.

Il n'a pas encore été donné, que je sache, de ce dernier phénomène, une explication qui soit tout à fait satisfaisante.

Pour ce qui est des conducteurs des impressions sensitives venues du côté de la moelle opposé à celui qu'occupe la lésion, ils ont tous à traverser, après leur entrecroisement, le foyer d'altération, pourvu que celui-ci s'étende réellement jusqu'à la ligne médiane, et ils subissent tous, par conséquent, dans cette partie de leur trajet, une interruption plus ou moins complète. C'est ainsi que se produit l'hémianesthésie croisée.

Quant à la paralysie motrice qui s'observe au-dessous de la lésion hémilatérale de la moelle et du même côté qu'elle, c'est une conséquence facile à prévoir de l'interruption subie par le faisceau latéral correspondant, les fibres qui constituent ce faisceau ne s'entrecroisant nulle part dans la moelle avec des fibres homologues du côté opposé.

J'avais soin de vous faire remarquer tout à l'heure que les faisceaux — en supposant que ce soit véritablement des faisceaux — résultant de l'entrecroisement des conducteurs des impressions sensitives paraissent ne pas s'éloigner notablement du plan médian antéro-postérieur, où ils occupent, de chaque côté, la partie centrale de la substance grise. Il résulte de cette disposition qu'une lésion hémilatérale de la moelle, même assez prononcée, mais qui, ne s'étendant pas rigoureusement jusqu'à la ligne médiane, épargnant les faisceaux dont il s'agit, n'aurait pas pour effet de déterminer l'hémianesthésie croisée. Une telle lésion produirait, suivant le cas, l'hémiplégie ou l'hémiparaplégie spinales, mais sans anesthésie croisée. Vous rencontrerez dans la pratique d'assez nombreux exemples de ce genre.

J'ai voulu me restreindre, Messieurs, à vous indiquer d'une manière très-sommaire les traits les plus saillants de l'ensemble symptomatique qui révèle l'existence des lésions hémilatérales de la moelle épinière. Je ne puis me dispenser cependant d'ajouter à ce qui précède quelques détails complémentaires. Rarement les lésions dont il est question restent à jamais confinées dans leurs limites originelles. Tôt ou tard, elles se propagent, soit par en haut, soit par en bas, soit dans les deux directions à la fois, à une certaine distance, en dehors du foyer primitif. Il est presque de règle, par exemple, qu'au-dessous de la lésion transverse hémilatérale, et du même côté que celle-ci, le faisceau latéral soit à un moment donné atteint dans toute son étendue en hauteur, suivant la loi du développement des scléroses fasciculées descendantes. En pareil cas, la contracture permanente ne tarderait pas à se surajouter à la paralysie déterminée dans les membres par la lésion spinale primitive ; d'autres fois, l'irritation semble se propager, en outre, également au-dessous de la lésion en foyer et du même côté dans la corne antérieure de la substance grise. Alors, les membres, paralysés déjà et contracturés, offriraient, en plus, une atrophie plus ou moins prononcée des masses musculaires. Enfin, vraisemblablement en rapport avec l'altération consécutive de divers points non encore déterminés de la substance grise, on peut voir les symptômes d'hémiplégie spinale se compliquer de divers autres troubles trophiques, tels que arthropathies, eschares fessières ou sacrées, etc.

C'en est assez, je l'espère, Messieurs, pour vous faire reconnaître l'intérêt qui, à notre point de vue, s'attache à l'étude de l'hémiplégie spinale. Je ne saurais trop le répéter, cet ensemble symptomatique ne se produit pas seulement, comme on a pu le penser pendant un temps, en conséquence de lésions traumatiques de la moelle épinière. Je l'ai pour mon compte observé, sous la forme bien dessinée d'hémiparaplégie avec anesthésie croisée, dans cinq cas. Dans trois de ces cas, il s'agissait d'une myélite scléreuse transverse ; dans un quatrième d'une néoplasie intra-spinale (1) ; dans le cinquième enfin, déjà mentionné plus haut, une tumeur, primitivement développée à la face interne de la dure-mère, avait, à un moment donné, en s'étendant dans le sens antéro-postérieur, déterminé sur un point de la région dorsale, une compression à peu près exactement limitée à une moitié latérale de la moelle épinière.

---

(1) Charcot et Gombault. — *Note sur un cas de lésions disséminées des centres nerveux observées chez une femme syphilitique*. In *Archives de physiologie*, 1873, p. 173.

HUITIÈME LEÇON.

De la compression lente de la moelle épinière. — Paraplégie cervicale. — Symptômes particuliers. — Pouls lent permanent.

Sommaire. — De la paraplégie cervicale. — Compression des nerfs des extrémités supérieures. — Lésions de la moelle épinière au cou ; leur mode d'action dans la production de la paraplégie cervicale. — Distinction entre la paraplégie cervicale due à la compression des nerfs périphériques et celle qui dépend d'une lésion de la moelle. — Altération des cellules nerveuses motrices et tumeurs de la moelle, causes d'une troisième forme de la paraplégie cervicale.

De quelques symptômes particuliers de la compression lente de la moelle cervicale. — Troubles oculo-pupillaires. — Toux et dyspnée. — Vomissements à retour fréquent. — Gêne de la déglutition. — Hoquet. — Troubles fonctionnels de la vessie. — Attaques d'épilepsie.

Du pouls lent permanent. — Ralentissement temporaire du pouls dans les fractures des vertèbres du cou. — Pouls lent permanent lié à certaines affections organiques du cœur (rétrécissement aortique, dégénérescence graisseuse du tissu cardiaque, dépôts fibrineux). — Insuffisance des lésions cardiaques, dans certains cas, pour expliquer le pouls lent. — Accidents liés au pouls lent permanent : Syncope, état apoplectiforme, accès convulsifs. — Dans certains cas, le point de départ du pouls lent permanent doit être cherché dans la moelle cervicale ou dans le bulbe. — Cas du Dr Halberton.

Mort subite par rupture du ligament transverse de l'apophyse odontoïde.

Symptômes qui accompagnent les lésions du renflement lombaire et de la queue de cheval.

Messieurs,

Je terminerai cette série d'études relatives à la compression spinale lente, en appelant votre attention sur certaines particularités qui s'observent quelquefois dans les cas où la lésion qui détermine les phénomènes de compression affecte la région cervico-brachiale de la moelle épinière.

I. Nous nous occuperons, en premier lieu, d'une forme singulière de paralysie qu'on peut rencontrer en pareil cas et que nous vous proposerons de désigner, à l'exemple de M. Gull, sous la dénomination, assurément très-pratique, de *paraplégie cervicale* (1). La paralysie occupe alors, soit un seul des membres supérieurs, soit les deux membres supérieurs à la fois, exclusivement ou tout au moins d'une façon prédominante. — Les membres abdominaux sont souvent affectés à leur tour, par la suite, mais généralement à un degré relativement moindre. Il n'est pas très-rare de rencontrer cette forme de paralysie dans le mal de Pott cervical.

a) Il peut arriver, et il arrive, en effet, assez fréquemment dans cette variété du mal de Pott, que les nerfs des extrémités supérieures soient comprimés, tantôt au niveau des trous de conjugaison, tantôt dans leur passage à travers la dure-mère épaissie par le fait de la pachyméningite caséeuse. Cette compression, portée à un certain degré, aura nécessairement tôt ou tard, pour résultat, une paralysie portant, suivant le cas, soit simultanément sur les deux membres supérieurs, soit sur un seul de ces membres isolément, paralysie toute périphérique et qui se traduira à peu près, Messieurs, par l'ensemble des symptômes suivants :

A l'origine, une douleur vive occuperait le trajet des troncs nerveux comprimés et irrités ; il pourra s'y joindre une hyperesthésie plus ou moins prononcée des téguments, des troubles vaso-moteurs variés, diverses éruptions cutanées vésiculeuses et bulleuses, etc., en un mot toute la série des phénomènes que nous avons naguère appris à connaître à propos des *pseudo-névralgies* et sur lesquels, par conséquent, il n'est pas nécessaire de revenir. L'impuissance motrice ne tarderait pas à survenir, et les muscles des membres paralysés présenteraient bientôt une atrophie plus ou moins accusée, accompagnée ordinairement d'une

(1) *Cervical Paraplegia*. In *Guy's Hosp. Reports*, t. IV, 1858, p. 207.

diminution plus ou moins accentuée de la contractilité faradique par les progrès du mal. L'hyperesthésie ferait place à une anesthésie souvent très-profonde. Enfin, il y aurait lieu de relever l'existence, dans les membres privés du mouvement, d'un amoindrissement et même de la suppression totale des actes réflexes (1).

b) La compression subie par les filets nerveux qui donnent naissance au plexus brachial n'est pas, tant sans faut, la seule cause organique capable de produire la paraplégie cervicale; celle-ci peut se montrer encore en conséquence de lésions qui portent leur action sur la moelle épinière elle-même.

S'il est vrai qu'une compression très-accentuée, poussée au point, par exemple, de déterminer un aplatissement prononcé de la moelle, a pour effet nécessaire, lorsqu'elle s'exerce sur la région cervico-brachiale, de paralyser les quatre membres, l'observation démontre, d'un autre côté, qu'une pression moins forte, s'exerçant sur cette même région, peut, dans de certaines conditions, avoir pour résultat d'occasionner une paralysie motrice limitée, au moins pendant quelque temps, aux deux membres supérieurs ou même à l'un de ces membres.

Pour se rendre compte anatomiquement et physiologiquement de ce phénomène, mis en relief par l'observation clinique, on a proposé d'admettre que les conducteurs pour les incitations motrices volontaires des membres thoraciques occupent, dans les cordons antérieurs de la moelle cervicale, un plan plus superficiel que celui qu'occupent les conducteurs des mêmes incitations pour les membres inférieurs. Il suit naturellement de là que les deux ordres

(1) Sur la *paraplégie cervicale par compression des troncs nerveux*, consultez : Brodie. — *Injuries of the spinal Cord.* In *Medico-chirurgical Transact.*, 1837, t. xx, p. 131; — Marshall Hall, In *Medic. chir. Transact.*, 1839, t. xxii, p. 216 ; — Niemeyer. *Speciell. Pathol.*, t. ii, p. 328 ; — M. Rosenthal. — *Canstatt's Jaresb.*, 1866, 2e Bd., 1 abth, p. 45 et *Nervenkrankh;* — Benedikt. — *Elektrotherap.*, t. ii, p. 316; — J.-A. Michaud. *Sur la méningite et sur la myélite dans le mal vertébral.* Paris, 1871, p. 56.

de conducteurs peuvent être lésés isolément, séparément (1).

Quelle que soit la valeur de cette interprétation, on ne saurait, Messieurs, je le répète, mettre en doute l'existence de la forme de paralysie des membres supérieurs sur laquelle j'appelle votre attention. Voici d'ailleurs l'indication sommaire des traits particuliers sous lesquels elle se présente et qui permettent de la distinguer des paralysies cervicales liées à la compression périphérique des nerfs. — Dans celle-ci, vous le savez, l'impuissance motrice est précédée et accompagnée de douleurs vives (pseudo-névralgies) suivie, tôt ou tard d'anesthésie : il s'y ajoute une atrophie plus ou moins marquée et plus ou moins rapide des masses musculaires, avec diminution de la réaction faradique. Les actes réflexes dans les membres paralysés sont amoindris ou supprimés.

La paraplégie cervicale par compression spinale antéro-postérieure, se présenterait au contraire avec des caractères tout autres. Ici les muscles conservent pendant fort longtemps leur volume ainsi que leurs propriétés électriques. La sensibilité des membres paralysés peut n'être pas notablement modifiée ; enfin, non-seulement les phénomènes réflexes persistent dans ces membres, mais encore ils s'y montrent quelquefois manifestement exaltés. Cette circonstance, qui suffirait à elle seule pour démontrer que la lésion ne porte pas sur le trajet périphérique des nerfs, se trouve mis en relief déjà dans une observation recueillie par M. Budd et qui fait partie d'un mémoire très-intéressant dont la publication remonte à l'année 1839 (2). Il s'agit, dans ce cas, d'une jeune fille scrofuleuse, atteinte de carie des vertèbres cervicales et chez laquelle se développa consécutivement un abcès rétro-pharyngien. Pendant deux ans environ la paralysie s'était montrée limitée

(1) Consulter : Brown-Séquard. — *Journal de la physiologie*, etc., t. VI, 1865, p. 139, 631 et 632. — Eulenburg. — *Functionellen Nervenkrankh.* Berlin, 1871, p. 379.

(2) *Pathology of the spinal Cord.* In *Med. chir. Transact.* 1839, t. XXII, p. 141.

aux membres supérieurs ; elle envahit par la suite le membre inférieur droit. Sous l'influence de diverses excitations, ainsi que pendant l'acte de la micturition et de la défécation, des mouvements involontaires plus ou moins énergiques survenaient dans ce membre, et aussi parfois, bien que toujours à un degré moins prononcé, dans le membre supérieur du même côté.

Un fait rapporté par le Dr Radcliffe doit être rapproché, à certains égards, de celui du Dr Budd (1).

c) Il est encore, Messieurs, un autre mode suivant lequel une altération de la région cervico-brachiale de la moelle épinière pourrait déterminer une paralysie motrice bornée aux membres supérieurs. Vous n'ignorez pas que, dans certains cas de paralysie infantile spinale, la *paraplégie cervicale* s'observe lorsque la lésion systématique des cornes antérieures de la substance grise reste limitée, dans une certaine étendue en hauteur, au renflement brachial. Les membres paralysés présentent alors, dès l'origine, une flaccidité extrême, résultat de la perte de la tonicité des muscles ; les actes réflexes sont plus ou moins complétement abolis ; les muscles atrophiés ne répondent plus aux excitations faradiques. La sensibilité n'est, dans la règle, en rien modifiée.

Une myélite aiguë, partielle, de même siége, produirait à peu de chose près les mêmes effets (2) et l'on peut en dire autant d'une tumeur qui, primitivement développée vers le centre de la moelle cervicale, s'étendrait principalement en avant de manière à affecter surtout la substance grise des cornes antérieures. Seulement, dans ce dernier cas, en

---

(1) Un cas, recueilli à la clinique d'Oppolzer par M. Schott, et un autre cas observé par MM. Vogel et Dittmar sont aussi des exemples de compression lente s'exerçant sur la partie antérieure de la région cervicale de la moelle épinière, et ayant déterminé une paralysie motrice limitée aux membres supérieurs. Ces deux faits ont été signalés dans un intéressant travail de M. Emil. Rolle. *Krankheits-Erscheinungen in Folge von Compression der oberster Dorsalstücks des Ruchenmarcks*. In *Wiener med. Wochenschr.* Nos 24, 25, 26, 1864 et *Canstatt's Jahresb.* 1865, t. III, p. 30.

(2) Ollivier (d'Angers), t. II, p. 319, 3e édition.

raison de l'évolution relativement lente de la lésion et de son extension, pour ainsi dire fatale à un instant donné, soit aux faisceaux blancs, soit aux régions postérieures de la substance grise, l'aspect des symptômes se montrerait nécessairement plus ou moins profondément modifié. Quoi qu'il en soit, on pourrait citer quelques exemples où une tumeur intra-spinale cervicale a déterminé dans les membres supérieurs une paralysie se rapprochant à beaucoup d'égards du type infantile. A ce propos, je me bornerai à signaler une observation recueillie par M. Gull et où il s'agit d'un enfant de 8 mois chez lequel un tubercule solitaire s'était développé à la partie inférieure du renflement cervical, au niveau de l'origine des 6e et 7e nerfs cervicaux. La paralysie envahit d'abord graduellement le membre supérieur droit; puis, au bout de 15 jours, elle s'était étendue au membre supérieur gauche. Deux mois après le début des premiers symptômes, les membres paralysés, profondément amaigris, pendaient flasques et inertes de chaque côté du corps. Les membres abdominaux étaient faibles, mais le petit malade pouvait les mouvoir volontairement. La mort survint environ six mois après l'invasion de la paralysie. Jusqu'au dernier moment les mouvements volontaires persistèrent à un certain degré dans les membres inférieurs (1).

Je ne m'étendrai pas plus longuement ici sur cette dernière variété de paralysie cervicale d'origine spinale; elle sera ailleurs l'objet d'une étude approfondie.

II. Je me propose actuellement de vous présenter quelques remarques relatives à un certain nombre de symptômes qui se manifestent parfois, en conséquence des lésions par compression soit de la région cervicale, soit de la partie supérieure de la région dorsale de la moelle.

Les symptômes dont il s'agit méritent d'autant mieux de nous arrêter que, d'un côté, ils ont été jusqu'ici, pour la

---

(1) *Guy's Hospital Reports*, 1858, p. 206, case XXXII. Voir aussi le cas XV du même recueil (1856, p. 181), où il s'agit vraisemblablement d'un gliôme.

plupart du moins, peu remarqués, et que, d'un autre côté, ils peuvent exister, pendant plusieurs semaines, ou plus longtemps encore, à l'état d'isolement, c'est-à-dire indépendants de toute paralysie motrice des membres, constituant pour ainsi dire, pendant ce temps, la seule révélation clinique de l'affection spinale.

a) Vous n'ignorez pas que des *troubles oculo-pupillaires* plus ou moins accusés se produisent assez fréquemment par le fait des lésions traumatiques portant sur la moelle cervicale ou sur la moelle dorsale supérieure. C'est tantôt la dilatation (*myosis spastica*), tantôt au contraire, et plus souvent, la contraction pupillaire (*myosis paralytica*) qu'on observe en pareil cas; elles occupent tantôt un seul œil, tantôt les deux yeux à la fois. On peut voir, sur un même œil, les deux ordres de phénomènes se succéder et alors la dilatation spasmodique précède la contraction paralytique (1). Ce sont là aujourd'hui des faits de connaissance vulgaire (2). Mais ce que l'on sait moins peut-être c'est que la mydriase, résultant d'une irritation permanente de la région cilio-spinale déterminée par une cause traumatique, peut subsister, d'une manière continue, pendant plusieurs semaines, sans adjonction de paralysie des membres, ainsi que le démontre une observation recueillie par M. Rosenthal et sur laquelle je reviendrai tout à l'heure.

Ces mêmes modifications de l'orifice pupillaire peuvent se montrer liées aux lésions par compression des régions supérieures de la moelle. M. Ogle les a signalées dans plusieurs cas de mal de Pott cervical. Dans un cas du même genre, publié par M. A. Eulenburg (3), la pupille droite resta très-manifestement dilatée pendant quatre semaines, après quoi elle reprit progressivement ses di-

---

(1) Gehrard. — *Centralblatt*, 1865, p. 10.

(2) Leudet. — *Mém. de la Société de Biologie*, 1863, p. 105. — Rendu. — *Des troubles fonctionnels du grand sympathique observés dans les plaies de la moelle cervicale*. In *Arch. gén. de méd.*, sept. 1869, p. 286-297. — A. Eulenburg und P. Guttmann. — *Pathologie des Sympathiens*, Berlin, 1873, p. 0.

(3) A. Eulenburg. — *Greifswalder med. Beitrage*, 1864, p. 81, 88.

mensions normales. L'affection osseuse chez ce malade paraissait occuper la dernière vertèbre cervicale et les trois premières dorsales. Un fait recueilli par M. E. Rollet, à la clinique d'Oppolzer (1) est, dans l'espèce, particulièrement intéressant, parce qu'il montre la dilatation des deux pupilles, accompagnée d'un certain degré de protrusion des bulbes oculaires, précédant quelque temps le développement de la paralysie motrice dans les membres inférieurs. Il s'agissait, dans ce cas, d'une *tuberculose* occupant les 3e et 4e vertèbres dorsales et ayant déterminé par compression un ramollissement des cordons antérieurs dans la région correspondante de la moelle épinière. Il serait facile, sans doute, de multiplier ces exemples.

b) Je signalerai en second lieu tout spécialement la *toux* et la *dyspnée* qui, dans la compression des régions supérieures de la moelle épinière, peuvent exister à titre de symptômes isolés, longtemps avant l'apparition de la paraplégie. Combinés avec les douleurs névralgiques qui, en pareil cas, occupent naturellement les parties supérieures du thorax, ces symptômes ont quelquefois reproduit, jusqu'au point de rendre la méprise facile, les apparences de la phthisie commençante, c'est là une circonstance que le sens pratique de M. Gull n'a pas manqué de mettre convenablement en relief, et, à ce propos, il cite une observation qu'il me paraît utile de vous faire connaître au moins sommairement.

Le fait est relatif à un boulanger, âgé de trente ans, qui depuis deux mois environ, lors de son entrée à *Guy's Hospital*, se plaignait de toux et de dyspnée accompagnées de douleurs dans la partie supérieure du dos ainsi que dans l'épaule droite, de transpirations fréquentes, d'un certain degré d'amaigrissement et enfin de prostration des forces. Quatre jours après l'admission, il se trouva tout à coup dans l'impossibilité de rendre ses urines volontairement et quinze jours plus tard les genoux devinrent douloureux (arthropathies spinales?) en même temps que s'exaspérait

(1) *Loc. cit.* In *Canstatt's Jahresb*, 1864, t. III, p. 30.

la douleur thoracique; puis le mouvement commença à s'affaiblir dans les membres inférieurs. La paralysie motrice s'accusa aussi progressivement dans ces membres; bientôt elle se montra complète, absolue. La sensibilité était de son côté naturellement amoindrie dans les membres paralysés et dans toute la partie inférieure du tronc, jusqu'au niveau de la 3e côte. Une vaste eschare s'étant déclarée à la région sacrée le malade succomba, quatre mois environ après le début des premiers accidents. La moelle épinière, à l'autopsie, fut trouvée ramollie dans l'étendue d'un pouce environ et dans toute son épaisseur, à la hauteur de la première vertèbre dorsale. Une tumeur, du volume d'une noisette, était appendue à la face interne de la dure-mère; elle avait déterminé la compression de la moelle, d'avant en arrière, au niveau du point ramolli. Les lobes inférieurs des deux poumons présentaient les lésions d'une pneumonie récente; nulle part dans ces organes il n'existait de traces d'une lésion ancienne (1).

Des symptômes fort analogues, sous tous les rapports, à ceux qui viennent d'être mentionnés, se retrouvent dans une observation appartenant également à M. Gull, mais où l'affection spinale n'était pas le résultat de la compression; elle consistait en une *induration* qui occupait le renflement cervical (2).

c) Des troubles gastriques variés et, en particulier, des *vomissements à retours fréquents*, doivent figurer aussi parmi les phénomènes qui se lient quelquefois aux premiers effets de la compression spinale cervicale. Ce symptôme s'est montré très-accentué dans un cas où il s'agit d'une tumeur intra-spinale (probablement un gliôme) qui occupait la partie centrale de la moelle, dans la moitié inférieure du renflement cervical (3). Il existait aussi chez le petit malade, cité plus haut (4) et qui présentait un tuber-

(1) W. Gull. — *Guy's Hospital Reports*, 3e série, t. II, 1856, obs. I, p. 145.
(2) Même recueil. obs. XVI, p. 185.
(3) Gull, *loc. cit.*, t. II, p. 184, case XV.
(4) Gull, *loc. cit.*, t. IV, p. 206, case XXXII.

cule solitaire développé dans la même région de la moelle. Il convient de mettre ces troubles digestifs en parallèle avec les *crises gastriques* de l'ataxie locomotrice progressive et de la paralysie générale spinale (1) ; mais il importe surtout, au point de vue de la physiologie pathologique, de faire remarquer que des vomissements très-tenaces, très-persistants, sont, en dehors de toute commotion cérébrale, un symptôme immédiat assez fréquemment lié aux lésions spinales occasionnées par une fracture des vertèbres cervicales. Le fait se trouve mentionné déjà, à la vérité en passant, par Brodie ; mais il est mis décidément en lumière par l'intéressante statistique de M. Gurlt, laquelle repose sur l'analyse de 300 cas de fracture des vertèbres cervicales survenues dans diverses régions (2).

Une *gêne de la déglutition*, plus ou moins prononcée et plus ou moins persistante, le *hoquet*, peuvent être rapprochés des troubles gastriques dont il vient d'être question. Ils surviennent dans les mêmes circonstances et se montrent, dans certains cas de compression de la moelle cervicale, quelquefois bien avant l'apparition de la paralysie des membres (3). On peut en dire autant des troubles fonctionnels *de la vessie et du rectum* (4) et ce dernier fait contraste remarquablement avec ce que nous avons appris relativement à la façon dont se comportent ces organes lorsque la compression porte sur la moelle dorsale. C'est là un point qu'il n'était pas sans intérêt de faire ressortir.

e) Je ne ferai que mentionner les *attaques d'épilepsie* qui se manifestent quelquefois d'une manière périodique chez les sujets atteints de lésions spinales par compres-

---

(1) Charcot. — *Leçons sur les mal. du syst. nerveux*, t. II, p. 33.

(2) E. Gurlt. — *Handb. der Lehre von der Knochenbrüchen*, 2 th. 1. Lief. 1864, p. 62. Dans un cas de Brodie le liquide vomi présentait une coloration noirâtre. La membrane muqueuse de l'estomac était parsemée de taches ecchymotiques, et la cavité de l'organe était remplie d'un liquide semblable à du marc de café, dans un des cas rapportés par Gurlt. (n° 35.)

(3) Gull, *loc. cit.*, cas XV, XXXII.

(4) Gull, *loc. cit.*, cas I, XV, XVI.

sion. Contrairement à ce qu'auraient pu faire supposer les effets bien connus des sections d'une moitié de la moelle épinière chez certains animaux, l'épilepsie paraît être, chez l'homme, un résultat comparativement assez rare des lésions spinales. Pourtant j'ai pu aisément réunir une dizaine de cas de ce genre dont la moitié environ est relative à des lésions de la moelle cervicale déterminées par la compression.

Le plus remarquable de ces faits est incontestablement celui qui a été publié en 1862, dans la *Gazette des hôpitaux*, par M. Duménil, de Rouen (1). Vous ne confondrez pas ces convulsions générales, de cause spinale, avec l'ensemble symptomatique décrit par M. Brown-Séquard sous le nom d'*épilepsie spinale* et sur lequel nous avons plusieurs fois déjà appelé votre attention dans le cours de ces leçons (2). Les convulsions toniques ou cloniques sont dans ce dernier cas, vous le savez, limitées aux parties situées au-dessous de la lésion de la moelle épinière.

f) Un des faits les plus intéressants, mais aussi, si je ne m'abuse, les moins remarqués, de la symptomatologie des lésions spinales cervicales, c'est, sans contredit, le *ralentissement permanent du pouls* que l'on observe quelquefois en conséquence de ces lésions.

L'observation chirurgicale a depuis longtemps reconnu que les fractures des vertèbres cervicales ont assez souvent

(1) A. Duménil, *loc. cit.*, p. 478. — Voir aussi les observations de Gedding, de Baltimore. (Brown-Séquard, *Journal de la physiologie*, t. VI, p. 633); de Webster (*Medico-chirurgical Transact.*, 2e série, t. VIII) ; de Gendrin (Ollivier, d'Angers, t. II, p. 502 et 520), de Charcot et Bouchard (Bouchard, *Des dégénérations secondaires de la moelle épinière*, extrait des *Archives générales de médecine*, 1866, p. 32); dans ce dernier cas la compression portait plutôt sur le bulbe.

Pour l'épilepsie liée aux lésions des régions dorsale et lombaire de la moelle épinière, consulter : Leudet (*Archives de médecine*, 1863, t. I, p. 266); Ollivier, d'Angers, (3e édit. 1837, t. II, p. 319); Rillet et Barthez (t. III, p. 589, 1859); Michaud (*Sur la méningite et la myélite*, Paris, 1871, p. 50) ; Brown-Séquard (*Researches on Epilepsy*, p. 11); Westphal (*Archives de Psychiatrie*, t. I, p. 84, 1868); Ollivier, d'Angers (t. II, p. 319).

(2) Charcot. — *Leçons sur les maladies du système nerveux*, tome I, p. 218, 219.

pour effet de donner lieu à un ralentissement remarquable des battements du cœur. Telles sont en particulier les fractures intéressant les 5e et 6e vertèbres du cou. M. Hutchinson a vu, en pareil cas, le pouls, — qui toujours alors, suivant lui, reste régulier contrairement à ce qui aurait lieu s'il s'agissait de la commotion cérébrale — ne plus battre que 48 fois à la minute (1). Suivant M. Gurlt, dont je vous ai recommandé déjà la statistique importante, les battements peuvent même descendre jusqu'à 36, à 20. Les fractures de la première dorsale paraissent être susceptibles elles-mêmes d'amener le ralentissement des pulsations (2). Bien entendu toute intervention de la commotion cérébrale se trouve écartée dans ces observations. Dans la règle, le ralentissement du pouls, lié aux fractures de la région cervicale, est un phénomène essentiellement transitoire et bientôt il fait place à une accélération très-prononcée et presque toujours de mauvais augure.

Il arrive cependant parfois qu'il persiste, à titre de symptôme permanent, pendant plusieurs semaines. Je reviens à ce propos sur le cas du docteur Rosenthal (de Vienne) que j'ai mentionné plus haut : Un enfant de 15 ans reçut un coup qui le frappa dans la région de la 6e vertèbre cervicale. Les symptômes d'une commotion cérébrale légère et tout à fait transitoire se manifestèrent aussitôt, accompagnés d'une hémiplégie du côté droit qui, elle-même, ne dura pas plus de 24 heures. Néanmoins pendant les quatre semaines qui suivirent l'accident, en outre de la dilatation pupillaire déjà signalée, on remarqua que le chiffre des battements du cœur restait, d'une façon permanente, très-notablement abaissé. Les pulsations oscillaient entre 56 et 48 par minute. Le malade guérit complètement.

Ce cas très-remarquable incontestablement ne rend-il

---

(1) Hutchinson. — *On fractures of the Spine*. In *London Hosp. Reports*, 1866, t. III, p. 366.

(2) Gurlt, *loc. cit.*, p. 50, obs. 61 empruntée à Hughes (*Dublin Hosp. Rep.* t. II, 1855, p. 145) et obs. 22, rapportée par Tyrrel (*London, med. and Phys. Journal*, t. LXI, new serie, vol. VI, 1829, p. 232).

pas déjà très-vraisemblable, que le phénomène du *pouls lent permanent* pourra, dans de certaines circonstances, s'observer avec toutes ses conséquences, à la suite des lésions irritatives de la moelle cervicale, en dehors même de toute influence traumatique?

J'ai dit « avec toutes ses conséquences, » parce qu'en réalité, ainsi que vous allez le reconnaître dans un instant, le pouls lent permanent n'est pas, tant s'en faut, un phénomène indifférent, pour peu qu'il soit très-accentué.

En dehors des lésions traumatiques de la moelle cervicale ou du bulbe rachidien, le pouls lent, dans l'opinion des auteurs peu nombreux d'ailleurs qui l'ont étudié, ne s'observerait que comme une conséquence de certaines maladies organiques de cœur : le rétrécissement aortique, la dégénérescence graisseuse des muscles ventriculaires (1), la présence de dépôts fibrineux (infarctus?) dans ces mêmes muscles (2). Je suis bien loin de vouloir nier que le phénomène du pouls lent puisse reconnaître, en effet, pour point de départ une lésion organique du cœur. Mais je dois déclarer que trois fois j'ai observé ce phénomène persistant, sous une forme très-accentuée (20, 30 pulsations par minute), à l'état permanent, pendant plusieurs années, chez des vieillards de cet hospice, et que dans ces trois cas, après vérification anatomique attentive, le cœur a été trouvé soit tout à fait sain, soit ne présentant que des altérations véritablement banales, surtout à cette époque de la vie (3). J'ai été conduit par là à me demander, si, tout au moins dans ces cas où les lésions cardiaques font défaut, la cause

---

(1) W. Stokes.— *Observations on some cases of permanently Slow Pulse.* (*Dublin Quarterly Journal of medic. Science.* August. I. 1846. — *Traité des maladies du cœur et de l'aorte,* trad. par le Dr Senac, pp. 138, 232, 308, 315, 337. — R. Quain. — *Medico-chir. Transactions,* t. XXXIII.

(2) Ogle. — *Fibrinous masses deposited in the substance of the heart's Walls; Remarkable Slowness of the pulse; Epileptic Seizures.* (*Pathological Society,* 1863, p. 89.)

(3) Le cœur ne présentait, à l'auscultation et à la percussion, aucun signe d'altération dans un cas très-intéressant de *pouls lent permanent* avec attaques syncopales et épileptiques, publié par M. A. Rotureau, dans l'*Union médicale,* (1er mars 1870, n° 25, p. 331).

organique du ralentissement des battements artériels ne serait pas dans la moelle cervicale ou dans le bulbe rachidien, plutôt que dans le cœur. A la vérité, les recherches anatomiques, que j'ai entreprises à cet égard, sont restées jusqu'ici sans résultat définitif. Mais il importe de remarquer qu'elles datent d'une époque où nos moyens d'exploration en ce qui concerne les centres nerveux étaient beaucoup moins puissants qu'ils ne le sont devenus aujourd'hui.

Si, Messieurs, j'insiste sur le pouls lent permanent considéré dans ses relations possibles avec les lésions spinales ou bulbaires, c'est non-seulement parce qu'il s'agit là d'un phénomène dont l'interprétation intéresse au plus haut degré la physiologie pathologique, mais encore parce que, très-habituellement, il s'y surajoute, ainsi que je le laissais pressentir tout à l'heure, des accidents graves, capables de déterminer rapidement la mort.

Voici d'ailleurs en quoi ces accidents consistent. Ils surviennent par accès, se répétant irrégulièrement à des époques plus ou moins éloignées : tantôt ils se présentent avec tous les caractères de la syncope; tantôt ils participent à la fois, quant aux symptômes, de la syncope et de l'état apoplectique; il est enfin des cas, dans lesquels il s'y adjoint des mouvements épileptiformes, surtout marqués à la face, avec changement de coloration du visage, écume à la bouche, etc. Le pouls qui, dans l'intervalle des crises, bat en moyenne, 30, 40 fois par minute, se ralentit encore pendant l'accès, jusqu'à descendre à 20, ou même à 15 pulsations. Il s'arrête même momentanément, quelquefois complétement. Toujours l'état syncopal ouvre la scène; l'état apoplectique avec sommeil stertoreux survient ensuite, au moment où le pouls, un instant supprimé, reparaît, et où la pâleur des traits fait place à la rougeur du visage. C'est dans ces mêmes conditions que se montrent parfois les convulsions épileptiformes.

L'ensemble symptomatique reste invariable, Messieurs, ainsi que le démontrent mes trois observations, soit qu'il y ait des lésions organiques du cœur bien et dûment constatées, soit alors que ces lésions n'existent pas. Quelle est donc l'origine du ralentissement du pouls et des accidents qui s'y surajoutent dans les cas du dernier genre? Je suis très-porté à croire, je le répète, qu'elle doit être cherchée dans la moelle épinière ou dans le bulbe. En l'absence d'observations personnelles propres à décider la question, je puis étayer mon hypothèse non-seulement sur ce qui a été dit tout à l'heure des effets produits par l'irritation traumatique des régions supérieures de la moelle, mais encore sur la connaissance d'un fait particulier extrêmement remarquable et qui, jusqu'ici, est resté dans l'ombre, je ne sais trop pourquoi.

Ce fait appartient au Dr Halberton, qui l'a publié dans les *Transactions médico-chirurgicales* de Londres, pour 1844 (1). Il concerne un *gentleman* âgé de 64 ans qui, dans une partie de chasse, fit une chute sur la tête et perdit connaissance un instant. Il dut rester plusieurs semaines au lit, se plaignant d'une douleur vive au cou et d'une gêne marquée dans les mouvements de la tête. Cette gêne persista longtemps; cependant durant les deux années qui suivirent l'accident, ce gentleman put se livrer tant bien que mal à la plupart de ses occupations favorites. Ce n'est qu'au bout de ces deux années que survint la première crise syncopale (*a fainting fit*), et l'on reconnut à cette occasion, pour la première fois, que le pouls était ralenti d'une manière permanente. Pendant le cours des deux ou trois années qui suivirent, les accès se reproduisirent et se rapprochèrent de plus en plus, en même temps qu'ils devenaient plus longs. Le plus souvent, dans ces crises, l'état syncopal faisait place bientôt aux phénomènes apoplectiformes et épileptiformes dont je vous entretenais il y a un instant. Le pouls qui, dans les conditions ordinaires, était en moyenne à 33, tombait à 20, à 15 même aux approches de l'accès, et il cessait momentanément de battre lorsque celui-ci avait éclaté.

---

(1) T. H. Halberton. — *A case of slow pulse which fainting fits, which first came on two years after an injury of the neck, from a fall.* (*Med. chir. Trans.*, t. XXIV. London, 1844.)

La mort survint dans une de ces crises, et voici ce que l'autopsie, faite par Lister, permit de constater. La partie supérieure du canal spinal et le trou occipital étaient considérablement rétrécis dans le diamètre antéro-postérieur; à peine ce dernier pouvait-il admettre le petit doigt. La dure-mère et le ligament qui recouvre la partie postérieure du corps de l'axis, étaient très-épaissis. L'atlas avait conservé sa situation normale, mais les articulations qui l'unissent à l'occipital avaient subi l'ankylose osseuse, de manière à ne permettre aucun mouvement. La moelle allongée était très-petite et d'une consistance très-ferme. Le cœur était volumineux, les parois ventriculaires plutôt minces, mais il ne présentait d'ailleurs, à part un certain degré d'épaississement de l'endocarde dans plusieurs cavités, aucune altération digne d'être notée.

L'auteur n'hésite pas à rattacher tous les symptômes relevés dans son intéressante observation — pouls lent permanent, crises syncopales suivies de symptômes apoplectiformes et épileptiformes, — aux effets de la compression que la moelle cervicale et le bulbe avaient dû subir en conséquence du rétrécissement que présentaient la partie supérieure du canal vertébral ainsi que le trou occipital. Je m'associe sans réserve à son opinion (1).

C'est ici le lieu de vous remettre en mémoire l'accident terrible qui se produit assez fréquemment dans le mal de Pott cervical: je veux parler de la rupture du ligament transverse qui maintient l'apophyse odontoïde sur l'axis, et de la luxation de l'apophyse qui en résulte. L'histoire des

---

(1) Le *pouls lent permanent* avec attaques syncopales, apoplectiformes et épileptiformes, s'observe quelquefois à titre d'accident consécutif à la diphthérie. Il y a lieu de croire, d'après ce qui précède, que ces symptômes qu'on s'efforce toujours de rattacher soit à une altération des parois ventriculaires, soit à la formation de caillots dans les cavités cardiaques, relèvent dans certains cas, au moins, d'une lésion siégeant dans le bulbe ou dans la moelle cervicale supérieure ; c'est là une thèse que je me réserve de développer par la suite. Consulter à ce sujet : Millner Barry. *British med. Journal*, July 1858 ; — R. Thompson. *Med. Times* J. Janv. 1860 ; — Eisenhman. *Die ursache der diphtherischen Lahmungen.* (*Deustche klinik.* July, 1861, n° 29, p. 286) ; — Greenhow. *Clin. Soc. of London* (*The Lancet*, may 4, 1872, p. 615.)

effets de la compression brusque de la moelle cervicale et du bulbe, qui survient alors, ne prête pas à de longs développements descriptifs; c'est la mort subite, la mort « sans phrase » — passez-moi le mot — qui s'ensuit. Cet accident, je le répète, est loin d'être rare. M. Ogle, à lui seul, a rassemblé quatre ou cinq faits de ce genre, recueillis dans sa pratique d'hôpital (1).

III. Pour en finir avec ce qui a trait à l'histoire de la compression spinale lente, il me reste à vous dire quelques mots relativement aux symptômes particuliers qui s'observent lorsque la lésion porte sur le renflement lombaire ou encore sur la queue de cheval. Je serai bref sur ce point parce qu'il n'a pas encore été, que je sache, l'objet d'études cliniques suffisantes. Les seuls faits à relever pour le cas où il s'agirait d'une altération profonde, occupant le renflement lombaire dans toute l'étendue de sa portion inférieure jusqu'au *filum terminale*, sont: la flaccidité que présenteraient les membres paralysés, l'inertie très-accentuée du sphincter anal et vésical, l'obnubilation ou même la suppression des actes réflexes (2). Si la lésion siégeait d'un seul côté du renflement, soit à droite, et par exemple au niveau de la 3e paire sacrée, s'étendant un peu au-dessus et au-dessous de ce point, on observerait les phénomènes suivants: paralysie des mouvements à droite n'occupant guère que la jambe et le pied; conservation de la sensibilité de ce côté, dans les parties paralysées; anesthésie complète ou à peu près, des parties correspondantes du côté gauche, avec conservation du mouvement volontaire. De plus, il y aurait — et c'est là ce qui permettrait de différencier ce cas de ceux où la lésion hémilatérale siége plus haut dans la moelle — perte de la sensibilité dans diverses parties des

(1) Ogle. — *Patholog. Society*, 1863, p. 17.

(2) Brown-Séquard. — *Diagnostic et traitement des principales formes de paralysie des membres inférieurs*. Paris, 1864, p. 73. — W. Ogle. — *Patholog. Society*, 1853, t. IV. *Fracture of the last dorsal vertebra with destruction of the spinal marrow.*

deux côtés du tronc et aux membres inférieurs, surtout à l'anus, au périnée et aux genoux (1).

Les effets de la compression des nerfs de la queue de cheval rentrent naturellement dans l'histoire des lésions des nerfs périphériques. Les douleurs pseudo-névralgiques, la paralysie motrice et l'anesthésie, varieraient nécessairement de siége et d'étendue, suivant le mode de répartition et le degré de la lésion des nerfs. Les sphincters de l'anus et de la vessie seraient, en pareil cas, le plus souvent indemnes, mais il pourrait se former des eschares à développement rapide, à la région sacrée et sur d'autres parties des membres inférieurs (2).

Ici s'arrêteront, Messieurs, les développements relatifs aux symptômes des compressions spinales. Si le temps me l'eût permis, j'aurais voulu vous montrer, par l'examen de quelques exemples particuliers, le parti qu'on peut tirer de la connaissance des faits que nous avons enregistrés dans la clinique des maladies de la moelle épinière. Je me vois forcé, à mon regret, de laisser quant à présent à l'état de projet ce travail d'application.

---

(1) Voir à ce propos l'observation très-intéressante, bien que non suivie d'autopsie, rapportée par M. Brown-Séquard dans le *Journal de physiologie*, t. VI, 1863, p. 624, obs. XXIII.

(2) Brown-Séquard, *loc. cit.* p. 623. — Knapp (*New-York Journal of medicine*, Sept. 1851, p. 198). — Desruelles. — *Société anatomiq.*, 1852, p. 12. — *London Hospital Reports*, t. III, 1866, p. 343.

TROISIÈME PARTIE

Des amyotrophies spinales.

Paralysie spinale infantile ; — Paralysie spinale de l'adulte ; — Atrophie musculaire progressive spinale ; — Sclérose latérale amyotrophique, etc.

NEUVIÈME LEÇON.

Paralysie infantile (1).

SOMMAIRE. — Myopathies spinales ou de cause spinale. — Caractères généraux. — Localisation des lésions spinales dans les cornes antérieures de la substance grise.

Paralysie spinale infantile — Elle sera considérée comme maladie d'étude. — Symptômes : période d'invasion, ses modes ; — seconde période ou régression des symptômes avec localisation des lésions musculaires. (Atrophie musculaire, arrêt de développement du système osseux, refroidissement des membres, déformations, pied bot paralytique).

Anatomie pathologique de la paralysie infantile. — Lésions des muscles aux diverses périodes ; surcharge graisseuse. — Lésions du système nerveux : historique Charcot et Cornil, Vulpian et Prévost, Charcot et Joffroy, Parrot, Lockhart-Clarke et Johnson, Damaschino et Roger. — Localisation des lésions dans les cornes antérieures de la substance grise. — Altérations secondaires : transformation scléreuse de la névroglie ; foyers de désintégration ; sclérose partielle des cordons antéro-latéraux ; atrophie des racines antérieures. — Raisons qui tendent à démontrer que la lésion primitive réside dans les cellules nerveuses.

I.

Messieurs,

Je veux appeler votre attention sur un groupe nosographique, que je vous proposerai de désigner sous le nom de *myopathies spinales ou de cause spinale.*

Une lésion trophique des muscles, plus ou moins étendue et plus ou moins profonde, est un trait commun à toutes les individualités du groupe et c'est là, de plus, leur caractère clinique le plus saillant.

D'un autre côté, les affections musculaires dont il s'agit,

---

(1) Cette leçon, faite à la Salpétrière en juillet 1870, a été publiée dans la *Revue photographique des hôpitaux*, janvier et février 1872.

paraissent devoir être rattachées toujours à une altération qui occupe, d'une manière prédominante, sinon exclusive, certains éléments bien déterminés de la substance grise, à savoir : l'*appareil des cellules nerveuses dites motrices*, lesquelles, comme vous le savez, ont pour siége les cornes antérieures de la substance grise de la moelle épinière.

Avant d'entrer dans l'étude particulière des diverses affections qui constituent ce groupe, permettez-moi de vous présenter quelques détails préliminaires, propres à mettre en relief les caractères généraux que je veux indiquer d'une façon tout à fait sommaire.

Bien qu'elle occupe, dans la moelle épinière, un espace relativement restreint, la substance grise centrale est cependant, au point de vue physiologique, la partie la plus importante du centre spinal. Qu'il me suffise de vous rappeler que ce cordon central de substance grise est un lieu de passage obligé pour la transmission des impressions sensitives, que les impulsions motrices volontaires et réflexes doivent nécessairement, elles aussi, passer par la substance grise, — de telle sorte que, si cette voie était coupée, l'accomplissement de toutes ces fonctions serait du même coup rendu impossible. Mais il semble aujourd'hui démontré que toutes les parties de la substance grise ne sont pas indistinctement affectées à l'exécution de ces diverses fonctions. Dans cet espace si limité, je le répète, si circonscrit, qu'occupe la substance grise au centre de la moelle épinière, il y a lieu d'établir plusieurs régions, plusieurs départements bien distincts. C'est ainsi, par exemple, que M. Brown-Séquard, suivi en cela par M. Schiff, sépare *physiologiquement*, d'une façon très-nette, ce qu'il appelle la substance grise centrale et les cornes de substance grise. La première aurait seule (avec les cornes postérieures, du moins pour une part) un rôle sérieux dans la transmission des impressions sensitives. Quant aux cornes antérieures, elles seraient destinées surtout à la transmission des excitations motrices et auraient peu de rapport avec la sensibilité.

Messieurs, ces résultats, fondés sur l'expérimentation

physiologique, trouvent leur confirmation dans la pathologie. La maladie, en effet, mieux encore que ne peut le faire le physiologiste le plus habile, produit parfois des altérations qui affectent isolément les diverses régions de la substance grise.

C'est là justement le cas des affections que nous allons décrire. Elles sont déterminées par une lésion qui peut siéger exclusivement, ou à peu près, sur les cornes antérieures et, en conséquence, tandis que la transmission des impressions sensitives n'est en rien modifiée, si ce n'est très-accessoirement et comme par hasard, les fonctions motrices, au contraire, sont lésées profondément.

Cette absence d'une modification de la sensibilité est un trait qui différencie les maladies du groupe des diverses formes de myélites que nous étudierons bientôt et qui, comme les premières, peuvent affecter la substance grise centrale.

Dans ces myélites centrales, la lésion inflammatoire porte indistinctement sur tous les points, sur toutes les régions de la substance grise, d'où il résulte que la sensibilité et le mouvement sont, de toute nécessité, altérés simultanément. Les fonctions motrices et la nutrition des muscles, sont seules affectées au contraire dans les cas de myopathies spinales proprement dites, du moins dans les types purs, exempts de toute complication. Et, puisque nous en sommes à comparer la myélite aux myopathies spinales, faisons ressortir encore les traits suivants qui appartiennent à la première et non aux secondes.

L'affection musculaire est, dans celles-ci, bornée aux muscles de la vie animale, en particulier aux muscles des membres ; le tronc, la tête, ne sont pas épargnés, tant s'en faut ; mais les fonctions de la vessie et du rectum sont, en général, respectées.

Il est rare, aussi, contrairement à ce qui a lieu dans la myélite ordinaire de voir des *eschares* ou d'autres troubles de nutrition de la peau se produire dans les *myopathies spinales*, même dans les cas les plus graves.

Enfin, l'*exaltation des propriétés réflexes*, les *diffé-*

rentes formes de l'épilepsie spinale qui se voient dans certaines myélites, la *contracture permanente* qui s'y surajoute — et qui constitue aussi un des symptômes des maladies scléreuses des cordons blancs antéro-lateraux parvenues à un certain degré de développement, — font défaut dans les myopathies spinales.

En somme, Messieurs, les lésions du système musculaire de la vie animale, se traduisant par une impuissance motrice et une atrophie plus ou moins accusées, sont, ainsi que je vous l'avais fait pressentir, le caractère clinique prédominant des maladies qui composent le groupe nosographique que nous nous proposons d'étudier avec vous. Mais, à ce propos, il convient d'établir une distinction importante.

Tantôt l'impuissance motrice survenue dans un certain nombre de muscles ou groupes de muscles est le premier symptôme que l'observation fasse reconnaître. Le muscle est d'abord paralysé, les fonctions motrices sont anéanties d'une façon plus ou moins complète; la structure du muscle semble ne s'altérer que secondairement.

D'autres fois, au contraire, les muscles affectés sont, dès l'origine, le siége de troubles trophiques très-accentués et l'impuissance motrice, en pareille circonstance, semble être en quelque sorte proportionnelle au degré de l'atrophie subie par le muscle.

Ce sont là deux cas extrêmes, reliés par de nombreux intermédiaires, car souvent, le plus souvent peut-être, les muscles malades sont à la fois paralysés et atrophiés et, en outre, lésés plus ou moins profondément dans leur texture.

Les affections, que nous allons réunir sous une même rubrique, avaient été jusqu'ici tout à fait séparées, en nosographie, comme s'il s'agissait là d'affections radicalement distinctes. Qu'il me suffise de citer, à titre d'exemple, la *paralysie infantile spinale*, la *paralysie générale spinale*, récemment décrite par M. Duchenne (de Boulogne), et qui n'a pas encore reçu droit de domicile dans les cadres classiques, la *paralysie glosso-labio-laryngée*, certaines formes de l'*atrophie musculaire progressive*, etc. J'espère vous démontrer que le rapprochement que nous allons tenter mettra en lumière des caractères communs qui, jusqu'à ce jour, étaient restés méconnus (1).

II.

Mais il est temps, Messieurs, de laisser ces considérations préliminaires, trop générales pour n'être pas un peu vagues, et d'entrer dans l'analyse des faits. Nous choisirons comme étalon la maladie singulière qu'on désigne vulgairement sous le nom de *paralysie infantile*. C'est là, en effet, l'un des types les plus remarquables du groupe : les caractères spécifiques s'y montrent accusés de la manière la plus frappante ; partant, dans l'espèce, la *paralysie infantile* peut être présentée comme une *maladie d'étude* ;

---

(1) On peut ramener toutes les atrophies musculaires développées sous l'influence d'une lésion spinale (*amyotrophies spinales*) à deux groupes fondamentaux. Dans un groupe, l'affection évolue anatomiquement et cliniquement suivant le mode aigu ou même suraigu. Dans l'autre, elle prend, dans sa marche, les allures d'une maladie primitivement chronique. Il y a là matière à une division tranchée.

Le groupe des amyotrophies spinales à développement rapide, tant circonscrit qu'il soit, offre déjà un champ d'études assez vaste, car les lésions aiguës de la moelle épinière qui peuvent entraîner le développement rapide d'une atrophie musculaire, sont nombreuses. Nous citerons, à titre d'exemple, la *myélite aiguë centrale*, c'est-à-dire localisée principalement dans la substance grise, l'*hématomyélie*, diverses formes de *myélite traumatique*, soit qu'il s'agisse d'une compression brusque déterminée par le déplacement d'une vertèbre fracturée, soit qu'il s'agisse d'une plaie produite par un instrument pénétrant dans le canal rachidien ; enfin la *paralysie infantile*.

Parmi ces lésions spinales d'origine et de nature si diverses, il en est une dont le caractère anatomique fondamental est de s'attacher, pour ainsi dire systématiquement aux régions de la substance grise occupées par les grandes cellules motrices, dont elle détermine l'atrophie et même la destruction complète. — Cette affection, qui n'est autre que la paralysie infantile, constitue en conséquence, dans le groupe des amyotrophies spinales aiguës, un type remarquable et qu'il convient de considérer tout d'abord, parce que la lésion médullaire et les conséquences qui s'y rattachent se produisent là dans des conditions relativement beaucoup plus simples et par conséquent plus favorables à l'analyse que partout ailleurs. (*Cours d'anatomie pathologique de la Faculté*, avril 1874.)

car si nous réussissons à bien faire ressortir devant vous les traits les plus saillants de son histoire, la tâche qu'il nous restera à accomplir sera, vous le reconnaîtrez, je pense, rendue facile.

Vous n'ignorez pas qu'il s'agit là d'une maladie propre jusqu'à un certain point à l'enfance. En effet, c'est entre un an et trois ans qu'elle se développe le plus souvent (1). Après cinq ans, les cas sont rares (2), après dix ans ils sont tout à fait exceptionnels (3). Mais il importe de reconnaître, Messieurs, qu'on peut voir se développer chez l'adulte, et même dans l'âge mûr, une affection qui ne diffère en rien d'essentiel de la paralysie infantile, de telle sorte que, à côté de la *paralysie spinale de l'enfance*, il y a lieu de faire une place pour la *paralysie spinale de l'adulte*. C'est là un point que M. Duchenne (de Boulogne) a bien mis en lumière, que d'autres observateurs ont reconnu avec lui (4), et que je relèverai à mon tour.

Je vais rapporter en quelques mots les symptômes qui caractérisent cette affection et, pour plus de clarté, nous reconnaîtrons dans notre description l'existence de deux périodes.

Première période. 1° Le *mode d'invasion* de la paralysie infantile est, vous le savez, des plus remarquables. La maladie a un début brusque, soudain, annoncé le plus souvent par une fièvre intense, avec ou sans accompagnement de convulsions, ou d'autres symptômes cérébraux et quelquefois de contractures passagères.

Cette *fièvre initiale*, que nous venons de signaler à votre

---

(1) Laborde. — *De la paralysie* (dite essentielle) *de l'enfance*. Paris, 1864, p. 98.

(2) Laborde, *loc. cit.*, p 63. — Heine. — *Spinale Kinderlähmung*, 2e aufl. Stuttgart, 1860, p. 60.

(3) Duchenne (de Boulogne) fils. — *De la paralysie atrophique graisseuse de l'enfance*. Paris, 1864, p. 21.

(4) Duchenne (de Boulogne). — *De l'électrisation localisée*, 3e édit. 1872, p. 437. — M. Meyer. — *Die Electricität und ihre Anwendung*, etc. Berlin, 1868, p. 210. — Roberts. — In Reynold. *A system of medicine*, p. 169.

attention, s'observe, je le répète, chez la plupart des enfants; toutefois, elle peut, paraît-il, faire absolument défaut (1).

Quoi qu'il en soit les symptômes paralytiques s'accusent d'emblée, du jour au lendemain, et dès l'origine, ils ont acquis leur summum d'extension et d'intensité. Ces symptômes paralytiques offrent de grandes variétés de siége. La paralysie est parfois absolue, complète, intéresse les quatre membres ou trois d'entre eux ; — ou bien elle n'affecte qu'un seul membre inférieur, ou encore l'un des membres supérieurs (2) ; — d'autres fois, très-rarement à la vérité, elle frappe exclusivement les deux membres supérieurs (3), — enfin, il est des cas où la paralysie, atteignant seulement les membres inférieurs, revêt la forme paraplégique.

En résumé, on observe ici une *paralysie complète, absolue*, avec flaccidité des membres, avec abolition ou diminution de l'excitabilité réflexe, mais — et c'est là un point sur lequel j'insiste encore — sans qu'il y ait traces d'obtusion de la sensibilité, de nécrose dermique, ni troubles fonctionnels, soit du rectum, soit de la vessie (4).

Existe-t-il, à l'origine, des douleurs, des fourmillements indiquant une participation au moins temporaire de la substance grise centrale ? Quelques observations faites par MM. Duchenne et Hein, chez des enfants déjà d'un âge assez avancé pour fournir des renseignements à cet égard, tendent à établir qu'il en est ainsi. Ce qui se passe, en pareil cas, chez l'adulte, plaide, nous le dirons ailleurs, dans le même sens. Du reste, c'est là, le plus souvent, un phénomène transitoire, accessoire et certes l'absence d'altérations un peu accusées de la sensibilité, contrastant avec

(1) R. Volkmann. — *Ueber Kinderlähmung und paralytische Contracturen*, in *Sammlung Klinischer Vorträge*, n° 1, Leipzig, 1870, p. 3 et 4.

(2) R. Volkmann, *loc. cit.*

(3) Duchenne (de Boulogne), fils, *loc. cit.*, p. 13 et 18. — L. Clarke. — *Med. chir Transactions*, t. LI, 1868.

(4) Volkmann, *loc. cit.* Cet auteur fait remarquer que les fonctions sexuelles, lors de l'âge adulte, ne sont pas entravées.

une paralysie motrice aussi absolue, aussi complète, est un des caractères les plus frappants de la paralysie infantile (1).

Voici encore un nouveau trait. A une époque très-rapprochée du début des accidents, la *contractilité électrique faradique* est amoindrie sur un grand nombre des muscles paralysés, éteinte sur plusieurs d'entre eux; c'est là un phénomène important, constaté par M. Duchenne plusieurs fois dès le cinquième jour, mais qui se rencontre plus fréquemment le septième et le huitième jours. Je rappellerai, à ce propos, ce que je vous ai dit naguère, à savoir que, selon quelques auteurs, la *contractilité galvanique* peut encore mettre en jeu les muscles que la faradisation n'affecte plus. Tout muscle qui, au bout de quelques semaines après le début, ne réagit pas, est menacé d'être perdu pour la vie (2).

Tels sont, Messieurs, les caractères les plus saillants de la première période de la paralysie infantile; je vous demande la permission de les résumer en quelques mots :

1° Invasion brusque de la paralysie motrice qui atteint du premier coup son *summum* d'intensité, à la suite d'un état fébrile plus ou moins intense ou en l'absence de fièvre ;

2° Prompte diminution et même abolition apparente de la contractilité faradique dans un certain nombre de muscles frappés de paralysie ;

3° Absence de troubles marqués de la sensibilité, — de paralysie du rectum ou de la vessie, absence d'eschares ou d'autres troubles trophiques cutanés.

Deuxième période. Messieurs, la régression des symptômes, dont nous venons de vous entretenir, inaugure la seconde période de la paralysie infantile. Elle commence à s'accuser du deuxième au sixième mois à partir du début ;

---

(1) Duchenne (de Boulogne), *loc. cit.* — Volkmann, *loc. cit.*, etc.
(2) Volkmann. — *Klin. Vorträge*, p. 5.

parfois plus tôt, quelquefois plus tard. Elle met plusieurs mois à s'accomplir, six mois, dans certains cas, au dire de Volkmann. Huit ou dix mois après le début, époque qui marque la terminaison de cette période rétrograde, les muscles qui n'ont pas recouvré leurs fonctions peuvent être, d'après la plupart des observateurs, considérés comme lésés à tout jamais, comme perdus sans retour. Du reste, l'amendement ne se fait pas sentir, en règle générale, sur tous les points. Dans les cas ordinaires, il est toujours quelques muscles, ceux parfois de tout un membre ou seulement d'une région d'un membre, dans lesquels les lésions continuent à progresser, au contraire, pendant un certain temps encore, puis persistent d'une manière indélébile, et présentent à l'observateur une série de phénomènes qui mérite de nous arrêter d'une façon spéciale.

a) L'*atrophie* devient bientôt manifeste sur ceux des muscles chez lesquels la *contractilité faradique* n'a pas reparu. On ne se rend pas toujours un compte exact de l'étendue de cette atrophie, parce qu'elle est souvent masquée, ne l'oublions pas, par l'accumulation du tissu cellulo-graisseux. Elle constitue, d'ailleurs, l'un des traits saillants de la paralysie infantile et elle semble s'accuser plus vite, dans cette maladie, que dans les cas de lésions des nerfs mixtes où elle est cependant très-rapide. Ainsi, d'après M. Duchenne (de Boulogne), elle est, dans la paralysie infantile, déjà très-apparente *au bout d'un mois*, et il est des cas, rares à la vérité, où elle peut s'accuser même dès les premiers jours.

b) *Arrêt de développement du système osseux.* Nous devons relever, ici, un trait important que M. Duchenne (de Boulogne) et, après lui, M. Volkmann, ont fait ressortir : c'est l'arrêt de développement du système osseux. L'atrophie qui affecte les os n'est nullement en rapport nécessaire avec le degré ou avec l'étendue de la paralysie et de l'atrophie musculaires.

Ainsi, suivant une remarque de Duchenne (de Boulogne),

un membre frappé de paralysie infantile pourra avoir perdu la plupart de ses muscles et cependant n'être plus court que celui du côté opposé reste sain, que de 2 à 3 centimètres seulement; tandis que, dans un autre cas, la diminution en longueur du membre frappé de paralysie pourra aller jusqu'à 5 ou 6 centimètres, bien que, dans ce cas, la lésion musculaire soit restée localisée dans un ou deux muscles à peine et ait permis le prompt retour des mouvements (1). M. Volkmann, de son côté, a observé des faits de raccourcissement considérable du membre affecté chez des enfants qui, en raison du léger degré d'altération des muscles des pieds et du peu d'étendue des déformations essentielles, boitaient à peine et se tenaient sur leurs jambes une bonne partie du jour. Il dit même avoir vu quatre ou cinq fois une paralysie infantile tout à fait temporaire, et aboutissant au bout de quelques jours à un retour complet des fonctions des muscles, être suivie cependant de lésions trophiques osseuses qui persistaient toute la vie (2).

Il serait difficile de trouver un exemple plus propre à établir l'action directe des lésions du système nerveux central sur la nutrition des parties osseuses, puisqu'il est impossible d'invoquer, dans cette circonstance, l'influence de l'inertie fonctionnelle prolongée.

c) *Refroidissement du membre.* Un autre phénomène qui mérite d'être signalé, au même titre que les précédents, c'est le refroidissement permanent souvent très-prononcé que présente tôt ou tard le membre paralysé. De même que l'atrophie, ce phénomène paraît s'accentuer plus dans la paralysie spinale infantile que dans toutes les autres formes de paralysie des membres (3). C'est peut-être le lieu

---

(1) *De l'électrisation localisée*, 3e édition, 1872, p. 400.

(2) R. Volkmann, *loc. cit.*, p. 6. « Même dans la paralysie infantile très-limitée et très-incomplète, les troubles trophiques dont il s'agit peuvent affecter le membre dans toute son étendue; on en retrouve souvent des traces au tronc, au bassin, aux épaules et même, dans certains cas, à la tête. » — *Id.*, *loc. cit.*

(3) Heine, *loc. cit.*, p. 15.

de faire remarquer qu'en outre de l'atrophie des muscles et des os, on trouve à l'autopsie, dans les cas de ce genre, une diminution remarquable du calibre des troncs vasculaires. Il est des circonstances où le refroidissement en question devient appréciable de très-bonne heure, quelques semaines parfois après le début, ou même plus tôt encore (1).

d) Un dernier caractère sera fourni par les *déformations* qui se manifestent dans les membres paralysés, en conséquence de la prédominance d'action des muscles restés sains ou ayant, à un moment donné, récupéré leur tonicité. La pathogénie de ces déformations n'offre pas d'obscurités. Nous savons que l'atrophie n'est pas répandue uniformément sur tous les muscles d'un membre; elle prédomine dans certains muscles et groupes de muscles; les antagonistes de ces muscles doivent imposer, à la longue, des attitudes vicieuses répondant à la direction de leurs mouvements. C'est d'ailleurs vers le huitième ou dixième mois que les difformités commencent à s'accuser. Ainsi se développe le pied bot de la paralysie infantile qui est le *pied bot paralytique* par excellence, et qui, dans l'immense majorité des cas, revêt la forme du *varus équin*.

La laxité des ligaments est extrême, et l'on peut facilement imprimer aux diverses parties du membre paralysé les attitudes les plus forcées et rappelant celles des membres d'un polichinelle. Jointe aux autres caractères, et en particulier au refroidissement permanent du membre, cette grande laxité des jointures permet de distinguer à coup sûr le pied bot résultant de la paralysie infantile du pied bot congénital, alors même que l'on serait privé de toute espèce de renseignement concernant le mode de développement des accidents (2).

A partir de l'époque où les lésions sont devenues défi-

(1) Duchenne (de Boulogne) dit l'avoir constaté déjà du quatrième au cinquième jour. — *Loc. cit.*, dernière édition, page 398.

(2) Heine, *loc. cit.*, pages 14, 15, 20.

nitives dans certains muscles, on peut dire que la maladie est arrêtée. Il ne s'agit plus, dès lors, que d'une infirmité plus ou moins pénible qui, suivant la remarque de Heine, ne paraît pas avoir d'influence directe sur la durée de la vie. A l'appui de cette proposition, je puis vous présenter aujourd'hui une vieille habitante de cet hospice, laquelle offre à une distance de plus de soixante-dix ans, les vestiges très-caractéristiques de la maladie qui l'a frappée à l'âge de cinq ans.

Tels sont les caractères fondamentaux de la paralysie infantile spinale considérée dans son mode régulier; quelquefois, il se produit dans l'évolution naturelle de la maladie des irrégularités qui, elles aussi, ont droit à notre intérêt.

Ainsi, il est des cas où la fièvre initiale présente une intensité et une durée exceptionnelles; il en est d'autres où, après la fièvre, la paralysie, au lieu d'atteindre tout à coup son plus haut degré d'intensité, se développe au contraire d'une manière progressive, dans l'espace de quelques jours ou même de quelques semaines.

Il est d'autres cas enfin où, dans la période de régression, il se produit des temps d'arrêt ou même des retours agressifs (1).

Je n'insisterai pas plus longtemps sur ces faits anormaux qui paraissent, d'ailleurs, assez rares. Je n'ai pas cru devoir toutefois les passer sous silence, parce que, à mon avis, ils peuvent servir à établir un trait d'union entre la paralysie infantile spinale et les autres maladies du groupe.

III.

Je vais essayer actuellement de vous faire connaître les lésions que les recherches récentes ont fait constater dans

(1) Voir Heine et Duchenne (de Boulogne) fils, *loc. cit.*, p. 8.

la paralysie infantile et auxquelles se rattache l'ensemble si remarquable de phénomènes qui vient de vous être présenté. Nous traiterons en premier lieu des lésions des muscles, et en deuxième lieu des lésions du système nerveux.

1° *Lésions des muscles.* — Je serai bref sur ce qui est relatif à l'altération des muscles, car c'est là un sujet qui réclame encore de nouvelles études.

A. Première période. C'est surtout relativement aux premières phases de la maladie que les données positives concernant l'altération histologique des muscles font défaut. D'après ce qu'on sait, la majeure partie des faisceaux primitifs subirait, dans cette première période, l'atrophie simple sans dégénération graisseuse. L'examen microscopique fait reconnaître, en effet, un grand nombre de faisceaux d'un très-petit diamètre qui ont conservé cependant leur striation normale, et qui ne présentent pas traces de granulations graisseuses. D'autres faisceaux, encore en grand nombre, entremêlés aux précédents, renferment en outre, de distance en distance, des amas de noyaux du sarcolemme. On rencontre enfin, çà et là, un troisième ordre de faisceaux, le plus souvent en très petit nombre, lesquels ont perdu leur striation et présentent à divers degrés les caractères de la dégénération granulo-graisseuse. Mais, c'est là, je le répète, un fait plutôt exceptionnel. En somme, il paraît constant que les *lésions irritatives* prédominent sur les *lésions* dites *passives*. Nous verrons bientôt que, contrairement à l'opinion généralement répandue, le même caractère se retrouve dans l'atrophie musculaire progressive de cause spinale.

Les lésions dont il s'agit paraissent s'accuser de bonne heure ; M. Damaschino, d'après ce qui nous a été dit par M. Duchenne (de Boulogne), les aurait constatées trois semaines après le début de la maladie sur un fragment de muscle obtenu à l'aide de l'emporte-pièce : à l'aide du même procédé, MM. Volkmann et Steudener ont pu également étudier les muscles paralysés, à une époque assez voisine du début et ils y ont reconnu les mêmes altérations (1). Ces derniers auteurs signalent, en outre, une hyperplasie du tissu conjonctif qui ne se trouve pas mentionnée par les autres observateurs et que nous avons reconnue, pour notre compte, d'une façon très-nette, dans des cas de date ancienne.

B. Seconde période. Si l'on étudie les muscles altérés à une époque éloignée du début de la paralysie ainsi que nous avons eu maintes fois l'occasion de le faire, à la Salpêtrière, on reconnaît que tous les caractères de *la substitution et de la surcharge graisseuses*, se surajoutent habituellement aux lésions qui ont été décrites plus haut. Des amas de granulations et de gouttelettes graisseuses s'accumulent dans les gaînes du sarcolemme et s'y substituent au faisceau primitif qui disparaît en totalité ou dont on ne retrouve que des fragments; d'un autre côté, des cellules adipeuses s'amassent en dehors du sarcolemne dans les intervalles qui séparent les faisceaux primitifs (2). Ce tissu adipeux interposé est parfois assez abondant pour distendre les aponévroses d'enveloppe, de telle sorte que, ainsi que l'avait parfaitement reconnu M. Laborde (3), le volume et la forme des masses musculaires peuvent être, jusqu'à un certain point, conservés, bien que la plupart des faisceaux primitifs aient disparu. Il est même des cas — et j'en ai observé un de ce genre (4) — où la surcharge graisseuse est tellement prononcée que le volume du muscle est notablement accru, de manière à reproduire exactement ce qu'on observe dans la période ultime de l'affection décrite par Duchenne (de Boulogne), sous le nom de paralysie *pseudo-hypertrophique* ou *myo-sclérosique*. C'est là un

---

(1) Volkmann, *loc. cit.*, p. 5.
(2) Voir à ce sujet, dans le deuxième volume des *Archives de physiologie*, les observations de MM. Vulpian, Charcot et Joffroy, Parrot et Joffroy.
(3) Laborde, *loc. cit.*, p. 47.
(4) *Arch. de physiologie*, t. II, p. 142.

point sur lequel il importe que vous soyez bien fixés. Bientôt j'aurai l'occasion de vous faire reconnaître que, malgré cette analogie d'ordre secondaire, la paralysie infantile diffère cependant essentiellement de la paralysie pseudo-hypertrophique (*atrophia musculorum lipomatosa* de quelques auteurs allemands) par un ensemble imposant de caractères cliniques et nécroscopiques. Qu'il me suffise pour le moment de vous faire remarquer que la lésion spinale qui, dans la paralysie infantile, ne fait jamais défaut, manque au contraire absolument — si j'en juge du moins d'après mes observations, conformes d'ailleurs en cela à celles de Cohnheim — dans la paralysie myo-sclérosique.

La surcharge graisseuse, bien qu'elle soit habituelle dans l'amyotrophie infantile de date ancienne, n'y est cependant pas nécessaire : à côté des muscles distendus par la graisse, il en est souvent d'autres qui sont réduits à un très-petit volume et dans lesquels le tissu adipeux fait à peu près complètement défaut (1). On ne trouve dans ces derniers muscles que des faisceaux primitifs d'un très-petit diamètre, mais ayant conservé leur striation : çà et là quelques gaînes du sarcolemme renferment des amas de noyaux. Ces faisceaux primitifs, atrophiés, sont séparés les uns des autres par un tissu conjonctif fibrillaire, évidemment de formation nouvelle. Les muscles qui ont subi ce mode d'altération ont, à l'œil nu, l'apparence du tissu fibreux ou encore celle du dartos. Il serait intéressant de savoir si l'hyperplasie conjonctive interstitielle qu'on observe en pareil cas est un fait constant et si elle remonte, ainsi que les observations de MM. Volkmann et Steudener portent à le penser, aux premières phases de la maladie. Mais, c'est là un point qui réclame de nouvelles recherches.

2° *Lésions du système nerveux. — Lésions spinales.* Les

(1) Voir l'observation de Wilson, in *Arch. de physiologie, loc. cit.*

lésions spinales dont je vais vous entretenir constituent incontestablement, à l'heure qu'il est, le point le plus intéressant à la fois, et le plus neuf de l'histoire anatomique de la paralysie infantile. Aussi crois-je utile d'entrer à ce propos dans quelques développements.

Beaucoup d'auteurs, vous ne l'ignorez pas, ont considéré l'affection dont il s'agit, comme siégeant dans les *parties périphériques*, muscles ou nerfs, d'autres ont voulu y voir une *maladie essentielle* — ce qui, dans l'espèce surtout, ne veut pas dire pas grand'chose.—Il est juste, toutefois, de reconnaître que la majorité des médecins, qui se sont occupés particulièrement de la question, ont, d'un commun accord, désigné la moelle épinière comme étant l'organe où les lésions primordiales et fondamentales de la paralysie infantile devaient être cherchées. C'était, de leur part, une présomption exacte, mais qui, jusque dans ces dernières années, ne s'est appuyée sur aucune donnée vraiment positive. On avait invoqué les *congestions*, les *exsudats*, sans en démontrer rigoureusement l'existence, car faute de moyens suffisants d'investigation, les résultats des examens nécroscopiques étaient à peu près toujours restés négatifs ou équivoques. C'est dans ces conditions que furent faites, à la Salpêtrière, les premières études régulières, relativement à la nécroscopie du centre spinal, dans la paralysie infantile.

Dès 1864, nous avions reconnu, M. V. Cornil, alors mon interne et moi, à propos d'un fait recueilli dans mon service, une partie des altérations spinales qui président au développement de la paralysie infantile. Mais c'était, il faut le dire, la partie la moins importante. Ainsi, nous avions constaté l'existence d'une atrophie des cornes antérieures de la substance grise et des cordons blancs antéro-latéraux, dans la région de la moelle d'où émanaient les nerfs se rendant aux muscles atrophiés ; mais nous n'avions pas remarqué la diminution de nombre et de volume qu'avaient subie les grandes cellules motrices, altération qu'on peut cependant très-nettement reconnaître sur une préparation faite à l'époque par M. Cornil, et qui se trouve actuellement entre les mains de mon ami M. Duchenne (de Boulogne) (1).

La lésion des cellules nerveuses motrices dans la paralysie infantile a été, pour la première fois, signalée par MM. Vulpian et Prévost, en 1866, chez une femme de la Salpêtrière. Dans ce cas, qui a été communiqué à la Société de biologie par M. Prévost, la plupart des cellules avaient disparu dans la corne antérieure du segment de la moelle correspondant aux muscles atrophiés et, sur les points qu'elles avaient occupé, la névroglie présentait la transformation scléreuse (2).

Un fait, rapporté en 1869 par MM. L. Clarke et Z. Johnson sous le nom d'*atrophie musculaire*, doit être, croyons-nous, rapproché du précédent; la critique permet de reconnaître, en effet, qu'il s'est agi là, bien que les auteurs ne le disent point, d'un cas de paralysie infantile spinale. L'époque de la vie où la maladie a éclaté, la brusquerie de l'invasion des accidents, le mode de localisation de l'atrophie des muscles ne laissent guère subsister de doute à cet égard; or, dans ce cas encore, l'examen microscopique a fait reconnaître l'atrophie des cornes antérieures, la disparition ou l'atrophie granuleuse d'un certain nombre de cellules nerveuses motrices et, en outre, l'existence de plusieurs *foyers de désintégration* sur divers points de la substance grise (3).

Mais, si je ne me trompe, l'étude qui a le plus contribué à déterminer le caractère des lésions spinales de la paralysie infantile, est celle que nous avons faite l'an passé, M. Joffroy, mon interne, et moi, d'un cas très-remarquable, relatif à une femme de mon service nommée Wilson, qui succomba à la phthisie pulmonaire à l'âge de 45 ans. La paralysie, chez cette femme, s'était développée tout à coup, à l'âge de sept ans; elle avait frappé les quatre membres dont la plupart des muscles s'étaient rapidement atrophiés. Les membres d'ailleurs avaient subi un remarquable arrêt

(1) *Comptes rendus de la Société de Biologie*, 1864, p. 187.
(2) *Idem*, 1866, p. 215.
(3) *Medic. chir. Transact.*, t. LI. London, 1868.

de développement et offraient des déformations caractéristiques (1).

Ici, les lésions étaient extrêmement accentuées et elles régnaient à peu près dans toute la hauteur de la moelle épinière : elles occupaient, partout principalement, et sur certains points exclusivement, les cornes antérieures de la substance grise (*Fig. 8*). Dans toutes les régions de la

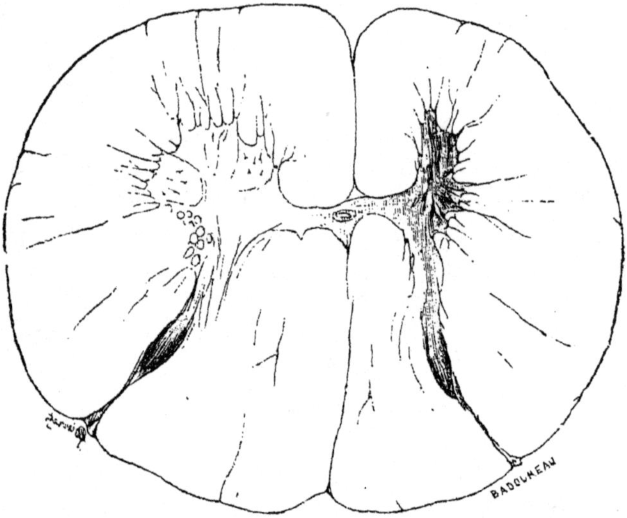

Fig. 8. — Coupe de la moelle à la région cervicale dans un cas de paralysie infantile spinale du membre supérieur droit. — Pièce recucillie à la Salpêtrière chez une femme morte de paralysie générale à l'âge de cinquante ans. — Atrophie fibroïde de la corne antérieure du côté droit, émaciation consécutive de tous les faisceaux blancs dans la moitié correspondante de la moelle.

moelle, les grandes cellules motrices étaient altérées profondément, bien qu'à des degrés divers, et sur les points les plus sérieusement affectés, des groupes entiers de cellules avaient disparu sans laisser de traces. Presque toujours, la névroglie avait subi la transformation scléreuse au voisinage immédiat et jusqu'à une certaine distance des

(1) *Société de biologie* et *Archives de physiologie*, t. III, p. 135, 1870.

cellules lésées mais il était des points — et c'est là un fait qu'il convient de faire ressortir — où cette lésion des cellules était la seule altération que l'examen histologique permît de constater, la trame conjonctive ayant, dans ces points-là, conservé la transparence et, à peu de chose près, tous les caractères de la structure normale.

Enfin, nous signalerons dans notre observation, une atrophie avec sclérose partielle des cordons antéro-latéraux et une atrophie très-prononcée des racines antérieures, remarquable surtout au niveau des régions de la moelle le plus profondément atteintes, altérations déjà signalées dans les publications antérieures à la nôtre.

Dans le travail auquel notre observation sert de fondement, nous nous sommes cru autorisé à admettre que *la lésion des cellules nerveuses motrices*, qui se trouve déjà mentionnée dans les cas de MM. Vulpian et Prévost et dans celui de L. Clarke, *est un fait constant dans la paralysie infantile spinale et d'où dérivent les principaux symptômes de la maladie*, en particulier la paralysie ainsi que l'atrophie des muscles; nous avons, en outre, émis l'opinion que, suivant toute vraisemblance, c'est là le fait anatomique initial, les lésions de la névroglie et l'atrophie des racines nerveuses devant être considérées comme des phénomènes consécutifs.

Je ne puis aujourd'hui développer devant vous tous les arguments qu'on pourrait invoquer en faveur de ces assertions, cela m'entraînerait trop loin. Je réserve d'ailleurs cette tâche pour l'époque où j'aurai pu faire connaître les autres espèces morbides qui appartiennent au groupe des myopathies de cause spinale. Je compte alors entrer dans une discussion en règle à propos du rôle que je prête aux cellules nerveuses motrices dans la production des lésions trophiques des muscles. Pour le moment, je me bornerai aux considérations suivantes qui concernent plus particulièrement la paralysie infantile.

Relativement à notre première conclusion, il suffira de faire remarquer qu'elle trouve sa confirmation dans tous les faits, actuellement en assez grand nombre, qui ont été recueillis depuis la publication de notre travail. Ainsi la lésion des cellules motrices se trouve expressément signalée dans une observation de MM. Parrot et Joffroy, où il s'agit d'un enfant chez lequel la maladie remontait à peine à une année (1); dans un fait recueilli par M. Vulpian à la Salpêtrière (2), dans deux autres cas, enfin, observés à l'hôpital des enfants, par M. Damaschino et dont je ne connais encore les détails que par la communication qui m'en a été faite par M. Duchenne (de Boulogne) (3). Enfin, cette même lésion existait de la manière la plus nette dans trois nouveaux faits recueillis tout récemment dans mon service, et dont l'anatomie a été poursuivie avec le plus grand soin par mes élèves, MM. Michaud et Pierret. Ces faits nouveaux, joints aux faits anciens, constituent incontestablement un ensemble assez imposant, si l'on considère surtout que, jusqu'à ce jour, il n'a été relaté aucun cas contradictoire de quelque valeur. Les cas qui nous ont été opposés datent tous d'une époque où les procédés d'investigation appliqués à l'étude anatomique de la moelle n'avaient pas atteint le degré de perfection qu'ils possèdent aujourd'hui, et d'ailleurs aucun de ces faits ne porte ce caractère de précision qu'on est en droit d'exiger actuellement dans les observations de ce genre.

Pour ce qui concerne la seconde proposition, je ferai ressortir ce qui suit : Si, sur certains points, les lésions de la névroglie envahissent la plus grande partie de la substance grise et s'étendent même parfois aux parties adjacentes des cordons antéro-latéraux, il n'en est pas moins vrai que, sur d'autres, elles restent exactement limitées aux cornes antérieures, qu'elles n'occupent même pas toujours dans toute leur étendue; on les voit, en effet, quelquefois se localiser exactement et comme systématiquement dans l'espace ova-

---

(1) *Archives de physiologie*, t. III, 1870.
(2) *Idem*, t. III, 1870.
(3) Les observations, au nombre de trois, recueillies dans le service de M. Roger, par M. Damaschino, ont été récemment communiquées à la *Société de Biologie* et publiées *in extenso* dans la *Gazette médicale*, n°s 41, 43, 45, 48, 51. (Octobre, novembre et décembre 1871.)

laire très-circonscrit qui correspond à un groupe ou agrégat de cellules motrices (*Fig. 9*. Comment concevoir que

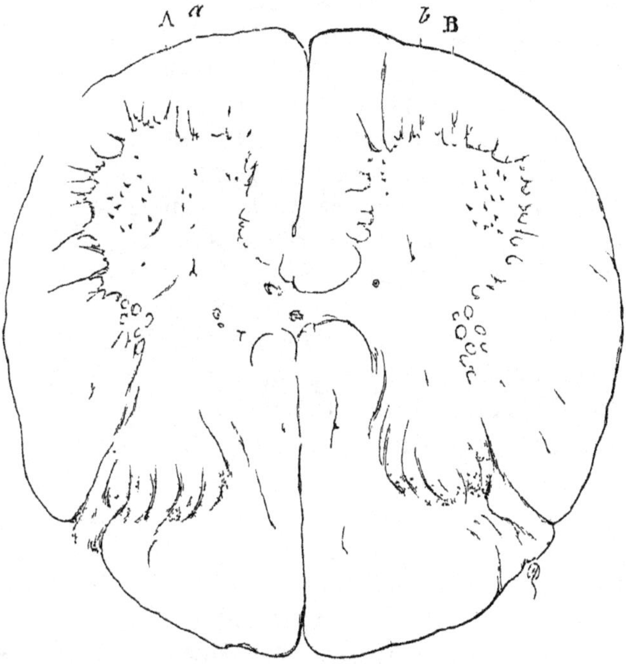

Fig 9. — Coupe de la moelle faite à la région lombaire — A, corne antérieure gauche, saine. — *a*, noyau ganglionnaire sain. — B, corne antérieure droite. — *b*, noyau ganglionnaire médian dont les cellules sont détruites et qui est représenté par un petit foyer de sclérose.

cela puisse être, si l'altération avait son point de départ dans le tissu conjonctif intermédiaire aux éléments nerveux? N'est il pas plus vraisemblable qu'elle prend origine dans des organes spéciaux, doués de fonctions propres, comme sont les grandes cellules nerveuses dites motrices? C'est ainsi que, suivant la théorie émise par M. Vulpian, théorie à laquelle j'adhère complètement, les scléroses systématiquement limitées aux cordons postérieurs doivent être rattachées à une irritation occupant primitivement les tubes nerveux qui entrent dans la composition de ces faisceaux.

Il est des circonstances, d'ailleurs, — et l'observation de Wilson peut être rappelée à ce propos — où, sur certains points, l'altération d'un certain nombre, voire même d'un groupe entier de cellules nerveuses, est la seule lésion que l'examen histologique permette de constater; la trame conjonctive ayant, dans ces points-là, conservé la transparence et, à peu de chose près, tous les caractères de la structure normale. Dans d'autres régions, les lésions de la névroglie pourront se montrer beaucoup plus accusées vers les parties centrales d'un agrégat de cellules nerveuses, que dans les parties périphériques; beaucoup plus accentuées également au voisinage immédiat des cellules que dans les intervalles qui les séparent; de telle sorte que ces dernières paraissent comme autant de centres ou foyers, d'où le processus morbide aurait rayonné, à une certaine distance, dans toutes les directions.

On ne saurait admettre, d'un autre côté, que l'irritation se soit originellement développée sur les parties périphériques, et qu'elle ait remonté ensuite jusqu'aux parties centrales par la voie des racines antérieures des nerfs rachidiens, car ces derniers, en général, — c'est là un point que MM. Parrot et Joffroy ont bien mis en lumière, — ne présentent au niveau des régions altérées de la moelle épinière, dans les cas récents, que des lésions relativement minimes et nullement proportionnées, quant à l'intensité, aux lésions de la substance grise.

Il nous paraît évident, d'après tout ce qui précède, que les cellules nerveuses motrices sont bien réellement le siége primitif du mal. Le plus souvent, sans aucun doute, le travail d'irritation gagne secondairement la névroglie et s'étend de proche en proche aux diverses régions des cornes antérieures, mais cela n'est nullement nécessaire. A plus forte raison, il faut considérer, comme un fait consécutif et purement accessoire, l'extension, observée dans certains cas, du processus morbide aux faisceaux antéro-latéraux.

La lésion en question des cellules nerveuses, à en juger d'après le caractère des altérations que présente la trame conjonctive, serait de nature irritative; mais c'est là un point sur lequel l'examen direct, purement anatomique, ne peut, quant à présent du moins, nous renseigner. De même, en effet, que cela arrive pour les tubes nerveux, les cellules nerveuses *irritées* s'atrophient et, au dernier terme du processus, disparaissent sans que le mode de l'affection dont elles sont le siége, se révèle par des caractères spéciaux.

Un mot, en terminant, relativement à ces altérations de la trame conjonctive, qui, suivant moi, seraient un fait secondaire, consécutif à l'affection des cellules nerveuses. Dans les cas de date ancienne, elles consistent principalement en une métamorphose fibrillaire ou fibroïde du réticulum, avec disparition plus ou moins complète des tubes nerveux et condensation du tissu; mais ce sont là seulement les derniers vestiges d'un processus morbide depuis longtemps éteint, et il est difficile de préjuger ce que peuvent être les altérations dans les premières phases. Il est assez vraisemblable toutefois qu'on trouverait là les caractères histologiques de la myélite aiguë avec multiplication des myélocytes et des noyaux des gaînes vasculaires, telle, en un mot, qu'elle a été décrite par Frommann et par Mannkopf. L'existence des foyers de désintégration, signalés dans l'observation de Clarke et dans quelques-unes de celles que nous avons recueillies récemment à la Salpêtrière, montre que, par place, le tissu enflammé peut subir une véritable dissociation; les cas de M. Damaschino établiraient même qu'on peut, sur les points de la moelle le plus profondément atteints, rencontrer tous les caractères de la *myélite destructive* avec formation d'un foyer de ramollissement rouge avec lésions vasculaires, corps granuleux et le reste. Quoi qu'il en soit, vous comprenez aisément, Messieurs, que rien dans tout cela ne vient infirmer la théorie d'après laquelle *l'appareil des cellules nerveuses motrices serait le premier foyer et comme le point de départ du processus inflammatoire.*

Il me reste à mettre les symptômes en présence des lésions et à rechercher comment ceux-là dérivent de celles-ci; c'est ce que j'essaierai de faire prochainement.

DIXIÈME LEÇON.

Paralysie spinale de l'adulte. — Nouvelles recherches concernant l'anatomie pathologique de la paralysie spinale infantile. — Amyotrophies consécutives aux lésions spinales aiguës diffuses.

Sommaire. — Paralysie spinale de l'adulte : Historique. — Exposé d'un cas emprunté à M. Duchenne (de Boulogne). — Faits personnels. — Analogies étroites qui rapprochent la paralysie spinale aiguë de l'adulte et celle de l'enfant. — Modifications symptomatologiques en rapport avec l'âge. — Pronostic.

Travaux récents concernant l'anatomie et la physiologie pathologiques de la paralysie spinale infantile ; ils confirment sur les points essentiels et complètent à certains égards les résultats précédemment exposés.

Un mot sur les lésions spinales aiguës qui ne sont pas, comme dans la paralysie infantile, systématiquement limitées aux cornes antérieures de la substance grise. — Myélite aiguë centrale généralisée, hémato-myélie, myélites traumatiques, myélites aiguës partielles. — Conditions dans lesquelles ces affections déterminent l'atrophie rapide des muscles.

I

Messieurs,

Il y a longtemps déjà que M. Duchenne (de Boulogne) a reconnu l'existence, chez l'adulte, d'une *paralysie spinale aiguë*, comparable à celle de l'enfant (1). Le Dr Moritz Meyer (de Berlin) (2) et M. le Dr Roberts (3) ont, eux aussi, rapporté dans le temps des faits qui appartiennent

---

(1) Voir, à ce sujet, la thèse de M. Duchenne (de Boulogne) fils.

(2) M. Meyer. — *Die Electricität und ihre Anwendung*. Berlin, 1868, p. 210.

(2) Reynold's *System of Medicine*, T. I, p. 169.

évidemment à cette catégorie. J'ai, pour mon compte, été frappé plus d'une fois de la ressemblance remarquable qui rapproche cliniquement certaines paraplégies à début brusque, suivies d'atrophie musculaire, développées dans l'adolescence ou chez l'adulte, et la paralysie des jeunes enfants.

Je voudrais établir devant vous la réalité de l'existence de cette paralysie spinale de l'adulte comparable à la paralysie infantile spinale. J'espère y parvenir, en exposant d'abord les traits principaux d'une observation que j'emprunte à la nouvelle édition du *Traité d'électrothérapie* de M. Duchenne (de Boulogne) et en faisant connaître ensuite quelques-uns des faits qui me sont personnels.

Il s'agit, dans le cas de M. Duchenne (de Boulogne), d'une fille âgée de 22 ans qui, un matin, se réveilla avec de la fièvre, de la courbature et de la difficulté à mouvoir ses membres. Une heure après, elle se plaignit de douleurs dans la région cervicale postérieure, de fourmillements et d'irradiations douloureuses dans les doigts des mains. Cette dernière circonstance, si vous vous reportez à la description de la paralysie infantile, pourra vous paraître constituer, dans l'espèce, une anomalie frappante; mais nous n'avons pas manqué de vous faire remarquer ailleurs (1), que les enfants, atteints de paralysie spinale, se plaignent quelquefois de semblables douleurs, lorsqu'ils sont assez âgés pour pouvoir traduire leurs impressions.

L'âge, d'ailleurs, en supposant même un processus au fond identique, doit nécessairement créer des différences dont il faut tenir compte. Ainsi, par exemple, dans les cas semblables à celui que nous empruntons à M. Duchenne, le développement du sujet étant parfait à l'époque où la maladie apparait, vous ne devez pas vous attendre à voir se produire cette atrophie par arrêt de développement, qui, chez les enfants, détermine, pour une bonne part, au moins,

(1) Voyez Leçon IX, p. 153.

le raccourcissement des membres affectés et est l'un des traits les plus saillants de la paralysie infantile.

Pour en revenir au cas de M. Duchenne, la douleur s'était à peine montrée que les quatre membres étaient complètement paralysés, absolument inertes. Quatre jours plus tard, la fièvre avait cessé.

La paralysie du mouvement persista pendant deux mois, sans modification appréciable; elle semble avoir été, je le répète, complète, absolue; et, malgré cela, la sensibilité de la peau n'était nullement affectée. Jamais non plus on n'observa de troubles durables de la miction, jamais enfin il n'y eut le moindre indice de la formation d'eschares.

Vers le milieu du troisième mois, la rétrogression des symptômes paralytiques commença à s'accuser.

En premier lieu, ce fut dans les membres inférieurs que les mouvements se rétablirent progressivement; puis, quinze jours plus tard, ils reparurent aux membres supérieurs, mais, à la vérité, d'une manière incomplète. C'est que, dans un bon nombre de muscles des membres supérieurs, la nutrition avait souffert au point que l'atrophie y était déjà manifeste.

Six mois après le début de la paralysie, un examen attentif faisait reconnaître des désordres dès lors irréparables. Une grande partie des muscles du bras, de l'avant-bras et de la main étaient considérablement atrophiés, surtout à droite, et, en outre, ils ne réagissaient pas sous l'influence de la faradisation ; par opposition aux désordres constatés sur les membres supérieurs, l'amélioration avait continué à progresser dans les membres inférieurs : là, tous les muscles avaient récupéré leurs fonctions, à l'exception du jambier antérieur du côté droit dont l'altération, par suite de la prédominance d'action des antagonistes, avait occasionné la formation d'une sorte de pied bot équin paralytique.

Il n'est guère douteux, Messieurs, que, malgré les traits si particuliers de l'ensemble symptomatique, les cas de ce genre ont été maintes fois méconnus ou mal interprétés. Or, d'après ce que j'ai lu ou vu, la forme de paralysie spinale dont il s'agit, ne serait pas, tant s'en faut, absolument rare, dans la clinique de l'adulte (1).

Le pronostic cependant, ainsi que toutes les autres circonstances de la maladie, diffèrent ici en général singulièrement de ce qu'ils sont dans les autres formes de paraplégie à début brusque. C'est là un fait avec lequel il importe d'être familiarisé. Aussi n'hésiterons-nous pas à entrer, actuellement, dans de nouveaux détails, à propos de deux cas très-significatifs à mon sens, que j'ai recueillis récemment.

En raison de l'âge des sujets auxquels ils ont trait (19 ans et 15 ans 1/2), ils établissent une sorte de transition entre l'observation qui précède et celles qui appartiennent à la paralysie infantile proprement dite.

Obs. I.— M. X... est âgé de 19 ans. Les seules particularités antérieures à sa maladie qui méritent d'être signa-

---

(1) Plusieurs exemples de *paralysie spinale de l'adulte* ont été, dans ces derniers temps, rapportés par M. Bernhardt. (*Archiv. für psychiatrie*, IV, Bd. 1873) et Kussmaul (Frey. — *Aus der medicinischen Klinik der Herrn prof. Kussmaul*, in *Berlin. Klin Wochensch.*, 1874, n°s 1, 2 et 3. — Un des cas de M. Kussmaul est particulièrement intéressant en ce que les oscillations de la température centrale y ont été notées pendant toute la durée de la période fébrile initiale. Ces observations ont été publiées *in extenso* dans le *Progrès médical* (1874, n°s 11 et 12).

J'ai rencontré il y a quelques années, en Angleterre, aux environs de Leeds, avec mon ami, le professeur Brown-Séquard, un gentleman, âgé de 38 ans qui, deux ans auparavant, après 4 jours de malaise, avait été pris d'une fièvre intense, laquelle dura pendant près d'une semaine, et fut suivie d'une paralysie motrice complète des quatre membres brusquement développée. Un mois après le début des accidents, le mouvement commença à reparaître dans le bras droit, d'abord, puis progressivement dans les autres membres. Mais le malade présente actuellement une atrophie vraisemblablement indélébile très-prononcée des muscles du bras droit et de la jambe gauche ; à part quelques fourmillements, il n'a jamais existé de troubles de la sensibilité ; la vessie et le rectum ont toujours fonctionné normalement. Il ne s'est pas produit d'eschares.

Un cas inséré par M. le professeur Cuming (de Belfast), dans le journal de Dublin (*Quaterly Journ. of Medic. Science*, may 1869, p. 471) me paraît devoir être, comme les précédents, rattaché à la *Paralysie spinale de l'adulte*. — Consulter sur ce sujet l'intéressant travail d'un élève de la Salpêtrière, M. Petitfils, travail ayant pour titre : *Atrophie aiguë des cellules nerveuses*.

lées, sont les suivantes : sa mère a eu trois grossesses et, pendant le cours de deux d'entre elles, elle a été atteinte de vésanie. La santé de X... avait toujours été excellente, il jouissait d'une grande force physique. Il est d'un caractère assez calme.

Pendant les mois de juin, de juillet et jusqu'au 10 du mois d'août 1873, X... fit de grands efforts intellectuels pour se préparer à un examen. Pendant ce temps, il éprouva à plusieurs reprises, des épistaxis abondantes qui ne lui étaient pas habituelles. Il échoua à son examen, et il en éprouva une contrariété des plus vives.

C'est dans ces circonstances que le 16 août, on rencontra X... dans le parc environnant le château qu'il habite, abattant un arbre avec une énergie maladive. A la question qu'on lui fit, relativement au motif de cet acte, il répondit : « J'ai besoin de casser quelque chose, parce que je me sens agacé. » Le même jour, il se plaignit d'une grande fatigue, de courbature, surtout prononcée dans la région lombaire et souffrit de sueurs abondantes.

Le lendemain, il se sentit plus malade. Il put se lever cependant, mais ne put marcher qu'en s'appuyant sur une canne ou sur le bras d'un valet de chambre.

Le troisième jour se déclara un état fébrile, assez violent dès l'abord, et qui, bientôt s'accompagna de symptômes tels qu'on put croire à l'invasion d'une fièvre typhoïde, s'annonçant avec des caractères d'une haute gravité. La langue était sèche et recouverte d'un enduit noirâtre, la soif vive; la peau était chaude, le pouls à 120 ; il y avait du délire la nuit. Enfin, le ventre se ballonna et l'on dut, pour vider la vessie, sonder plusieurs fois le malade pendant une période de 36 heures. Il importe de relever que la rétention d'urine fut, comme on le voit, tout à fait transitoire. Elle ne se renouvela plus par la suite.

Cette période fébrile se termina au bout de cinq ou six jours, et l'état général redevint rapidement tout à fait normal. Ce fut alors seulement qu'on reconnut l'existence d'une paralysie du mouvement à peu près complète, et marquée par une flaccidité absolue des parties, portant uniformément sur les quatre membres. L'inertie motrice avait été remarquée déjà pendant la durée de la fièvre, mais elle avait été considérée jusque-là comme résultant d'une adynamie profonde. Jamais il n'y avait eu tendance à la formation d'eschares.

Les choses en restèrent à ce point pendant les quinze jours qui suivirent. Au bout de ce temps, il se produisit un certain amendement dans l'état des membres supérieurs et le malade commença en outre à pouvoir se maintenir tant bien que mal, assis sur son séant.

Je fus appelé à voir M. X... pour la première fois, le 1er novembre 1873, c'est-à-dire deux mois et demi après le début des premiers accidents. Je constatai alors ce qui suit : des deux côtés, mais surtout à droite, il existe une atrophie assez prononcée des épaules et de la partie postérieure du bras; au contraire, les muscles des avant-bras, de la poitrine, ceux de l'abdomen et du cou surtout contrastent par leur relief qui rappelle l'état normal. Des deux côtés, mais principalement à gauche, la paume de la main est aplatie et comme excavée en conséquence de l'atrophie qu'ont subie les éminences thénar et hypothénar. Il se produit, de temps à autre, spontanément, dans les muscles de la main, des contractions fibrillaires qui communiquent aux doigts de légers mouvements. X... ne peut lever les épaules ni soulever les bras ou étendre l'avant-bras; mais, en s'appuyant sur les coudes, il parvient à se servir des mains pour porter ses aliments à sa bouche. Les divers modes de la sensibilité cutanée ne sont en rien modifiés sur les différentes parties du tronc et des membres supérieurs.

Quant aux membres inférieurs, ils sont tous deux flasques, inertes, amaigris. On n'y observe aucune trace de contracture ou de rétraction. L'émaciation est plus prononcée aux cuisses qu'aux mollets. Les mouvements volontaires sont à peu près impossibles ; à gauche, tout se borne à quelques légers mouvements du gros orteil; à droite, tous les orteils peuvent être soit fléchis, soit étendus volontairement, mais seulement dans des limites très-restreintes. On note avec soin qu'ici encore la sensibilité cutanée n'est en rien modifiée; on note aussi, particulièrement, que les divers modes d'excitation de la peau ne provoquent aucune trace de mouvements réflexes.

Le malade n'accuse aucune sensation pénible dans les membres paralysés. Il dit éprouver seulement, de temps à autre, quelques fourmillements ; il se plaint aussi d'un fréquent besoin de changer de position, plus pressante la nuit que le jour. Les membres inférieurs sont habituellement froids, principalement le pied et la jambe gauches, qui sont de plus presque toujours couverts d'une sueur visqueuse.

Le pouls est normal, l'appétit excellent, le sommeil interrompu seulement, comme on vient de le dire, par le besoin de changer de position. Les sphincters fonctionnent d'une façon tout à fait régulière.

Il a été matériellement impossible de préciser l'époque où l'atrophie des muscles a commencé à se produire. On assure toutefois qu'elle a été remarquée quelques semaines seulement après le début de la maladie. Il est à regretter également que, faute d'appareils convenables, l'exploration électrique des parties atrophiées n'ait pu être pratiquée à cette époque.

Dans la consultation qui eut lieu lors de la première entrevue, je m'appliquai à faire ressortir surtout le début brusque, presque subit, des accidents paralytiques, et marqué par une période fébrile bien distincte, la flaccidité et l'atrophie profonde rapidement survenue que présentaient les masses musculaires dans les membres paralysés, phénomènes contrastant avec l'absence d'anesthésie, de troubles durables de la vessie ou du rectum, d'eschares sacrées. J'émis l'opinion que l'ensemble de ces symptômes positifs ou négatifs permettait de rapprocher le cas de M. X. du type *paralysie infantile spinale*. Me fondant en dernier lieu sur ce qu'enseigne l'histoire naturelle de cette affection, je crus pouvoir avancer que la rétrocession des symptômes, déjà ébauchée aux membres supérieurs, s'y accuserait plus encore et s'étendrait sans doute jusqu'à un certain degré aux membres inférieurs ; qu'il pouvait même se faire que la station et la marche redevinssent possibles avec le secours d'appareils prothétiques ; qu'enfin le retour agressif des accidents n'était guère à redouter (1).

La suite de l'observation montre que ces prévisions se sont réalisées. Une note, recueillie en février 1874, constate, en effet, qu'une amélioration très-notable s'est opérée en ce qui concerne la puissance motrice et la nutrition dans les membres supérieurs ; aux membres inférieurs, la contractilité faradique commence à reparaître dans plusieurs muscles où elle était soit très-amoindrie, soit abolie. Par contre, en raison de la prédominance d'action des muscles postérieurs de la cuisse et de ceux des mollets, il se produit une tendance à la flexion des jambes et à la formation de pieds bots équins contre laquelle on a lutté par l'application de divers appareils.

En avril, la puissance musculaire a tellement progressé dans les membres inférieurs, que le malade se tient debout et fait quelques pas dans la chambre avec le secours de deux personnes.

Enfin, en août, un an environ après le début, il peut, étant assis, se dresser seul et, s'aidant de deux béquilles, faire de courtes promenades. Il peut même, au moyen d'un appareil qui s'oppose à la flexion du genou gauche, marcher quelque peu en s'appuyant sur une seule canne (2).

Le fait suivant, quoique moins régulier à quelques égards

(1) Je tiens de mon collègue, M. le docteur Bouvier, dont l'expérience est si grande en pareille matière, qu'il n'a vu que trois fois, dans le cours de sa longue carrière, la rétrocession normale des accidents de la paralysie spinale infantile être entravée par une rechute.

(2) Pendant la période qui s'étend du 19 août 1873 au 1er janvier 1874, le traitement a consisté principalement en l'application de ventouses scarifiées, de vésicatoires, puis de cautères le long de la colonne vertébrale. A partir de la dernière date, les muscles paralysés et atrophiés ont été soumis tous les deux jours à l'excitation produite par un courant faradique de moyenne intensité. En outre, X... prenait chaque jour des pilules de strychnine de 1 milligramme chaque, dont le nombre a été progressivement porté jusqu'à 15. Pendant les mois d'avril, mai et juin, on a associé, à l'excitation faradique, l'excitation galvanique et l'hydrothérapie ; c'est dans le cours de cette période surtout que les progrès se sont le plus remarquablement accentués. Durant les mois de juillet et août, à Bagnères-de-Luchon, bains, douches et massage énergique.

que celui qui précède, mérite cependant de lui être comparé. Il peut être rapproché de ces *paralysies temporaires* décrites par Kennedy, et dont l'histoire ne saurait être séparée de celle de la *paralysie infantile permanente*.

Obs. II. — Charles R..., actuellement âgé de 15 ans et demi, est un grand jeune homme bien pris, à l'air intelligent. On ne signale dans ses antécédents aucune maladie digne d'être relevée ; pas de convulsions. Il n'a éprouvé ni émotions morales vives, ni refroidissement. On fait remarquer seulement qu'il a beaucoup grandi en fort peu de temps.

Le 27 septembre 1873, il fut pris d'une fièvre peu intense qui ne l'obligea pas à se coucher. L'appétit toutefois était devenu nul, la langue était chargée. L'état fébrile a persisté les 28 et 29, sans se montrer, à aucun moment, assez fort pour empêcher M. R... de rester hors du lit une partie du jour.

La seule particularité à noter, durant cette période de trois jours, c'est l'apparition sur le tronc d'un *zona double* dont on voit encore aujourd'hui (novembre 1873) les traces. L'éruption occupait le thorax dans toute son étendue en hauteur. *En avant*, on voyait : 1° *à droite*, un premier groupe de vésicules au-dessous de l'aisselle ; un second, latéral aussi, au voisinage du bord inférieur du grand pectoral ; un troisième, médian, placé au-dessous de l'appendice xiphoïde ; — 2° *à gauche*, un groupe répondant au second groupe droit et un autre situé à gauche de la ligne médiane, à égale distance de l'ombilic et de l'extrémité inférieure du sternum. *En arrière*, il existait un groupe au niveau de l'angle inférieur de l'omoplate et un second, plus latéral, presque à la même distance du précédent et de la crête iliaque. Il paraît certain que ce zona ne s'est pas accompagné de douleurs localisées sur le trajet des nerfs.

Sans avoir ressenti ni douleurs ni fourmillements, le 1er octobre, en se levant le matin, et à peine descendu du lit, Ch. R... sentit ses membres inférieurs fléchir sous lui et il tomba lourdement sur le sol. C'est donc dans la nuit du 30 septembre au 1er octobre, que la paraplégie s'est produite. Le malade fut recouché. Il paraît bien établi que, ce jour-là, il n'avait plus de fièvre. La paralysie fut accompagnée dès l'origine d'une flaccidité marquée des membres inférieurs. Jamais la sensibilité cutanée n'y a été modifiée : on ne saurait dire s'ils ont jamais été froids ou cyanosés. Il y a toujours persisté quelques mouvements partiels. Ainsi, R... a toujours pu étendre et fléchir les orteils; par contre, il était, à l'origine, absolument incapable de soulever ses membres en totalité au-dessus du plan du lit. On assure que, quelques jours après le début des accidents, l'amaigrissement des cuisses était déjà appréciable.

Les membres supérieurs n'ont, à aucune époque, été sérieusement engagés et R... a toujours pu continuer à se servir de ses mains, soit pour manger, soit pour tenir un livre. Jamais il n'a existé aucun trouble dans l'exercice des fonctions de la vessie ou du rectum.

La période de rétrocession a commencé à s'établir fort peu de temps après l'invasion. Ainsi, vers le 15e jour, R... pouvait se tenir debout en appuyant les mains sur les objets environnants.

L'*état actuel*, relevé le 17 novembre 1873, apprend ce qui suit : R... peut se tenir debout et même faire quelques pas à condition de s'appuyer à l'aide des deux mains sur les épaules de son domestique. Les membres inférieurs sont amaigris dans la totalité, mais l'atrophie est surtout marquée aux cuisses qui sont flasques et comme aplaties d'avant en arrière, tandis que les mollets sont assez pleins encore et résistants. Les muscles du bassin semblent particulièrement atteints. Ainsi, lorsque R... est assis, il ne peut fléchir les cuisses sur l'abdomen; il esquisse même à peine ce mouvement. Couché sur le dos, il lui est tout à fait impossible de relever le tronc. Quand le malade, maintenu dans la station verticale, essaye, avec le secours d'un aide, de marcher, on le voit, à chaque pas, se *hancher* à l'excès et incliner fortement le tronc successivement vers un côté, puis vers l'autre côté. L'état général est toujours resté excellent.

Nous revoyons M. R... en octobre 1874; les mouvements

des membres inférieurs ont repris leur puissance normale et il peut aujourd'hui se livrer sans fatigue à tous les exercices du corps. Un certain degré de maigreur relative et de flaccidité des muscles antérieurs de la cuisse gauche, une tendance marquée du tronc à s'incliner dans la station debout et la marche vers le côté droit, tels sont actuellement les seuls vestiges de la maladie spinale.

Les faits qui viennent d'être exposés à titre d'exemples, et qu'on pourrait aisément multiplier, suffiront, je l'espère, Messieurs, à mettre en évidence que certains cas de paralysie spinale aiguë, observés chez l'adulte, sont, au point de vue clinique, tout à fait assimilables à la paralysie spinale des jeunes enfants. Il resterait à déterminer si, ainsi que cela est vraisemblable, la lésion spinale d'où dérive l'ensemble symptomatique reconnaît chez l'adulte la localisation étroite dans les cornes antérieures et tous les autres caractères qui distinguent celles de l'enfant. Mais l'autopsie n'a pas encore définitivement prononcé. Il y a là une lacune qui ne saurait tarder à être comblée (1).

II.

Je crois utile de revenir aujourd'hui sur divers points relatifs à l'*anatomie* et à la *physiologie pathologiques* de la *paralysie infantile spinale*. Je trouverai ainsi l'occasion de signaler et de mettre à profit plusieurs travaux qui ont paru sur ce sujet, depuis la publication des premières recherches entreprises à la Salpêtrière.

---

(1) Cliniquement l'observation publiée par mon interne, M. Gombault, dans les *Archives de physiologie* (1873, janvier, p. 80), se rapproche incontestablement beaucoup de la paralysie spinale infantile; elle en diffère à quelques égards cependant au point de vue anatomo-pathologique. Les cellules motrices étaient profondément altérées dans les régions de la moelle épinière, correspondants aux muscles frappés d'atrophie; mais on ne rencontrait nulle part, dans les cornes antérieures, les foyers limités ayant fait disparaître des groupes entiers de cellules nerveuses et produit l'épaississement fibroïde du tissu interstitiel qui paraissent être un caractère constant de la lésion spinale propre à la paralysie atrophique des jeunes enfants.

Ces premières études concernant des pensionnaires de l'hospice, c'est-à-dire des sujets ayant succombé à une époque le plus souvent fort éloignée de la période infantile, ont été faites, incontestablement, par cela même, dans des conditions relativement défavorables. Elles ont permis, cependant, d'établir déjà des données fondamentales que les observations ultérieures, instituées dans des conditions plus heureuses, c'est-à-dire sur de jeunes sujets, morts à une date rapprochée de l'origine de la maladie, ont pu compléter à quelques égards, mais n'ont pas essentiellement modifié. Cela ressortira, je pense, du court exposé qui va suivre.

1° Ce qui caractérise surtout, anatomiquement, la lésion spinale de la paralysie infantile, c'est la localisation étroite, systématique, des altérations dans les cornes antérieures de la substance grise et, plus précisément, dans la région de ces cornes qu'occupent les grandes cellules ganglionnaires, dites motrices. Rien, jusqu'ici, n'est venu contredire cette proposition établie dès l'origine de nos recherches (1).

L'altération dont il s'agit, — c'est un point sur lequel nous n'avions pas manqué d'insister, se montre parfois exactement limitée à un seul ou à deux des groupes ovalaires, nettement circonscrits, que, dans le renflement lombaire, par exemple, ces cellules forment en s'agrégeant (*Fig. 9*). Ce sont là, pour ainsi dire, les foyers primitifs du mal, car, si la lésion s'étend au-delà, elle paraît rayonner autour du groupe cellulaire comme autour d'un centre. Ce n'est qu'au plus haut degré de l'altération et seulement çà et là, sur quelques points, que la corne grise est envahie dans toute son étendue transversale (*Fig. 8*). Il est de règle, en pareille occurrence, que les faisceaux blancs, les antérieurs et les latéraux surtout, présentent dans la région où la corne grise est aussi profondément atteinte, une sorte d'émaciation, d'atrophie, avec diminution plus

(1) Ces vues, relatives au rôle de l'altération des cellules nerveuses des cornes antérieures dans la pathogénie de la paralysie infantile et des amyotrophies spinales progressives, ont été exposées dans une leçon que j'ai faite à la Salpêtrière, en juin 1868.

ou moins prononcée de tous les diamètres; mais cette lésion évidemment secondaire des faisceaux blancs n'est pas nécessaire. Elle peut faire défaut (*Fig. 9*) et ne saurait, par conséquent, figurer au premier rang dans la caractéristique de la lésion spinale propre à la paralysie infantile.

La localisation si remarquable des lésions dans l'aire des groupes cellulaires m'avait conduit à admettre depuis longtemps, à titre d'hypothèse très-vraisemblable, que le processus morbide occupe d'abord la cellule nerveuse, pour se propager ensuite à la névroglie. Comment, en effet, expliquer autrement cette circonscription si frappante de l'altération dans le voisinage immédiat des éléments ganglionnaires? Je ne sache pas qu'aucun argument sérieux ait été, jusqu'ici, opposé à cette hypothèse.

2° La lésion des cornes antérieures, dans les cas de date ancienne, tels que ceux qui ont servi à nos études, consiste, en général, pour ce qui concerne les cellules nerveuses, en une *atrophie scléreuse* plus ou moins accentuée. Les éléments ganglionnaires de tout un groupe, de toute une région, lorsque l'altération est portée au plus haut degré, peuvent même avoir disparu sans laisser de traces. Quant à la névroglie, on y trouve les caractères de l'hyperplasie conjonctive avec multiplication des éléments nucléaires et formation d'un tissu fibroïde, souvent très-dense, marques évidentes de l'existence passée d'un travail irritatif.

Toutefois, ainsi que nous l'avons reconnu ailleurs, les observations recueillies à la Salpêtrière n'avaient mis sous nos yeux que les reliquats d'un processus morbide depuis longtemps éteint. En présence des documents qu'elles nous fournissaient, nous ne pouvions que chercher à reconstruire, par une espèce d'exégèse, les premières phases du processus. Sans doute les lésions de la névroglie nous offraient les traces incontestables de leur origine inflammatoire. Mais s'était-il agi là, autrefois, d'une *myélite hyperplasique sans désagrégation du tissu*, ou, au contraire, d'une *myélite destructive, avec ramollissement* ? Le problème était à peu près impossible à résoudre.

C'est ici que git principalement l'intérêt des importantes observations de MM. Damaschino et Roger (*Loc. cit.*). Ces auteurs ont eu l'occasion de pratiquer l'autopsie dans deux cas relatifs à de jeunes enfants ayant succombé l'un 2 mois, l'autre 6 mois après le début de l'affection et ils ont reconnu dans ces deux cas que, sur les points de la moelle le plus profondément altérés, les lésions localisées, d'ailleurs, comme c'est la règle, dans l'une des cornes grises antérieures, consistaient en un *ramollissement rouge*, *inflammatoire*, avec injection vasculaire, production de corps granuleux, etc., etc. Au-dessus et au-dessous de ces points, l'altération pouvait être poursuivie encore à une certaine distance dans la substance grise ; mais, s'atténuant progressivement, elle n'était plus représentée bientôt que par la multiplication des éléments nucléaires et une injection vasculaire surtout marquée au voisinage immédiat des groupes de cellules nerveuses.

Ces observations établissent — comme on voit — que le ramollissement rouge doit être compté parmi les lésions spinales de la paralysie infantile. Mais rien ne démontre, quant à présent, que ce soit là, dans l'espèce, une condition obligatoire. Il est même fort vraisemblable que, à l'exemple de ce qui a lieu parfois dans la myélite aiguë centrale vulgaire, les altérations de la moelle épinière, dans la paralysie des enfants, peuvent atteindre leur plus haut degré d'intensité et provoquer, à la périphérie, les lésions trophiques musculaires les plus graves, sans qu'il y ait dissociation des éléments nerveux et conjonctifs et autrement dit ramollissement (1).

Un autre fait intéressant, mis en lumière par ces mêmes observations de MM. Roger et Damaschino, c'est que, dans ses premières phases, l'altération des cellules nerveuses est marquée par une atrophie avec pigmentation excessive de ces éléments. La lésion scléreuse, signalée dans les observations qui nous sont propres, serait donc un phénomène consécutif (2).

---

(1) Charcot. — *Archives de physiologie*, 1872, janvier-février ; — Hayem. Même recueil, 1874, p. 603.

(2) C'est ici le lieu de rappeler les principaux modes d'altération dont les

3° La lésion spinale, dont les principaux traits viennent d'être rappelés, est constante dans la paralysie infantile;

---

cellules nerveuses des cornes grises antérieures de la moelle épinière se montrent susceptibles.

1° Je signalerai, en premier lieu, la tuméfaction souvent énorme que subissent parfois ces cellules et que j'ai le premier reconnue, je crois, du moins en ce qui concerne la moelle (*Soc. de biologie*, 1872). Le corps, volumineux et comme renflé, est en même temps trouble et opalescent. Les prolongements sont plus épais qu'à l'état normal et comme contournés. J'ai comparé cette altération des cellules nerveuses de la moelle épinière à l'hypertrophie que présente, sous l'influence de certains processus irritatifs, le cylindre axile des tubes nerveux, soit dans le centre cérébro-spinal, soit dans les nerfs périphériques (*Fig. 10*, B).

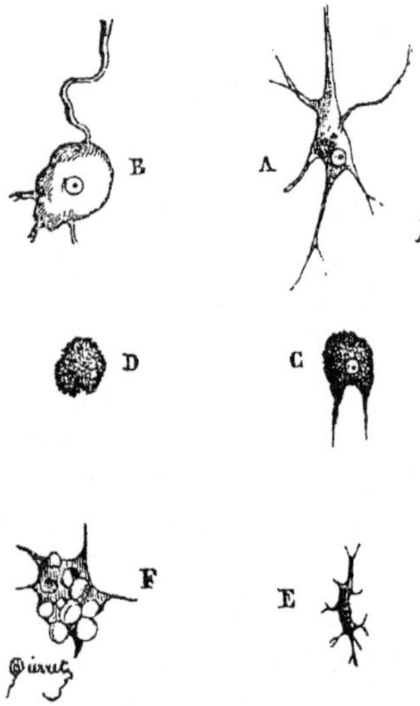

Fig. 10. — *Cellules nerveuses des cornes antérieures de la moelle épinière.* — A, état normal. — B, état hypertrophique. — C, altération pigmentaire. — D, altération pigmentaire arrivée au dernier terme. — E, cellule atteinte d'atrophie scléreuse. — F, altération vacuolaire.

2° Quelques auteurs ont décrit, dans les cellules nerveuses de l'encéphale, une multiplication des noyaux (Jolly) qu'ils considèrent comme la marque d'un processus irritatif. M. Leyden dit avoir fait la même observation sur les cellules ganglionnaires de la moelle. Mais il importe de remarquer que, dans certaines régions de l'encéphale, et dans le système du grand sympathique, la présence de deux noyaux dans une cellule nerveuse est un fait rare sans doute, mais qui se montre dans les conditions normales, en dehors de toute trace d'un processus irritatif; on ne connaît pas une prolifération de la cellule nerveuse correspondant à la prolifération des éléments cellulaires du tissu conjonctif par exemple. En somme, les altérations diverses que subissent ces cellules par le fait de l'inflammation, à part le gonflement signalé plus haut, sont toutes, anatomiquement parlant, atrophiques ou dégénératives (*Fig. 10*, C, D, E.).

3° Je signalerai en passant l'altération dite *vacuolaire* des cellules nerc'est là un fait capital que j'ai fait pressentir déjà dans mes leçons de 1868 et que toutes les observations, aujourd'hui nombreuses, publiées depuis lors, soit en France, soit à l'étranger, sont venues confirmer. Parmi ces observations *à l'appui*, pour ne parler que des plus récentes, je citerai celles qui ont été publiées en Allemagne par MM. Recklinghausen, Rosenthal (de Vienne) et Roth (de Bâle) (1).

Je m'étais efforcé, en outre, à la même époque, d'établir que la lésion en question doit être considérée comme ini-

---

veuses des cornes antérieures. Je l'ai maintes fois rencontrée dans des cas où la névroglie présentait, au voisinage, les caractères non équivoques de l'inflammation. Je n'ai pas pu me convaincre encore que cette altération n'est pas un produit de l'art (*Fig. 10*, F).

4° J'insisterai plus longuement sur l'altération, dite *pigmentaire*, *des cellules nerveuses spinales*. C'est un fait normal pour ainsi dire dans l'âge sénile que ces cellules soient remplies et distendues par une quantité souvent énorme de pigment. Est-ce là une circonstance tout à fait indifférente au point de vue du fonctionnement; ne faut-il pas plutôt rapporter, pour une part à cette modification sénile de la cellule, l'affaiblissement moteur et les altérations des muscles des membres, qui se montrent à peu près fatalement à une certaine époque de la vie?

Quoi qu'il en soit, l'accumulation de pigment, dans une cellule nerveuse spinale, ne suffit pas, à elle seule, quelque marquée qu'elle soit, pour caractériser une lésion profonde de l'organite. Mais il s'y joint, dans les cas pathologiques proprement dits, une *atrophie* véritable, dont M. L. Clarke a bien décrit toutes les phases ; au premier degré de cette altération, la cellule diminue de volume et la partie transparente du corps se réduit de plus en plus ; à un deuxième degré, les prolongements s'atrophient à leur tour, en même temps que le corps prend une forme globuleuse ; bientôt les prolongements ne sont plus représentés que par des filaments courts et grêles. Enfin, au dernier degré, ils disparaissent. Le noyau de la cellule subit une atrophie concomitante. Cette *atrophie pigmentaire*, qui conduit à la destruction totale de la cellule, se montre liée à des processus irritatifs primitivement développés dans la névroglie avoisinante, ou bien elle existe isolément, indépendamment de toute lésion de la névroglie, dans certaines formes, par exemple d'atrophie musculaire progressive, ou de paralysie bulbaire (*Fig. 10*, C, D).

5° Enfin, une dernière forme d'altération de la cellule nerveuse motrice est celle que l'on désigne quelquefois sous le nom de *sclérose* ou d'*atrophie scléreuse*. — La cellule a diminué de volume, quelquefois considérablement. Elle est comme ratatinée, plus ou moins arrondie, ou, au contraire, allongée. Les prolongements sont courts, desséchés, ou absents. Le corps cellulaire est opaque, d'aspect brillant : le noyau est petit, inégal et ratatiné. J'ignore si cette altération est toujours précédée par les lésions de l'atrophie pigmentaire ou si elle peut être primitive. Elle se rencontre fréquemment dans les cas d'amyotrophie spinale liée à un processus irritatif bien accusé (*Fig. 10*, E.). (*Cours de la Faculté*, 1874.)

(1) Roth. *Anatom. Befund bei spinaler Kinderlahmung.* In *Virchow's Archiv*, 1873, t. LVIII, p. 273.

tiale, primitive, et comme dominant, en un mot, tout le drame morbide. On ne pouvait admettre, en effet, qu'elle fût une conséquence de l'inertie fonctionnelle des membres frappés de paralysie, car elle n'a rien de commun avec l'altération particulière de la moelle épinière, alors déjà fort bien étudiée par MM. Clarke, Vulpian et Dickinson, qui survient à la suite des amputations de date très-ancienne (1). D'un autre côté, l'hypothèse qui placerait à la périphérie, soit dans les muscles, soit dans les nerfs, le point de départ des accidents, serait fort compliquée, fort embarrassée et ne reposerait sur aucune analogie; tandis que l'hypothèse adverse, au contraire, en outre de l'appui que lui prête l'histoire de la myélite aiguë centrale vulgaire, compte encore en sa faveur l'expérimentation sur les animaux, qui, entre les mains de M. Prevost, a montré qu'une lésion portant sur les parties centrales de la moelle détermine des lésions musculaires fort semblables à celles qui s'observent dans la paralysie des jeunes enfants (2).

L'opinion que je me suis appliqué à faire prévaloir autrefois n'a rencontré, comme vous le voyez, aucune objection sérieuse; elle paraît d'ailleurs, actuellement, assez généralement répandue. Je crois donc pouvoir, d'après cela, m'en tenir à la théorie que j'ai proposée dans le temps, relativement à l'enchaînement des phénomènes. Les cellules nerveuses seraient le premier siége et le point de départ du processus irritatif et il se produirait là une *téphro-myélite antérieure aiguë parenchymateuse* (3). Le processus se communiquerait rapidement, de proche en proche, au tissu conjonctif voisin, sans dépasser toutefois la limite de l'aire des cornes antérieures. Tandis que, sous l'influence de cette incitation morbide, la cellule subit les diverses phases d'atrophie capables d'aboutir à une destruction complète,

(1) Vulpian. — *Archives de physiologie*, 1868, p. 443. — *Idem*, 1869, p. 675.

(2) Prevost. — *Société de biologie*, séance du 14 avril 1872.

(3) M. Kussmaul a proposé la dénomination *Polio-myelitis anterior acutissima* pour désigner la lésion spinale de la paralysie infantile. (*Loc. cit.* n° 1, p. 3). Je crois *téphro-myélite* préférable et je puis invoquer à ce propos la puissante autorité de M. Littré. (τέφρα, cinis. Plut. — τεφραῖος, *cinereus*, Ælian).

la névroglie réagit, elle, à sa manière, et s'enflamme. Le processus phlegmasique peut même aller là, sur les points les plus altérés, jusqu'à la formation d'un foyer de ramollissement rouge.

Quoi qu'il en soit, à ces altérations brusquement développées se rattachent tous les phénomènes de la maladie, savoir : d'abord l'appareil fébrile initial, puis toute la série des accidents qui bientôt lui succèdent. La paralysie motrice, marquée par la suppression de la tonicité musculaire et des autres modes de l'activité réflexe, peut être considérée, d'après les vues physiologiques actuellement régnantes, comme une conséquence toute simple de la désorganisation dont souffre l'appareil des cellules nerveuses motrices. De cette même lésion des éléments ganglionnaires relève aussi certainement l'atrophie rapide des muscles paralysés et les modifications de la contractilité électrique qui en sont le prélude ; mais on ne connaît pas bien encore le mode pathogénique qu'il faut invoquer ici. On admet volontiers que les nerfs centrifuges, qui prennent leur origine dans les parties affectées de la moelle épinière, se comportent comme le bout périphérique d'un nerf sectionné. Ils subiraient les diverses phases d'altérations destructives que MM. Neumann, Ranvier (1), Vulpian, Eichhorst (2), ont dans ces derniers temps étudiées avec tant de soin à l'occasion des lésions expérimentales des nerfs et la perte apparente de la contractilité faradique, ainsi que l'atrophie des faisceaux musculaires, surviendraient en conséquence. Il ne faut pas oublier que ce n'est là encore qu'une hypothèse, à la vérité fort plausible, et il importe de remarquer en particulier que l'état des nerfs périphériques, dans les premières semaines qui suivent le début de la paralysie infantile, n'a pas encore été reconnu *de visu*.

Quant à l'absence, constamment relevée dans les observations cliniques, de troubles durables de la sensibilité cutanée, de paralysie du rectum ou de la vessie, de troubles

(1) Ranvier. — *Comptes rendus de l'Académie des Sciences*, 1872, 1873.
(2) Eichhorst. — *Virchow's Archiv*. 59 Bd, 1874.

trophiques cutanés ou viscéraux, elle tient, vous le savez, un rang éminent dans la caractéristique de la paralysie infantile et elle contribue pour une bonne part à séparer nettement cette affection des diverses formes de la myélite aiguë diffuse ; elle est physiologiquement en rapport avec la localisation étroite de la lésion spinale dans l'aire des cornes antérieures de la substance grise. Il se produit là, par le fait de la maladie, dans les parties centrales de la moelle épinière, une expérience délicate et toujours réussie qui montre que les cornes grises antérieures ne sont pas nécessaires à la transmission des impressions sensitives et n'ont pas d'influence directe sur les mouvements de la vessie ou du rectum non plus que sur la nutrition soit de la peau, soit des organes génito-urinaires.

III.

Si les vues qui viennent d'être exposées sont fondées, il doit s'en suivre que toute lésion inflammatoire aiguë de la moelle épinière, quelle que soit d'ailleurs son origine, produira nécessairement, à l'instar de la paralysie infantile, la paralysie motrice avec l'atrophie rapide des muscles paralysés pourvu que soit remplie la condition expresse, mise en relief tant de fois déjà, à savoir : *la lésion atrophique aiguë des cellules nerveuses motrices*. D'un autre côté, les phénomènes sur lesquels j'appelais l'attention tout à l'heure et qui font régulièrement défaut dans la symptomatologie de la paralysie infantile en raison même de la circonscription systématique de l'altération à l'aire des cornes antérieures, ces phénomènes, dis-je, devront, au contraire, se rencontrer à des degrés divers, dans toutes les autres formes aiguës d'affection spinale, parce que toutes elles reconnaissent pour substratum des lésions plus ou moins diffuses.

Les choses sont ainsi, dans la réalité, c'est ce dont témoigne, entre autres, l'histoire de l'une des maladies spinales les plus communes chez l'adulte, et en même temps les plus graves. Je veux parler de la *myélite aiguë centrale généralisée* (1). La lésion se traduit ici, le plus souvent macroscopiquement par le ramollissement rouge. Mais les choses ne vont pas toujours aussi loin et les éléments, tant conjonctifs que nerveux, pourront se montrer profondément altérés, sans avoir subi de dissociation (2). Quoi qu'il en soit, elle occupe les régions centrales de la moelle épinière, la substance grise surtout, et tend à envahir une grande partie de la hauteur du cordon nerveux, de telle sorte que, par exemple, la région dorsale et la région lombaire seront atteintes simultanément dans toute leur longueur. Dans la substance grise, elle intéresse les cornes grises antérieures et, par conséquent, les cellules motrices, mais elle ne s'y limite point, et elle attaque aussi bien les cornes grises postérieures et les commissures. Enfin, elle se répand toujours, en outre, çà et là, d'une façon inégale, sur les divers faisceaux blancs.

Le début s'opère souvent brusquement, et il peut être marqué, comme dans la paralysie infantile, par un appareil fébrile plus ou moins intense. Si l'on compare, d'ailleurs, les deux affections sous le rapport des symptômes locaux, on remarquera que plusieurs leur sont communs. D'autres n'appartiennent qu'à la myélite aiguë diffuse. Les symptômes communs sont : la paralysie motrice avec flaccidité complète, amoindrissement hâtif de la contractilité faradique, reconnue dans plusieurs observations de myélite dès la première semaine (3) ; et enfin, l'atrophie des muscles rapidement développée. La théorie indique qu'ils dépendent de l'altération des cornes grises anté-

(1) Les altérations profondes que peuvent subir les muscles des membres paralysés dans la myélite centrale aiguë se trouvent signalées déjà par Rokitansky. (*Lehrb. des path. anat.* 1er Bd, 1855, p. 329, 2e Bd. 1856, p. 228.)

(2) Voyez mes observations sur l'histologie de la myélite aiguë (*Arch. de physiolog.*, 1872, janv.-fév.), et celles de M. Hayem sur le même sujet. (Même recueil, 1874, p. 603.)

(3) Observations de M. Mannkopf. — *Amtlich. Bericht über die Versamlung Deutscher Naturforscher und Aerzte zu Hannover*, p. 251, 1866.

rieures. Par contre, les symptômes nouveaux, surajoutés, n'appartenant qu'à la myélite diffuse, révèlent la participation des autres régions de la moelle. Ce sont: des altérations plus ou moins marquées de la sensibilité, et particulièrement une anesthésie cutanée plus ou moins profonde des membres paralysés, la paralysie de la vessie et du rectum, l'émission d'urines alcalines, purulentes; enfin la formation d'eschares non-seulement à la région sacrée, mais encore sur tous les points des membres paralysés soumis à une pression un peu prolongée.

Ces eschares, qui, comme les autres phénomènes précédemment cités, font absolument défaut dans la paralysie infantile, sont, au contraire, un fait vulgaire dans la myélite aiguë généralisée. On sait qu'elles s'y produisent souvent avec une rapidité singulière, 4, 6, 10 jours après le début des premiers accidents et qu'elles contribuent puissamment à déterminer l'issue fatale.

L'*hématomyélie*, ou, en d'autres termes, l'*hémorrhagie intra-spinale*, se prête à des considérations semblables. Dans nombre de circonstances, son histoire symptomatique se confond, en effet, pour ainsi dire sur tous les points, avec celle de la myélite aiguë généralisée ; ainsi, pour ne parler que de la contractilité faradique, on l'a vue disparaître dès le 14e (1), dès le 9e jour (2), et il est fréquent d'un autre côté que de vastes eschares se déclarent rapidement au siége. L'hémorrhagie intra-spinale, ainsi que M. Hayem (3) et moi-même (4), nous nous sommes efforcés de l'établir, ne serait d'ailleurs qu'une sorte d'épiphénomène de la myélite aiguë centrale. Il paraît certain que, à peu près toujours, l'épanchement de sang se forme là, au sein de parties préalablement modifiées dans leur texture par le fait de l'inflammation.

---

(1) Observations de Levier. — *Beiträg zur Pathologie der Ruckenmarks Apoplexie.* Inaug. Dis. Bern. 1864.
(2) Observation de Duriau. — *Union médicale*, 1859, t. I, p. 308.
(3) Hayem. — *Des hémorrhagies intra-rachidiennes*, 1872, p. 138.
(4) Charcot. — *Leçons de la Salpêtrière*, 1870.

Les lésions traumatiques de la moelle épinière, qu'elles résultent d'une fracture de la colonne vertébrale ou d'une plaie par instrument tranchant, peuvent, elles aussi, déterminer l'amyotrophie aiguë avec tous ses accompagnements, en un mot, la formation d'eschares à développement rapide. Les altérations spinales, dans ces cas de traumatisme, sont à l'origine du moins, celles de la myélite aiguë transverse, c'est-à-dire qu'il s'agit de lésions inflammatoires qui, intéressant à la fois l'axe gris et les faisceaux blancs, n'occupent cependant qu'une petite étendue de la hauteur de la moelle. Mais, souvent elles se propagent très-rapidement au-dessous du point primitivement affecté, jusqu'à l'extrémité du renflement lombaire par exemple, si la lésion a porté sur un point de la région dorsale ; la propagation en question se fait dans les faisceaux blancs, suivant une loi bien connue, le long des faisceaux latéraux, tandis que, dans la substance grise, ce sont les colonnes formées par les cornes antérieures qui sont envahies. Cette extension descendante des lésions spinales transverses, dans les cornes grises antérieures, n'est pas une simple vue de l'esprit ; je l'ai tout récemment reconnue nettement à l'examen de pièces provenant d'un cas de myélite aiguë transverse sur lequel je reviendrai. Elle seule permet de comprendre, — je l'ai déjà fait remarquer ailleurs (1), — comment une lésion spinale, en apparence limitée à un point circonscrit de la région dorsale, peut déterminer dans les membres inférieurs paralysés du mouvement, l'atrophie aiguë des muscles, et en un mot tous les phénomènes, qui, ainsi que le montre l'analyse physiologique de la paralysie infantile, relèvent de l'atrophie aiguë des cellules nerveuses motrices.

---

(1) Charcot. — *Leçons sur les maladies du système nerveux*, t. I, p. 63, note 1 (2e édition).

ONZIÈME LEÇON.

Des amyotrophies spinales chroniques. — Atrophie musculaire progressive spinale protopathique. (Type Duchenne-Aran.)

Sommaire. — Variétés cliniques des cas désignés sous le nom d'atrophie musculaire progressive (atrophies musculaires progressives spinales). — Uniformité dans ces cas de la lésion spinale qui porte sur les cornes antérieures de la substance grise.

Etude de l'atrophie musculaire progressive spinale protopathique comme type du groupe : simplicité de la lésion spinale. — Amyotrophies spinales chroniques deutéropathiques. La lésion des cellules nerveuses motrices est ici consécutive : elle se surajoute à une lésion spinale de siége variable. — Aperçu des principales affections spinales qui peuvent produire l'amyotrophie progressive deutéropathique : pachyméningite spinale hypertrophique ; — sclérose des faisceaux postérieurs; myélite centrale chronique; hydromyélie ; tumeurs intra-spinales ; sclérose en plaques ; — sclérose latérale symétrique.

De l'atrophie musculaire progressive spinale protopathique en particulier. (Type Duchenne-Aran.) — Symptômes : atrophie individuelle des muscles, troubles fonctionnels, persistance prolongée de la contractilité faradique, secousses fibrillaires, déformations ou déviations paralytiques ; griffes. — Modes d'invasion. — Etiologie : hérédité, froid, traumatisme.

Anatomie pathologique. — Lésions de la moelle : altération limitée aux cornes antérieures de substance grise (cellules nerveuses, névroglie). — Lésions des racines nerveuses et des nerfs périphériques. — Lésions musculaires, leur nature.

I.

Messieurs,

Je me propose, dans les leçons qui vont suivre, de consacrer quelques développements à l'histoire des *amyotrophies spinales chroniques*. Les affections que comprendra cette appellation sont aujourd'hui encore souvent confondues en clinique sous la dénomination commune d'*atrophie musculaire progressive*. L'anatomie pathologique cependant a établi depuis longtemps qu'il ne s'agit pas là d'un groupe homogène.

En effet, les lésions spinales qu'on peut rencontrer dans les cas qui portent en clinique cette dénomination d'atrophie musculaire progressive sont très-variées. Elles ont toutefois, en commun, un trait particulier qui constitue, pour ainsi dire, le caractère anatomique fondamental du groupe : c'est la lésion des cornes antérieures de substance grise et plus explicitement l'altération atrophique des cellules motrices de la région. Nous trouvons en quelque sorte ici la reproduction de ce que nous avons vu à propos des amyotrophies spinales aiguës ; seulement la lésion spinale, dans les cas qui vont nous occuper, évolue non plus suivant le mode aigu, mais au contraire suivant le mode subaigu chronique et, à cette circonstance, se rattachent, malgré plus d'une analogie, des différences considérables dans la succession des symptômes.

A. Vous vous souvenez sans doute, Messieurs, que, dans l'étude des amyotrophies spinales aiguës, nous avons pris pour objectif un type régulier, la *paralysie infantile* où les lésions spinales sont systématiquement limitées aux cornes antérieures de substance grise. Un type du même genre nous servira de guide dans l'histoire des amyotrophies spinales chroniques. En effet, une lésion exactement limitée aux régions antérieures de la substance grise et laissant parfaitement indemnes tous les autres départements de la moelle épinière, substance blanche et substance grise, tel est le substratum anatomique dans une certaine forme d'atrophie musculaire progressive qui répond à peu près cliniquement au type vulgaire tel qu'il a été décrit par Cruveilhier, Duchenne (de Boulogne), Aran, et à laquelle nous donnerons, si vous le voulez bien, la qualification de *spinale protopathique*.

La constitution de cette forme protopathique de l'atrophie musculaire spinale, qui reproduit en quelque sorte, je le répète, dans le mode chronique, la paralysie infantile, est relativement fort simple. Ainsi, l'élément anatomo-pathologique est représenté : 1° dans la moelle, par une lésion systématiquement limitée aux cornes grises antérieures ;

l'altération des grandes cellules nerveuses étant d'ailleurs une condition nécessaire, *sine qua non*, et parfois la seule lésion appréciable; 2° dans les racines motrices et les nerfs moteurs périphériques, par une atrophie plus ou moins prononcée, conséquence de la lésion spinale; 3° enfin dans les muscles correspondants, par des lésions trophiques que nous aurons à passer en revue et d'où procède à proprement parler toute la symptomatologie de l'affection.

B. Les choses sont plus compliquées dans un second groupe d'amyotrophies spinales chroniques que, par opposition, je désignerai sous le nom de *deutéropathiques*. Ici, en effet, la lésion des cornes antérieures et des cellules nerveuses est nécessairement présente aussi; mais elle n'est qu'un fait de seconde date, consécutif en tout cas. La lésion originelle siége encore dans la moelle épinière, mais elle s'est développée en dehors de la substance grise et ce n'est que secondairement, par extension, que celle-ci a été, à son tour, envahie. A la vérité, lorsque cet envahissement s'est opéré, la même série de phénomènes consécutifs en découle, et en particulier, l'atrophie progressive des muscles; toutefois les symptômes amyotrophiques se trouvent alors comme entremêlés, ou mieux surajoutés à ceux de la maladie spinale primitive. Or, vous comprenez aisément, Messieurs, combien l'ensemble symptomatique qu'on observe dans ces diverses combinaisons pourra se montrer complexe et variable. Car, de fait, il n'est peut-être pas une lésion élémentaire chronique de la moelle épinière qui ne soit susceptible, à un moment donné de son évolution, de retentir sur la substance grise antérieure et d'y déterminer l'atrophie des cellules motrices.

Pour ne parler que des faits dans lesquels une vérification anatomique a eu lieu, voici l'énoncé des principales formes d'affection de la moelle épinière qui peuvent donner lieu à l'amyotrophie spinale chronique deutéropathique :

1° En premier lieu, je signalerai la *pachyméningite spinale hypertrophique*. Elle consiste, nous le verrons, en une inflammation des méninges qui occupe surtout le renflement cervical de la moelle et qui répond sans doute à ce qu'on appelait autrefois l'*hypertrophie de la moelle épinière.* La lésion méningée se propage à la moelle elle-même et simultanément aux origines des nerfs rachidiens. L'atrophie musculaire des membres supérieurs se développe sous cette double influence ; elle se montre combinée à des symptômes particuliers qui relèvent à la fois de la lésion méningée, de la lésion spinale et de celle des nerfs périphériques.

2° Vient ensuite la *sclérose des zones radiculaires postérieures*, substratum anatomique de l'ataxie locomotrice progressive (1). La symptomatologie se composera ici des phénomènes liés à l'atrophie consécutive des cornes antérieures — atrophie lente des muscles, — et de ceux qui caractérisent la sclérose des zones radiculaires postérieures — douleurs fulgurantes spéciales, incoordination motrice, etc.

3° Divers types de *myélite centrale*, spontanée ou traumatique, à marche chronique, doivent entrer dans cette énumération ; une lésion anatomique que l'on désigne communément sous la dénomination d'*hydromyélie* ou *hydromyélite* mérite d'être mentionnée spécialement (2).

---

1 V r LE ɴ I p. 1 .

2 Cette le ı n ınale a été d' ignée par Ollıvier d'Angers , sous le nom le *j ıı g ıj l e u c v t ce trale da s a ı elle épı r . T·ait des maladıes de a n e le éj ı re,* éd t , 18 7, t. ı, p. 2 2 J aı fait c nnaitr ıne bservatı n de mye ıte spı ı le c rvıcale vec pa l yménıng te, remarquable, entre autres, par la pre nce d tr ıs canaıx l ng et tr ıts quı, creusés p ur la majeure partıe dans l'epaı s ur de l ubs ance grıse, par ouraıent, p rallelemen u grand axe de la m el e, l renfl ment ervıcal lans toute n étendue. L'un de c s canaux, de t us le plus nsiderable, pouvait même ıtre uıvı jusqu au nıveau du t ers ı férıeur de la régıon d rsale. D n la plus grande part e de s n trajet, ıl ccupaıt la corne grıse postérıeure du c^té gau he u, p ur m eıx dıre, ıl s'était substıtué a cette corne gr se dont les divers élements avaıent dısparu. Les d ux autres canaux, m ıns volumıneux, sıégeaıent l'un ımmédıatement en arrıère de la commıssure p sterıeure, sur la ligne médıane de manıère à ıntéresser à la f ıs les deux fa sceaux blancs postérıeurs, l autre en partıe dans la c rne p stérıeure

Quelques auteurs décrivent cette altération spinale comme résultant d'une dilatation du canal central de la moelle épinière. Il est certain que, dans la majorité des cas, il s'agit là de foyers canaliculés consécutifs à une myélite chronique centrale. Quoi qu'il en soit, la substance grise des cornes antérieures peut, en pareille circonstance, être intéressée au point que les cellules nerveuses motrices subissent des altérations plus ou moins profondes et, par ce fait, l'atrophie musculaire, à marche progressive, viendra figurer dans la symptomatologie de l'affection (1).

4° Il existe aussi plusieurs exemples de *tumeurs intra-spinales* (gliomes ou sarcomes), qui, développés au centre de la substance grise, dans la région cervicale, ont été le point de départ de symptômes d'amyotrophie progressive (2).

5° Nous devons citer encore la *sclérose en plaques*. En

---

droite, en partie dans le faisceau postérieur du côté droit. Ces derniers canaux se trouvaient en grande partie comblés par une substance amorphe, transparente, finement grenue, qui, en certains points, s'était désagrégée, vraisemblablement par le fait de quelque accident de préparation, et avait laissé à sa place des lacunes plus ou moins étendues, à contours plus ou moins irréguliers. Cette même substance, finement grenue, légèrement condensée, formait la paroi des foyers et se continuait sans ligne de démarcation bien tranchée avec le tissu avoisinant qui présentait lui-même à une certaine distance, les caractères de la dégénération granuleuse. Cette observation qui figure dans un mémoire publié en commun avec M. Joffroy, alors mon interne (*Archives de physiologie*, mai, septembre et novembre 1869.) rendait déjà fort vraisemblable qu'un certain nombre des cas d'*Hydromyélie*, assez communément rapportés jusqu'alors à une dilatation du canal central, peuvent résulter de la fonte d'un tissu pathologique développé au sein des parties centrales de la moelle épinière. La réalité du fait me semble avoir été mise hors de doute par M. Hallopeau dans un travail intéressant présenté à la Société de Biologie. (*Mémoires de la Société de Biologie*, 1869, p. 169.) Tout récemment M. le D^r Th. Simon (de Hambourg) a rassemblé un grand nombre d'observations (*Arch. für Psychiatrie und nervenkankheid*, v. Bd. 1 heft. Berlin, 1874, p. 120 et suiv.) qui viennent confirmer à cet égard les conclusions des travaux français.

(1) Voir entre autres le cas de M. O. Schuppel : *Ueber Hydromyelus*. In *Archiv der Heilkunde*. Leipzig, 1865, p. 289.

(2) O. Schuppel. — *Das gliom und gliomyxom des Ruckenmarks*. In *Archiv der Heilkunde*, p. 127, 1867. — J. Grimm. — *Atrophia musculorum progressiva, tumor carcinomatosus intumescentiæ spinalis, etc.* In *Virchow's Archiv*, 1869, 4 faeg. 8 Bd.

général, dans les cas ordinaires relatifs à cette affection, la substance grise n'est pas profondément atteinte; il est possible que cela arrive néanmoins, et alors, aux symptômes déjà si variés de l'induration multiloculaire des centres nerveux, viennent se joindre des amyotrophies à marche progressive.

6° Mais la forme pathologique que je veux relever particulièrement parmi ces amyotrophies spinales chroniques, deutéropathiques, est celle qui est caractérisée anatomiquement par une *sclérose qui affecte symétriquement les faisceaux latéraux* de la moelle épinière, dans toute la hauteur de ce cordon nerveux. Cette sclérose fasciculée peut même être suivie, ainsi que nous le dirons, jusque dans le bulbe et la protubérance. La sclérose fasciculée latérale symétrique peut se rencontrer isolément, en dehors de toute lésion de l'axe gris; mais, très-fréquemment, elle retentit sur les cornes antérieures de la substance grise, et plus particulièrement sur les cellules nerveuses de la région, en conséquence de quoi les symptômes amyotrophiques se surajoutent à ceux qui relèvent de la sclérose latérale.

Dans tous les cas qu'embrasse cette énumération, l'envahissement de la substance grise antérieure, ainsi que nous l'avons fait remarquer, est constamment un phénomène consécutif. Il est possible que la combinaison inverse puisse survenir, c'est-à-dire qu'une lésion primitivement développée dans le centre gris envahisse consécutivement les faisceaux blancs; mais je ne crois pas, quant à présent, que cette combinaison ait jamais été régulièrement observée.

II.

Messieurs, ainsi que je vous l'ai annoncé en commençant, c'est tout d'abord l'*amyotrophie progressive spinale protopathique* définie, comme vous venez de l'entendre, que nous allons étudier dans cette leçon. Lorsque ce type, comparativement simple, vous sera connu, il deviendra plus facile de pénétrer dans l'histoire, maintenant encore assez embrouillée, des amyotrophies spinales deutéropathiques.

Nous nous efforcerons de dégager autant que possible la description de l'*atrophie musculaire protopathique* de tous les éléments étrangers qui l'encombrent chez la plupart des auteurs. Nous suivrons en cela l'exemple de M. Duchenne (de Boulogne) qui, de longue date, a commencé, en se plaçant surtout au point de vue clinique, ce travail d'épuration. Les jalons, posés par cet auteur sur la voie qu'il a déjà parcourue, nous serviront plus d'une fois de guide dans l'accomplissement de la tâche que nous allons entreprendre (1).

A. Nous commencerons notre exposition par le côté clinique ; après quoi, nous descendrons dans le détail des lésions anatomiques et, enfin, nous vous présenterons en manière de conclusion, quelques considérations relatives à la physiologie pathologique de l'affection.

a) Le premier trait à faire ressortir dans la symptomatologie de l'atrophie musculaire progressive, après le début insidieux, sans prodromes, ou avec des prodromes longtemps inaperçus pour ainsi dire, c'est ce qu'on pourrait appeler l'*atrophie individuelle* que subissent les muscles affectées ; en d'autres termes, un muscle ou plusieurs muscles d'un membre peuvent avoir souffert une diminution de volume très-remarquable, alors que les muscles voisins ont conservé leur relief normal.

Ce premier trait est en quelque sorte caractéristique ; c'est, écrit M. Duchenne (de Boulogne), « le facies de la maladie. » Précisons, en faisant appel à un exemple concret. Supposons le cas, très-commun dans l'espèce, où la maladie n'a envahi encore qu'un certain nombre de muscles dans un membre supérieur. Tous les muscles de la main et de

(1) Voir le chapitre V dans le *Traité de l'Electrothérapie localisée.*

l'avant-bras auront, je suppose, à ce moment, subi une atrophie profonde, à l'exception d'un seul peut-être, le long supinateur par exemple. En revanche, les muscles du bras et de l'épaule seront intacts et présenteront le volume de l'état normal de manière à former un contraste frappant avec l'atrophie très-accentuée de l'avant-bras et de la main.

Prenons un autre exemple, plus rare. Ce sera, dans ce cas, les muscles thoraciques qui auront été affectés les premiers. Les pectoraux seront profondément émaciés, et, partant, la poitrine aura subi un amaigrissement très-prononcé, tandis que les membres supérieurs, ayant été épargnés tout entiers, offriront une saillie relativement considérable. Ce mode d'envahissement de l'atrophie qui procède, dans une certaine mesure, *muscle par muscle*, fournit un caractère important parce qu'il ne se retrouve pas au même degré dans les amyotrophies deutéropathiques.

b) Les *troubles fonctionnels* que présentent les muscles en voie d'atrophie doivent nous arrêter actuellement. A la diminution de volume se lie un certain degré d'*affaiblissement des mouvements* exécutés par le muscle et l'on peut dire que ces deux phénomènes, d'une façon générale, progressent parallèlement; autrement dit, moins il y a de fibres musculaires dans un muscle ou plus il y a de fibres atrophiées, plus la faiblesse est grande, et celle-ci ne paraît guère dépendre que de la diminution du nombre ou de l'atrophie plus ou moins prononcée des faisceaux musculaires.

Ce fait contraste avec ce que l'on sait des *paralysies proprement dites* ou *par défaut d'action nerveuse*. Soit, par exemple, une paralysie des membres inférieurs déterminée par une compression s'exerçant sur un point limité de la moelle épinière à la région dorsale; l'inertie motrice occasionnée dans les membres inférieurs par la suppression de l'action cérébrale pourra être complète, absolue, et cependant les muscles, en pareil cas, ne souffriront pas dans leur nutrition ou ne souffriront qu'à la longue, par le fait de l'inaction prolongée.

Dans les amyotrophies spinales, deutéropathiques, en raison de la combinaison habituelle d'une lésion des faisceaux blancs avec la lésion de la substance grise, il est de règle qu'un degré plus ou moins prononcé de paralysie par suppression de l'action nerveuse s'ajoute aux effets de l'amyotrophie, ce qui n'a pas lieu, du moins au même degré, dans l'amyotrophie protopathique où la substance grise est seule affectée.

c) Un autre fait, digne d'être relevé, est le suivant : le muscle, même quand il est parvenu à un degré avancé d'atrophie, conserve sa contractilité électrique faradique normale. La diminution ou l'abolition de cette contractilité ne se manifestent que dans les phases ultimes, alors que l'atrophie est portée à son comble. C'est là un caractère qui tranche considérablement avec ce que nous savons des amyotrophies spinales aiguës où, dès les premiers temps et avant même que le volume du muscle ait décelé par ses changements une altération appréciable, la contractilité faradique est déjà remarquablement modifiée.

d) Il importe dans la description de ne pas oublier les *secousses fibrillaires*. Ces secousses se produisent spontanément, mais on peut en provoquer souvent l'apparition à l'aide d'un léger choc porté sur le muscle. Elles consistent, permettez-moi de le rappeler, en ce que la peau, qui recouvre le muscle atteint, paraît tout à coup soulevée par de petites cordes très-fines, qui se dessinent dans la direction des principaux faisceaux musculaires. Quelquefois tout à fait partielles et localisées, elles sont, d'autres fois, assez énergiques pour mettre en mouvement un doigt, la main elle-même. Ces secousses fibrillaires n'appartiennent pas en propre à la forme protopathique. J'ajouterai, en outre, qu'elles se voient en dehors de l'atrophie musculaire progressive, chez des sujets sains. Elles constituent parfois, dans ce cas, un des symptômes d'une forme particulière d'hypochondrie, assez fréquente, soit dit en passant, chez les étudiants en médecine.

e) Je dois signaler, mais pour les écarter du tableau, d'autres symptômes qu'à mon sens on a compris à tort dans la description de l'atrophie musculaire vulgaire. Les douleurs spontanées, continues et névralgiques, les douleurs paroxystiques fulgurantes, mentionnées par quelques auteurs, appartiennent aux formes deutéropathiques (sclérose postérieure, sclérose symétrique latérale, pachyméningite).

J'en dirai autant de l'anesthésie et de l'hyperesthésie cusanées. Elles sont étrangères à l'atrophie simple. Il en est de même, d'après mes observations, des douleurs provoquées par la pression qui traduisent une exaltation de la sensibilité des masses musculaires.

f) Enfin, je dois consigner dans la symptomatologie de l'atrophie spinale protopathique, les *déformations* ou mieux les *déviations* qui résultent forcément de l'affaiblissement des muscles atrophiés et de la prédominance que prennent en conséquence les muscles antagonistes. C'est de la sorte que se produisent, pour ne parler que des mains, des déformations variées, connues sous le nom de *griffes*.

En somme, ce sont là des *déviations paralytiques* qu'il ne faut pas confondre avec les déformations par *contracture*, qui se montrent dans certaines formes deutéropathiques et y jouent un rôle intéressant comme cela se voit, entre autres, dans la sclérose latérale amyotrophique.

B. Après cette énumération des symptômes qui s'observent sur chacun des muscles malades, considérés en particulier, nous devons fixer l'attention sur quelques caractères tirés du mode de progression et de répartition que présentent les lésions musculaires dans leur envahissement successif. Dans cet ordre, nous avons à signaler un certain nombre de phénomènes d'une utilité incontestable pour la distinction nosographique.

1° Dans l'immense majorité des cas, l'amyotrophie progressive spinale protopathique débute par un des membres supérieurs, le droit surtout ; elle commence par la main et remonte à l'avant-bras, au bras, à l'épaule, gagnant ensuite le tronc. Dans la règle, elle ne s'étend aux membres inférieurs — remarquez bien ce fait que nous aurons à utiliser bientôt — que lorsque le mal est parvenu à ses dernières limites. Je vous ai montré maintes fois, dans cet hospice, des sujets atteints de longue date d'atrophie musculaire protopathique, dont les membres supérieurs étaient, de même que le thorax, réduits à l'état squelettique, tandis que les membres inférieurs, peu ou point affectés, permettaient, à peu près comme dans les conditions normales, la station debout et la marche.

2° L'envahissement primitif du tronc est beaucoup plus rare. M. Duchenne l'a noté dans une douzaine de cas seulement ; les membres supérieurs, alors, sont pris en second lieu.

3° Enfin, il convient d'indiquer, comme un mode d'invasion tout à fait exceptionnel, très-rare dans l'atrophie vulgaire — ce sera l'inverse dans quelques atrophies deutéropathiques, celui où les muscles des membres inférieurs sont lésés avant tous les autres. M. Duchenne déclare n'avoir rencontré ce mode de début que deux fois sur 159 cas. A la vérité, M. Hammond, dans un traité récent (1), dit qu'il l'a observé 8 fois sur 29 ; mais, si j'en juge par un des exemples qu'il rapporte, les faits qui ont servi à édifier cette statistique, s'écartent singulièrement du type classique. Il s'agit, dans le cas auquel je fais allusion, d'un homme qui, après avoir accusé quelques troubles de la vision et avoir éprouvé pendant longtemps des fourmillements ainsi que des douleurs (*electric pains*) dans les membres inférieurs, présenta une atrophie progressivement croissante, et à un moment devenue considérable, des muscles de ces membres. Cette atrophie, si profonde qu'elle fût, des masses

(1) W. A. Hammond. — *A Treatise on diseases of the nervous system*, p. 666, fig. 31. New-York.

musculaires, ne s'opposait pas d'une façon absolue à la station et à la marche. Je ne puis m'empêcher de voir, dans ce cas, un exemple d'ataxie locomotrice; on sait que, dans cette affection l'atrophie progressive des membres frappés d'incoordination motrice n'est pas une complication très-rare.

C. On peut avancer que, dans les conditions régulières, la marche de la maladie est très-lente : c'est par exception que, envahissant prématurément tous les muscles qui servent au mécanisme de la respiration (muscles intercostaux ou diaphragme, ou encore les nerfs bulbaires, combinaison dont nous parlerons en un lieu spécial), elle se termine au bout de deux à cinq ans. Je le répète, dans les conditions habituelles, l'atrophie vraie dure 8, 10 ans sous forme partielle, 18 ou 20 ans même, alors qu'elle s'est depuis longtemps généralisée à tous les muscles.

D. Un mot maintenant concernant l'*étiologie*. Ce qu'on a écrit sur la *consanguinité* ou de *l'hérédité*, en tant qu'élément étiologique de l'atrophie musculaire progressive, me paraît, d'après la critique des textes à laquelle je me suis livré, appartenir à l'amyotrophie spinale protopathique. Celle-ci, ajouterai-je, ne reconnaît guère de *causes occasionnelles*.

Les *amyotrophies spinales*, appelées *rhumatismales*, parce qu'elles semblent déterminées par l'impression du froid, sont si je ne me trompe, du ressort de la myélite chronique, de la pachyméningite ou de la sclérose latérale.

Celles qui surviennent en conséquence d'une *cause traumatique*, d'un coup porté sur le dos, comme chez le malade de M. Gull (1), du poids d'une balle de coton trop lourde, comme chez le malade de M. Roberts, etc., sont vraisemblablement aussi relatives à la myélite (2).

---

(1) W. Gull. — *Progressive atrophy of the muscles of the trunk an upper Extremities after a Blow on the Neek with the fist.* In *Guy's Hosp. Reports*, 1858, p. 195.

(2) W. Roberts. — Art. *Wasting Palsy*, in *R. Reynold's System of mé-*

Mais pour ce qui est de l'atrophie primitive, le rôle étiologique de la transmission héréditaire paraît très-important. Il a été relevé par tous les auteurs et récemment M. Naûnyn, professeur à Kœnigsberg, relatait l'histoire d'une famille où la transmission avait pu être suivie à travers cinq générations (1).

III.

Dans un exposé où il s'agit surtout de mettre en relief quelques caractères nosographiques fondamentaux, c'en est assez, Messieurs, pour le côté clinique. Nous avons recueilli, chemin faisant, des matériaux dont l'utilité ne saute peut-être pas aux yeux au premier abord, mais qui apparaîtra dans toute son évidence lorsqu'il faudra établir tout à l'heure comment les amyotrophies deutéropathiques se distinguent de l'amyotrophie protopathique, non-seulement au point de vue anatomique, mais aussi par tout l'ensemble des autres caractères pathologiques.

Actuellement, il convient de vous faire connaître ce qu'on sait sur l'*anatomie pathologique* de l'amyotrophie progressive spinale protopathique.

1° Nous commencerons par ce qui est relatif à la *moelle*. La lésion, dont il s'agit, porte nécessairement sur les grandes cellules motrices.

La névroglie peut être, elle aussi, affectée ; mais, en pareil cas, l'altération reste systématiquement circonscrite dans les cornes grises antérieures : les faisceaux blancs sont absolument respectés.

La lésion de la névroglie est de nature inflammatoire ; ainsi les vaisseaux de la substance grise sont plus volu-

---

dicine, p. 168. — D'autres exemples d'atrophie progressive des muscles, survenue à la suite de causes traumatiques, ont été cités par Bergmann (*St-Petersbourger Med. Zeitsch.*, p. 116, 1864, Thudicum et Lockhart-Clarke (*Beale's Archives of medicine*, 1863).

(1) *Berlin. Klin. Wochens.*, n° 42, 1873.

mineux que de coutume et leurs parois sont épaissies. Les éléments cellulaires de la gangue conjonctive présentent les traces manifestes d'un travail de prolifération. Des corps granuleux, en nombre variable, se rencontrent sur les préparations faites à l'état frais. Lorsque ces altérations de la névroglie sont très-accentuées, la corne grise peut offrir une réduction dans tous ses diamètres (*Fig. 11*).

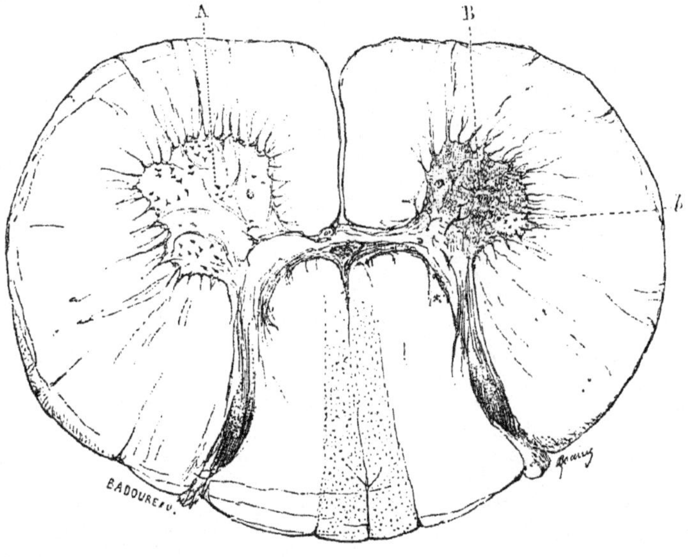

Fig. 11. — Coupe de la moelle épinière à la région cervicale dans un cas d'atrophie musculaire protopathique. — A, Corne antérieure gauche. (Les cellules nerveuses ont persisté, mais présentent des altérations qualitatives.) — B, Corne antérieure droite. (Atrophie presque complète des cellules nerveuses, un seul petit noyau ganglionnaire (*b*) persiste).

Pour ce qui est des cellules nerveuses, ce sont tantôt les caractères de l'atrophie pigmentaire (*Fig. 10*, C, D, p. 184), tantôt ceux de l'atrophie scléreuse (*Fig. 10*, E, p. 184) qu'on y observe.

En somme, nous retrouvons ici, dans le mode chronique, les altérations que nous avons décrites à propos de la paralysie infantile, et il y a lieu de supposer, comme dans ce dernier cas, que la limitation des altérations aux cornes antérieures de substance grise a sa raison dans cette circonstance que les éléments ganglionnaires sont le siége primitif du mal (1).

D'après la considération des caractères anatomiques, la forme d'atrophie musculaire progressive, dont il s'agit, pourrait être désignée sous le nom de *téphro-myélite chronique parenchymateuse*.

Les observations sur lesquelles s'appuie la description anatomo-pathologique qui vient d'être présentée ne sont pas nombreuses encore. Il n'en existe guère, pensons-nous, que six ou sept au plus. — Nous citerons parmi elles, un fait de M. Lockhart-Clarke, un autre de M. Duménil (de Rouen) (2), un cas très-important de M. Hayem (3); trois observations recueillies à la Salpêtrière, dans mon service (4), et, enfin, un fait très-régulier à tous égards, ob-

---

(1) Voir Leçon IX, p. 165 et Leçon X, p. 181.

(2) Malheureusement, dans les cas de M. L. Clarke et de M. Duménil, l'état de la substance blanche spinale n'est pas indiqué d'une façon explicite.

(3) Hayem. — *Note sur un cas d'atrophie musculaire progressive, avec lésions de la moelle.* (*Archives de physiologie*, 1869, p. 79.)

(4) Voici le sommaire de deux de ces observations qui seront bientôt publiées *in extenso* dans les *Archives de physiologie*. La troisième figure déjà dans ce recueil (année 1870, p. 247). Je l'ai présentée comme un exemple de paralysie glosso-laryngée.

Observation I, recueillie par M. Gombault. — A. Duc..., institutrice, âgée de 56 ans, entrée à la Salpêtrière, le 24 juin 1872, morte le 26 septembre de la même année — a beaucoup souffert du froid et de la fatigue pendant le siége. — Début en avril 1871, par un affaiblissement progressif du membre supérieur gauche. — Embarras de la parole à peu près à la même époque. — Pas de douleurs, pas de contracture dans les membres. — Etat actuel en juillet 1872 : torticolis paralytique très-accentué avec courbures de compensation dans le reste de la colonne rachidienne. — Symptômes de paralysie labio-glosso-laryngée avec atrophie manifeste de la langue. — Gêne très-prononcée de la déglutition. — Les deux *membres supérieurs*, surtout le gauche, sont pendants, inertes, sans contractures. Les masses musculaires y sont atrophiées à peu près uniformément partout; contractions fibrillaires très-prononcées. — La contractilité faradique n'est pas modifiée. A la main, disparition presque complète des éminences thénar et hypothénar. Il n'existe pas de déformation en griffe. — *Membres supérieurs* non atrophiés; la station et la marche ont été possibles presque jusqu'au dernier moment. — Mort rapide par le fait d'une pneumonie lobulaire.

Etat de la moelle épinière à l'autopsie. — Renflement cervical : à l'état frais, des corps granuleux existent en abondance exclusivement dans l'aire des cornes antérieures. Les cellules nerveuses motrices présentent là tous les degrés possibles de la dégénération pigmentaire. Sur les coupes durcies, on retrouve cette même altération des cellules nerveuses. Beaucoup d'entre servé récemment dans le service de M. le professeur Vulpian, par M. le Dr Troisier (1).

Ce petit chiffre de faits compose néanmoins un ensemble solide. Toutes les observations contradictoires, c'est-à-dire celles dans lesquelles l'amyotrophie progressive se serait montrée conforme au type clinique Duchenne-Aran, sans l'accompagnement des lésions spinales qui viennent d'être décrites, sont, je crois m'en être assuré, des observations qui pèchent, soit par le côté clinique, soit par le côté anatomique. Eu égard à ce dernier point, Messieurs, je vous ferai remarquer que la lésion spinale de l'amyotrophie progressive protopathique, de même que celle de la paralysie infantile, ne peut être reconnue sûrement que sur des coupes durcies et convenablement préparées. Toutes les recherches qui ne sont pas pratiquées suivant cette méthode, et dans de bonnes conditions de réussite,

---

elles ne sont plus représentées que par un amas globuleux de pigment. — Nombreux îlots de *désintégration granuleuse* dans l'aire des cornes antérieures. — *Les faisceaux blancs, et en particulier les faisceaux latéraux, ne présentent pas la moindre trace d'altération.*

Obs. II, recueillie par M. Pierret. — La nommée C..., entrée à la Salpêtrière, le 18 février 1850, est morte le 14 avril 1874, à l'âge de 55 ans. — Début vers l'âge de 26 ans par le membre supérieur droit. — Extension lentement progressive de l'atrophie au membre supérieur gauche. — Les membres inférieurs ne sont affectés de manière à rendre la marche impossible que depuis 5 ou 6 ans. — Pas de contractures, pas de troubles de la sensibilité ; contractions fibrillaires très-accusées. Dans les derniers temps, tous les mouvements des membres sont devenus à peu près impossibles. — Mais l'atrophie des muscles est surtout prononcée au membre thoracique droit (main, épaule, avant-bras). La mort est survenue en conséquence d'une tuberculisation pulmonaire, à évolution rapide. — *Examen de la moelle épinière durcie, sur des coupes.* — Dans toute l'étendue de la moelle, mais surtout à la région cervicale, un grand nombre de cellules nerveuses des cornes antérieures ont disparu sans laisser de traces : celles qui persistent sont très-petites et offrent les degrés les plus avancés de la dégénération pigmentaire. — Au niveau de la quatrième paire cervicale, la corne antérieure droite a subi une réduction dans tous les diamètres ; la névroglie y est manifestement sclérosée; les cellules nerveuses motrices ont disparu, à l'exception d'un seul petit groupe (*Fig. 11, b*). — Les racines antérieures, émanant de la région cervicale, sont atrophiées; on y trouve quelques tubes nerveux, présentant l'altération granulo-graisseuse.

(1) L'observation de M. Troisier a été publiée dans les *Archives de physiologie*, 1875, p. 236.

doivent être à ce point de vue considérées comme non avenues (1).

2° Les *racines nerveuses antérieures* et les *nerfs périphériques* sont affectées consécutivement à la lésion de la substance grise. Je vous rappellerai, à ce propos, que Cruveilhier avait considéré l'atrophie des racines antérieures comme le caractère anatomique de la forme d'atrophie musculaire dont il a contribué à élucider l'histoire et qu'il avait pour ainsi dire prévu que cette atrophie serait rattachée quelque jour à une lésion de la substance grise (2).

---

(1) M. Bamberger a publié (*Wiener Mediz. Presse*, n° 27, 28 juli 1869 et *Centralblatt*, octobre n° 46, 1869), deux cas d'atrophie musculaire progressive dans lesquels l'autopsie, faite par M. Recklinghausen, n'aurait permis de reconnaître aucune lésion de la moelle épinière. Malheureusement la relation de l'autopsie, en ce qui concerne le système nerveux, n'est pas accompagnée, dans ces cas, de détails circonstanciés. Il n'est pas dit, entre autres, si l'examen microscopique a été fait sur des coupes durcies, — ce qui, dans l'espèce, est une condition absolument indispensable — et l'on ne mentionne pas d'une manière spéciale l'état des cellules des cornes antérieures. Nous croyons devoir rappeler encore une fois, que la moelle épinière peut, à l'œil nu, paraitre tout à fait saine, alors que les cellules nerveuses de la substance grise ont subi cependant les plus profondes altérations. Nous ajouterons qu'en pareil cas, l'examen microscopique lui-même peut ne fournir aucun résultat décisif s'il ne porte que sur des pièces non durcies. — Les remarques qui précèdent s'appliquent de tous points à tous les cas, sans exception, que M. Friedreich a alignés dans son ouvrage récent (*Ueber progressive Muskelatrophies*. Berlin, 1873), contre la *théorie nerveuse* de l'amyotrophie progressive (Obs. I, II, IV, X et XVII). Je parle des observations recueillies par l'auteur lui-même ; toutes datent d'une époque (de 1858-1867), où le rôle de l'altération des cellules nerveuses mêmes n'avait pas encore été mis en lumière, et nulle part l'état anatomique de ces cellules ne se trouve explicitement mentionné. — Je ferai remarquer d'ailleurs que plusieurs des observations rassemblées par M. Friedreich sous une même rubrique, ne méritent en rien la dénomination d'*atrophie musculaire progressive*, ce nom étant employé, même dans son acception la plus large et la plus vague ; ainsi les observations I et II ne peuvent guère être considérées que comme des exemples de paralysie spinale infantile, et l'observation VI, remarquable par le début fébrile et la marche rapide de l'affection, me semble se rapporter naturellement au type créé par Duchenne sous le nom de paralysie spinale de l'adulte. Un pareil laisser-aller en matière de distinctions nosographiques, surtout dans une question par elle-même assez obscure, est au moins regrettable et ne peut qu'entretenir la confusion.

(2) Cruveilhier. — *Bulletin de l'Académie de médecine*, 1853. — Id. *Sur la paralysie musculaire atrophique*, 5ᵉ série, t. VII, janvier 1856.

Il importe de reconnaître que l'atrophie des racines antérieures ne pourra pas être, au même degré que dans la paralysie infantile, une atrophie destructive. Sans doute, dans les racines émanant des régions de la substance grise et plus profondément altérées, on trouve habituellement un certain nombre de tubes nerveux vides de myéline, ou dans lesquels la myéline est frappée, à un degré variable, de dégénération granulo-graisseuse. Mais la majeure partie de ces tubes peut être — c'est un fait dont je me suis assuré encore dans un cas récent — conservée intacte, ou tout au moins n'offrir d'autres altérations que celles de l'atrophie simple. Cette intégrité relative d'un très-grand nombre de tubes nerveux des racines antérieures se voit alors même que celles-ci offrent, à l'œil nu, une apparence très-grêle et une teinte légèrement grisâtre.

Le mécanisme, suivant lequel l'altération spinale retentit sur les muscles dans l'amyotrophie progressive, semble donc différer à quelques égards de celui qui s'observe dans la paralysie infantile. Dans celle-ci, en effet, un certain nombre de tubes nerveux subissent les mêmes altérations qu'un nerf sectionné. Dans l'atrophie musculaire, il n'est qu'un petit nombre de nerfs qui éprouvent ce sort, et encore la destruction se produit-elle là peu à peu, progressivement, et n'est-elle définitivement accomplie que dans les dernières phases du processus morbide. Les autres tubes de la racine nerveuse conservent l'intégrité de leur constitution, au moins dans ce qu'elle a d'essentiel.

Quel est donc le mode suivant lequel, dans l'amyotrophie progressive, s'effectue la lésion musculaire en conséquence de la lésion spinale ? Je ne vois guère, à ce sujet, qu'une hypothèse à proposer : c'est que le travail irritatif, dont les cellules sont le siége, se transmet, par la voie des racines nerveuses et des nerfs centrifuges, jusqu'aux faisceaux musculaires qui, sous cette influence, subissent la lésion trophique. L'atrophie est, ici, le phénomène primitif ; elle ne s'accompagne pas tout d'abord de paralysie par interruption de l'influx nerveux parce que celui-ci peut se propager pendant longtemps encore par la voie des tubes nerveux émaciés, mais non détruits.

3° Il me reste, en dernier lieu, à vous exposer en quoi consistent ces *lésions musculaires* qui surviennent ainsi en conséquence des lésions du centre spinal. Je n'aurai pas à insister longuement sur ce point, car nombreuses sont les analogies qui relient les lésions musculaires de l'amyotrophie spinale protopathique à celles de la paralysie infantile.

Ce sujet d'histologie pathologique a été, dans le temps, l'objet de controverses nombreuses, très-intéressantes à consulter au point de vue de la critique historique, mais qui, en dehors de ce domaine, ont perdu beaucoup de leur valeur.

Je rappellerai seulement que l'atrophie granulo-graisseuse d'un certain nombre de faisceaux est le fait qui avait frappé surtout les premiers observateurs, Mandl, Galliet, Lebert, Cruveilhier, Aran et Duchenne. Se fondant sur ces observations, M. Duchenne avait cru pouvoir caractériser la maladie anatomiquement en lui imposant le nom d'*atrophie musculaire graisseuse progressive.*

M. le professeur Robin intervint alors dans le débat et il fit remarquer avec raison que beaucoup des granulations qui apparaissent dans les faisceaux ne sont pas de nature graisseuse, puisqu'elles se dissolvent dans l'acide acétique en même temps qu'elles résistent à l'éther (1).

Vint ensuite M. Virchow qui réclama en faveur de la dégénération graisseuse et renchérit même sur les opinions déjà émises, en annonçant ce fait, fort exact, d'ailleurs, que la graisse ne prend pas naissance seulement au sein du faisceau musculaire, mais qu'elle envahit aussi parfois le tissu conjonctif interstitiel ou *périmysium.*

Il est facile de reconnaître aujourd'hui que, dans ce débat, on avait laissé passer à peu près inaperçu le fait essentiel. En effet, dans l'amyotrophie progressive spinale,

(1) Ch. Robin. — *Comptes rendus et Mém. de la Soc. de biologie*, 1854, p. 201.

comme dans l'atrophie infantile, la dégénération granulo-protéique, de même que la dégénération granulo-graisseuse des faisceaux musculaires n'est qu'un *phénomène accessoire*. C'est ce que prouvent les observations de M. Hayem et les observations multipliées que nous avons pu faire à la Salpêtrière.

Le fait capital, dans l'espèce, c'est une atrophie simple du faisceau musculaire avec conservation de la striation en travers. Celle-ci persiste jusqu'aux dernières limites. Cette amyotrophie, sur quelques points, s'accompagne d'ordinaire d'une prolifération plus ou moins marquée des éléments cellulaires du sarcolemme. Dans un certain nombre de faisceaux musculaires, la multiplication peut être poussée assez loin pour que les éléments de formation nouvelle s'accumulent dans la gaîne du sarcolemme de manière à la distendre et à refouler la substance musculaire. Celle-ci se segmente alors et prend l'apparence de petits blocs qui conservent toutefois, jusqu'aux dernières phases de l'altération, l'apparence striée.

Pour ce qui est des éléments cellulaires nouvellement formés, quelques-uns prennent le développement de cellules avec protoplasma, mais c'est le cas le plus rare. La plupart avortent dans leur évolution et tendent à s'atrophier, en même temps que la substance musculaire fragmentée se divise de plus en plus et quelquefois disparaît sans offrir la moindre trace de dégénération granulo-graisseuse. Toutes ces particularités ont été étudiées avec soin dans le travail de M. Hayem.

Enfin, le périmysium subit, lui aussi, dans une certaine mesure, un travail de prolifération qui constitue une sorte d'esquisse de la cirrhose musculaire. A son tour, la *lipomatose interstitielle* peut intervenir et aller même jusqu'à la *lipomatose luxuriante*. Ce dernier fait mérite d'être particulièrement mentionné parce que la surcharge graisseuse peut, pendant la vie, rendre méconnaissable l'existence de l'atrophie des masses musculaires et masquer ainsi le principal symptôme de la maladie.

Telles sont, Messieurs, les altérations musculaires dans

l'amyotrophie progressive protopathique. Nous allons voir qu'elles n'appartiennent pas en propre à cette forme pathologique et qu'elles se retrouvent avec les mêmes caractères dans les amyotrophies symptomatiques qui, maintenant, doivent nous occuper.

DOUZIÈME LEÇON.

Amyotrophies spinales deutéropathiques. — Sclérose latérale amyotrophique.

Sommaire. — Amyotrophies spinales deutéropathiques. — Sclérose latérale amyotrophique ; localisation de la lésion spinale dans les cordons latéraux. — Raisons de cette localisation fournies par l'étude du développement de la moelle épinière. — Formation des cordons latéraux, des faisceaux de Goll et des faisceaux de Türck.

Sclérose latérale consécutive à une lésion cérébrale.

Sclérose latérale symétrique primitive. — Anatomie pathologique : Configuration et topographie de la lésion dans la moelle et le bulbe. — Lésions consécutives de la substance grise (cellules nerveuses motrices, névroglie), dans la moelle et dans le bulbe. — Altérations secondaires : Racines nerveuses antérieures. — Nerfs périphériques. — Lésions trophiques des muscles.

Messieurs,

Nous en avons fini avec la forme d'*atrophie musculaire progressive* qui relève d'une *lésion limitée systématiquement à la substance grise spinale antérieure;* le moment est venu d'entrer dans quelques développements, à propos des *amyotrophies spinales* affectant le *mode chronique*, dans lesquelles la lésion centrale, ne reconnaissant plus une circonscription aussi étroite, occupe dans la moelle, en outre des cornes antérieures, soit la substance grise postérieure, soit divers faisceaux blancs.

Nous sommes convenus, vous ne l'avez pas oublié, d'appeler *deutéropathiques* les amyotrophies spinales de ce genre. Elles composent un ensemble complexe et encore peu élucidé. Mais, comme je vous l'ai fait pressentir, il est, dans ce groupe, une individualité qui, en raison de son importance clinique — à la vérité jusqu'ici à peu près méconnue — et en raison aussi des particularités anatomiques et physiologiques qui s'y rattachent, mérite d'être examinée de près.

Ici, la lésion spinale est constituée par une combinaison, si l'on peut ainsi dire, de l'altération obligatoire de la substance grise antérieure avec une *sclérose symétrique et primitive des faisceaux blancs latéraux.*

I.

Envisageons, tout d'abord, le côté anatomo-pathologique et entrons, en premier lieu, dans la description de cette singulière lésion des faisceaux blancs. Rien n'est plus original assurément et plus inattendu peut-être, pour quelques-uns d'entre vous, que cette lésion circonscrite en quelque sorte géométriquement dans une région des faisceaux blancs qui, à l'état normal, du moins chez l'adulte, ne se sépare par aucune ligne de démarcation appréciable du reste des cordons antéro-latéraux.

Mais la surprise cesse bientôt lorsqu'on fait appel aux notions fournies par l'étude du développement embryonnaire de la moelle épinière. En effet, on reconnaît alors aisément que la partie des cordons antéro-latéraux dans laquelle le processus inflammatoire peut ainsi se limiter systématiquement, forme pendant la vie fœtale et jusque dans les premiers temps de la vie extra-utérine, un système à part, distinct anatomiquement des autres faisceaux de la moelle épinière.

C'est là, Messieurs, un point de vue à peu près neuf, au moins dans ses applications à la pathologie. J'en ai touché un mot déjà dans la leçon qui a inauguré ce cours, mais je pense qu'il y a lieu d'y revenir aujourd'hui avec plus de détails.

Les résultats que je vais exposer, d'ailleurs très-brièvement, sont empruntés aux travaux de Budge, Küffer, L. Clarke, Kölliker, Flechsig et à ceux plus complets, sur certains points, qu'a entrepris récemment, à ma sollicitation, dans le laboratoire que je dirige, M. Pierret.

A. La moelle épinière n'est, vous le savez, dans les premiers temps de sa formation, qu'un anneau incomplet formé de substance embryonnaire. Aussitôt que le canal central est fermé en arrière, la masse embryonnaire tend à se séparer, par suite de l'apparition d'un sillon latéral, en deux parties l'une antérieure, l'autre postérieure, pour chaque moitié latérale de la moelle. Ainsi se trouvent ébauchés, en premier lieu, les rudiments des cornes antérieures (*Fig.* 12, *a*), et des cornes postérieures (*Fig.* 12, *b*) de substance grise. A chacune de ces parties est venue s'adjoindre, vers la fin du premier mois, une zone de substance blanche, laquelle est en connexion avec les racines nerveuses.

Ces zones, dans la nomenclature proposée par M. Pierret, portent les unes, le nom de *zones radiculaires antérieures* (*Fig.* 12, *a'*); elles entreront, chez l'adulte, pour une bonne part dans la constitution des faisceaux antéro-laté-

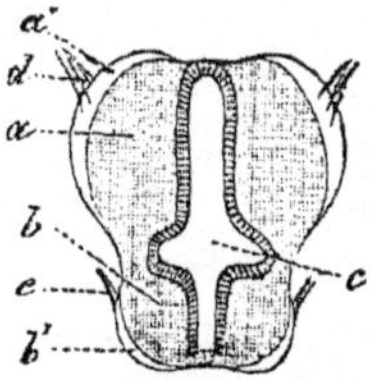

Fig. 12. — *Coupe de la moelle d'un embryon humain d'un mois.* — *a*, cornes antérieures. — *b*, cornes postérieures. — *c*, canal central. — *d*, racines antérieures. — *e*, racines postérieures. — *a'*, zone radiculaire antérieure. — *b'*, zone radiculaire postérieure.

raux ; les autres s'appellent *zones radiculaires postérieures* (*Fig.* 12, *b'*). Avec l'adjonction des faisceaux de Goll, non encore développés à cette époque, elles formeront ultérieurement ce qu'on désigne d'ordinaire sous le nom de cordons postérieurs.

Les faisceaux latéraux n'existent pas encore ; on les voit

apparaître vers la 6e ou la 8e semaine dans le sillon qui sépare encore latéralement les deux parties de la substance grise, sous l'aspect de deux petites masses ou tubercules de substance embryonnaire, où les tubes nerveux ne se

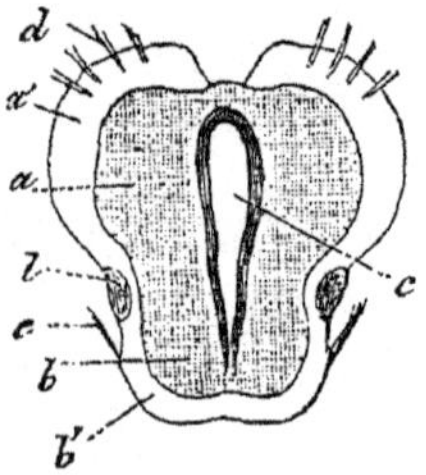

Fig. 13. — *Coupe de la moelle d'un embryon humain âgé d'un mois et demi.* — *a, b, c*, etc., comme dans la figure 14. — *l*, cordon latéral.

montreront que très-tard (*Fig*, *13*, *l*). Vers cette même époque (c'est-à-dire la huitième semaine environ) se développent, dans le sillon qui sépare les zones radiculaires

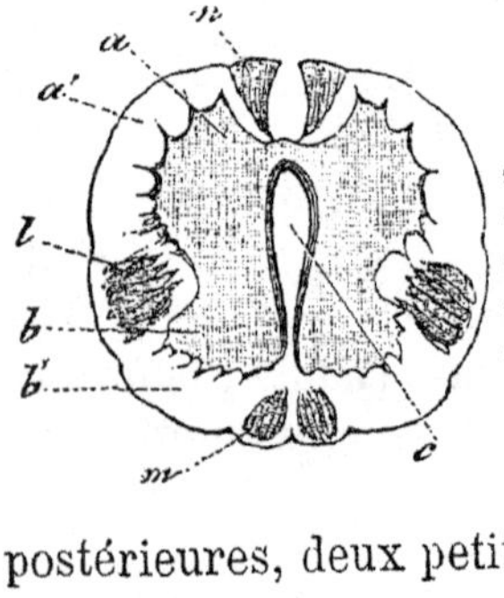

Fig. 14. — *C. de la moelle d'un embryon humain âgé de deux mois.* — *a, b, c*, etc.; comme dans la figure 12. — *l*, faisceau latéral. — *m*, développement des faisceaux de Goll. — *n*, développement des faisceaux de Türck (faisceaux antérieurs).

postérieures, deux petites éminences symétriques qui ten-

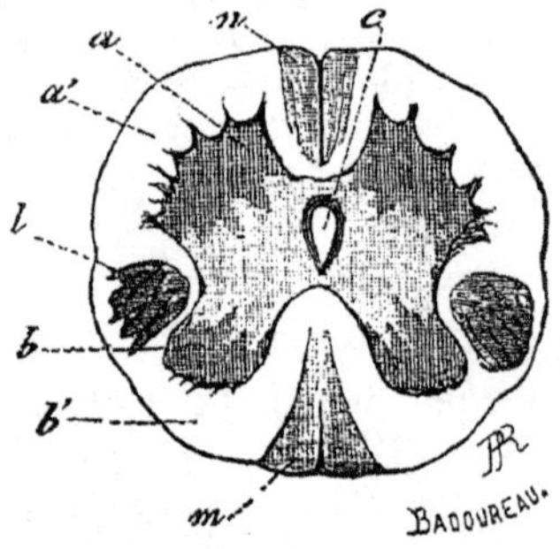

Fig. 15. — *C. de la moelle cervicale d'un embryon humain âgé de 12 à 15 semaines.* — Même signification des lettres.

dent à s'accoler et qui règnent dans toute la hauteur de la moelle : ce sont les faisceaux de Goll (*Fig. 14*, *m*).

En même temps, une formation analogue a lieu dans le sillon qui sépare les zones radiculaires antérieures. Elle est relative aux petits faisceaux que j'ai proposé de désigner sous le nom de *faisceaux de Türck* (*Fig. 14, 15, n*), et qui ne peuvent être suivis chez l'adulte au-dessous de l'extrémité du renflement cervical de la moelle.

Ainsi se trouve complété l'ensemble des pièces distinctes, qui, par leur réunion et leur fusion plus ou moins intime, composeront, à une époque plus avancée de la vie, les faisceaux antéro-latéraux tels qu'on les connaît chez l'adulte.

B. Mais les faisceaux latéraux devant seuls nous occuper, aujourd'hui, je dois revenir plus particulièrement sur les caractères qu'ils présentent aux diverses phases de leur évolution. Par les progrès du développement, ils inclinent à se confondre : *en avant* avec les zones radiculaires antérieures, *en arrière* avec l'extrémité antérieure des zones radiculaires postérieures, de manière à ne plus se distinguer bientôt ni des unes ni des autres.

Cependant, même après la naissance, chez le nouveau-né, on reconnaît encore, dans l'aire des faisceaux blancs, à certains caractères histologiques qui accusent un développement relativement moins avancé, la région qui appartient aux faisceaux latéraux proprement dits. Cette région se voit en arrière d'une ligne fictive transversale, qui passerait par la commissure, sous la forme d'un espace triangulaire correspondant à la partie la plus postérieure du faisceau antéro-latéral. Dans cet espace, la substance blanche se distingue par une teinte grisâtre, appréciable à l'œil nu. L'examen microscopique fait reconnaître que là les tubes nerveux à myéline sont rares, et que, au contraire la gangue conjonctive prédomine ; aussi ces parties se colorent-elles fortement par le carmin tandis qu'elles sont à peine teintées par l'acide osmique. Enfin, ces mêmes parties renferment, à l'état normal, une certaine proportion de cellules chargées de granulations graisseuses qui représent dans la moelle ce que M. Parrot désigne sous le nom de *stéatose physiologique*.

J'ajouterai que, ainsi que le montre une planche du traité de Kölliker, un sillon plus ou moins prononcé dénote souvent chez le jeune enfant, à l'extérieur de la moelle, une séparation entre les faisceaux latéraux proprement dits et les faisceaux antérieurs. Mais, chez l'adulte, toute distinction s'efface ; toutefois, il est juste de reconnaître que, même chez lui, les régions qui correspondent aux faisceaux latéraux sont marquées encore par le diamètre relativement petit des tubes nerveux et une certaine prédominance de la névroglie.

C'en est assez, je l'espère, Messieurs, pour faire ressortir l'indépendance que possèdent, sans conteste, dans les premiers temps de la vie au moins, les faisceaux latéraux de la moelle épinière ; je dois compléter pourtant cet aperçu, en vous faisant remarquer que ce système se trouve représenté dans le bulbe, au-dessus de l'entrecroisement, par les pyramides antérieures et aussi dans la protubérance et dans l'étage inférieur des pédoncules cérébraux. Or, ces régions de l'isthme de l'encéphale et du bulbe qui sont en relation avec les faisceaux latéraux se distinguent, comme ceux-ci, chez le fœtus, par un développement tardif et incomplétement accompli au moment de la naissance.

II.

L'individualité, l'autonomie des faisceaux latéraux, déjà rendue manifeste par les considérations qui précèdent s'accuse encore nettement lorsqu'on envisage les faits appartenant au domaine pathologique. Vous n'ignorez pas, car c'est là un sujet qui nous a occupé l'an passé, qu'à la suite de la lésion unilatérale de certains départements de l'encéphale, toute une moitié du système des faisceaux latéraux subit isolément, à la fois dans le pédoncule, la pro tubérance, le bulbe et toute la hauteur de la moelle épinière, une lésion consécutive, qui se traduit bientôt, histologiquement, par les caractères propres à la sclérose des centres nerveux. Dans l'isthme et dans le bulbe, la sclérose fasciculée peut être suivie jusqu'à l'entrecroisement, du même côté que la lésion cérébrale. Au-dessous de l'entrecroisement, au contraire, elle occupe dans la moelle le côté opposé. Cette lésion du système des faisceaux latéraux est, en pareil cas, absolument isolée; elle ne s'accompagne en particulier, du moins dans la règle, d'aucune altération de la substance grise antérieure ou des racines spinales motrices et je rappellerai, à ce propos, que l'hémiplégie avec contracture qui coexiste avec cette lésion est remarquable par l'intégrité de la nutrition dans les muscles paralysés, tant que l'inertie fonctionnelle ne s'est pas trop longtemps prolongée.

Dans le cas où la lésion cérébrale primitive occuperait simultanément les points correspondants des deux hémisphères, le système des faisceaux latéraux serait naturellement lésé des deux côtés, à droite et à gauche dans toute son étendue, aussi bien dans l'isthme que dans le bulbe et dans la moelle épinière. Dans cette hypothèse qui, plus d'une fois, a trouvé sa réalisation, il s'agirait par conséquent d'une *sclérose latérale symétrique, consécutive à une lésion cérébrale.*

Mais la sclérose symétrique totale des faisceaux latéraux peut survenir protopathiquement, primitivement, c'est-à-dire sans aucune dépendance, d'une lésion encéphalique quelconque. C'est là un fait que L. Türk, en 1856, et moi-même, dix ans plus tard, nous avons rendu évident et qu'il convient actuellement de mettre en relief.

Ici, deux cas peuvent s'offrir : 1° La sclérose symétrique primitive existe seule, sans complication d'une lésion de la substance grise antérieure ; le trait le plus saillant dans le syndrome relatif à la lésion, ainsi localisée, est une parésie des membres, des inférieurs surtout, marquée par une contracture plus ou moins intense des muscles lesquels conservent pendant longtemps tous les caractères indiquant une nutrition normale. Cette lésion de la moelle épinière, entre autres circonstances, s'observe assez fréquemment dans le cours de la paralysie générale progressive : C'est là une coïncidence qui a été signalée plus particulièrement par M. Westphal. 2° Mais il arrive assez souvent qu'une altération de la substance grise s'associe à la sclérose symétrique des faisceaux latéraux. Or, la combinaison de ces deux ordres d'altérations constitue justement le substratum anatomique de la forme pathologique sur laquelle je veux appeler votre attention. Les symptômes d'amyotrophie progressive se trouvent alors associés là à ceux qui relèvent de la sclérose latérale.

III.

Nous devons maintenant étudier de plus près, au point de vue anatomique, les altérations dont il s'agit. Dans la description qui va suivre, nous aurons à nous occuper successivement : 1° des lésions que présente *le système des faisceaux latéraux* dans les diverses régions de la moelle, dans le bulbe et dans l'isthme de l'encéphale ; — 2° des lésions concomitantes de la *substance grise* dans les mêmes départements des centres nerveux ; — 3° des lésions consécutives des *racines antérieures* et des *nerfs spinaux* ; — 4° enfin des *lésions trophiques des muscles*.

Sur le premier point, je serai bref, parce que je suppose connues les scléroses consécutives de cause cérébrale, dont les caractères anatomiques se confondent, à peu de chose près, avec ceux des scléroses primitives. Je me bornerai seulement à relever les points suivants.

A. Considérons, en premier lieu, ce qui se passe dans la *moelle.* — *a*) Sur des coupes transversales, à la région du renflement cervical, l'altération symétrique comprend une plus grande étendue en largeur que partout ailleurs. Ainsi, la région envahie par la sclérose s'étend en avant jusqu'au niveau, et même au-delà, de l'angle externe de la corne antérieure. En arrière, elle confine presque à la substance grise postérieure. En dehors, toutefois, elle est séparée constamment de la couche corticale de la moelle par un tractus de substance blanche restée intacte. (*Fig. 16*, A, A. — Voir aussi Pl. IV, *Fig. 1*, 2, 5; Pl. V, *Fig. 1* et 2).

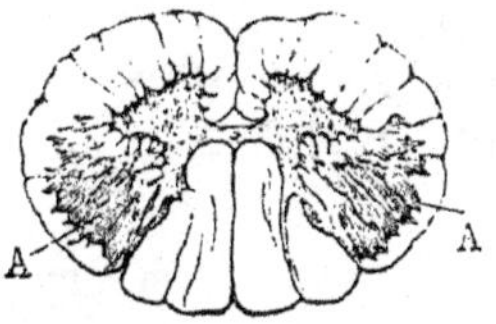

Fig. 16. — Coupe transversale de la moelle épinière passant par la partie moyenne du renflement cervical.

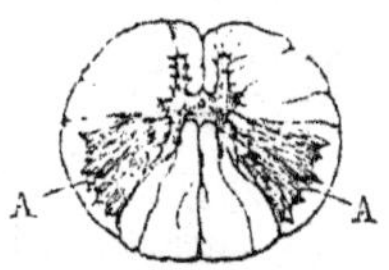

Fig. 17. — Coupe transversale passant par le milieu de la région dorsale.

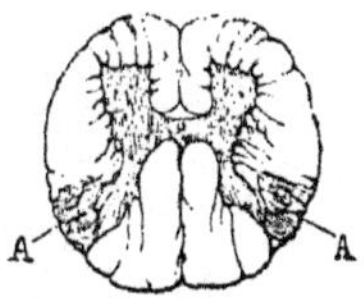

Fig. 18. — Coupe transversale passant par le milieu du renflement lombaire.

Toutes les autres parties des faisceaux blancs sont respectées, à l'exception des petits faisceaux de Türck qui, dans certains cas, sont lésés symétriquement. Ces faisceaux, je le rappelle en passant, paraissent appartenir au même système que les faisceaux latéraux.

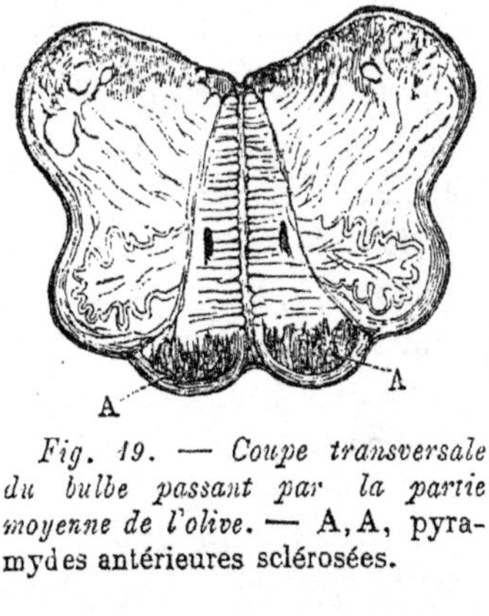

Fig. 19. — Coupe transversale du bulbe passant par la partie moyenne de l'olive. — A, A, pyramydes antérieures sclérosées.

b) A la région dorsale, la lésion est plus circonscrite. (*Fig. 19.*) En avant, elle n'atteint même pas une ligne fictive transverse qui passerait par la commissure. En dehors, elle se rapproche de la zone corticale de la moelle dont elle n'est séparée que par une languette très-mince de substance blanche intacte.

c) Enfin, à la région lombaire, la lésion est moins étendue encore. Elle n'occupe guère que le quart postérieur des cordons latéraux. Il est à remarquer que, en dehors, elle touche à la zone corticale. (*Fig. 19.*)

B. En second lieu, qu'observe-t-on dans le *bulbe*? La lésion s'accuse là par l'envahissement des pyramides antérieures dans toute leur étendue en hauteur. (*Fig. 19.*) Au-dessus, dans la partie inférieure de la protubérance, la lésion peut être suivie tant que les fibres provenant des pyramides sont encore réunies en faisceaux; mais, plus haut encore, lorsque ces fibres se disséminent, on les perd aisément de vue.

Quelques auteurs ont poursuivi les lésions de la sclérose latérale primitive jusque dans le *pied* du pédoncule cérébral (étage inférieur du pédoncule): mais on ignore comment elle se termine là, c'est-à-dire du côté de l'encéphale. Toujours est-il que la capsule interne, qui semble n'être, pour une part, qu'un prolongement de l'étage inférieur du pédoncule, n'est cependant pas envahie.

IV.

Voilà pour ce qui concerne les altérations des faisceaux blancs. Il importe de relever actuellement, Messieurs, celles qui appartiennent à la *substance grise*.

Elles ne diffèrent en rien d'essentiel de celles que nous avons étudiées à propos de l'*atrophie musculaire spinale protopathique*. C'est déclarer qu'elles sont, ici encore, systématiquement localisées dans les cornes antérieures grises. Là, comme dans le premier cas, elles portent et sur la *névroglie* et sur les *cellules nerveuses motrices* qui sont, en plus ou moins grand nombre, dégénérées, atrophiées ou même complétement détruites. (Voir Pl. IV, *Fig. 4.*)

Il est de règle que l'altération de la substance grise ne dépasse point l'aire des cornes antérieures : cette particularité est mise en évidence surtout par l'intégrité parfaite, plusieurs fois constatée, des groupes cellulaires de la colonne de Clarke dans la région dorsale.

a) L'altération de la substance grise spinale, dans tous les cas que j'ai observés, prédomine à la région cervicale de la moelle épinière; elle est souvent très-prononcée encore à la région dorsale; mais elle tend à s'atténuer à mesure qu'on descend vers le renflement lombaire. Cette disposition de la lésion est en rapport avec une circonstance que je ne manquerai pas de mettre en relief dans l'exposé clinique, à savoir que l'atrophie musculaire, dans la forme nosographique qui nous occupe, porte rarement sur les membres inférieurs. Ces membres sont paralysés et contracturés de très-bonne heure, ce qu'explique l'existence de la sclérose latérale, mais leurs muscles ne sont pas ou sont relativement peu atrophiés.

b) Les altérations de la substance grise de la moelle épinière, de même que celles des faisceaux blancs, ont leur pendant dans le bulbe. Vous n'ignorez pas, Messieurs, qu'il existe, dans cette partie des centres nerveux, un certain nombre de noyaux de substance grise que l'on considère comme les analogues des cornes antérieures de la moelle et, par conséquent, comme servant d'origine aux nerfs moteurs bulbaires. Cette affectation n'est guère douteuse, particulièrement en ce qui concerne les noyaux d'origine de l'hypoglosse, du spinal et même du facial. Or, pour ne parler que du premier, les grandes cellules multipolaires qui le composent et qui ont, au point de vue morphologique, tant d'analogie avec les grandes cellules motrices de la moelle, se montrent atrophiées ou détruites en même temps que la névroglie qui les englobe est sclérosée (*Fig. 20*). Mais je me contente, pour le moment, d'indiquer le fait, afin de ne pas laisser entièrement dans l'ombre tout un coin, fort intéressant d'ailleurs, du tableau. J'y reviendrai quand j'étudierai les amyotrophies bulbaires et la paralysie labio-glosso-laryngée.

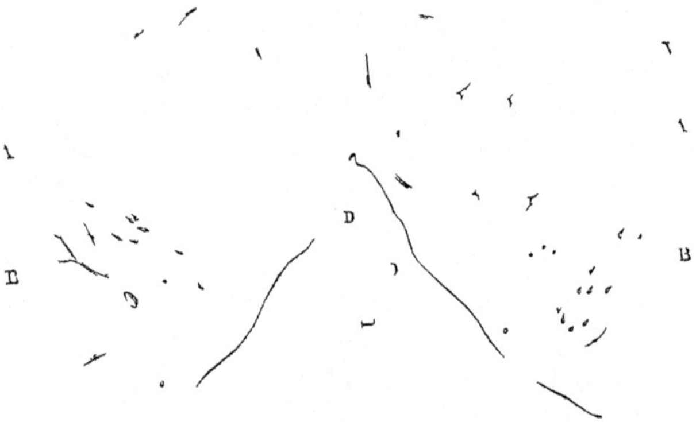

F . . — C s b b , f te l la l t je d d h . — A, B, r te le la l g e fctr R, R) représ n nt tat i m l — A, n yau e l'hyp s mp e du agrégat i d ui i ain r n l e ul mu tip ai . V, invi au qu c rc ns r t i v i t e dedan le n yau — C, pl nch r u qu t i me vent i ul . D, *f l t* . B, n yau du pne m ga tri ue. — A', B, e c, a g l l l l ne l ive R, R r presentent le m me p rt e dans un ca de scler e l t l am trophique On v it qu il existe à peine cinq i six ce le nerveu se inta t s dans 'aire lu yau de l hyp l e — A, *c c h t* . — B', n yau du pn um ga trique ne pr sentant au une altera i n ap é le

V.

Il ne me reste plus qu'à vous entretenir des altérations qui se produisent consécutivement aux précédentes dans les *racines antérieures* et dans les *nerfs périphériques*. Je ne puis que répéter ici ce que j'ai déjà dit au sujet de l'atrophie musculaire spinale protopathique. Les tubes nerveux tout à fait vides de myéline sont rares dans les racines ainsi que dans les nerfs périphériques. Les tubes granuleux sont en minorité. La plupart des tubes nerveux sont conservés, seulement presque tous ont subi un certain degré d'atrophie simple. C'est là un fait que nous devrons faire ressortir lorsque nous traiterons de la pathogénie des lésions musculaires consécutives.

VI.

Je puis me montrer encore très-bref, relativement à ces *lésions trophiques des muscles*. Elles ne diffèrent pas, d'une manière essentielle, de celles qu'on rencontre dans l'amyotrophie spinale primitive. Seulement, le caractère inflammatoire de la lésion dans la sclérose latérale amyotrophique m'a paru plus accentué. Ainsi, l'hyperplasie du périmysium est plus manifeste et, dans un cas même, j'ai vu avec M. Debove le tissu conjonctif interstitiel, infiltré sur certains points d'un nombre considérable de leucocytes.

Je relèverai expressément que la lipomatose interstitielle des muscles se produit, dans l'amyotrophie liée à la sclérose latérale, tout comme dans l'amyotrophie vraie. Le fait est intéressant pour ce qui est relatif à la langue, dont les muscles, dans la sclérose amyotrophique, s'atrophient à l'égal de ceux des membres, en conséquence de l'altération des cellules du noyau de l'hypoglosse. La langue, cependant, en pareil cas, peut avoir conservé à peu de chose près son volume normal et ne pas offrir à sa surface les circonvolutions et les rides, animées de mouvements pour ainsi dire vermiculaires, qu'on y observe souvent. Dans ces diverses circonstances, les faisceaux musculaires y sont atrophiés. Cette conservation de la forme et du volume de l'organe s'explique, dans les cas auxquels je fais allusion, par la lipomatose interstitielle. Dans un de ces cas, j'ai constaté, avec M. Debove, l'existence d'une sorte de cirrhose hypertrophique produite par la végétation excessive du *pérymisium* tant interne qu'externe (*Fig. 21* et *22*.)

Après cet exposé des lésions propres à la sclérose latérale amyotrophique, il est dans notre plan de vous faire connaître les principaux symptômes qui la révèlent pendant la vie, dans le but de rechercher, autant que possible, le lien physiologique qui rattache les lésions aux symptômes.

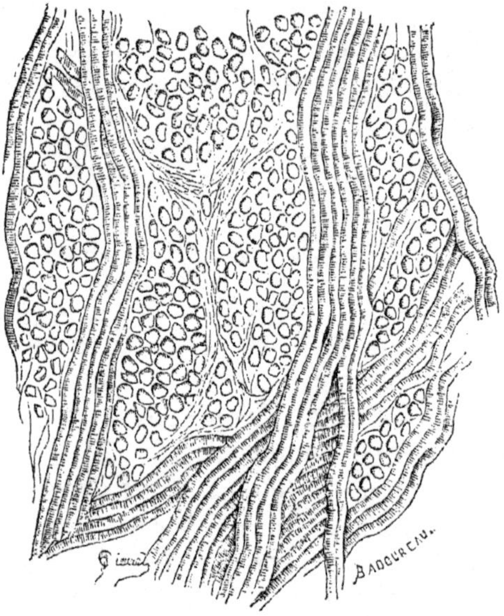

Fig. 21. — *Coupe de la langue.* Etat normal.

On peut avancer, d'une manière très-générale, que les symptômes auxquels je fais allusion sont de deux ordres : les uns sont en relation avec l'altération symétrique des faisceaux latéraux ; les autres relèvent de la lésion concomitante de la substance grise. C'est ce que j'essaierai de démontrer dans la prochaine séance.

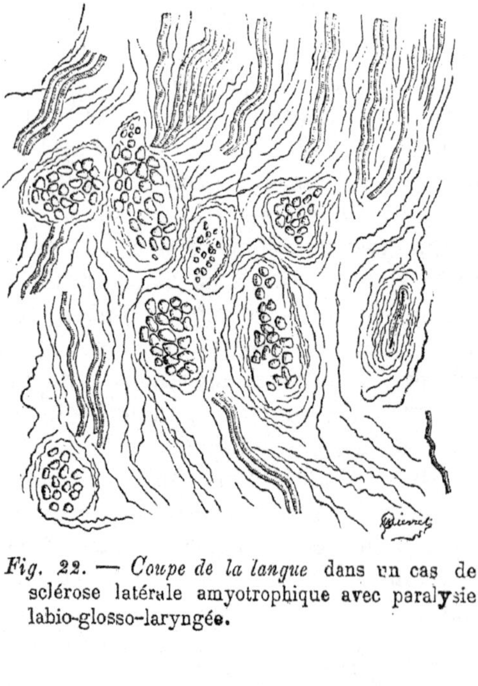

Fig. 22. — *Coupe de la langue* dans un cas de sclérose latérale amyotrophique avec paralysie labio-glosso-laryngée.

TREIZIÈME LEÇON.

De la sclérose latérale amyotrophique. — Symptomatologie.

SOMMAIRE. — Faits sur lesquels repose la symptomatologie de la sclérose latérale amyotrophique. — Observations personnelles. — Documents à l'appui.

Différences qui séparent cliniquement la sclérose latérale amyotrophique de l'atrophie musculaire spinale protopathique.

Symptômes communs aux deux affections : amyotrophie progressive, contractions fibrillaires, conservation de la contractilité électrique.

Symptômes propres à la sclérose latérale amyotrophique. — Prédominance de la paralysie motrice. — Contracture permanente spasmodique. — Absence de troubles de la sensibilité. — Déformations paralytiques ; attitude de la main. — Trémulation des membres supérieurs à l'occasion des mouvements intentionnels. — Modes de début. — Paraplégie cervicale. — Envahissement des membres inférieurs. — Caractère de la contracture. — Phénomènes bulbaires : Gêne de la déglutition ; — Embarras de la parole ; — Paralysie du voile du palais, de l'orbiculaire des lèvres, etc. — Troubles graves de la respiration.

Résumé des symptômes. — Pronostic. — Physiologie pathologique.

I.

Messieurs,

Après avoir décrit les altérations nécroscopiques propres à la *sclérose latérale amyotrophique*, il importe actuellement d'animer le tableau en vous montrant quel est l'ensemble des symptômes qui, pendant la vie, se rattachent à ces lésions.

J'éspère établir, Messieurs, que cet ensemble symptomatique est assez frappant, assez caractéristique, pour qu'on puisse le distinguer aisément de celui qui relève de l'altération limitée à la *substance grise spinale antérieure*. Il me sera facile aussi, je le crois, de tracer ensuite une ligne de démarcation tranchée entre la *sclérose latérale amyotrophique* et les autres formes d'*atrophie musculaire spinale, deutéropathique*.

Je dois tout d'abord déclarer que les observations qui vont servir de fondement à ma description sont peu nombreuses encore, une vingtaine au plus. Mais il y a lieu de remarquer que la même chose s'est présentée dans le temps à propos de l'*ataxie locomotrice progressive*, et cependant le tableau clinique tracé par Duchenne (de Boulogne), à l'aide d'un petit nombre de faits, il y a bientôt vingt ans, n'a pas vieilli. Il subsiste tel quel, aujourd'hui encore, dans ses traits les plus essentiels, sans avoir subi de modifications profondes. Puisse la description que je vais présenter de la *sclérose latérale amyotrophique* éprouver le même sort !

La plupart des faits, dont je puis invoquer l'appui, ont été rassemblés par moi ou par mes élèves, à l'hospice de la Salpêtrière. Il s'est agi, à l'origine, d'observations recueillies surtout au point de vue de l'anatomie pathologique (1). Les symptômes néanmoins avaient presque toujours été relevés avec quelque soin. Aussi, à un moment donné, devint-il possible, en comparant ces observations diverses, de saisir un certain nombre de traits fondamentaux, qui nous ont permis plus tard de reconnaître l'affection pendant la vie. Telle a été, du reste, l'histoire de la *sclérose en plaques disséminées* : on n'a connu, pendant longtemps, que les lésions singulières qui la caractérisent anatomiquement. Aujourd'hui, elle a pris rang dans la clinique usuelle.

---

(1) Les observations suivies d'autopsie, rassemblées par moi à l'hospice de la Salpêtrière, sont au nombre de cinq. J'en donnerai plus loin l'exposé sommaire. Deux de ces observations ont été publiées avec détails, l'une par M. Joffroy et par moi (*Arch. de physiologie*, 1869, p. 356); l'autre, dans le même recueil (1871-72, p. 509), par M. Gombault. (Voy. à l'APPENDICE.)

En outre des faits qui me sont propres, j'ai trouvé dans différents recueils quelques observations plus ou moins parfaites, qui se rapportent de tous points à la forme pathologique en question et je les ai mises à profit.

Je citerai, en premier lieu, parmi les faits de ce groupe, les observations II et IV de l'excellent mémoire publié en 1867 par M. Duménil (de Rouen) sur l'atrophie musculaire progressive dans la *Gazette hebdomadaire*. Puis, je mentionnerai trois observations appartenant à M. Leyden. Elles ont été publiées, comme des exemples de *paralysie bulbaire* avec amyotrophie musculaire progressive, dans les *Archives de psychiâtrie*, dirigées par M. Westphall (1).

Je mentionnerai encore un cas inséré par M. Otto Barth dans le journal de Wunderlich (2) sous ce titre : *Atrophia musculorum lipomatosa*. L'auteur, peu soucieux des règles nosographiques, semble croire qu'il a eu là, sous les yeux, un exemple de *paralysie pseudo-hypertrophique* telle que l'entend M. Duchenne (de Boulogne). En réalité, l'autopsie, faite d'ailleurs avec beaucoup de soin, montre surabondamment que c'est bien la *sclérose symétrique et primitive des faisceaux latéraux* avec *lésions concomitantes de la substance grise antérieure* qui était en jeu. Un fait recueilli par le Dr Hun (3), un autre consigné par M. S. Wilks dans *Guy's Hospital Reports* (4) sont encore, à mon avis, des exemples de sclérose latérale amyotrophique. Enfin, je ferai rentrer encore dans la même catégorie deux observations publiées récemment, l'une par M. Lockhart-Clarke (5), l'autre par M. R. Maier, de Fribourg (6).

---

(1) E. Leyden. — *Ueber progressive Bulbär-paralysie.* In *Archiv für psychiatrie* II. Bd. p. 648, obs. I, et p. 657, obs. II. — III. Bd. p. 338.

(2) O. Barth. — *Zur Kenntniss der Atrophia musculorum lipomatosa.* In *Archiv der Heilkunde*, 1871, p. 121.

(3) *American Journal of Insanity*, oct. 2, 1871, et *Centralblatt*, 1872, p. 420.

(4) Vol. XV. I-46 et *Centralblatt*, p. 239, n° 15, 1870.

(5) J. Lockhart-Clarke. — *Progressive muscular atrophy accompagned by muscular Rigidity and Contraction of Joints : examination of the Brain and spinal Cord.* In *Medico-chirurgic. Transactions*, t. LVI, 1873, p. 103.

(6) R. Maier. — *Ein fall von fortschreitender Bulbär paralysie.* In *Virchow's Archiv.* 61e Bd. 1er heft, p. I.

En terminant cette revue des *documents à l'appui*, je dois dire, Messieurs, que M. Duchenne (de Boulogne), dans la nouvelle édition de son livre (1), a ouvert sous le titre de *Paralysie générale spinale diffuse subaiguë* un chapitre où figure un des cas recueillis à la Salpêtrière, dans mon service, relatif à la *sclérose latérale amyotrophique*. Ce chapitre renferme, de plus, un grand nombre d'éléments hétérogènes qui n'ont pu être classés ailleurs. La plus grande partie des *amyotrophies spinales chroniques deutéropathiques* s'y trouvent rassemblées sous une même dénomination. Evidemment, ce ne saurait être là qu'un chapitre d'attente, une sorte de *caput mortuum* qui demande un remaniement complet.

A ceux d'entre vous qui seraient désireux de constater *de visu* les symptômes de la *sclérose latérale amyotrophique*, j'annoncerai qu'il existe en ce moment à la Charité, dans le service de M. Woillez, un pauvre maçon, âgé de 44 ans, qui présente, c'est du moins mon opinion, tous les caractères cliniques fondamentaux de cette affection (2).

II.

1° Un premier trait distinctif qui sépare déjà foncièrement la sclérose latérale amyotrophique de l'atrophie musculaire spinale primitive, c'est la rapidité relative de son évolution, considérée depuis le début des premiers accidents jusqu'à la terminaison fatale. Celle-ci ne se fait pas attendre, en moyenne, plus de trois ans, et elle peut surve-

(1) *Electrisation localisée*, 3e édit. 1872, p. 469.

(2) Le malade a succombé depuis que cette leçon a été faite, à la suite de symptômes bulbaires. L'autopsie a été pratiquée par M. Voisin, interne du service. L'examen de la moelle conduit par M. Gombault, préparateur du cours d'anatomie pathologique, a fait reconnaître l'existence de la sclérose latérale symétrique, avec atrophie des cellules nerveuses motrices dans les cornes antérieures à la région cervicale de la moelle et dans les noyaux d'origine des nerfs bulbaires. Les préparations, relatives à ce cas, ont été montrées au cours pratique de la Faculté.

nir beaucoup plus tôt, au bout d'un an, par exemple, tandis que les malades, atteints d'atrophie musculaire progressive spinale protopathique, peuvent vivre, vous le savez, pendant 8, 10 ans, 15, 20 ans même.

2° Durant cette période, comparativement courte, il est de règle que les quatre membres soient successivement, et dans un assez bref délai frappés tous de paralysie avec atrophie, ou, pour ce qui concerne spécialement les membres inférieurs, seulement de paralysie. Le malade, après quelques mois, un ou deux ans, trois ans au plus, se voit confiné au lit, privé plus ou moins absolument de l'usage de tous ses membres. Mais, de plus, on voit régulièrement, — cela du moins est arrivé dans tous les cas que j'ai recueillis, — la maladie s'étendre au bulbe et, à peu près toujours, c'est à la paralysie des nerfs bulbaires, hypoglosse et pneumogastrique surtout, que doivent être rapportés les accidents qui déterminent la mort. Cela contraste avec ce que nous savons de l'atrophie musculaire progressive vulgaire puisque dans celle-ci, suivant la statistique de M. Duchenne, l'atrophie des muscles animés par les nerfs bulbaires ne se serait montrée que 13 fois sur 159 cas.

3° Les données fournies par la considération des *circonstances étiologiques* ne sont pas, quant à présent, — cela se comprend de reste en raison du petit nombre de faits particuliers qui peuvent être alignés — d'importance majeure. Je me bornerai aux remarques suivantes.

L'*hérédité* n'est pas signalée dans nos observations. L'*âge* auquel la maladie se développe varie entre 26 et 50 ans. Les *femmes* ont été plus souvent frappées que les *hommes*, contrairement à ce que l'on dit de l'atrophie protopathique, mais il est indispensable de faire remarquer que la plupart des faits de sclérose latérale amyotrophique ont été rassemblés à la Salpêtrière, c'est-à-dire dans un hospice où les femmes seules sont admises.

Un tiers peut-être des malades rapportent le développement de l'affection à l'influence du *froid* et de l'*humidité*, à laquelle ils ont été exposés par leur profession. Le maçon de la Charité invoque, à tort ou à raison, une chute qu'il a faite deux ou trois mois avant l'apparition des premiers symptômes, chute qui a eu pour résultat immédiat une fracture de la clavicule.

Je ne m'arrête pas plus longuement au côté étiologique qui ne pourra être sérieusement envisagé que dans un avenir plus ou moins éloigné. L'étiologie se fait surtout avec de grands chiffres et nous n'en sommes pas là encore, tant s'en faut.

4° Il est temps, Messieurs, d'en venir à l'analyse des symptômes. Ces symptômes sont de deux ordres :

A. Les uns sont communs à l'amyotrophie progressive vulgaire et à l'amyotrophie par sclérose latérale ; ce sont : *a*) l'atrophie progressive, envahissante, des masses musculaires ; — *b*) les contractions fibrillaires qui se montrent surtout dans la période active de l'atrophie ; — *c*) la conservation de la contractilité faradique que présentent jusqu'à la dernière limite, les muscles frappés d'atrophie.

B. Les autres symptômes sont tout à fait étrangers à l'amyotrophie spinale protopathique ; le premier d'entre eux consiste en une impuissance motrice, promptement développée qui, si elle ne précède pas toujours l'atrophie, est déjà souvent fort accusée alors que celle-ci n'est pas encore très-prononcée. On peut dire, d'une manière générale, que dans l'*amyotrophie protopathique*, l'impuissance motrice relève en grande partie de l'atrophie des masses musculaires, tandis que, dans la *sclérose latérale*, la paralysie domine certainement la situation ; l'atrophie des muscles n'est là fréquemment qu'un fait consécutif ou même accessoire.

Voici maintenant un nouveau trait distinctif. Les membres, plus ou moins privés de leurs mouvements naturels, sont habituellement, dans la sclérose latérale, le siége d'une rigidité habituelle, résultant de ce qu'on appelle la *contrac-*

ture permanente spasmodique. C'est là un phénomène absolument étranger à l'atrophie primitive.

Enfin, dans cette dernière maladie, l'absence de troubles quelconques de la sensibilité est la règle, tandis que, dans l'autre, il est assez ordinaire que les malades éprouvent, ou aient éprouvé dans les membres affectés: 1° des douleurs spontanées plus ou moins vives, des engourdissements ou des fourmillements ; 2° et aussi des *douleurs provoquées par la pression ou la traction des masses musculaires*. J'insiste sur ce dernier phénomène que je n'ai point observé jusqu'ici dans l'amyotrophie progressive protopathique.

III.

Mais les véritables caractères de la forme pathologique, dont la description nous occupe, sont mis en relief surtout quand on considère le mode de répartition, d'enchaînement et d'évolution des symptômes.

a) La maladie *débute*, dans la grande majorité des cas, par les membres supérieurs, sans fièvre, le plus communément sans malaise appréciable, quelquefois à la suite de fourmillements et d'engourdissements.

Il s'agit, dès l'origine, d'un affaiblissement de la puissance motrice et quand celle-ci, pour la première fois, fixe sérieusement l'attention du malade, les muscles des membres affectés offrent en général, à cette époque déjà, un certain degré d'émaciation. Mais celle-ci, non plus que la parésie, n'est pas d'ordinaire circonscrite à une région limitée du membre, à quelques muscles de la main ou de l'avant-bras, par exemple: elle s'étend un peu partout, pour ainsi dire uniformément depuis l'extrémité du membre jusqu'à sa racine. Ce n'est plus cette atrophie individuelle des muscles que nous avons relevée à propos de l'atrophie musculaire vulgaire, c'est, au contraire, une sorte d'émaciation générale, d'*atrophie en masse*.

Elle n'atteint jamais, dans les commencements, un assez

haut degré pour rendre compte à elle seule de l'impuissance motrice. En somme, il s'agit, dans ce cas d'une véritable paralysie accompagnée ou plutôt suivie d'une atrophie plus ou moins rapide et plus ou moins généralisée du membre tout entier.

D'ailleurs, les muscles atrophiés, ou en voie d'atrophie, sont agités de mouvements fibrillaires souvent très accusés, et comme dans l'atrophie simple, ils conservent, tant que l'atrophie n'est pas parvenue au plus haut degré, la contractilité faradique à peu près intacte.

b) En outre de l'émaciation des muscles, les membres paralysés et atrophiés sont bientôt le siège de déformations et de déviations plus ou moins accentuées.

Les *déformations*, pour une part, sans aucun doute, dépendent de la prédominance d'action de certains muscles moins profondément affectés que les autres (*déformations paralytiques*). Mais, tel n'est pas le cas pour la majeure partie d'entre elles ; les déviations dans la règle, sont

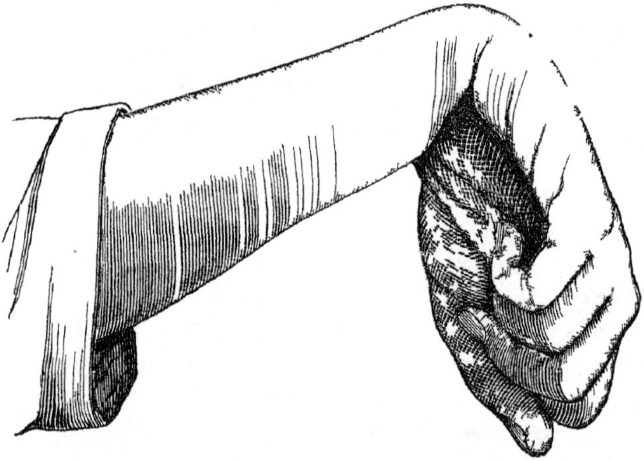

Fig. 23. — *Attitude de l'avant-bras et de la main* chez la nommée Ti., âgée de 8 ans, atteinte de sclérose latérale amyotrophique.

dues à la contraction spasmodique de certains muscles, à une véritable contracture qui rend rigides un grand nombre d'articulations. Ainsi, pour ne parler d'abord que du membre supérieur, voici quelle est l'attitude qu'il offre habituellement. (*Fig. 23*).

Le bras est appliqué le long du corps et les muscles de l'épaule résistent quand on veut l'en éloigner.

L'avant-bras est demi-fléchi et, de plus, dans la pronation ; il n'est pas possible de l'amener dans la supination et dans l'extension sans employer une certaine force et sans provoquer de la douleur.

Il en est de même du poignet qui, lui aussi, est souvent demi-fléchi, tandis que les doigts sont recroquevillés vers la paume de la main (*Fig. 25*).

Ces attitudes forcées, les douleurs produites lorsqu'on essaie de les modifier, suffiraient déjà en quelque sorte, jointes à l'émaciation presque générale et uniforme des membres survenue en quelque mois, pour faire reconnaître qu'il ne s'agit pas, en pareille circonstance, de l'atrophie musculaire spinale primitive.

Je ne dois pas oublier de mentionner une autre particularité. Parfois, dans la sclérose latérale, les membres supérieurs parétiques, contracturés et atrophiés, ont néanmoins conservé encore quelques mouvements. Eh bien ! dans l'exercice de ces mouvements, par exemple l'élévation du bras tout entier, on voit le membre être pris d'une *trémulation* qui rappelle celle qu'on observe dans la sclérose en plaques disséminées et aussi chez certains sujets atteints, consécutivement à une lésion cérébrale en foyer, d'hémiplégie avec contracture. Cette trémulation, dans les deux derniers cas comme dans le premier, me paraît relever de la sclérose latérale, trait commun entre tous les trois.

Il n'est pas inutile de remarquer que, lorsque le mal est très-avancé, l'émaciation peut être portée à son comble : les éminences thénar et hypothénar sont tout à fait aplaties, la paume de la main excavée, l'avant-bras et le bras réduits presque à l'état de squelette. Généralement alors, la rigidité spasmodique devient moins prononcée, bien que les membres tendent à conserver l'attitude habituelle qu'ils ont conservée pendant longtemps.

Quelques malades ont la tête *pour ainsi dire fixée* par suite de la raideur des muscles du cou ; ils ne peuvent sans effort et sans douleur la fléchir ou l'étendre, la tourner soit à droite, soit à gauche.

Dans un cas que j'ai observé récemment, les muscles qui élèvent le maxillaire inférieur étaient contracturés au point que le mouvement d'écartement des mâchoires en était excesssivement limité.

De même que dans l'amyotrophie progressive ordinaire, l'émaciation musculaire est quelquefois masquée, dans la sclérose amyotrophique, par une *lipomatose luxuriante*, laquelle donne du relief aux muscles atrophiés; c'est ce dont témoigne, entre autres, le cas de M. O. Barth.

IV.

La forme de paralysie amyotrophique qui nous occupe s'accuse le plus souvent d'abord dans un des membres supérieurs; puis, elle s'étend à l'autre de manière à donner bientôt l'image de ce qu'on appelle la *paraplégie cervicale*. Bien que la maladie ne date que de quatre, cinq, six mois, un an au plus, l'émaciation, est déjà parvenue à un degré qui ne se voit, dans l'atrophie musculaire protopathique, qu'à une période avancée, éloignée par exemple de deux ou trois ans du début.

Les choses peuvent rester à ce point durant deux, six ou neuf mois, rarement davantage. Après ce délai, les membres inférieurs se prennent à leur tour et, en règle générale, ils s'affectent, vous allez le voir, autrement que les membres supérieurs.

a) A l'origine, il s'agit là encore d'une parésie, précédée et accompagnée pendant quelque temps de fourmillements et d'engourdissements du membre. Mais cette parésie présente, dans l'espèce, ceci d'important à noter qu'elle n'entraîne pas nécessairement, comme la première, l'atrophie musculaire. Les muscles, au contraire, peuvent conserver jusqu'aux dernières périodes de la maladie un relief et une consistance qui contrastent singulièrement avec l'état des membres supérieurs.

Cette paraplégie offre ce premier trait particulier qu'elle ne se complique pas de paralysie de la vessie ou du rectum et qu'il n'y a aucune tendance à la formation des eschares.

Elle se distingue encore, vous allez le reconnaître, par d'autres caractères importants. La gêne dans les mouvements des membres inférieurs fait de rapides progrès. Le malade sent ses jambes lourdes, difficiles à détacher du sol. Bientôt, il ne peut plus marcher que soutenu par deux aides. Enfin, la station lui devient impossible et le voilà à peu près confiné au lit ou réduit à passer tout le jour assis dans un fauteuil. Quand les choses en sont arrivées là, un phénomène intéressant s'est déjà, en général, plus ou moins nettement accusé. Je veux parler de la *rigidité temporaire ou permanente* ou autrement dit de la *contracture spasmodique des muscles*, privés du mouvement volontaire. Déjà, depuis quelque temps, le malade avait remarqué que, étant au lit ou assis, ses membres inférieurs, de temps à autre, s'étendaient ou se fléchissaient malgré lui et conservaient pendant quelques instants cette attitude produite involontairement. L'extension est le fait le plus commun dans cette sorte d'accès; elle peut aller jusqu'à déterminer une raideur comme tétanique qui rend les membres inférieurs semblables à des barres rigides, susceptibles d'être soulevés tout d'une pièce. Quelquefois, ils sont, en outre, agités d'une trémulation convulsive.

La rigidité s'exagère encore lorsque le malade, soutenu par deux aides, veut se lever et essaie de marcher. Alors, les membres inférieurs se raidissent à l'excès dans l'extension et dans l'adduction, en même temps que les pieds prennent l'attitude du pied bot varus équin. Cette rigidité souvent extrême, quelquefois peu accentuée (1), imposée à

(1) Je ne saurais dire pourquoi, dans certains cas, la rigidité des membres supérieurs ou inférieurs est peu prononcée, tandis que dans d'autres, au contraire, elle est un phénomène prédominant. Je n'ai jusqu'ici rien trouvé dans les conditions anatomo-pathologiques, qui puisse expliquer ces différences.

toutes les jointures des membres par l'action spasmodique des muscles, ainsi que la trémulation qui, habituellement, ne tarde pas à s'y ajouter, rendent impossibles la station et la marche.

Ce qui tout d'abord n'est qu'un phénomène transitoire, se transforme, au bout de peu de temps, en un symptôme permanent. La rigidité musculaire persiste alors sans cesse et sans trève, dans les muscles fléchisseurs comme dans les extenseurs, bien qu'elle prédomine dans ces derniers. Il est difficile de provoquer de force la flexion des membres étendus et difficile aussi de provoquer l'extension des membres fléchis. D'habitude, à cette époque, si l'on redresse avec la main la pointe du pied étendu, on fait naître dans tout le membre une trémulation plus ou moins durable.

Ainsi, Messieurs, l'impuissance motrice tient moins à l'affaiblissement de l'innervation qu'à l'état spasmodique des muscles; dans ceux-ci, d'ailleurs, la nutrition s'accomplit durant longtemps d'une manière normale. Ce n'est qu'à la longue qu'on les voit pris de mouvements fibrillaires et s'atrophier dans leur ensemble à l'exemple des membres supérieurs. En général, quand cette atrophie est poussée à un certain degré, la rigidité s'amoindrit sans jamais, toutefois, disparaître d'une manière complète.

L'envahissement précoce des membres inférieurs et la nature des phénomènes, dont ils sont le siége, est un trait qui tranche avec ce que nous savons de l'amyotrophie spinale primitive dans laquelle, vous vous le rappelez, ces membres ne sont envahis qu'aux périodes ultimes. Ils constituent, pour ainsi dire, les caractères d'une seconde période; la troisième étant marquée, ainsi que nous allons le voir, par l'apparition des *phénomènes bulbaires*.

V.

L'apparition de ces derniers symptômes est en quelque

sorte obligatoire ; elle n'a jamais fait défaut quant à présent. Il s'agit là des phénomènes qui, par leur réunion, composent le *syndrome* désigné sous le nom de *paralysie labio-glosso-laryngée*. Nous ne ferons que signaler en passant cette phase du mal, car c'est là un sujet sur lequel nous devrons revenir lorsque nous traiterons en particulier des paralysies de cause bulbaire.

Je mentionnerai seulement, pour ne pas omettre tout à fait une des parties les plus curieuses du tableau. les symptômes suivants :

1° La paralysie de la langue amenant une gêne de la déglutition et une difficulté de l'articulation des mots pouvant aboutir à la perte absolue de la parole. La langue paralysée présente bientôt, en général, un certain degré d'atrophie : elle est rapetissée, comme ridée, et agitée de mouvements vermiculaires ;

2° La paralysie du voile du palais qui rend la parole nasonnée et concourt avec la paralysie laryngée à la gêne de la déglutition ;

3° Celle de l'orbiculaire des lèvres qui a surtout pour conséquence une modification des traits du visage. La bouche est considérablement élargie transversalement par suite de la prédominance d'action des muscles non affectés de la face. Les sillons naso-labiaux sont très-accentués. Ces différents symptômes donnent à la physionomie un air pleurard. La bouche, quelquefois, surtout après le rire ou les pleurs, reste longtemps entr'ouverte d'une manière permanente et laisse s'écouler incessamment une certaine quantité de salive visqueuse ;

4° Enfin, en raison de l'envahissement des noyaux d'origine des pneumogastriques, des troubles graves de la respiration et de la circulation surviennent et entraînent la mort du malade, déjà affaibli de longue date par une alimentation insuffisante.

Je vais essayer, Messieurs, de résumer en quelques traits les caractères symptomatologiques de la *sclérose latérale amyotrophique*, considérée dans ce qu'on pourrait appeler les conditions normales.

1° Parésie sans anesthésie des membres supérieurs, accompagnée d'émaciation rapide de l'ensemble des masses musculaires et précédée quelquefois d'engourdissements et de fourmillements. La rigidité spasmodique s'empare à un certain moment des muscles paralysés et atrophiés et détermine des déformations permanentes par contracture.

2° Les membres inférieurs sont envahis à leur tour. Il s'y produit, en premier lieu, sans accompagnement d'anesthésie, une parésie qui, progressant promptement, fait que, en peu de temps, la station et la marche sont impossibles. A ces symptômes se joint une rigidité spasmodique, d'abord intermittente, puis permanente et compliquée parfois d'*épilepsie spinale tonique*. Les muscles des membres paralysés ne s'atrophient qu'à la longue et jamais au même degré que ceux des membres supérieurs.

La vessie et le rectum ne sont point affectés ; il n'y a pas de tendance à la formation des eschares.

3° Une troisième période est constituée par l'aggravation des symptômes précédents et par l'apparition des symptômes bulbaires.

Ces trois phases se succèdent dans un court espace de temps. Six mois, un an après le début, tous les symptômes se sont accumulés et plus ou moins fortement accentués. La mort arrive au bout de deux ou trois ans en moyenne par le fait des symptômes bulbaires.

Telle est la règle ; mais il y a bien entendu, le chapitre des anomalies. Celles-ci sont peu nombreuses toutefois et ne changent rien d'essentiel au tableau que je viens de tracer. Ainsi la maladie, dans certains cas, débute par les membres inférieurs ; d'autres fois, elle se circonscrit dans ses commencements soit à un membre supérieur, soit à un membre inférieur; parfois, elle reste limitée, durant quelque temps, à un côté du corps, sous forme hémiplégique. Enfin, dans deux cas, elle a débuté par les symptômes bulbaires. Mais ce ne sont là, je le répète, que des modifications accessoires. L'ensemble des symptômes caractéristiques ne manque pas d'être bientôt constitué.

Le *pronostic*, quant à présent, est des plus sombres. Il n'existe pas, que je sache, un exemple d'un cas où l'ensemble des symptômes que je viens d'indiquer ayant existé, la guérison ait suivi. Est-ce là un arrêt définitif? L'avenir seul le dira.

VI.

Il me reste, Messieurs, à rapprocher maintenant les lésions des symptômes et à rechercher, dans un court essai de *physiologie pathologique*, le lien qui les rattache les uns aux autres.

1° La parésie qui s'accuse dès l'origine et les contractures permanentes, qui lui succèdent à bref délai, sont, sans conteste, sous la dépendance de la sclérose latérale et symétrique.

Je vous rappellerai que partout où se rencontre la sclérose latérale, la contracture se montre tôt ou tard plus ou moins prononcée, Ainsi : *a*) dans la *sclérose en plaques* ; — *b*) dans *l'hémiplégie cérébrale* avec *sclérose descendante consécutive* ; — *c*) dans les *myélites transversales* par compression ou spontanées lorsque la dégénération descendante latérale en est la conséquence ; — *d*) enfin, dans la *sclérose primitive des faisceaux latéraux sans atrophie musculaire*.

2° La parésie et la contracture précèdent l'atrophie, cela est établi cliniquement. Il y a donc lieu d'admettre que la sclérose latérale, dont elles relèvent, se produit avant la lésion de la substance grise antérieure à laquelle se rattache incontestablement l'amyotrophie.

Par quel mécanisme la lésion de la substance grise vient-elle se combiner à la lésion des faisceaux blancs ?

S'agit-il d'une simple propagation par extension se faisant de proche en proche à travers la névroglie ?

Il est beaucoup plus vraisemblable que la propagation s'effectue par la voie des filets nerveux, qui, vous le savez, établissent normalement une communication entre les faisceaux latéraux et les cornes antérieures.

Le système des faisceaux latéraux tend à s'affecter dans son entier et cela très-rapidement. Mais la lésion ne l'envahit pas dans sa totalité d'un seul coup. Ainsi, autant qu'on en peut juger par les révélations de la clinique, elle intéresse tout d'abord le département qui est en relation physiologique avec les mouvements des membres supérieurs. Plus tard, elle gagne le département qui est en rapport avec les membres inférieurs; enfin le groupe des faisceaux cérébro-bulbaires est envahi à son tour.

Il est remarquable que les altérations dont la première et la troisième circonscription sont le siége gagnent très-vite les parties correspondantes de la substance grise.

En effet, les muscles de la langue et ceux des membres supérieurs surtout commencent à s'atrophier fort peu de temps après l'apparition des symptômes parétiques. Il n'en est pas de même pour le système de faisceaux relatif aux membres inférieurs; dans ces derniers cas, la parésie et la contracture persistent pendant longtemps sans que l'amyotrophie s'y adjoigne. Ce sont là des particularités que nous ne pouvons que signaler sans chercher à en donner, pour le moment, une explication plausible.

QUATORZIÈME LEÇON.

Amyotrophies deutéropathiques de cause spinale. (*Fin*). — De la pachyméningite cervicale hypertrophique, etc., etc.

SOMMAIRE. — Amyotrophie liée à la sclérose latérale descendante consécutive à une lésion en foyer du cerveau et de la moelle épinière. — Cas à l'appui.

Pachyméningite cervicale hypertrophique. — Anatomie pathologique : Altération des méninges ; — de la moelle épinière ; — des nerfs périphériques. — Symptômes : Période douloureuse (douleurs cervicales, rigidité du cou ; fourmillements et engourdissements ; — parésie ; — éruptions cutanées) ; — Seconde période (paralysie, atrophie, griffe, contractures, plaques d'anesthésie, paralysie et contracture des membres inférieurs.) — Caractères qui distinguent la pachyméningite cervicale hypertrophique de la sclérose latérale amyotrophique.

Amyotrophie consécutive à l'ataxie locomotrice. — Forme particulière de l'atrophie musculaire en pareil cas. — Pathogénie.

Amyotrophie consécutive à la sclérose en plaques disséminées.

Paralysie générale spinale subaiguë. — Analogies avec la paralysie infantile. — Désidératum.

Amyotrophies indépendantes d'une lésion de la moelle épinière, exemples : Paralysie pseudo-hypertrophique ; — amyotrophie saturnine.

Nouvelles considérations relatives à l'anatomie pathologique topographique de la moelle épinière.

Messieurs,

Pour terminer l'histoire des amyotrophies de cause spinale, il me reste à exposer devant vous un certain nombre de faits relatifs à ce sujet et qui n'ont pas trouvé leur place dans les leçons qui précèdent. Cette tâche accomplie, j'aborderai l'étude des atrophies musculaires qui relèvent des lésions du bulbe rachidien.

I.

A la fin de la dernière séance, j'ai essayé de prouver, en me fondant sur les données de la clinique, que, dans la sclérose latérale amyotrophique, la lésion symétrique des cordons latéraux, d'où résultent la paralysie et la contracture, se montre la première, tandis que l'altération de la substance grise antérieure, à laquelle se rattache l'atrophie des muscles, serait un phénomène consécutif. La propagation de la lésion inflammatoire des faisceaux blancs à la substance grise s'opère très-vraisemblablement, ajoutais-je, par la voie des tubes nerveux qui établissent, à l'état physiologique, entre les deux régions, une communication plus ou moins directe. Quelques-uns de mes auditeurs m'ont, à ce propos, présenté une remarque critique qui, incontestablement, n'est pas sans valeur. Pourquoi, m'ont-ils objecté, les scléroses dites descendantes, qui se produisent dans les faisceaux latéraux à la suite de diverses lésions en foyer, cérébrales ou spinales, ne retentissent-elles pas, à l'instar de la sclérose symétrique primitive, sur les cornes antérieures de manière à entraîner, elles aussi, le développement de l'atrophie des muscles dans les membres paralysés?

C'est, en effet, un caractère des scléroses qui surviennent consécutivement aux lésions partielles du cerveau et de la moelle épinière que les muscles demeurent, dans la règle, indemnes de troubles nutritifs, ou tout au moins ne s'amaigrissent qu'à la longue, en conséquence de l'inertie fonctionnelle prolongée à laquelle sont condamnés les membres paralysés. Je ne suis pas en mesure, Messieurs, de résoudre la difficulté d'une façon catégorique. Je me bornerai à vous faire remarquer que la propagation des lésions à la substance grise dans les cas en question de sclérose latérale n'est pas, tant s'en faut, tout à fait sans exemple, et qu'alors, les muscles, dans les membres correspondants, subissent l'atrophie.

Ainsi, j'ai observé plusieurs fois des hémiplégies, de cause cérébrale, succédant par exemple à la formation d'un foyer d'hémorrhagie, lesquelles s'accompagnaient, contrairement à la règle commune, d'une atrophie plus ou moins prononcée des muscles dans les membres paralysés, survenant à une époque rapprochée du début apoplectique, et, dans quelques-uns de ces cas, l'autopsie a permis de s'assurer que la substance grise antérieure à laquelle il convient en pareille circonstance, suivant la théorie que j'ai exposée, de rapporter les altérations trophiques des muscles participait à l'altération scléreuse.

Le fait a été, entre autres, très-nettement constaté dans un cas dont j'ai rapporté autrefois l'histoire à la Société de biologie : il s'agit d'une femme âgée de 70 ans, qui fut frappée tout à coup d'hémiplégie gauche, occasionnée, ainsi que le montra l'autopsie, par la formation d'un foyer hémorrhagique siégeant dans le centre ovale de l'hémisphère droit. La contracture survint très-rapidement dans les membres paralysés et, deux mois à peine après l'attaque, les muscles, tant du membre inférieur que du supérieur, commencèrent à s'atrophier en même temps qu'ils présentaient une diminution notable de la contractilité électrique. L'atrophie musculaire progressa rapidement et simultanément la peau de toutes les parties des membres paralysés, soumises aux plus légères pressions, se couvrit de bulles et même d'eschares.

L'examen de la moelle épinière fit reconnaître la sclérose descendante occupant le côté gauche et présentant les caractères habituels ; mais, en outre, sur plusieurs points des renflements cervical et lombaire, la corne grise antérieure du même côté offrait les marques d'un travail inflammatoire, et sur ces points un grand nombre des grandes cellules nerveuses motrices avaient subi une atrophie très-prononcée (1).

M. le Dr Hallopeau a recueilli à la Salpêtrière, dans le service de M. Vulpian, un certain nombre d'observations qui concordent de tous points avec la précédente.

J'estime encore que certaines atrophies musculaires plus ou moins rapides, qui se produisent dans les membres paralysés en conséquence de la myélite transverse dorsale, reconnaissent le même mécanisme bien que la réalité de la lésion de la substance grise, en pareil cas, n'ait pas été, que je sache, jusqu'ici vérifiée *de visu*. Je vous ai cité, à l'occasion des plaies de la moelle épinière, une observation qui semble devoir se prêter à cette interprétation.

Toujours est-il, Messieurs, que, dans les scléroses spinales consécutives, le retentissement sur la substance grise est un fait exceptionnel tandis que, dans la sclérose symétrique, elle est un fait pour ainsi dire habituel et c'est là une différence dont on ne saurait, je crois, dans l'état actuel des choses, fournir une explication plausible (2).

II.

Mais je suis entré, je pense, dans des considérations suffisantes sur le compte de la sclérose latérale amyotrophique et il est temps, par conséquent, de commencer l'exposition de quelques autres formes d'*atrophie musculaire spinale deutéropathique*. L'une de celles dont la connaissance peut être, sans conteste, le plus utile dans la pratique, est celle qui se manifeste à titre de complication de la *pachyméningite cervicale hypertrophique*, état morbide,

---

(1) *Leçons sur les maladies du système nerveux*, t. I, p. 61, 2e édition.

(2) J'ai eu soin de faire remarquer ailleurs que la sclérose symétrique latérale de la moelle peut exister sans participation des cornes grises et conséquemment sans accompagnement d'atrophie musculaire. C'est ce dont témoignent, entre autres, plusieurs observations de M. Westphal relatives à des cas de paralysie générale progressive.

qui, depuis plusieurs années, a fixé mon attention (1) et, tout récemment, a été l'objet, de la part d'un de mes élèves, M. Joffroy, d'une bonne monographie (2).

C'est là, Messieurs, cliniquement, un type assez bien accentué ; la symptomatologie en est assez précise d'ordinaire, pour que le diagnostic puisse se faire sans grande difficulté. J'ajouterai, pour exciter davantage votre intérêt, qu'il ne s'agit pas d'une affection nécessairement incurable et l'on peut voir actuellement dans mon service une femme qui, après avoir offert, pendant 5 ou 6 ans, tous les symptômes qui caractérisent la pachyméningite cervicale et être demeurée, par ce fait, pendant une longue période, confinée au lit dans une impuissance absolue, est capable aujourd'hui de marcher et de se servir de ses membres supérieurs pour exécuter quelques ouvrages. La guérison est donc possible : à la vérité, c'est presque constamment au prix de quelques infirmités, conséquences des difformités qu'entraîne à peu près fatalement la maladie.

A. Je vais vous donner tout d'abord quelques détails relativement aux *lésions*.

a) La pachyméningite cervicale hypertrophique, ainsi que son nom l'indique, consiste en une *altération des méninges*, affectant plus spécialement la dure-mère. Quant au siége de la lésion, il est variable ; mais c'est le renflement cervical de la moelle qui paraît être, en quelque sorte, le lieu d'élection. L'altération de la dure-mère est le fait primitif, et c'est la pachyméningite cervicale qui, seule, nous occupe ici; mais, plus tard, la moelle elle-même d'un côté, et d'autre part les nerfs périphériques, qui émanent du renflement cervico-brachial, sont pris à leur tour.

Il est probable que ce n'est point là une maladie rare. Selon toute vraisemblance, les faits publiés autrefois par Laen-

---

(1) *Soc. de Biologie*, 1871, p. 35.
(2) A. Joffroy. — *De la pachyméningite cervicale hypertrophique* (*d'origine spontanée*). Paris, 1873.

nec, Andral, Hutin, sous le nom d'*hypertrophie de la moel épinière*, appartiennent à la pachyméningite cervicale. C'est que, en effet, quand on ouvre, dans un cas de ce genre, le canal rachidien, on est frappé de voir la moelle, au niveau du renflement brachial, se présenter sous l'aspect d'une tumeur allongée, fusiforme, occupant une hauteur de 6 à 7 centimètres et assez volumineuse pour remplir par conséquent et d'une façon complète le canal osseux.

Mais, en réalité, ce n'est pas une véritable hypertrophie de la moelle qu'on a sous les yeux; car, sur les coupes transversales, convenablement pratiquées (*Fig. 24*), on

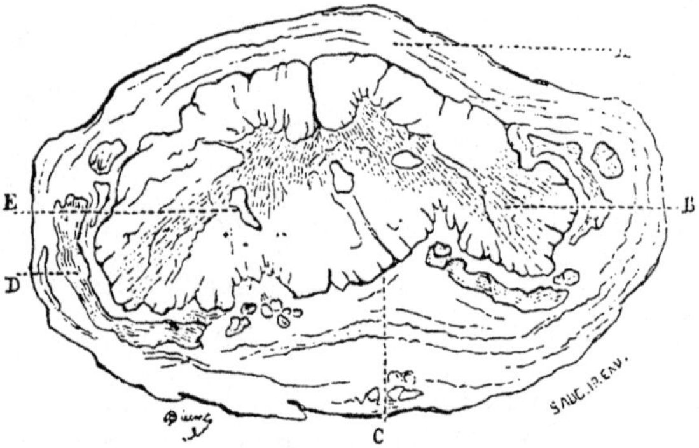

Fig. 24. — Coupe transversale pratiquée à la partie moyenne du renflement central de la moelle épinière, de A. Castala. (Pachyméningite cervicale hypertrophique, thèse de M. Joffroy, *loc. cit.*).

A, Dure-mère hypertrophiée. — B, Racines nerveuses traversant les méninges épaissies. — C, Pie-mère confondue avec la dure-mère. — D, Lésions de la myélite chronique. — E, Coupe des deux canaux de formation nouvelle creusée dans la substance grise.

reconnaît aisément que la moelle, loin d'être hypertrophiée, est, au contraire, aplatie d'avant en arrière, et que les méninges, épaissies, sont seules la cause de l'augmentation du volume apparent du cordon nerveux.

La pie-mère est affectée, elle aussi, mais à un bien moindre degré que la dure-mère. Celle-ci, examinée de plus près, se montre composée de nombreuses couches concentriques (elle peut atteindre six à sept millimètres); elle est altérée dans toute son épaisseur, ainsi que le prouvent les adhérences qui l'unissent habituellement, en dehors, au ligament vertébral, en dedans, à la pie-mère.

Quelquefois la *pachyméninge* hypertrophiée semble composée de deux couches : l'une externe, l'autre interne. Cette dernière, qui paraît de formation nouvelle, est constituée, par un tissu fibroïde, dense ; elle est donc tout à fait distincte de ces néo-membranes molles et très vasculaires qui, dans la dure-mère spinale, de même que dans la dure-mère cérébrale (moins souvent, toutefois, dans celle-là que dans celle-ci), ont la propriété de donner naissance à des hématomes.

b) La *moelle épinière* participe à l'altération, et l'on y trouve tous les caractères d'une myélite transverse, irrégulièrement disséminée et pouvant attaquer indifféremment la substance grise centrale ou les faisceaux blancs.

c) Les *nerfs périphériques* sont atteints en conséquence de la lésion spinale, en tant qu'elle porte sur les trajets radiculaires et sur les cornes antérieures, et aussi dans leur passage à travers les méninges épaissies et enflammées. L'altération nerveuse périphérique affecte, en général, aussi bien les racines antérieures que les racines postérieures, circonstances dont il y aura lieu de tenir compte pour l'interprétation des symptômes (1).

B. Les développements qui précèdent montrent que la lésion n'est nullement systématique, et fait pressentir des variations dans les phénomènes cliniques. Cependant, je le répète, l'ensemble symptomatique est, en général, assez facile à caractériser.

---

(1) La participation des racines postérieures paraît être une condition nécessaire à l'existence des symptômes de la *période douloureuse*. Cela est bien mis en évidence dans une observation présentée récemment à la Société anatomique par M. Rendu. Dans ce cas, qui est un exemple de pachyméningite hypertrophique dorso-lombaire, les racines postérieures, en raison de la limitation des lésions méningées aux parties antérieures de la dure-mère, étaient épargnées et, en conséquence, les symptômes douloureux ont fait défaut (*Bulletins de la Société anatomique*, 1874, p. 598).

a) Il n'est pas douteux que les méninges ne soient lésées, tout d'abord, et peu après les racines nerveuses. Les phénomènes en rapport avec cette double lésion composent une *première période* ou *période douloureuse*, qui dure deux ou trois mois, et dont l'importance ne saurait être trop mise en relief.

Il s'agit, en premier lieu, de *douleurs* extrêmement vives qui occupent la partie postérieure du cou, s'étendent jusque sur le sommet de la tête et se répandent aussi dans les membres supérieurs.

Ces douleurs sont accompagnées d'une sorte de *rigidité*, surtout marquée au cou qui est immobilisé, de manière à rappeler ce qu'on voit dans le mal de Pott sous-occipital (1). Elles sont à peu près permanentes, mais s'exaspèrent de temps à autre, sous forme d'attaque.

Elles retentissent souvent dans les jointures qui, d'habitude, ne sont néanmoins le siége d'aucun gonflement. On note encore, concurremment avec ces douleurs qui, par moments, peuvent se montrer très-vives, atroces même, des *fourmillements* et des *engourdissements* dans les membres supérieurs en même temps qu'il s'y produit un certain degré de parésie. Enfin, on voit quelquefois survenir du côté de la peau des *éruptions bulleuses* et *pemphigoïdes*.

b) Les symptômes qui précèdent paraissent, vous l'avez compris, relever surtout de l'irritation des nerfs périphériques.

De nouveaux phénomènes, qui constituent la *seconde période* de la maladie, ne tardent pas à se montrer; ils semblent dépendre surtout de l'extension de la lésion méningée à la moelle épinière et aussi d'une altération plus profonde subie par les nerfs périphériques.

Les membres cessent d'être douloureux, mais, en revanche, ils se *paralysent* et les muscles s'*atrophient*. Cette atrophie porte à peu près également sur toute l'étendue du membre, mode qui rappelle celui que nous avons décrit

(1) Thèse de Michaud; Paris, 1871.

lorsque nous vous avons entretenus de l'amyotrophie par sclérose latérale. Cependant, pour ne parler que de ce qui concerne l'avant-bras et la main, il est digne de remarque que, dans la pachyméningite, les muscles compris dans la sphère d'innervation du nerf radial et du nerf médian sont surtout atrophiés, tandis que ceux qui dépendent du nerf radial sont relativement respectés. Il résulte de cette prédominance de l'altération dans quelques groupes de muscles, une sorte de *griffe* où l'extension de la main prédomine. Cette griffe n'est pas l'apanage exclusif de la pachyméningite cervicale dans laquelle, du reste, elle ne se rencontre pas d'une manière constante ; mais, comme elle ne s'observe pas dans les autres formes d'atrophie musculaire spinale, elle n'en fournit pas moins un élément intéressant pour le diagnostic et vous savez qu'à ce point de vue rien n'est à négliger. (*Fig.* 25.)

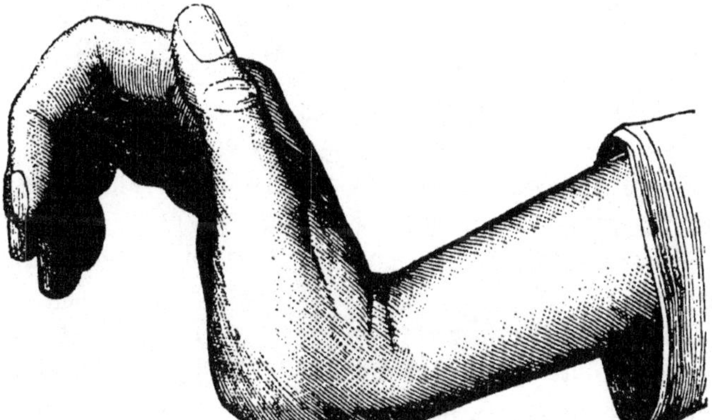

Fig. 25. — Attitude de la main dans la pachyméningite cervicale.

Quelle est la raison de cette indemnité relative des dépendances du nerf radial ? Je ne sais. S'il était établi que les filets d'origine des nerfs cubital et médian émergent de la moelle plus bas que ceux du nerf radial, on comprendrait ainsi que ces dernières puissent, dans la pachyméningite cervicale, rester en dehors du foyer morbide.

A ces symptômes viennent se joindre des *contractures* qui s'emparent des membres paralysés et atrophiés et souvent il se produit sur ces membres des plaques d'*anesthésies* qui peuvent s'étendre jusqu'à la partie supérieure du tronc.

Ce n'est pas tout encore; les *membres inférieurs* se paralysent à leur tour et plus tard se contracturent tout comme dans la sclérose latérale primitive; toutefois, en opposition à ce qui se produit dans cette dernière affection, la contracture des membres inférieurs, dans la pachyméningite, ne paraît se compliquer d'aucune atrophie musculaire.

Il ne me semble pas difficile de fournir la raison anatomique et physiologique de cette paralysie et de comprendre, à ce double point de vue, l'absence d'atrophie musculaire et l'existence, pour ainsi dire obligatoire, de la contracture, dans les membres paralysés. La paralysie motrice est ici déterminée par la formation du foyer de myélite transverse qui se produit consécutivement à la méningite. La rigidité spasmodique des muscles relève de la sclérose descendante qui, consécutivement à la myélite transverse, s'empare tôt ou tard des faisceaux blancs latéraux, et comme dans les cas de sclérose descendante consécutive, les cornes grises antérieures restant dans la règle, absolument indemnes, on comprend par là pourquoi la nutrition des muscles n'est pas directement intéressée.

Cette absence constante d'amyotrophie est un trait qui distinguera déjà la paraplégie qui accompagne la sclérose latérale amyotrophique, de celle qui se lie à la pachyméningite cervicale. J'ajouterai que; dans celle-ci, il peut se produire de l'anesthésie, des eschares à développement rapide, des troubles de la vessie et du rectum enfin, phénomènes qui font défaut dans la sclérose latérale amyotrophique.

Bien d'autres caractères distinctifs, en connexion avec des différences anatomo-pathologiques, permettraient encore, malgré les points de ressemblance qui les rapprochent de séparer cliniquement, l'une de l'autre, les deux affections dont il s'agit. C'est ainsi que l'ensemble des symptômes qui constituent ce que j'appelle la *période douloureuse*, les anesthésies partielles disséminées, les éruptions bulleuses, appartiennent en propre à la pachyméningite; tandis que, par contre, la participation du bulbe, fort rare dans cette dernière, paraît au contraire — nous l'avons dit — être un des éléments nécessaires de la sclérose latérale amyotrophique.

III.

C'en est assez sur la pachyméningite hypertrophique; actuellement, je me propose de vous dire un mot concernant les amyotrophies qui surviennent quelquefois dans le cours de l'*ataxie locomotrice* et de la *sclérose en plaques*.

A. On sait que l'amyotrophie progressive, plus ou moins généralisée, n'est pas un accompagnement rare de la myélite scléreuse postérieure. Pour s'en convaincre, il suffirait de se reporter aux observations nombreuses où cette coïncidence se trouve signalée et en particulier à celles publiées par MM. Duménil (1), Virchow (2), Marrotte (3), Friedreich (4), Leyden (5), Foucart (6), Laborde (7), Pierret (8), et quelques autres. Il résulte de ces observations que, cliniquement, cette atrophie musculaire des ataxiques se distingue par quelques caractères spéciaux. Ainsi, elle ne présente pas le mode régulier d'envahisse-

(1) Duménil (de Rouen). — *Union médicale*, 1862, n° 17.
(2) *Virchow's Archiv*. Bd. VIII, hept. 4, 1855.
(3) Marrotte. — *Union médicale*, 11 juin 1852.
(4) Friedreich. — *Uber Degener. atrophie der spinalen*. Hinterstiange *Virchow's Archiv*. Bd XXVI et XXVII, 1863.
(5) Leyden. — *Die grauve degener.*, etc. Berlin 1863.
(6) Foucart. — *France médicale*, etc. Novembre 1857.
(7) Laborde. — *Soc. de Biologie*, 1859.
(8) Pierret. — *Archives de physiologie*, t. III, 1870, p. 600.

ment, non plus que la marche pour ainsi dire fatalement progressive, propres à l'amyotrophie progressive. Parfois disséminées sur les parties du corps les plus diverses, les lésions musculaires restent d'autres fois limitées à des régions très-circonscrites, au pied, par exemple (Friedreich), à la jambe (Leyden), au dos (Leyden, Friedreich), à la nuque (Leyden), où elles peuvent n'occuper qu'un seul muscle ou même une partie d'un muscle. Si les éminences thénar et hypothénar sont quelquefois affectées (Foucart), elles res-

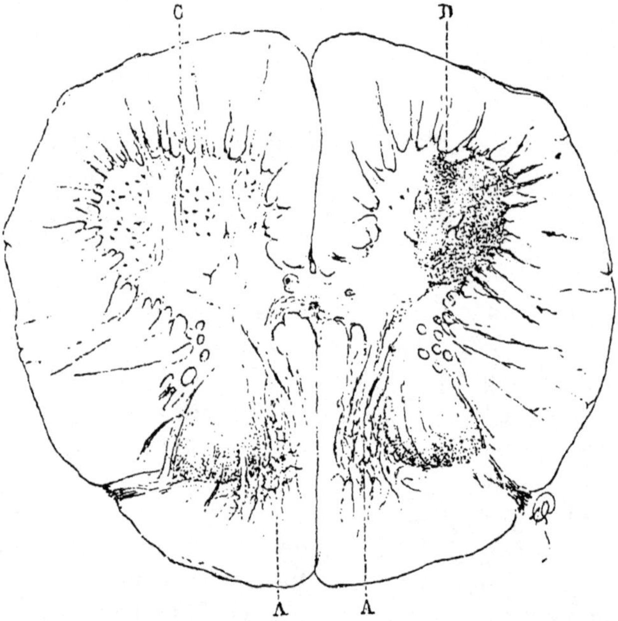

Fig. 26. — Coupe de la moelle épinière à la région lombaire dans un cas d'ataxie locomotrice compliquée d'atrophie musculaire. — A, sclérose de la zone radiculaire postérieure. — C, corne antérieure gauche saine. — D, corne antérieure droite atrophiée.

tent, dans un grand nombre de cas, parfaitement normales. Souvent les muscles des membres inférieurs, frappés d'incoordination motrice, sont seuls envahis (Laborde, Duménil). Dans le cas recueilli dans mon service et publié par M. Pierret, l'atrophie portait à la fois sur toute l'étendue du membre supérieur et du membre inférieur d'un même côté. (*Fig. 26.*)

Ce mode de répartition des lésions musculaires est déjà très-particulier. Il faut ajouter que les symptômes de la sclérose postérieure tels que : douleurs fulgurantes, troubles oculaires, incoordination motrice, etc., seraient toujours là présents, pour éclairer le diagnostic.

J'ai déjà signalé plusieurs fois le mecanisme suivant lequel, dans mon opinion, s'effectue, dans ces cas, l'envahissement des cornes antérieures. L'irritation se propage par la voie des faisceaux radiculaires internes, dont le trajet peut être anatomiquement suivi jusqu'à la substance grise antérieure (1). Tout récemment M. Hayem est venu donner, à cette interprétation, une confirmation expérimentale. L'arrachement des nerfs sciatiques, chez les lapins, a pour conséquence une déchirure qui se fait dans le trajet intra-spinal des racines postérieures. Il en résulte une inflammation qui se propage le long de ces racines jusqu'aux cornes grises antérieures, où les groupes de cellules nerveuses subissent consécutivement des altérations profondes (2).

Dans tous les cas connus, les symptômes qui se rattachent à la sclérose postérieure précèdent le développement de l'amyotrophie. Je ne crois pas qu'il ait été publié un seul exemple dans lequel l'amyotrophie se serait, au contraire, développée avant les symptômes tabétiques.

B. Je ne ferai que mentionner l'atrophie musculaire qui se surajoute quelquefois aux symptômes ordinaires de la sclérose en plaques. Elle survient, d'après mes observations, dans les cas où les plaques scléreuses qui, dans la règle, prédominent sur les faisceaux antéro-latéraux, envahissent les cornes grises et y produisent des altérations profondes.

---

(1) Charcot. — *Leçons sur les maladies du système nerveux*, t. II, p. 16.

(2) Hayem. — *Des altérations de la moelle, consécutives à l'arrachement du nerf sciatique chez le lapin.* (*Arch. de physiologie.*)

IV.

Je ne puis me dispenser d'arrêter un instant votre attention sur une autre forme de myopathie, que M. Duchenne (de Boulogne) a le premier décrite, il y a longtemps de cela, sous le nom de *paralysie générale spinale* et que, pour mon compte, je ne connais encore que cliniquement (1).

Cette affection, jusqu'à ce jour, n'a pas la place qui lui revient de droit dans la clinique usuelle. Pourquoi? Je ne saurais le dire, car les faits de ce groupe ne sont pas très-rares. C'est une lacune regrettable. Combien de fois, en effet, cette forme d'amyotrophie, presque toujours confondue avec l'atrophie musculaire progressive, n'a-t-elle pas été l'occasion d'erreurs dans le diagnostic et aussi, ce qui est plus grave, dans le pronostic! Consulté sur un cas de ce genre, et croyant qu'il s'agit là de l'amyotrophie progressive vulgaire, vous portez le verdict d'incurabilité et quelques mois plus tard, le malade peut vous revenir complétement guéri. Est-il rien de plus propre à discréditer le médecin?

Permettez-moi, en conséquence, de vous exposer, aussi succinctement que possible, les principaux caractères de la *paralysie générale spinale subaiguë*.

C'est une maladie de l'adulte, car elle se montre surtout vers 35 à 40 ans. L'hérédité ne paraît jouer aucun rôle dans sa production; mais quelquefois, de même que dans tant d'autres affections spinales, on a consigné l'influence du froid, du séjour dans un lieu humide.

La paralysie générale spinale est envahissante, sans être pourtant fatalement progressive, et la guérison, une guéri-

---

(1) *De l'électrisation localisée*, 3e édition, 1872, p. 458.

son entière, ainsi que je le faisais pressentir tout à l'heure, peut être espérée. A part leur mode d'invasion et de progression, les accidents, qui constituent la maladie, reproduisent, avec assez de fidélité, vous allez le reconnaître, le type de la paralysie infantile.

La paralysie débute soit par les membres inférieurs, soit par les supérieurs, d'où il s'en suit une marche tantôt ascendante, tantôt descendante. L'inertie motrice s'accompagne d'une flaccidité très-prononcée des parties.

Si l'on en excepte quelques fourmillements passagers, elle ne se complique d'aucun trouble de la sensibilité. Les fonctions de la vessie et du rectum sont respectées, quelle que soit l'étendue de la paralysie et il ne se produit jamais d'eschares.

L'atrophie, qui ne tarde pas à apparaître dans les membres paralysés, rappelle ce qu'on voit dans la paralysie infantile. Bien qu'elle prédomine sur certains muscles ou groupes de muscles, elle s'attaque cependant à toute l'étendue ou à toute une partie des membres. En même temps la peau, sur les régions paralysées et atrophiées, devient froide, cyanosée et comme momifiée.

Enfin, — et c'est là un trait distinctif qu'il importe d'opposer aux symptômes classiques de l'atrophie musculaire progressive, — les muscles, ceux même qui n'ont pas subi une réduction de volume extrême, présentent une diminution notable, sinon une disparition totale de la contractilité faradique.

Ces muscles, si profondément atteints dans leur nutrition, peuvent parfois cependant — l'expérience le démontre — récupérer toutes leurs fonctions. Il est rare, néanmoins, que plusieurs des muscles les plus gravement compromis ne restent pas atrophiés à tout jamais.

Il ne faut pas oublier que la bénignité dans le pronostic n'est pas absolue. Dans certains cas, en effet, la maladie, dans sa marche ascendante, peut envahir le bulbe et y déterminer des désordres analogues à ceux que nous avons mentionnés dans la sclérose latérale symétrique et que nous retrouverons dans la paralysie labio-glosso-laryngée proprement dite. En pareille circonstance, les choses changent de face et l'on peut voir, à bref délai, la maladie se terminer par la mort.

Une autre particularité doit vous être connue : dans son évolution lente, qui s'étend parfois sur plusieurs années, la paralysie générale spinale subaiguë est sujette à des amendements illusoires et à des rechutes. Cette irrégularité dans la marche de la maladie mérite de fixer l'attention du médecin et l'oblige à une grande réserve dans ses appréciations.

Je signalerai enfin, comme un rapprochement curieux, qu'il n'est pas rare d'observer, dans la paralysie générale spinale, des troubles gastriques, survenant par crises, analogues à ceux qui ont été décrits, sous le nom de crises gastriques, à propos de l'ataxie locomotrice.

La clinique, d'après ce qui précède, désigne pour ce type une place dans la série des amyotrophies spinales, place intermédiaire entre les formes aiguës et les formes chroniques, mais l'anatomie pathologique n'a pas encore prononcé. Il est on ne peut plus vraisemblable qu'elle ne contredira en rien ce classement. Il convient, toutefois, avant de conclure d'une façon définitive, d'attendre ses décrets.

V.

Je ne m'arrêterai pas, Messieurs, après ce qui précède, à énumérer toutes les autres formes possibles de l'amyotrophie spinale deutéropathique, cela m'entraînerait beaucoup trop loin. Les principes que je me suis efforcé de mettre en relief suffiraient, d'ailleurs, je le pense, à vous guider dans l'interprétation de la plupart des cas de ce genre. Mais je ne puis me dispenser de vous entretenir, au moins sommairement, de certaines amyotrophies qui ne relèvent pas d'une lésion spinale et qui sont susceptibles cependant, comme celles qui nous ont occupé dans nos dernières leçons, de se généraliser et d'affecter une marche progressive. Parmi les amyotrophies de ce groupe, je citerai seulement, à titre d'exemple, la maladie dite *paralysie pseudo-hypertrophique* et les *amyotrophies saturnines*. Je ne veux pas, tant s'en faut, entrer bien avant dans ce sujet ; je me propose uniquement de montrer qu'en matière d'amyotrophie progressive, il faut se garder de céder à l'envie de tout expliquer physiologiquement par la lésion des cornes grises spinales antérieures. Cette lésion a son domaine pathogénique fort vaste déjà, il ne faut pas l'étendre à l'excès si l'on ne veut pas courir le risque de tout compromettre.

La *paralysie pseudo-hypertrophique*, dite encore *myosclérosique*, se rencontre surtout, vous ne l'ignorez pas, chez les jeunes enfants ; quelques observations tendent à établir, toutefois, qu'elle peut se montrer aussi chez l'adulte.

Quoi qu'il en soit, il y a lieu, au point de vue clinique, d'y distinguer deux périodes, reconnues du reste par tous les auteurs. La première ne dure guère plus de quelques mois, un an au plus ; elle est caractérisée par une sorte de parésie des membres inférieurs surtout, due à l'établissement de certains muscles, ceux-ci ne présentant pas encore d'hypertrophie apparente (1) ou se montrant même, parfois, manifestement atrophiés (2). Dans la seconde période, beaucoup plus longue, la parésie tend à se généraliser et de plus les muscles affectés, ceux des mollets principalement, augmentent de volume et s'accusent par un relief souvent énorme.

Des suppositions de tout genre ont été faites relativement à la pathogénie de l'affection dont il s'agit. Dans ces derniers temps, beaucoup d'auteurs se sont montrés enclins

---

(1) Duchenne (de Boulogne). — *Electrisat. localisée*, 3e édit., p. 605.
(2) Pepper. — *Clinical lectures on a case of progressive muscular sclerosis*. Philadelphia, 1871, p. 14 et 16.

à en chercher le point de départ dans le système nerveux (1) et plus particulièrement dans la moelle épinière. En réalité, c'est là une hypothèse qui, je le pense du moins, ne repose sur aucun fondement solide. Déjà, dans un cas présenté à la *Société de médecine de Berlin*, par MM. Eulenbourg et Cohnheim (2), les résultats de l'autopsie des centres nerveux avaient été négatifs. A la vérité, dans ce cas, la moelle épinière ayant été examinée à l'état frais, ou après un durcissement imparfait, des lésions très-délicates, telles que sont l'atrophie des cellules nerveuses motrices et la sclérose des cornes antérieures de la substance grise, — auraient pu à la rigueur échapper aux investigations (3). Mais le fait que j'ai publié, il y a quelques années dans les *Archives de physiologie*, n'est pas passible des mêmes objections, et il plaide absolument dans le même sens que celui de M. Cohnheim.

---

(1) Cette opinion se trouve formulée, dans une édition déjà ancienne des « *Principles of human Physiology* » de W. Carpenter. Edition de F. G. Smith ; Philadelphie, 1855, p. 342. Note.

(2) *Verhandlungen der Berliner medicinischen Gesellschafs*. Berlin, 1866. H. 2. p. 191.

(3) Charcot. — *Note sur l'état anatomique des muscles et de la moelle épinière dans un cas de paralysie pseudo-hypertrophique*. In *Archiv. de physiologie*, 1871-1872, p. 228.

L'observation dont il s'agit est relative à un jeune sujet atteint de *paralysie pseudo-hypertrophique* qui a succombé à l'hôpital Sainte-Eugénie, dans le service de M. Bergeron, à la suite d'une maladie intercurrente. L'histoire de ce petit malade est bien connue : elle a été tracée par M. le Dr Bergeron, dans une communication faite à la Société médicale des hôpitaux, en 1867, (*Bulletins et mémoires de la Société médicale des hôpitaux de Paris*, T. IV, 1re série, année 1867, p. 157). M. Duchenne (de Boulogne) l'a reproduite dans son mémoire sur la paralysie musculaire pseudo-hypertrophique, (*Archives générales de médecine*, n[os] de janvier 1868 et suiv., p. 19, ch. XII.) Une bonne photographie en pied, annexée à la communication de M. Bergeron, montre le relief exagéré que présentaient la plupart des masses musculaires chez l'enfant en question, et fait particulièrement comprendre l'attitude caractéristique qu'il affectait dans la station verticale. (Voir aussi les fig. 3, 4 et 9 du mémoire de M. Duchenne). Je ne puis que renvoyer, pour ce qui concerne le côté clinique, aux travaux que je viens de citer. Relativement à l'état de la moelle épinière, nos observations ont porté sur des coupes transversales, colorées par le carmin et préparées avec une grande habileté par M. Pierret. Ces coupes, d'ailleurs, ont été très-multipliées et prises sur les points les plus divers des régions cervicale et dorsale de la moelle. Je dois faire remarquer, ici, que les muscles qui reçoivent leurs nerfs du

D'après ces observations, la paralysie pseudo-hypertrophique doit être considérée comme indépendante de toute

---

renflement cervical étaient, pour la plupart, affectés à un haut degré, et que les deltoïdes, entre autres, offraient de la façon la plus accentuée les caractères de l'hypertrophie par substitution graisseuse. Si donc, dans ce cas, les lésions musculaires avaient été liées à des lésions spinales, celles-ci n'eussent pas manqué de se montrer très-accentuées dans le renflement cervical de la moelle épinière.

Or, le résultat a été absolument négatif ; partout, nous avons trouvé les faisceaux blancs antéro-latéraux et postérieurs dans un état d'intégrité parfaite ; la substance grise, dont nous avons fait l'objet tout spécial de nos investigations, ne présentait aucune trace d'altération. Les cornes antérieures n'étaient ni atrophiées ni déformées. La névroglie y avait sa transparence accoutumée et les cellules motrices, en nombre normal, n'offraient dans les diverses parties qui les constituent aucune déviation du type physiologique. Rappelons que les racines spinales, tant antérieures que postérieures, ont paru également parfaitement saines.

Après avoir reconnu que les altérations musculaires dans ce cas ne relevaient point de l'altération des cellules nerveuses des cornes antérieures ou des racines nerveuses, il importait de rechercher si elles ne devaient pas être rattachées à quelque lésion du grand sympathique ou des nerfs périphériques. Relativement au premier point, je ne puis donner aucun renseignement, le grand sympathique ne figurant pas parmi les pièces que j'ai eues à ma disposition. Pour ce qui concerne le second point, je dois déclarer, après avoir examiné avec soin divers fragments provenant des nerfs sciatiques, médians et radiaux, que ces nerfs m'ont paru offrir, dans toutes leurs parties, les apparences de l'état normal. Nous avons même rencontré, dans l'épaisseur des muscles affectés, plusieurs filets nerveux qui nous ont semblé également exempts d'altération.

Tout récemment deux observateurs des plus compétents, MM. L. Clarke et W. Gowers ont présenté, à la Société royale médico-chirurgicale de Londres, un fait qui, sous le rapport anatomo-pathologique, paraît être en contradiction formelle avec celui qui précède. (*On a case of pseudo-hypertrophic muscular paralysis*. In *Medico-chirurgical Transactions*, tome LVII. London, 1874). Mais je ferai remarquer que, dans l'observation des auteurs anglais, les lésions spinales, trouvées à l'autopsie, et constituées surtout par des *foyers de désintégration*, n'occupaient que d'une façon tout-à-fait accessoire, pour ainsi dire accidentelle, celle des régions de la moelle (cornes grises antérieures et faisceaux radiculaires antérieurs) qui seuls ont une influence directe sur la nutrition des muscles, de telle sorte que les lésions spinales, dans ce cas, me paraissent avoir été, en quelque sorte fortuites ; il ne me paraît pas, tout au moins, qu'elles aient pu être le point de départ des altérations prononcées du système musculaire.

Une observation, publiée il y a 3 ans dans les *Archiv der Heilkunde* (*Beitraege zur Kennsniss der atrophia musculorum lipomatosa*. Leipzig, 1871, p. 120), par M. O. Barth, tendrait, elle aussi, à faire rentrer la *paralysie pseudo-hypertrophique* dans le groupe des myopathies spinales. L'autopsie, en effet, conduite avec le plus grand soin, met hors de doute l'existence de lésions spinales très-accentuées ; je ne crois pas cependant que ce fait ait, lésion appréciable de la moelle épinière; j'ajouterai que, dans le fait qui m'est personnel, les racines nerveuses,

---

tant s'en faut, la signification qui lui a été prêtée. Il s'agit là d'un homme âgé de 44 ans environ, chez lequel, en 1867, trois ans avant la terminaison fatale, se manifestèrent, dans les membres inférieurs, les premiers symptômes de paralysie motrice. La paralysie s'aggrava progressivement et s'étendit aux membres supérieurs. Deux ans après le début, le malade était condamné à séjourner au lit, et il était privé de la plupart de ses mouvements. En même temps que progressait la paralysie des mouvements, des douleurs plus ou moins vives, et des fourmillements incommodes occupaient les membres; de plus, les muscles paralysés offraient une atrophie profonde et devenaient, sur certains points, le siége de contractions fibrillaires très-accusées. En dernier lieu, les mouvements de la parole et ceux de la déglutition devinrent difficiles.

Pendant le cours des derniers mois, plusieurs des muscles atrophiés, en particulier les adducteurs du pouce et les muscles des mollets, subirent un accroissement de volume remarquable, bien que l'impuissance motrice persistât au même degré.

A l'autopsie, les muscles des membres présentèrent pour la plupart, à des degrés divers, les caractères de la substitution graisseuse.

Les *faisceaux musculaires* offraient : les uns, les altérations de l'atrophie simple, les autres en moins grand nombre, celles de la dégénération granulo-graisseuse. Il restait, d'ailleurs, en plusieurs points, dans l'intervalle de ces faisceaux, un certain degré d'hyperplasie consécutive. L'examen de la moelle épinière fournit des résultats intéressants : Les faisceaux latéraux étaient sclérosés, symétriquement, dans toute leur étendue en hauteur, depuis l'extrémité supérieure du renflement cervical, jusqu'à l'extrémité inférieure de la région lombaire.

Les cornes antérieures de la substance grise étaient manifestement atrophiées; en outre, un bon nombre de grandes cellules nerveuses motrices, présentaient une atrophie plus ou moins accusée et même beaucoup d'entre elles avaient disparu.

On constata enfin qu'une grande quantité de tissu adipeux s'était accumulée sous la peau des membres et à la surface de la plupart des viscères.

Il me paraît tout-à-fait illégitime de rapporter l'observation dont je viens de rappeler très-brièvement les principaux traits au type classique de la paralysie pseudo-hypertrophique.

L'âge relativement avancé du sujet, l'existence de douleurs vives et de fourmillements dans les membres, les contractions fibrillaires, l'embarras de la parole et de la déglutition survenus à une certaine époque de la maladie, toutes ces circonstances protesteraient, au besoin, contre une semblable assimilation. Elles se rattachent, au contraire, très-naturellement au type morbide, sur lequel j'ai appelé l'attention dans les deux dernières leçons (p. 213 à 242) et dans lequel, — ainsi que cela avait eu lieu dans l'observation de M. Barth, — la sclérose symétrique des cordons latéraux se combine avec l'atrophie progressive des cellules nerveuses des cornes antérieures.

Sans doute, les lésions musculaires décrites dans le cas de M. O. Barth, et aussi les nerfs périphériques, se sont montrés comme celle-ci tout-à-fait exempts d'altération. C'est donc dans le muscle lui-même qu'il faut chercher le point de départ des lésions d'où dérivent les symptômes observés pendant la vie.

Voici, concernant les altérations musculaires dans la paralysie pseudo-hypertrophique, quelques détails empruntés à mon travail (*loc. cit.*), et qui ne vous paraîtront pas, sans doute, dénués d'intérêt.

Ce qui frappe tout d'abord dans ceux des muscles où l'on peut étudier très-exactement les premières phases du

---

rappellent, à quelques égards, celles qu'on trouve uniformément signalées dans tous les cas de paralysie pseudo-hypertrophique jusqu'ici publiés; mais cette circonstance ne suffirait pas à elle seule pour justifier un rapprochement nosographique. Je crois devoir, à ce propos, faire une remarque qui pourrait paraître banale, si le fait auquel elle s'applique n'avait pas été méconnu : C'est qu'aucune des lésions musculaires dont il s'agit n'appartient absolument en propre à la paralysie pseudo-hypertrophique, et ne saurait, par conséquent, suffire à la spécifier. Ainsi l'hypertrophie du tissu conjonctif interstitiel, avec atrophie simple des fibres musculaires, peut se retrouver, par exemple, à la suite des lésions traumatiques des nerfs (Mantegazza. *Gazetta lomb.*, p. 181, 1867. — Erb. *Deutsch. Archiv*, t. IV, 1868), et dans quelques cas de paralysie infantile spinale (Volkman, *Samnl. klin. Vortraege*. Leipz., 1870. — Charcot et Joffroy, *Archiv. de physiolog.*, t. III, 1870, p. 134). Quant à la substitution graisseuse avec ou sans accroissement de volume du muscle, elle peut se produire, à titre de complication éventuelle, encore dans la paralysie infantile (Laborde, thèse inaug., 1864; — Prevost. *Soc. de biologie*, 1865, t. XVII, p. 215. — Charcot et Joffroy. *Loc. cit.* — Vulpian. *Arch. de physiol.*, t. III, 1870, p. 316. — W. Muller. *Beiträge zur pathol. anat. der Ruckenmarks*. Leipzig. 1870. Obs. II), dans l'atrophie musculaire progressive, dans la paralysie spinale de l'adulte (Duchenne de Boulogne, *loc. cit.*), et dans bien d'autres circonstances qu'il serait trop long d'énumérer. Il est à noter qu'en pareil cas, la substitution graisseuse des muscles paraît se rattacher quelquefois à une *lipomatose généralisée*, qui s'accuse, en particulier, — le cas de M. Barth en offre un exemple, — par l'accumulation de tissu adipeux sous la peau et dans les cavités viscérales. Tout dernièrement, M. W. Muller (*loc. cit.*) a insisté avec raison sur ce point. Mais je me sépare complétement de l'auteur que je viens de citer, lorsque, refusant toute autonomie à la paralysie pseudo-hypertrophique, il avance que tous les faits qui ont été — artificiellement, selon lui, — groupés sous ce nom, pourraient être ramenés par la critique, à l'une quelconque des formes de l'amyotrophie liée à l'atrophie des cellules nerveuses motrices. Rien, à mon sens, n'est moins justifiable que cette opinion, et le cas même, qui fait l'objet principal de la présente note, suffirait à lui seul pour en démontrer l'inanité.

processus morbide, c'est que les minces lamelles du tissu conjonctif — dépendant du *perymisium internum* — qui, à l'état normal, séparent à peine les faisceaux musculaires primitifs et les laissent presque en contact réciproque, sont ici remplacées par d'épaisses travées dont le petit diamètre égale sur certains points celui des faisceaux musculaires, et même le dépasse (*Fig.* 27). Ces travées, ainsi qu'on peut

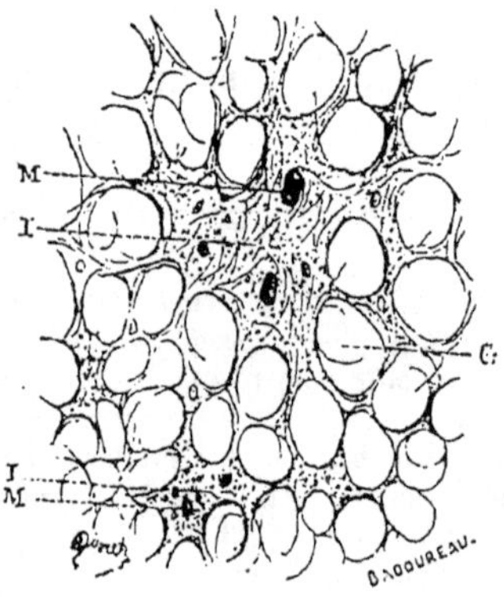

Fig. 27. — *Coupe transversale d'un muscle dans la paralysie pseudo-hypertrophique.* (Phase intermédiaire entre la première et la seconde période du processus). — I, I, Ilots de tissu conjonctif. — M, M, Coupes des faisceaux musculaires. — G, G, Cellules adipeuses.

s'en convaincre, surtout par l'examen de coupes longitudinales dissociées, sont constituées par du tissu conjonctif de formation récente, où les fibres lamineuses, dirigées surtout parallèlement au grand axe des faisceaux musculaires, sont entremêlées souvent avec des cellules embryo-plastiques en assez grand nombre.

L'interposition de cellules adipeuses entre ces fibrilles marquent une phase nouvelle du processus (*Fig.* 27, G.). Les cellules sont discrètes d'abord, isolées et comme perdues au milieu des faisceaux de fibrilles; mais leur nombre s'accroît sur certains points, dans de telles proportions qu'elles se substituent aux fibrilles, lesquelles finissent par disparaître complétement. Cette substitution graisseuse, ébauchée déjà dans quelques endroits sur les muscles non hypertrophiés, devient presque générale sur ceux où l'augmentation de volume est très-prononcée. Dans ce dernier cas, l'examen microscopique montre la majeure partie de la surface des coupes occupée par des cellules adipeuses, presque partout contiguës, tassées les unes contre les autres et que la pression réciproque a rendues polyédriques. Çà et là, au sein du tissu adipeux, on rencontre, soit des îlots composés de plusieurs faisceaux musculaires primitifs (de 2 à 8, 10, 12 au plus), enveloppés de toutes parts par les fibrilles conjonctives (*Fig.* 27, I), soit des tractus fibrillaires isolés, sans faisceaux musculaires ; soit enfin, — et ce dernier cas est le plus rare, — des faisceaux musculaires isolés, dépouillés de leur enveloppe fibrillaire et mis en rapport immédiat avec les cellules du tissu adipeux. (*Fig.* 28).

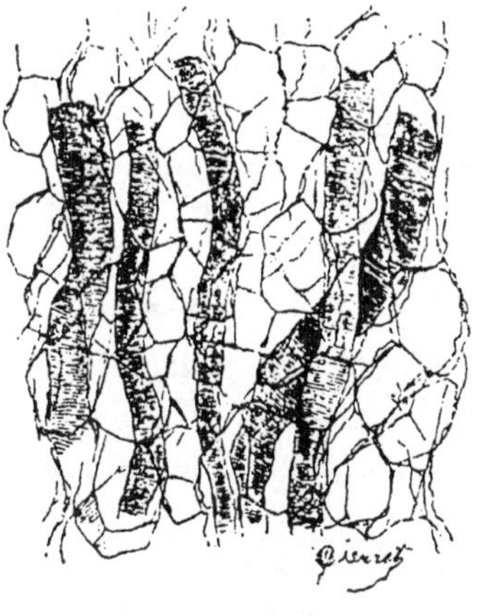

Fig. 28. — *Coupe longitudinale d'un muscle dans la paralysie pseudo-hypertrophique.* (2° période du processus morbide). Cellules adipeuses partout contiguës et que la pression réciproque a rendues polyédriques. — Faisceaux musculaires isolés, dépouillés de leur enveloppe fibrillaire et mis en rapport immédiat avec les cellules du tissu adipeux. — Les faisceaux musculaires, même les plus grêles, ont conservé la striation en travers.

En somme, la substitution graisseuse représente évidemment la phase ultime du processus morbide, et, à mesure qu'elle progresse, le tissu fibrillaire de formation nouvelle, ainsi que les faisceaux musculaires, tendent à disparaître (1).

(1) Suivant Duchenne, de Boulogne (*loc. cit.* p. 603) — et Foster (*The Lancet*, May 8, 1869, p. 630), l'hypertrophie apparente, constatée lors des phases ultimes de la maladie, serait le fait de l'hyperplasie conjonctive. « C'est elle, dit-il, qui produit l'augmentation de volume des muscles, en raison directe de la quantité de tissu connectif et fibroïde interstitiel hyperplasié. » Cette opinion est fondée sur les résultats plusieurs fois obtenus par l'examen de parcelles musculaires extraites, pendant la vie, à l'aide de l'*emporte-pièce histologique* ; mais l'on peut se demander si, dans cette petite opération, les îlots du tissu conjonctif ne sont pas entraînés, de préférence

Pour ce qui est de ces derniers, l'altération qui aboutit à leur complète disparition, s'accuse déjà dès la première période, alors que le tissu conjonctif interstitiel commence à s'hyperplasier, en dehors de toute trace de substitution graisseuse. Elle consiste en une réduction de diamètre plus ou moins prononcée ; beaucoup de faisceaux sont tellement atrophiés qu'il faut user de la plus grande attention pour les distinguer dans l'épaisseur du tissu conjonctif interstitiel, mais la majeure partie d'entre eux, ceux-là mêmes qui ont subi l'atrophie la plus profonde, conservent, jusqu'aux dernières limites de l'émaciation, la striation en travers la mieux accentuée. Ni la gaîne du sarcolemme, ni les noyaux qu'elle renferme ne présentent d'altération, et, quant à la substance musculaire, on n'y observe aucune trace de la dégénérescence granulo-graisseuse.

Vous ne pouvez manquer d'être frappés de l'analogie qui existe entre l'altération des muscles qui vient d'être décrite et celle qui, lorsqu'il s'agit des viscères, est désignée généralement sous le nom de cirrhose. Or, les lésions de la sclérose musculaire se voient dans des conditions très-variées et elles peuvent, en particulier, se montrer accidentellement, il est vrai, dans diverses formes d'amyotrophie

---

par l'instrument, qui saisirait, au contraire, beaucoup plus difficilement entre ses mors les agrégats de cellules adipeuses. Toujours est-il que, dans les cas où il s'est agi de fragments de muscles atteints d'hypertrophie, extraits sur le vivant, par l'incision, ceux-ci ont présenté constamment, à un haut degré, les caractères histologiques de la substitution graisseuse (Greisinger et Billroth, Heller et Zenker, Wernich. Voyez Seidel : *Die atrophia musculorum Lipomatosa*. Iena, 1867). L'impression qui me reste, après l'examen, plusieurs fois répété, des pièces que j'ai étudiées, c'est que l'hyperplasie du tissu conjonctif et l'atrophie des faisceaux musculaires marchent pour ainsi dire du même pas ; celle-ci se montrant d'autant plus générale et d'autant plus prononcée, que celle-là est elle-même plus développée, de telle sorte que la production du tissu conjonctif serait en quelque sorte proportionnelle à l'étendue des vides laissés par l'atrophie ou la disparition des fibres musculaires. Il est possible toutefois que l'hyperplasie conjonctive prenne quelquefois le dessus et produise ainsi un certain degré d'hypertrophie apparente. Mais j'ai peine à comprendre qu'elle puisse expliquer jamais l'accroissement de volume, souvent énorme, que présentent les masses musculaires à une certaine époque de la maladie, et je suis porté à croire que la substitution du tissu adipeux joue ici le rôle prédominant.

spinale deutéropathique. Seule, la circonstance que l'invasion du tissu adipeux se produit, à une certaine époque de la paralysie pseudo-hypertrophique, d'une manière fatale, au moins dans quelques muscles, me paraît constituer, dans l'espèce, un caractère vraiment distinctif; si bien que la dénomination de *paralysie myo-sclérosique*, proposée par Duchenne (de Boulogne), ne devrait rigoureusement s'appliquer qu'aux premières périodes de la maladie, tandis que celles d'*atrophia musculorum lipomatosa* (Seidel), de *lipomatosa luxurians* (Heller), assez généralement usitées par les auteurs allemands, conviendraient seulement aux périodes avancées.

VI.

L'histoire de la paralysie pseudo-hypertrophique nous offre, vous le voyez, un exemple de myopathies généralisées, à marche progressive, se développant en dehors de toute influence du système nerveux. Dans les *amyotrophies d'origine saturnine*, au contraire, l'amyotrophie paraît se produire en conséquence d'une lésion des nerfs périphériques. L'existence en pareille circonstance, d'une altération des nerfs se rendant aux muscles paralysés et atrophiés, a été relevée pour la première fois, si je ne me trompe, par M. Lancereaux (1). Cette même altération a été retrouvée chez une femme de mon service atteinte de paralysie saturnine par M. Gombault, mon interne, qui, de plus, a constaté dans ce même cas, à l'aide de procédés rigoureux d'investigation l'absence de toute lésion spinale (2). Les résultats, obtenus par M. Gombault, se trouvent confirmés de tous points dans une observation très-intéressante, récemment publiée par M. C. Westphal (3). L'atrophie

(1) Lancereaux. — Société de Biologie, t. IV, 3e série, 1862-63, p. 75.
(2) Gombault. — In *Archives de physiologie*, t. V, 1873, p. 592.
(3) C. Westphal. — In *Archiv. f. psychiatrie*. IV, Bd. 3e hebl. 1874 et *Progrès médical*, 1874, p. 553.

musculaire saturnine semble donc faite, d'après cela, sur le même modèle que les *amyotrophies partielles rhumatismales* ou de *cause traumatique*, en ce sens qu'elle paraît dépendre, elle aussi, d'une lésion des nerfs périphériques, et ce rapprochement paraîtra d'autant plus légitime que, dans les deux cas, l'amyotrophie est marquée, vous le savez, par une diminution ou même une abolition plus ou moins rapide de la *contractilité faradique.*

Quoi qu'il en soit, je ne sache pas qu'il existe, quant à présent, en dehors du saturnisme, un exemple bien avéré d'amyotrophie généralisée, relevant d'une altération des nerfs périphériques; je n'ignore pas que, sous le nom d'*atrophie nerveuse progressive*, on a tracé la description d'une affection que caractériserait une amyotrophie à évolution progressive, provenant d'une lésion des nerfs sans participation de la moelle épinière; je ne vois aucun motif qui permette de nier *à priori* l'existence d'une telle affection (1). Mais je dois avouer que, pour le moment, ce chapitre de nosographie me fait un peu l'effet d'un cadre sans tableau. Il n'existe pas en réalité, à ma connaissance du moins, une seule observation publiée dans laquelle on ait démontré anatomiquement cette névrite ou cette atrophie nerveuse progressive d'où dériverait la forme d'amyotrophie dont il s'agit. L'observation si intéressante d'ailleurs de M. Duménil, invoquée à ce propos, n'a pas le caractère qu'on lui a prêté. Dans ce cas, en effet, — en plus de l'altération des nerfs périphériques — il existait dans la moelle épinière des altérations très-profondes de la substance grise centrale et en particulier des cellules nerveuses motrices, et, par conséquent, on est en droit de se demander si la lésion spinale n'a pas été la première en date.

Des remarques du même genre peuvent s'appliquer aux faits publiés par plusieurs auteurs, et dans lesquels l'amyotrophie progressive est présentée comme la conséquence

(1) M. Joffroy et M. Pierret m'ont dernièrement communiqué chacun un cas où une amyotrophie généralisée, assez mal caractérisée d'ailleurs cliniquement, semblait devoir être rattachée à une lésion des nerfs périphériques. La moelle épinière était tout-à-fait saine dans ces deux cas.

d'une altération du grand sympathique. Il n'est pas douteux que des lésions du grand sympathique, aussi bien des *rami communicantes* que des *ganglions*, ont été plusieurs fois observées dans l'atrophie musculaire progressive; mais je ne sache pas que, dans aucun de ces cas, la non-existence d'une lésion des cellules nerveuses des cornes antérieures ait jamais été régulièrement établie. D'un autre côté, il est constant que fort souvent les lésions du grand sympathique font absolument défaut dans les formes les plus variées de l'amyotrophie progressive spinale. C'est ce dont témoignent entr'autres, péremptoirement, les observations recueillies à la Salpêtrière par M. le docteur Lubimoff (de Moscou), et publiées dans les *Archives de Physiologie* (1874).

VII.

Ici se terminera, Messieurs, l'exposé des considérations que j'ai voulu vous présenter, concernant les amyotrophies spinales. Chemin faisant, vous avez pu vous convaincre, si je ne m'abuse, que l'histoire de ces affections s'est éclairée d'un jour nouveau, en présence des résultats fournis par les études récentes, relatives à l'anatomie pathologique topographique de la moelle épinière.

Ces études, vous ne l'avez pas oublié, ont eu pour caractère particulier de faire marcher, si l'on peut ainsi dire, du même pas, dans une étroite connexion, la clinique et l'anatomie pathologique. Il me paraît opportun de vous montrer dans un bref aperçu, puisque l'occasion s'en présente, les principales acquisitions qui leur sont dues.

D'une façon générale, elles tendent à établir que la moelle épinière est composée d'un certain nombre de régions, répondant, en quelque sorte, à autant d'organes doués de fonctions spéciales. La lésion spontanée, isolée, générale ou partielle de chacun de ces organes s'accuse et se révèle durant la vie, par autant de composés symptomatiques particuliers, susceptibles d'être rattachés aujourd'hui par le diagnostic à leur origine organique. Ainsi se trouve constitué, dans la pathologie spinale, un certain nombre d'affections élémentaires dont la combinaison produit les formes complexes, celles-ci pouvant être, à leur tour, à l'aide de l'analyse clinique, décomposées en leurs éléments constitutifs.

L'expérimentation avait déjà, depuis longtemps, tracé la voie et déterminé même un certain nombre de ces régions fondamentales auxquelles je faisais allusion tout à l'heure. Mais elle n'avait pas, tant s'en faut, pénétré aussi avant que l'a fait la pathologie avec le concours des moyens puissants d'investigation anatomique dont nous disposons aujourd'hui.

Je place sous vos yeux une sorte de plan topographique où se trouvent indiquées, par des teintes diverses, les régions de la moelle épinière, jusqu'ici explorées par le pathologiste. Les *terres inconnues* sont laissées en blanc; leur champ, vous le voyez, est encore grand; mais il tend à se rétrécir de jour en jour. Ce n'est pas là, tant s'en faut, une *carte* complète, comparable, même de loin, à nos cartes géographiques modernes si perfectionnées; c'est, toutefois un essai supérieur peut-être, à quelques égards, aux tentatives d'un Strabon ou d'un Pomponius Mela.

Vous voyez les anciens *faisceaux postérieurs* décomposés en deux régions bien distinctes : 1° les *faisceaux de Goll* (*Fig.* 29, E), dont la lésion isolée a été déjà plusieurs fois constatée et répond à un ensemble symptomatique qui ne tardera pas sans doute à être nettement déterminé et à prendre rang dans la clinique usuelle; 2° les *zones radiculaires postérieures* (*Fig.* 29, B, B), substratum anatomique de l'ataxie locomotrice progressive.

Les *faisceaux antéro-latéraux* des auteurs doivent à leur tour être décomposés en trois régions : 1° les *faisceaux latéraux proprement dits*, A, A; ils se montrent affectés systématiquement dans toute leur étendue des deux côtés de la moelle, dans le cas de *sclérose latérale symétrique* et, partiellement, d'un seul côté de la moelle, dans la *sclérose descendante* consécutive aux lésions cérébrales ou spinales en foyer ; 2° les *faisceaux de Türck*, A' ; —

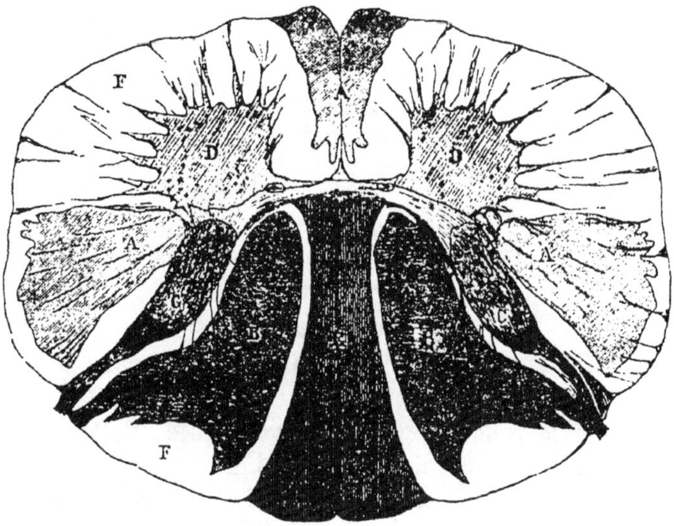

Fig. 29. — A, A, cordons latéraux ; — A', faisceaux de Türck. — B, B, zones radiculaires postérieures. — C, C, cornes postérieures. — D, D, cornes antérieures. — F, zone radiculaire antérieure. — E, cordons de Goll.

leur pathologie se confond presque toujours avec celle des faisceaux latéraux ; 3° les *zones radiculaires antérieures*, F : elles ont été laissées en blanc. Quelques observations établissent cependant qu'elles peuvent être lésées isolément (*Fig. 30*, A). L'altération s'est traduite, dans ces cas, ainsi qu'on eût pu le prévoir, par une paralysie avec amyotrophie dans le membre correspondant à la région lésée de la moelle épinière.

Pour ce qui est de la substance grise, on connaît mal les effets d'une lésion isolée des *commissures*, et en ce qui concerne les *cornes postérieures* (*Fig. 29*, C), on sait seulement que, lorsqu'elles sont le siége d'une altération profonde, il se produit une anesthésie cutanée plus ou moins prononcée dans les parties du corps situées du même côté que la lésion spinale. Nos connaissances sont plus avancées relativement au rôle pathologique des *cornes grises antérieures*.

Il est, en effet, bien établi aujourd'hui qu'elles peuvent être lésées isolément, primitivement, ou, au contraire, d'une fa-

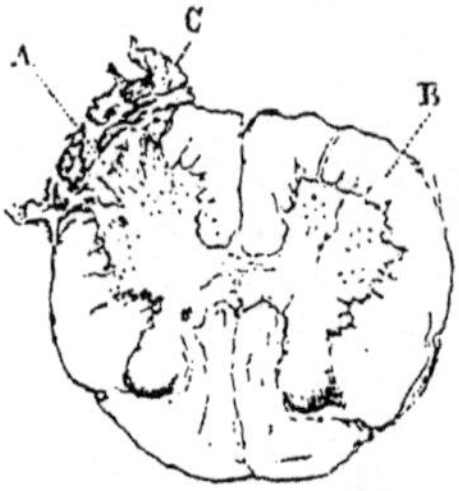

Fig. 30. — *Coupe transversale de la région lombaire de la moelle provenant d'un sujet chez lequel les muscles du membre inférieur gauche étaient paralysés et atrophiés.* A, La *zone radiculaire* du côté gauche en partie sclérosée. B, zone radiculaire droite saine. — C, les méninges à ce niveau sont épaissies et enflammées. La corne antérieure correspondante, au contraire, est exempte d'altération. (Cas communiqué par M. Pierret.)

çon secondaire et l'on sait que dans les deux cas, si l'altération porte sur les *grandes cellules motrices*, il s'en suit forcément la production d'une amyotrophie. Celle-ci se développe rapidement, si la lésion spinale évolue suivant le mode aigu (*paralysie spinale infantile*) ou au contraire d'une façon lente et progressive (*amyotrophie spinale protopathique*, — *sclérose latérale amyotrophique*, etc.), si elle évolue suivant le mode chronique. Les cornes grises antérieures (*cellules nerveuses motrices*) et les zones radiculaires antérieures (*trajet intra-spinal des racines antérieures*) paraissent être les seules régions de la moelle épinière qui intéressent directement la nutrition des muscles.

Tel est l'état des choses, quant à présent; je ne sais si je me fais illusion, mais il me semble que les résultats acquis, tout imparfaits qu'ils soient encore, permettent déjà de pressentir, pour la pathologie spinale, un brillant avenir.

QUATRIÈME PARTIE

Sujets divers.

Tabes dorsal spasmodique. — Paraplégies urinaires.

Vertige de Ménière. — Hémichorée post-hémiplégique.

Epilepsie partielle d'origine syphilitique.

QUINZIÈME LEÇON.

Du tabes dorsal spasmodique.

SOMMAIRE. — Dénomination provisoire ; sa justification ; — sclérose symétrique et primitive des cordons latéraux. — Tabès dorsal *spasmodique* et tabès dorsal *ataxique*. — Parallèle entre ces deux affections. — Caractères tirés de la démarche.

De la contracture et de la trépidation dans le tabès dorsal spasmodique. — Absence de troubles de la sensibilité. — Début. — Evolution. — Mode d'envahissement des membres. — Pronostic et traitement. — Diagnostic : Sclérose en plaques de forme spinale, contracture hystérique, myélite transverse, sclérose latérale amyotrophique, etc.

Messieurs,

Je ferai passer aujourd'hui sous vos yeux plusieurs malades chez lesquelles vous pourrez étudier à loisir les symptômes d'une affection spinale particulière, foncièrement distincte, à mon avis, de toutes les autres formes de la myélite chronique, avec lesquelles elle est restée confondue jusqu'ici. Cette affection, que je vous proposerai de désigner, au moins provisoirement, sous le nom de *tabès dorsal spasmodique*, n'est pas très-rare, et il n'est certes pas un médecin qui ne l'ait plusieurs fois rencontrée dans sa pratique. Mais elle n'a pas été remarquée, je crois, comme elle le mérite. De fait, autant que je sache, un seul auteur, M. le Dr Erb (d'Heidelberg), l'a mentionnée d'une façon spéciale et s'est efforcé d'en déterminer la caractéristique. Vous lirez avec profit dans le *Berliner Klinische Wochenschrift* (n° 26, 1875) la courte mais substantielle description qu'il en a donnée (1).

I.

Il ne sera pas hors de propos de chercher à justifier, en premier lieu, par quelques mots, la dénomination, singulière peut-être au premier abord, que je vous proposais tout à l'heure d'accepter pour distinguer cette forme pathologique. L'affection dont il s'agit reconnaît, j'en conviens, cela d'ailleurs n'est guère discutable, un *substratum* organique, une lésion anatomique plus ou moins profonde dont la moelle épinière est le siége. Il est certain également, à ne considérer même que la nature des symptômes, que cette lésion porte particulièrement son action sur les faisceaux spinaux latéraux. Il est possible enfin que, conformément à une remarque faite par M. Erb, l'altération spinale en question ne soit autre que la lésion systématique décrite pour la première fois par L. Türck et que j'ai fait connaître à mon tour, depuis longtemps, sous le nom de *sclérose symétrique et primitive des faisceaux latéraux de la moelle épinière.* Mais, il importe de ne pas l'oublier, les observations où la sclérose latérale symétrique primitive, sans participation des cornes grises antérieures (2), a été anatomiquement constatée et dans lesquelles la clinique avait, pendant la vie, révélé l'existence de symptômes

(1) *Ueber einen wenig bekannten spinalen symptomen complex.* In *Berlin. Klin. Woch.*, n° 26, 1875. — Consulter sur le même sujet un intéressant travail récemment publié par M. O. Berger, de Breslau (*Zur Pathologie und Therapie der Rückenmarks-Krankheiten-Primare sclerose der seitenstrange.* Separat-Abdruck aus der " Deutschen Zeitschrift für praltische Medicin ").

(2) La sclérose latérale symétrique avec participation des cornes antérieures est le *substratum* anatomique de l'affection bien distincte de celle que M. Charcot a décrite sous le nom de *sclérose latérale amyotrophique.* (Voir plus haut les LEÇONS XII et XIII).

qui paraissent aujourd'hui pouvoir se rattacher au type tabès dorsal spasmodique, ces observations, dis-je, par suite d'un singulier concours de circonstances, sont toutes de date relativement ancienne. Ce sont en quelque sorte de vieux souvenirs, un peu effacés, et qui demandent par conséquent à être ravivés. C'est pourquoi je crois qu'il sera prudent d'attendre le contrôle d'autopsies nouvelles, avant de se décider à dénommer la maladie d'après le caractère anatomique.

D'un autre côté, l'antique appellation *Tabès dorsal*, malgré la signification assez indécise qui s'y est toujours attachée, peut s'appliquer assez bien pour désigner tout au moins une affection spinale primitivement chronique qui, comme celle qui nous occupe, progresse à peu près fatalement, bien que d'une façon lente, et, en définitive, à l'exemple de l'ataxie locomotrice, avec laquelle on peut la mettre en parallèle sur plus d'un point, ne pardonne guère (1). Quant à l'adjectif *spasmodique*, il est destiné à faire ressortir le phénomène clinique dominant : Je veux parler de la contracture qui, presque dès l'origine, occupe les membres affectés, se montre bientôt permanente et constitue en quelque sorte, symptomatiquement à peu près toute la maladie. Tandis, en effet, que l'ataxie locomotrice progressive, qu'on pourrait, par opposition, appeler, ainsi que je l'ai proposé, le *Tabès dorsal ataxique*, s'attaque tout d'abord au système spinal sensitif (douleurs fulgurantes, plaques d'anesthésie et d'hyperesthésie, etc.), et ne détermine que secondairement, du moins dans la grande majorité des cas, l'incoordination des mouvements, le tabès spasmodique, au contraire, reste limité, pendant toute la durée de son cours à l'appareil moteur. Il se caractérise surtout, en somme, dans son état de complet développement, par une contracture permanente qui s'accroît progressivement et entraîne

---

(1) *Tabes dorsalis* (Sauvages. Classis X, I, 1.) ou *dorsualis* (Romberg. *Lehr. der Nerven-Krankh.* Berlin, 1851, p. 185). La description de Romberg, comme on sait, se rapporte à l'ataxie locomotrice. — Tabes accipitur communiter pro omni corporis aut. *partis* extenuatione... (B. Castelli. *Lexicon medicum.* Gen.,1745, art. *phthisis.*)

tôt ou tard l'impuissance des membres, sans s'accompagner jamais de troubles notables de la sensibilité.

Ce qui vient d'être dit suffit pour montrer que, quant à présent, le tabès spasmodique n'a encore d'existence réelle que dans le domaine clinique, ainsi que cela a eu lieu d'ailleurs pendant longtemps pour l'ataxie locomotrice. A la vérité, il s'y présente, en général, sous des traits assez accentués pour qu'il soit, en pratique, presque toujours possible de le distinguer non-seulement de la grande maladie spinale systématique qu'on appelle l'ataxie locomotrice progressive, mais aussi de la *sclérose latérale amyotrophique*, de la *myélite transverse vulgaire*, de la *myélite par compression*, et enfin, bien que la chose soit ici souvent fort difficile, de la *sclérose en plaques de forme spinale*. Il peut, en d'autres termes, être séparé de toutes ces affections spinales qui, dans la description, d'ailleurs remarquable, d'Ollivier (d'Angers), se trouvent réunies en un groupe hétérogène, sous le nom de *myélite chronique* (1), et que l'analyse clinique, éclairée par l'anatomie pathologique, tend chaque jour à dégager successivement.

Si, en effet, entre les divers états pathologiques que je viens d'énumérer les analogies sont nombreuses, les points de contact fréquents, les caractères différentiels non plus ne font pas défaut. J'espère parvenir à le démontrer tout à l'heure. Mais je crois opportun, au préalable, de vous présenter un tableau où je m'attacherai à mettre en relief les symptômes dominants et le mode usuel d'évolution du tabès spasmodique. Au cours de cette description, j'aurai à chaque pas, devant les yeux, l'histoire clinique de l'ataxie locomotrice, qui nous servira en quelque sorte à accuser les contrastes.

Je vous remettrai tout d'abord en mémoire les principaux phénomènes qui marquent les premières phases de l'ataxie

(1) Ollivier (d'Angers). — *Traité des maladies de la moelle épinière.* 3e édit. Paris 1837, t II, p. 426.

locomotrice, j'entends parler de la forme vulgaire de la maladie, celle qui répond au type classique créé par Duchenne (de Boulogne). — Ce sont au premier rang, vous ne l'avez pas oublié, et bien longtemps avant que ne paraisse l'incoordination motrice d'où l'affection tire son nom, des troubles divers de la sensibilité : douleurs fulgurantes et térébrantes revenant par accès et siégeant sur les membres, la face, le tronc ; douleurs permanentes fixées sur certains points ; anesthésies et hyperesthésies partielles. Les troubles dits *céphaliques* tels que l'amblyopie ou l'amaurose, la paralysie des muscles moteurs de l'œil, appartiennent également à cette période. Enfin l'incontinence d'urine, la dysurie, les crises gastriques, souvent témoignent déjà, dès cette époque, de la participation des nerfs viscéraux.

Toute autre est, dès l'origine, la physionomie du tabès dorsal spasmodique. Ici, le premier et pendant quelque temps le seul symptôme consiste dans un état parétique, portant également sur les deux membres inférieurs ou plus marqué sur l'un d'eux, et qui n'a d'autre effet d'abord que de rendre la marche, surtout le matin au sortir du lit, un peu difficile. Les malades dépeignent la situation en disant qu'ils se fatiguent vite, que leurs membres leur paraissent lourds et qu'en marchant ils *traînent la jambe.* A cette parésie s'adjoint bientôt une tendance plus ou moins prononcée aux spasmes musculaires.

Alors, dans la situation horizontale, au lit par exemple, les membres affectés commencent à se raidir de temps en temps sous forme d'accès, surtout dans le sens de l'extension et de l'adduction, à un plus haut degré. Ils deviennent momentanément comme des barres rigides, inflexibles. Ils sont pris souvent, en outre, fréquemment sans cause appréciable, d'une trépidation qui tantôt reste bornée aux extrémités, tantôt se répand sur toute l'étendue du membre et peut même se communiquer au corps tout entier (*Trépidation spontanée*). Cette trépidation, le médecin peut la provoquer, pour ainsi dire à volonté, en relevant brusquement, avec la paume de la main la pointe du pied ou l'extrémité des orteils (*Trépidation provoquée*).

La rigidité — et l'on peut en dire autant de la trépidation — s'accuse plus encore lorsque le malade sort du lit et se tient debout. Elle gêne la marche de plus en plus à mesure que, par suite de l'aggravation progressive du mal, elle s'accentue plus fortement et tend à devenir permanente (1); mais ce n'est que dans les phases avancées, et souvent au bout de nombreuses années qu'elle la rend définitivement tout à fait impraticable. Je me borne à indiquer ces divers phénomènes sans entrer dans une description en règle, parce que nous les avons étudiés longuement déjà, à propos de la sclérose en plaques où on les retrouve dans tous leurs détails (2).

Cependant quelle que soit l'intensité de ces symptômes appartenant à la sphère motrice, la sensibilité reste intacte: pas d'anesthésie, pas d'hyperesthésie ; aucun trouble de la sensibilité cutanée considérée dans ses divers modes, non plus que de la sensibilité profonde ; pas de douleurs lombaires, pas de douleurs en ceinture, pas de fourmillements, d'engourdissements, de sentiment de constriction dans les membres, — ou tout au moins, ces symptômes, s'ils existent, se montrent si peu marqués qu'ils doivent être évidemment relégués sur le second plan ; — pas de douleurs fulgurantes ou térébrantes. D'un autre côté, les symptômes dits céphaliques font, eux aussi, complétement défaut; il en est à peu près de même des troubles quelque peu accentués de la vessie et du rectum. Enfin, et c'est là un trait qu'il n'est pas sans intérêt de mettre en relief, les fonctions génitales qui, chez l'homme, sont dès l'origine, si souvent atteintes profondément lorsqu'il s'agit de l'ataxie locomotrice, continuent d'habitude à s'exercer, pour ainsi dire, jusqu'au dernier terme et à peu près dans les conditions normales, chez les sujets atteints de tabès spasmodique.

---

(1) Quand la contracture est devenue permanente, elle existe même au lit ; mais elle se montre plus intense lorsque le malade veut se tenir debout et marcher. S'il se tient assis sur un fauteuil un peu élevé, il arrive souvent que les jambes se maintiennent presque horizontales, à peine fléchies, et que les pieds n'arrivent pas à toucher le sol.

(2) *Leçons sur les maladies du système nerveux*, 2e édit., t. I, p. 245.

La démarcation entre les deux affections s'accuse plus profondément encore peut-être, dans les phases plus avancées de leur évolution. On fait habituellement dater, vous le savez, ce qu'on est convenu d'appeler la seconde période de l'ataxie locomotrice du moment où les phénomènes d'incoordination motrice viennent se surajouter aux troubles de la sensibilité et aux autres symptômes dont nous donnions à l'instant l'énumération. C'est alors que se prononcent, à l'occasion des actes volontaires, dans la station et surtout dans la marche, ces mouvements contradictoires, désordonnés, des membres inférieurs s'exagérant lorsque le malade est placé dans l'obscurité, au point de rendre parfois la progression ou la station très-difficiles ou même entièrement impossibles, et dont le caractère si particulier avait déjà frappé vivement l'attention des prédécesseurs de Duchenne.

Les désordres locomoteurs se dessinent aussi plus fortement dans le tabes spasmodique à mesure que la maladie progresse et s'aggrave, mais ils se caractérisent ici suivant un type tout à fait différent.

On ne trouve pas dans le tabès spasmodique ces membres souples, flexibles à l'excès, parfois même comme disloqués, ce luxe intempéré de mouvements qui prêtent à la démarche de l'ataxique son cachet spécial, et par suite desquels les pieds, en quelque sorte projetés en avant et en dehors, retombent à chaque pas, lourdement sur le sol; ici, au contraire, les membres inférieurs rigides dans toutes leurs articulations, énergiquement appliqués l'un contre l'autre, ne se peuvent séparer qu'à la suite d'efforts où les muscles qui s'insèrent au bassin paraissent jouer le rôle principal et dans lesquels le tronc se renverse en arrière. Les pieds, pendant ce temps, ne se détachent qu'à grand peine du sol auquel ils semblent fixés fortement, produisant dans leur mouvement de progression un bruit de frottement, s'accrochant au moindre obstacle, s'embarrassan souvent l'un dans l'autre. Ils sont fréquemment, en outre agités par la trépidation qui peut s'étendre vers la racine du membre et imprimer même, parfois, au corps tout entier une sorte de vibration. Le malade progresse ainsi, aidé d'une canne ou de béquilles, lentement, péniblement. Mais l'allure, toutefois, est assez ferme, et — trait important à relever — contrairement à ce qui aurait lieu dans l'ataxie, elle n'est en rien modifiée par l'occlusion des yeux.

Cette démarche si particulière que j'essaye de vous dépeindre, je vous ai mis à même, ce qui vaux mieux, de l'étudier sur nature. Elle avait été remarquée déjà par Ollivier (d'Angers), qui en a tracé un tableau réussi dans un passage que je ne saurais omettre de vous citer.

« Chaque pied, dit-il, se détache avec peine du sol, et » dans l'effort que fait alors le malade pour le soulever » entièrement et le porter en avant, le tronc se redresse » et se renverse en arrière comme pour contrebalancer le » poids du membre inférieur qu'un tremblement involon- » taire agite avant qu'il soit appuyé de nouveau sur le » sol. Dans ces mouvements de progression, tantôt la » pointe du pied est abaissée et traîne plus ou moins contre » terre avant de s'en détacher, tantôt elle est relevée » brusquement en même temps que le pied est déjeté en » dehors. J'ai vu quelques malades qui ne pouvaient mar- » cher un pas, quoique appuyés sur une canne, qu'en se » renversant le tronc et la tête en arrière, de telle sorte » que leur allure, avait quelque analogie avec celle que dé- » termine le tétanos (1) ».

Tout cela est parfaitement exact et s'applique de tout point, ainsi que vous pouvez le constater, à la plupart des malades que je fais passer devant vos yeux. Mais il existe dans le type une variété que je dois vous signaler. Vous pouvez en étudier les caractères chez l'une d'entre elles, la nommée Oss... (2). Vous voyez comment, appuyée sur ses béquilles, cette femme marche, le tronc incliné en avant, littéralement sur la pointe des pieds. C'est qu'à chaque pas, en raison de la prédominance du spasme tonique dans les muscles du mollet, le talon est fortement relevé et touche

(1) *Loc. cit.*, p. 427.
(2) Obs. III de la thèse de M. Bétous, p. 24.

à peine le sol. Aussi les souliers de cette femme sont-ils très-usés à la pointe. Le pied, comme d'ailleurs dans les cas précédents, est pris de trépidation chaque fois qu'il est porté en avant, et le tremblement par moments s'étend à tout le corps. Lorsque la malade descend un plan incliné, elle se sent en quelque sorte entraînée par le poids de son corps, obligée de hâter le pas, et menacée à chaque instant de tomber la face contre terre. Ce deuxième mode de progression, suivant M. Erb, serait le plus habituel dans les cas de ce genre. Je suis porté à croire, d'après mes observations, qu'il se rencontre au contraire moins fréquemment que le premier.

Quoi qu'il en soit, nous devons envisager maintenant les deux affections que nous opposons l'une à l'autre, au moment où elles sont parvenues au dernier terme de leur évolution. Vous allez être amenés à constater que les caractères distinctifs ne sont pas moins accentués dans cette période que dans les précédentes.

Privés désormais l'un et l'autre de l'usage de leurs membres inférieurs, capables de se tenir debout et de marcher, l'ataxique comme le sujet atteint de tabès spasmodique passent le jour sur un canapé, dans un fauteuil, ou demeurent confinés au lit. Mais il est facile de reconnaître que la cause de l'impotence est radicalement différente dans les deux cas. Chez l'ataxique, réduit à cet état, c'est encore le pouvoir de coordonner les mouvements qui est surtout en défaut. Ceux-ci sont énergiques encore, pendant longtemps, violents même; mais ils ne peuvent plus être adaptés à l'exécution des actes physiologiques. Dans le tabès spasmodique, au contraire, l'impuissance motrice dépend évidemment de la contracture qui, poussée à l'extrême et devenue absolument permanente, maintient invinciblement les membres dans l'extension forcée et dans l'adduction, rendant ainsi impossible tout mouvement volontaire. D'un autre côté, la trépidation spontanée ou provoquée qui, à moins de complications d'ailleurs très-rares, ne s'observe à aucune époque dans l'ataxie, continue à se produire ici à un haut degré (1). Elle s'exalte même parfois au point de déterminer dans les membres inférieurs de

(1) Il me serait difficile de dire à quelle époque le phénomène de la trépidation, dont il est si fréquemment question dans le cours de cette leçon, a été, pour la première fois, remarqué et décrit.

Dans l'observation d'une femme atteinte de sclérose en plaques que nous avons recueillie en 1862, M. le professeur Vulpian et moi, à la Salpêtrière, nous l'avons mentionné dans les termes suivants : « Lorsque l'un des pieds de cette femme est fléchi et tenu dans la flexion par une main étrangère, il s'y produit aussitôt un tremblement difficile à réprimer, impossible même à arrêter par moments, lorsque l'épreuve est faite sur le pied droit. » Ainsi se trouvent nettement indiqués, pour la première fois, je crois, et la trépidation épileptoïde du membre inférieur et le meilleur moyen de la provoquer.

En 1866, dans une note lue à la Société médicale des hôpitaux, M. Vulpian a publié l'histoire complète du cas dont il s'agit, en y joignant deux autres observations que je lui avais communiquées, et où le phénomène se trouve également mentionné. (*Union médicale*, juin 1866.)

Dans sa thèse inaugurale faite sous ma direction, M. le docteur P. Dubois a signalé de nouveau la trépidation épileptoïde, comme se montrant à une certaine période de la *sclérose en plaques disséminées*, des *paraplégies par compression*, de la *sclérose des cordons antéro-latéraux*, de la *myélite chronique*, etc. « Diverses manœuvres, dit l'auteur, contribuent à lui donner naissance ; telle sont : L'application du froid sur la peau, ou la compression des muscles paralysés, la flexion (flexion dorsale) énergique du pied). (*Etude sur quelques points de l'ataxie locomotrice progressive*. Paris, 1868.)

J'ajouterai que dans notre enseignement, M. Vulpian et moi, nous avons maintes fois attiré l'attention des élèves sur ce phénomène singulier. (Charcot. *Leçons sur les maladies du système nerveux*, 1re édition. T. I, p. 218 1872-1873.)

M. le professeur Brown-Séquard, à son tour, a fait connaître en 1868, dans les *Archives de physiologie* une particularité intéressante relative à la trépidation. On savait déjà que le meilleur moyen de la développer consiste à relever brusquement les orteils ou la pointe du pied tout entière. Il a établi que la manœuvre inverse, c'est-à-dire la flexion plantaire, brusquement effectuée, des orteils, a pour effet d'en déterminer l'arrêt.

Il y a deux ans, M. Erb et M. Westphal ont étudié à nouveau et avec grand soin la trépidation épileptoïde sous le nom de *phénomène du pied* (*Fussphænomen*. — W. Erb. *Ueber sehnenreflexe bei gesunden und bei Rückenmarkskranken*. In *Arch. für psychiatrie*, 1874, p. 792. — C. Westphal. *Ueber einige Bewgungs-Erscheinungen an gelaehmten Gliedern*. *Idem*, p. 803.). Considérant que la percussion ou l'excitation du tendon rotulien ou du tendon d'Achille sont des moyens efficaces pour développer cette espèce de tremblement, ces auteurs ont cherché à établir qu'il a son origine dans une excitation des tendons. D'après M. Erb, il s'agirait là d'un acte réflexe dont le point de départ serait une irritation des nerfs de certains tendons ; l'interprétation de M. Westphal est différente : suivant lui, le tendon percuté ou tiraillé exerçait une action sur toutes les parties du muscle correspondant, qui sous cette influence entraient en contraction. M. Joffroy (*Gazette médicale*, 1875 ; et *Société de Biologie*) dans la critique qu'il a faite de ces travaux a défendu l'opinion jusqu'alors courante et d'après laquelle la véritables crises convulsives, revenant par accès et dont la dénomination d'*épilepsie spinale* donne une assez bonne idée.

En outre de ces désordres, il existe encore dans la période que nous considérons, bien d'autres phénomènes propres à différencier les deux maladies. Ainsi, dans l'ataxie, les divers troubles de la sensibilité, déjà si accentués lors des premières phases, persistent ou s'aggravent. On peut en dire autant des symptômes céphaliques, des troubles fonctionnels du rectum et de la vessie. Très-communément les urines deviennent fétides et purulentes en conséquence de l'inflammation ulcéreuse de la membrane muqueuse vésicale. C'est même là un des grands dangers qui menacent la vie des malades. Rien de semblable ne se voit chez les sujets atteints de tabès spasmodique. La sensibilité, entre autres, reste indemne chez eux jusqu'au dernier terme ; il ne se manifeste chez eux ni troubles de la vision, ni strabisme, ni, en un mot, aucun des symptômes dits céphaliques. Les seuls troubles dans l'émission des urines qui se produisent, s'observent chez les femmes, et dépendent surtout de la difficulté qu'elles éprouvent à écarter les cuisses. Ajoutons qu'il n'y a pas de tendance à la formation des eschares et que les masses musculaires des membres inférieurs qui, chez les ataxiques, s'émacient souvent jusqu'à l'extrême, conservent au contraire, dans le tabès spasmodique, un relief et une consistance en quelque sorte pro-

---

trépidation épileptoïde serait provoquée généralement par une excitation périphérique cutanée. Il a combattu dans ce qu'elle paraît avoir de trop absolu l'opinion de M. Erb. Il reconnaît avec ce pathologiste distingué que l'excitation des tendons, est une des causes principales qui produisent la trépidation et il ne se refuse pas à voir là un exemple de *réflexe tendineux* ; mais il cite d'un autre côté des faits où incontestablement la cause provocatrice unique du phénomène a été une légère irritation de la peau (réflexe cutané). Pour ce qui est de la théorie de M. Westphal, elle semble infirmée par des expériences récentes de MM. Schultze et Farbinge (*Centralblatt*, 1876).

Je ferai remarquer que le phénomène de la trépidation épileptoïde n'est pas spécial aux membres inférieurs. On peut le provoquer, ainsi que je l'ai fait observer depuis longtemps, chez certains hémiplégiques, dans le membre supérieur contracturé, en redressant les phalanges des doigts de la main.

portionnés à l'intensité de la contraction spasmodique dont ils sont le siége.

II.

C'en est assez, je pense, pour montrer, ainsi que je l'avais fait pressentir, que, entre l'ataxie locomotrice progressive et le tabès spasmodique, le contraste est frappant sur les points fondamentaux. Aussi puis-je à présent abandonner le parallèle pour concentrer votre attention sur la dernière de ces affections, dont je voudrais compléter la description par quelques traits nouveaux.

Elle paraît se manifester surtout entre 30 et 40 ans. Je suis porté à croire qu'elle est un peu moins fréquente chez la femme que chez l'homme. Ce n'est pas une maladie très-commune; je n'ai pu, en parcourant ce vaste hospice réunir, pour vous les présenter aujourd'hui, plus de cinq cas qui s'y rapportent, tandis qu'il m'eût été facile de rassembler une quarantaine d'ataxiques.

On ignore absolument, quant à présent, les causes sous l'influence desquelles elle se développe : toutefois une influence, assez banale du reste, l'action prolongée du froid humide, se trouve invoquée dans plusieurs de nos observations. Son évolution est progressive, mais éminemment lente. Chez les malades que je vous présente et dont plusieurs peuvent encore se tenir debout et marcher tant bien que mal, ses premiers débuts remontent à 8, 10, 15 ans. Il n'est pas rare, d'ailleurs, qu'après avoir atteint un certain degré, elle reste, pendant plusieurs années, à l'état stationnaire.

Souvent limitée pendant toute la durée de son cours aux membres inférieurs qui, régulièrement, sont les premiers envahis, elle peut s'étendre, mais toujours tardivement, aux membres supérieurs. Ceux-ci deviennent, en pareil cas, le théâtre des divers phénomènes que nous avons relevés plus haut, et qui apparaissent successivement. D'abord, c'est un état parétique des mains qui se montrent inhabiles à saisir les objets. De temps en temps, les doigts se fléchissent involontairement dans la paume de la main. Plus tard, cette flexion pathologique devient permanente et invincible. C'est ensuite le tour du poignet, puis celui du coude qui, eux, se raidissent dans l'extension et dans la pronation. Quand les choses en sont là, les membres supérieurs demeurent immobiles, rigides, plus ou moins fortement appliqués sur chaque côté du tronc; aux membres supérieurs, la trépidation est sans doute toujours beaucoup moins prononcée qu'aux membres inférieurs; je ne l'y ai pas encore souvent observée d'une façon très-nette (1).

Les masses sacro-lombaires et les muscles de l'abdomen peuvent aussi être affectés. En conséquence, le ventre est proéminent, dur à la pression, séparé de la base du thorax par un pli horizontal plus ou moins profond, et, en même temps, il se produit une sorte d'ensellure. Ces phénomènes sont surtout faciles à apprécier lorsque les malades sont au lit. L'exacerbation qui se produit, par moments, dans la contraction des muscles abdominaux peut avoir pour effet d'occasionner temporairement un certain degré de gêne de la respiration.

Cependant, malgré les progrès du mal, la santé générale reste indéfiniment inébranlée. La nutrition, en particulier, même chez les sujets à peu près complètement confinés au lit, continue à s'opérer normalement, aussi bien dans les membres réduits à l'impotence que dans l'ensemble. Il n'apparaît pas que la maladie puisse, par le seul fait des accidents qui lui sont propres, déterminer jamais directement

(1) Une circonstance s'oppose d'une façon presque absolue à la production artificielle de la trépidation; c'est quand la rigidité du membre dans l'extension est poussée à l'extrême. La manœuvre réussit, au contraire, à peu près toujours quand on est parvenu à produire une légère flexion dans l'articulation du genou.

la terminaison fatale. Celle-ci survient, sans doute, toujours par l'intervention de quelque affection intercurrente. Une de nos malades présente, depuis quelques mois, des signes non équivoques de tuberculisation pulmonaire. Je vous rappellerai, à ce propos, et déjà je l'ai fait remarquer maintes fois, que c'est là une complication assez fréquente à une période avancée des diverses formes de la sclérose spinale.

Le tabès spasmodique, une fois constitué, peut-il rétrograder spontanément ou encore sa marche peut-elle être enrayée par l'action des moyens thérapeutiques? Je l'ignore. Relativement au dernier point, les tentatives que j'ai faites, même dans des cas où le mal n'avait pas atteint son plus haut degré de développement, se sont montrés jusqu'ici peu efficaces. L'hydrothérapie méthodique longtemps prolongée, qui, dans certaines formes de l'ataxie, amène parfois de si heureux résultats, l'application répétée de pointes de feu le long de la colonne vertébrale, celle des courants continus n'ont abouti, quant à présent, en ce qui concerne ma pratique, qu'à produire un amendement temporaire. L'emploi des bromures de potassium, de sodium ou d'ammonium. administrés ensemble ou isolément, a pour effet à peu près certain de diminuer ou de faire cesser, même complétement, la trépidation et la contracture. Mais les doses ont toujours dû être portées très-loin pour obtenir ce résultat qui, d'ailleurs, ne s'est jamais maintenu plus de quelques jours après la cessation de l'emploi du médicament. M. le Dr Erb a été plus heureux : il a vu survenir une fois la guérison dans un cas à la vérité où le mal était de date récente et, dans d'autres cas, par la galvanothérapie, il dit avoir obtenu des amendements sérieux et durables.

Il y a donc lieu d'espérer encore que le pronostic de la maladie s'atténuera lorsqu'elle aura été mieux étudiée et qu'on aura appris, surtout, à la reconnaître dans les premières phases de son évolution.

III.

Séparer cliniquement le tabès spasmodique de l'ataxie locomotrice — j'espère l'avoir suffisamment établi par les développements qui précèdent, — est généralement chose aisée. Les difficultés du diagnostic ne sont pas de ce côté ; où elles gisent, en réalité, c'est quand il s'agit des autres formes de la myélite chronique. Je voudrais essayer de vous montrer maintenant, par quelques exemples, comment la solution du problème peut cependant le plus souvent être réalisée. En premier lieu, je vous ferai remarquer qu'il n'est pas un seul des symptômes du tabès spasmodique qui lui appartienne réellement en propre. La contracture permanente, précédée de parésie aussi bien que la trépidation, peuvent en effet — comme en témoigne, par exemple, l'histoire de l'hystérie, — se produire sans qu'il existe aucune trace d'une lésion spinale, appréciable du moins par nos moyens d'investigation. Ces mêmes phénomènes, d'un autre côté, sont, vous le savez par nos précédentes études, l'accompagnement pour ainsi dire obligatoire de toutes les inflammations scléreuses de la moelle épinière, quelle qu'en soit l'origine, à la condition seulement qu'elles intéresseront le système des faisceaux latéraux dans une certaine étendue ; soit qu'il s'agisse de la forme *insulaire* ou, au contraire, de la forme *fasciculée* de la sclérose spinale. C'est pourquoi vous les voyez figurer dans la symptomatologie des affections très-diverses où les faisceaux en question sont en cause : contractures hémiplégiques durables, consécutives à une lésion cérébrale *en foyer*, paralysie générale progressive, myélite partielle transverse primitive ou déterminée par compression, sclérose latérale amyotrophique, sclérose en plaques disséminées, etc. Dans le diagnostic du tabès spasmodique, ce seront donc bien moins les symptômes en eux-mêmes qu'il faudra considérer, que leur mode de répartition et d'évolution; leur isolement surtout, d'où résulte la monotonie du tableau clinique si particulière à la maladie, devra être envisagé aussi comme un élément de premier ordre : car on peut dire qu'à moins de complication fortuite, toute affection spinale dans laquelle des troubles de la sensibilité ou de l'intelligence, des désordres fonctionnels de la vessie ou du rectum, des paralysies des muscles moteurs oculaires, des lésions musculaires trophiques, etc., se montrent associés à la contracture, n'est pas le tabès dorsal spasmodique. Cela étant posé, je laisserai de côté certains états morbides, comme les contractures hystériques (1) par exemple, celles des hémiplégiques, dont la distinction, dans l'espèce, n'offre pas de difficulté sérieuse, pour ne m'arrêter qu'aux affections qui pourraient égarer quelquefois un œil même exercé.

J'ai fait placer devant vous une femme nommée Scb..., âgée d'une quarantaine d'années, confinée au lit depuis 2 ans, incapable qu'elle est devenue de marcher et même de se tenir debout : vous pouvez remarquer que ses membres inférieurs, auxquels il lui est impossible d'imprimer volontairement le moindre mouvement, ne sont pas flasques et inertes, comme cela a lieu dans certaines formes de paraplégie ; ils sont au contraire rigides dans l'extension et dans l'adduction ; on éprouve autant de résistance, lorsqu'on veut les fléchir, qu'on en éprouverait à les étendre s'ils avaient été, au préalable, placés dans la flexion. La trépidation s'y produit à volonté lorsque l'on redresse la pointe du pied et souvent elle survient spontanément, sous forme d'épilepsie spinale. J'ai connu cette malade pendant plusieurs années pouvant encore faire péniblement quelques pas dans la salle, s'appuyant sur les barreaux des lits où poussant devant elle une chaise dont elle saisissait vigoureusement le dossier et qu'elle faisait glisser sur le parquet; à chaque pas, le tronc se renversait fortement en arrière,

(1) Sur le diagnostic de la contracture hystérique voir : Charcot. — *Leçons sur les maladies du système nerveux*, T. I, p. 347 et suivantes. — Bourneville et Voulet. — *De la contracture hystérique*, etc.

inclinant, en même temps, successivement sur un côté, puis sur l'autre. En somme, la démarche était alors à peu près celle que j'essayais de caractériser tout à l'heure dans la description du tabès spasmodique. Si l'examen n'était pas poussé plus loin, vous pourriez croire qu'il s'agit ici d'un exemple de cette dernière affection. Pour vous détromper, il suffira d'insister sur quelques détails que révèle une observation moins superficielle.

Un jour, il y a 8 ans de cela, après s'être beaucoup fatiguée, elle resta, le corps étant en sueur, quelque temps placée dans un courant d'air très-frais. Peu après, elle éprouva une sensation qu'elle compare à celle qu'aurait pu déterminer un courant d'eau glacée qu'on aurait fait couler le long de son dos. A cette sensation a succédé bientôt une douleur assez vive, accompagnée d'un sentiment de constriction et occupant à la fois le dos et les reins. Cette douleur, qui se répand sous forme de ceinture de chaque côté de la base du thorax, persiste encore aujourd'hui. En même temps sont survenus dans les membres inférieurs des picotements, des fourmillements. Il lui semble qu'ils sont parcourus tantôt par un courant d'eau très-chaude, tantôt par un courant d'eau très-froide, qu'ils sont enveloppés par moments dans des liens très-fortement serrés; ces phénomènes n'ont pas cessé d'exister depuis.

Quelques jours après l'apparition de ces troubles de la sensibilité est survenue la parésie, à laquelle se sont surajoutés bientôt la rigidité d'abord temporaire, puis permanente, la trépidation, les accès d'épilepsie spinale.

Actuellement vous pouvez constater, comme nous l'avons fait maintes fois depuis cinq ans que la malade est admise dans l'hospice, l'existence d'une obnubilation très-prononcée de la sensibilité dans ses divers modes, sur toute l'étendue des membres inférieurs et de l'abdomen. Quand on pince la peau sur un point quelconque des jambes ou des cuisses, ou lorsqu'on chatouille la plante des pieds, il se produit en outre, des secousses musculaires déterminées par action réflexe, les divers phénomènes de *dysesthésie* sur lesquels j'ai appelé votre attention à propos des paraplégies consécutives à la compression lente de la moelle épinière (1). J'ajouterai, pour compléter le tableau, que, dès l'origine, le besoin de la miction était devenu impérieux et voulait être promptement satisfait ; que, depuis plusieurs années, il est survenu de la parésie vésicale, nécessitant de temps à autre l'emploi du cathéter; qu'enfin les urines sont habituellement fétides, troubles, et laissent constamment déposer un sédiment muco-purulent plus ou moins abondant.

Les divers symptômes qui viennent d'être passés en revue, leur mode de succession et d'enchaînement, tout, en un mot, concourt, vous l'avez compris, à établir que la lésion spinale dont notre malade est atteinte n'est autre que la *myélite transverse dorsale chronique* avec dégénération scléreuse descendante consécutive des faisceaux latéraux. Il me paraît inutile d'insister pour faire ressortir que les troubles sensitifs variés, énumérés plus haut, que la parésie vésicale et l'émission d'urines muco-purulentes, doivent être comptés surtout parmi les symptômes propres à accentuer la démarcation entre cette forme de myélite et le tabès spasmodique.

Dans les cas où la myélite partielle se rattacherait à la compression lente de la moelle épinière, elle se caractériserait en outre, en l'absence même des déformations vertébrales, par l'existence de ces *pseudo-névralgies* dont je me suis appliqué dans le temps à faire ressortir l'importance clinique, et dont l'intérêt, dans la catégorie que nous envisageons, serait d'autant plus grand, que ces douleurs se manifestent déjà à titre de prodrômes, avant même que les symptômes parétiques se soient dessinés (2).

Si, au lieu de comprendre la moelle dans toute son épaisseur en travers, la lésion, quelle qu'elle soit, restait limitée à

---

(1) *Leçons sur les maladies du système nerveux*, T. II, p. 116.
(2) *Loc. cit.*, p. 98.

une moitié latérale du cordon nerveux, la symptomatologie s'accuserait, suivant le type *hémiparaplégie spinale avec anesthésie croisée* (1), et le diagnostic serait rendu par là plus facile encore à déterminer.

La *sclérose latérale amyotrophique* a de commun, avec le tabès spasmodique, la parésie suivie de rigidité des membres, l'absence de troubles de la sensibilité, de désordres de la vessie et du rectum; mais elle s'en sépare profondément, pour ainsi dire dès le commencement, par l'atrophie que subissent les masses musculaires sur les membres affectés, par l'évolution plus rapide de la maladie considérée dans l'ensemble, par l'apparition pour ainsi dire régulière, au dernier terme, des symptômes bulbaires. D'ailleurs, dans cette affection, ce sont, dans la règle, les membres supérieurs qui, les premiers, sont envahis, contrairement à ce qui a lieu dans le tabès spasmodique (2).

Il me reste, en dernier lieu, à signaler les rapports de ressemblance clinique qui, dans certains cas, peuvent exister entre le tabès dorsal spasmodique et la *sclérose en plaques des centres nerveux*. C'est là, ainsi que je vous l'ai fait pressentir, qu'il faut s'attendre à rencontrer plus d'une fois, la pierre d'achoppement au diagnostic. Lorsque la sclérose multiloculaire se présente avec tout l'appareil si original des symptômes spinaux, bulbaires et cérébraux qui la caractérisent dans son type de complet développement, il n'est certes pas difficile, en général, d'établir son identité; mais quand il s'agit des formes imparfaites, frustes, comme on les appelle encore, c'est autre chose. Il n'est pas en effet, si je puis ainsi parler, une seule des pièces de l'appareil symptomatique en question, qui ne puisse, parfois, faire défaut. Ainsi, pour ne citer qu'un exemple, le tableau clinique de la sclérose en plaques se trouve dans certains cas réduit, à peu de chose près, à la

(1) *Loc. cit.*, p. 118.
(2) *Loc. cit.*, p. 240.

seule contracture des membres inférieurs, avec ou sans rigidité concomitante des membres supérieurs (*forme spinale* de la sclérose en plaques) (1). Même en pareil cas, la coexistence actuelle ou passée de quelqu'un des symptômes dits céphaliques, tels que nystagmus, diplopie, embarras particulier de la parole, vertiges, attaques apoplectiformes, troubles spéciaux de l'intelligence, cette coexistence, dis-je, fournirait un document d'une portée en quelque sorte décisive. Mais, en dehors de cette combinaison, je ne vois plus sur quelles bases solides le diagnostic pourrait être établi : il ne resterait plus guère que la ressource des présomptions. Peut-être une observation plus attentive et plus minutieuse permettra-t-elle de relever quelque jour, soit dans la symptomatologie elle-même, soit dans les circonstances étiologiques encore si peu étudiées, quelques traits nouveaux qui, jusqu'ici, auraient échappé, et qui permettraient désormais, en toute occasion, de tracer entre les deux maladies une démarcation tranchée. L'avenir apprendra si nos espérances à cet égard ne sont pas illusoires (2).

(1) Plusieurs cas de ce genre se trouvent réunis dans le mémoire présenté par M. Vulpian, à la Société des hôpitaux (*Union médicale*, 1865). M. Charcot en a recueilli quelques autres depuis lors. — Voyez à ce propos ses *Leçons sur les maladies du système nerveux*, 2e édit. T. I, p. 264.

(2) L'une des malades présentées dans cette leçon, comme offrant un exemple de *tabès dorsal spasmodique*, a succombé depuis. L'autopsie n'a pas confirmé le diagnostic qui, d'ailleurs, avait été posé avec quelques réserves. Elle a fait reconnaître l'existence de plaques scléreuses disséminées, limitées à l'étage inférieur des pédoncules cérébraux, aux pyramides antérieures dans le bulbe rachidien, et occupant, dans la moelle épinière, sur certains points, les faisceaux postérieurs (région cervicale), sur d'autres les faisceaux latéraux (région dorsale inférieure). Les hémisphères cérébraux étaient dans toutes leurs parties absolument exempts d'altérations. Les détails de cette observation (la 4e dans la thèse de M. Bétous) seront publiés *in extenso* dans une autre occasion. Nous pourrons relever alors, dans l'histoire de la malade, l'existence de douleurs cervicales et dorso-lombaires, de vertiges, une aggravation de la parésie des membres dans l'obscurité, et diverses autres circonstances encore, qui eussent dû, si l'on y eût prêté plus d'attention, mettre sur la voie du diagnostic. Pour le moment je veux me borner à faire ressortir les difficultés que peut rencontrer le clinicien lorsqu'il se trouve en présence de certaines formes frustes de la *sclérose en plaques*.

SEIZIÈME LEÇON.

Des Paraplégies urinaires (1).

SOMMAIRE. — Préambule. — Point de vue théorique. — Réalité clinique des paraplégies urinaires. — Définition. — Les faits se rapportent à trois groupes.

Myélite consécutive aux maladies des voies urinaires. — Sa rareté chez la femme ; sa fréquence chez l'homme. — Conditions de son développement : gonorrhée, rétrécissement de l'urèthre, cystite, néphrite ; affections de la prostate ; — pyélo-néphrite calculeuse. — Une exacerbation de la maladie des voies urinaires précède l'invasion des accidents spinaux. — Symptômes : fourmillements, anesthésie, douleur dorso-lombaire et en ceinture. — Paraplégie avec flaccidité : — exaltation, puis abolition de l'excitabilité réflexe ; — contracture permanente ; eschares. — Siége et nature des lésions. — Pathogénie : propagation de la lésion rénale à la moelle par l'intermédiaire des nerfs (Troja, Leyden). — Faits d'expérimentation à l'appui. — Exemples de propagation de l'inflammation des nerfs à la moelle.

Paraplégies urinaires réflexes. — Symptômes. — Interprétation de M. Brown-Séquard. — Expériences récentes. — Phénomène d'arrêt. — Irritation des nerfs périphériques. — Fausses paraplégies. — Névrite descendante. — Affections de l'intestin et de l'utérus.

Messieurs,

Je veux vous entretenir aujourd'hui des affections variées qui sont quelquefois désignées sous le nom collectif de *paraplégies urinaires*. C'est là, vous le savez, un sujet qui,

---

(1) Cette leçon, faite en juin 1870, a paru dans l'ancien *Mouvement Médical* en 1872.

dans ces dernières années, a été l'occasion de bien des controverses. Le débat a été vif, passionné parfois de part et d'autre; mais, il faut l'avouer, malgré tout, les questions qu'il a soulevées paraissent même aujourd'hui, en partie du moins, enveloppées encore d'une obscurité profonde.

A la vérité, c'est le côté théorique qui semble avoir surtout préoccupé les médecins qui ont pris part à ce débat. Il leur a paru plus particulièrement intéressant de rechercher par quel mécanisme une affection préexistante des voies urinaires peut retentir sur le centre spinal, et y déterminer soit une lésion organique, soit un trouble superficiel, se traduisant d'ailleurs, dans les deux cas, par un état paralytique ou parétique des membres inférieurs. On s'est beaucoup moins attaché, en général, à établir sur des observations régulières les caractères cliniques et anatomo-pathologiques de ces affections spinales consécutives.

Sans doute, l'interprétation pathogénique est un point de la plus haute importance; c'est, en quelque sorte, le couronnement de toute construction pathologique. Mais encore faut-il, avant même de songer à élever l'édifice, avoir sondé de toutes parts le terrain sur lequel on veut l'asseoir, et s'être assuré de la valeur des matériaux qu'on va mettre en œuvre. Eh bien, Messieurs, dans l'espèce, je n'hésite pas à le déclarer, cette précaution élémentaire a été trop souvent négligée, et telle est, si je ne me trompe, la raison qui fait que la confusion règne encore sur la plupart des points de l'histoire des *paraplégies urinaires*.

Vous pressentez par ce qui précède que c'est sur le terrain de la clinique et de l'anatomie pathologique que je voudrais vous conduire tout d'abord, dans cette étude des paraplégies consécutives aux maladies des voies urinaires. Nous ne négligerons pas, cependant, le point de vue physiologique; et nous essaierons de pénétrer dans cette voie aussi profondément que cela est possible dans l'état actuel de la science.

I.

Il est indispensable, en premier lieu, de prouver la réalité de l'existence des paraplégies urinaires. Vous savez que, sous ce nom, on désigne des *affections parétiques ou paralytiques des membres inférieurs, survenant dans le cours de certaines maladies des voies urinaires, et paraissant devoir être rattachées à celles-ci, à titre d'effet consécutif, d'affection deutéropathique.*

Dès l'abord, il est nécessaire, bien entendu, de rejeter de notre cadre les affections des reins ou de la vessie, qui se produisent non plus comme cause mais au contraire comme conséquence d'une maladie de la moelle épinière ; nous sommes éclairés maintenant, par nos études antérieures, sur la nature et la genèse de ces affections consécutives des voies génito-urinaires ; il n'est pas nécessaire d'y revenir.

Pour réaliser le but que je me propose, on peut invoquer d'assez nombreuses observations. Le nombre même des faits dans lesquels on voit, au cours d'une maladie des voies urinaires, apparaître la paraplégie, suffit déjà pour montrer jusqu'à l'évidence qu'il ne s'agit pas là d'une coïncidence fortuite. Mais, lorsqu'on veut spécifier les caractères cliniques ou anatomiques de ces paraplégies et indiquer les circonstances qui président à leur développement, on se trouve en présence d'obstacles de tous genres, et le nombre des *faits* se réduit alors singulièrement. Quoi qu'il en soit, même en ne tenant compte que des observations régulières, on arrive bientôt, après les avoir comparées, à reconnaître qu'elles doivent être ramenées à des catégories tout à fait distinctes.

1° Un premier groupe comprend les paraplégies urinaires dans lesquelles la moelle épinière est le siége d'une lésion inflammatoire et qui, pendant la vie, se révèlent par l'ensemble des symptômes qui appartiennent à la myélite.

2° A un second groupe se rapportent les cas dans lesquels la paraplégie se présente avec des caractères symptomatiques tout différents ; dans ces conditions, on observe plutôt une parésie, une faiblesse des membres inférieurs, qu'une paralysie, dans l'acception littérale du mot. Les symptômes sont fugaces, sujets à des amendements et à des exacerbations successives. L'invasion des accidents est quelquefois rapide ; leur cessation peut avoir lieu, elle aussi, tout à coup. D'ailleurs, en dehors du phénomène *parésie*, on n'observe rien qui rappelle les symptômes graves, propres aux lésions spinales profondes et, de fait, la nécroscopie a plusieurs fois permis de constater en pareil cas l'intégrité, apparente au moins, de la moelle épinière.

C'est, Messieurs, cette forme de paraplégie urinaire, désignée sous le nom de *paraplégie réflexe*, qui a été surtout l'occasion des discussions auxquelles je faisais allusion tout à l'heure.

3° Le troisième groupe se compose des cas dans lesquels la faiblesse des membres, notée dans le cours de la maladie urinaire, reconnaît pour cause, non plus une affection spinale, mais bien une lésion des nerfs du plexus sacré produite d'une manière directe, pour ainsi dire, par propagation de proche en proche du travail morbide.

Les deux premiers groupes nous occuperont surtout ; quant au troisième, nous nous bornerons à indiquer rapidement les faits qui le concernent.

II.

Myélite consécutive aux maladies des voies urinaires. — Dans ces circonstances, il s'agit d'une *myélite partielle* siégeant, au moins primitivement, à la partie supérieure du renflement lombaire. Cette indication vous permet déjà de prévoir par quelle réunion de symptômes la maladie va s'accuser.

Toutefois, avant d'aller plus loin, il importe de connaître les conditions au milieu desquelles prennent naissance ces myélites consécutives.

Rare chez les femmes, cette sorte de myélite paraît être, en revanche, assez commune chez les hommes. D'ordinaire, elle se développe dans le cours des maladies des voies urinaires de longue durée.

Une gonorrhée plus ou moins prolongée ouvre la scène ; il s'ensuit un rétrécissement qui a pu être l'occasion d'une introduction répétée du cathéter. La cystite et la néphrite même ont pu se produire consécutivement. C'est, dans la règle, au milieu de ces circonstances qu'apparaît la paraplégie. — Elle peut se montrer encore, liée à une maladie de la prostate, à une cystite ou à une pyélo-néphrite d'origine calculeuse. On peut considérer comme exceptionnel un cas rapporté par M. Leyden, dans lequel la myélite aurait succédé à une cystite développée sous l'influence d'une simple rétention d'urine (1) occasionnée par un refroidissement.

---

(1) Leyden, *Centralblatt*, 1865, 1er cas. — Rétention d'urine de plus de quarante-huit heures de durée survenue à la suite d'un refroidissement. Cystite consécutive. — Quatre semaines après la rétention apparaissent les premiers symptômes de paralysie des membres inférieurs ; à l'autopsie, ramollissement rouge de la moelle lombaire.

En général, les accidents spinaux apparaissent plusieurs années seulement après l'invasion de l'affection urinaire, souvent deux, cinq, dix ans même. Ils éclatent à l'occasion d'une exacerbation des symptômes de la maladie primitive ou d'une complication inattendue. C'est ainsi que dans un cas rapporté par M. Ogle (1), la paraplégie est survenue dans le temps où se produisait une suppuration rénale chez un sujet atteint depuis cinq ans de cystite calculeuse.

Dans une observation analogue citée par le docteur Gull, le ramollissement spinal s'est montré alors qu'en conséquence d'une gonorrhée un abcès s'était produit près du bulbe, établissant une communication entre le rectum et la vessie (2).

Le fait cité plus haut de M. Leyden, et dans lequel la paralysie survint quatre semaines seulement après une rétention d'urine déterminée par l'impression du froid, montre que la complication spinale peut se présenter d'une façon beaucoup moins tardive, dans le cours d'une maladie des voies urinaires.

Je ne m'arrêterai pas, bien entendu, à d'écrire les symptômes de la maladie des voies urinaires à laquelle succède l'affection spinale ; je ne m'arrêterai pas non plus longuement sur les phénomènes qui révèlent celle-ci, car ils ne sont autres, vous l'avez compris, que les symptômes appartenant à toute *myélite transverse* siégeant au-dessous du renflement lombaire ou occupant la partie supérieure de ce renflement.

Des fourmillements, des engourdissements, un sentiment de constriction, apparaissent d'abord dans les membres inférieurs, et sont bientôt suivis d'une anesthésie ou d'une analgésie occupant surtout les extrémités de ces membres ; la douleur dorso-lombaire et la douleur en ceinture font rarement défaut. Une paraplégie avec flaccidité

---

(1) *Transact. of the pathol. Society of London.* 1864, t. XV.
(2) *Med. chir. Trans.*, t. XXXIX, p. 200, 1856.

plus ou moins complète ne tarde pas à s'accuser ; elle s'accompagne, à un moment donné, d'une exaltation de l'excitabilité réflexe, laquelle peut faire place à une inexcitabilité absolue, lorsque le renflement lombaire est lui-même envahi par le ramollissement ; il est des cas où une contracture permanente s'est développée à la longue dans les membres paralysés (1). La myélite peut s'étendre parfois au-delà de son siége primitif, ainsi que le prouvent plusieurs cas où les membres supérieurs ont été à leur tour envahis par la paralysie. Enfin, dans les cas graves, il est assez habituel que des eschares se forment à la région sacrée, et décident la terminaison fatale.

La marche de cette forme de la myélite est d'ordinaire subaiguë. Toutefois, dans le cas rapporté par le docteur Gull, la mort est survenue quinze jours seulement après le début des accidents paralytiques.

Voici maintenant les renseignements fournis par l'autopsie. Il est des cas où, à l'œil nu, la moelle paraît ne présenter aucune altération ; si alors, ainsi que cela a eu lieu, par exemple, dans l'observation du docteur Gull, on fait intervenir le microscope, des lésions histologiques plus ou moins accentuées, et en particulier, l'existence des *corps granuleux*, sont mises en évidence. Mais, en règle générale, l'examen le plus superficiel fait reconnaître déjà, dans les parties affectées de la moelle, la diminution de consistance et le changement de coloration qui appartiennent au ramollissement.

Il n'est pas sans intérêt de faire remarquer que la lésion dont il s'agit paraît siéger, originellement du moins, un peu au-dessus du renflement lombaire, c'est-à-dire dans le lieu où, se fondant sur des faits anatomiques et expérimentaux, Budge et Gianuzzi placent le centre génito-spinal, et d'où partent les nerfs de la vessie.

---

(1) Voir en particulier le cas du célèbre chirurgien Sanson, rapporté par Cruveilhier.

Il me paraît suffisamment établi par ce qui précède que la myélite transverse peut se développer quelquefois comme conséquence plus ou moins directe de certaines affections des voies urinaires. Il convient de rechercher maintenant quelle est la raison de cette relation, ou, en d'autres termes, par quel mécanisme la lésion génito-urinaire retentit sur le centre spinal, et y détermine l'inflammation.

L'idée la plus simple, si je ne me trompe, celle qui se présente tout d'abord à l'esprit, est celle-ci : Les troncs nerveux seraient la voie par laquelle, de proche en proche, la lésion se propagerait, en suivant la direction centripète, des reins ou de la vessie, jusqu'à la moelle épinière. C'est là l'opinion à laquelle, dans une intésessante étude publiée récemment, se rattache M. Leyden (1), et cette opinion me paraît fort vraisemblable. J'ajouterai qu'elle n'est pas neuve, car, ainsi que le reconnaît du reste M. Leyden, elle a été émise dès 1780, par Troja, lequel n'ignorait pas, vous le voyez, la paraplégie urinaire.

Il faut reconnaître toutefois que, quant à présent, les résultats nécroscopiques n'ont pas témoigné à l'appui de cette interprétation pathogénique. On a constaté, d'un côté, les lésions des voies urinaires, de l'autre côté, la lésion spinale ; mais jamais, jusqu'ici, on n'a pu, sur les nerfs, retrouver les traces de la propagation présumée du travail inflammatoire.

Par contre, voici un fait expérimental qui peut, jusqu'à un certain point, être invoqué en faveur de notre hypothèse. Dans une série d'études sur la névrite, un élève de M. Leyden, M. Tiesler (2), avait eu l'occasion d'appliquer sur les nerfs sciatiques de lapins des agents irritants de nature variée. L'un de ces animaux devint paraplégique et succomba trois jours plus tard ; l'autopsie fit découvrir dans l'épaisseur du nerf sciatique, sur le point où l'irrita-

(1) *Sammlung klinisch. Vortræge.* N° 2, Leipzig, 1870.
(2) *Ueber Neuritis*, p. 25. Kœnisberg, 1869. — Leyden, *loc. cit.*

tion avait été produite, un premier foyer purulent et un autre foyer dans le canal vertébral autour des racines du nerf, près de leur émergence. La moelle épinière, dans la région correspondante, était ramollie et infiltrée de corps granuleux et de leucocytes. La partie du nerf comprise entre les deux foyers purulents paraissait parfaitement saine.

Tel est, à ma connaissance, le seul fait expérimental se rapportant directement à notre sujet (1). Mais si l'on veut élargir le champ de la question et invoquer les analogies, on pourra faire intervenir ici quelques documents dont la signification ne saurait être méconnue.

Nous avons essayé, en inaugurant les leçons de cette année (2), de montrer que les lésions du système nerveux central retentissent quelquefois, par la voie des nerfs, sur diverses parties du corps, pour y déterminer des troubles trophiques. Le phénomène inverse s'observe également, ou, en d'autres termes, il peut se faire que des lésions irritatives, occupant primitivement les parties périphériques, retentissent, cette fois encore, par l'intermédiaire des nerfs, sur les parties centrales du système nerveux et y déterminent un travail morbide plus ou moins accentué. Les faits qui témoignent dans ce sens sont peu nombreux encore ; mais ils me paraissent assez significatifs pour que nous leur accordions un moment d'attention.

Vous n'ignorez pas que Graves a, dans plusieurs endroits de ses écrits, émis l'opinion que l'inflammation des nerfs périphériques peut se propager jusqu'à la moelle. Lallemand a cité le cas d'une névrite occupant primitivement le plexus brachial et dans lequel l'inflammation au-

---

(1) Depuis que cette leçon a été faite (juillet 1870), des résultats du même genre que ceux annoncés par M. Tiesler ont été obtenus par le docteur Feeiberg *Ueber Reflex-lahmungen*, in *Berlinerklin. Wochensch.*, n° 42, 1871.) Voir sur le même sujet les importantes recherches de M. le Dr Hayem. — *Des altérations de la moelle consécutives à l'arrachement du nerf sciatique chez le lapin. Arch. de physiologie*, 1873, pl. III *bis*, p. 504.

(2) Il est fait allusion ici aux *Leçons sur les troubles trophiques consécutifs aux lésions du système nerveux*, faites en 1870. (Tome I, p. 1-152).

rait remonté jusqu'à l'encéphale. Mais les assertions de Graves et le cas de Lallemand sont trop vagues pour que nous nous y arrêtions plus longuement. Voici des faits plus explicites (1).

Les altérations des nerfs de la queue de cheval, lorsqu'elles siégent au-dessus du ganglion intervertébral, peuvent remonter jusqu'à la moelle et y produire les lésions de la dégénération grise. Celle-ci occupe, en pareil cas, les faisceaux spinaux postérieurs. Le fait a été mis en évidence par une observation de M. Cornil (2).

Huit jours après le début d'une névrite sciatique, développée sous l'influence de l'asphyxie par la vapeur du charbon, M. Leudet a vu survenir un affaiblissement parétique, occupant d'abord le membre inférieur correspondant au siége de la névrite, puis s'étendant au membre du côté opposé et, en dernier lieu, aux membres supérieurs (3).

M. Leyden a emprunté à M. Benedikt le fait suivant : Une fracture du col du fémur, terminée par pseudarthrose, avait été l'origine de douleurs permanentes vives occupant dans toute sa longueur le membre inférieur du côté correspondant à la fracture. Peu après survint une paralysie complète avec atrophie musculaire, dans le membre supérieur du même côté (4).

Dans un cas très-intéressant, relaté par M. Duménil. — qui a donné du fait, je dois vous en prévenir, une interprétation différente de celle que je propose, — on observa successivement une névrite sciatique sur l'un des membres, puis une paraplégie, et enfin une paralysie des membres supérieurs. L'atrophie musculaire avec diminution de la contractilité électrique s'empara successivement des membres frappés d'impuissance motrice. La langue elle-même fut intéressée en dernier lieu. L'autopsie fit recon-

(1) Voir Leudet : *Archives générales de médecine*, 1865, tome II, p. 528.
(2) Voir Bouchard : *Des dégénérations secondaires*, p. 42.
(3) Leudet, *Loc. cit.*
(4) Leyden, *Loc. cit.*, p. 21.

naître des lésions remarquables occupant principalement la substance grise centrale, la substance blanche étant au contraire, à peine affectée (1).

Je rappellerai enfin un fait qui m'est personnel et que j'ai consigné dans le *Journal de Physiologie* de Brown-Séquard, pour 1856. Il est relatif à une lésion d'un nerf de l'avant-bras ayant déterminé d'abord une névrite du bout périphérique, suivie d'atrophie des muscles de la main et d'une éruption pemphigoïde. Plus tard, le membre supérieur du côté opposé fut à son tour frappé d'atrophie et d'anesthésie (2).

Il est au moins fort vraisemblable que, dans tous ces cas, les nerfs ont été le siége d'un travail inflammatoire, qui s'est propagé jusqu'à la moelle et suivant toute probabilité jusqu'à la substance grise centrale. En effet, dans la plupart de ces cas, l'anesthésie et l'atrophie musculaire des membres paralysés semblent indiquer qu'il s'agissait là d'une forme de la myélite centrale subaiguë, sur laquelle je me propose d'appeler bientôt votre attention, et dans laquelle l'atrophie musculaire et les troubles variés de la sensibilité paraissent être des phénomènes constants (3).

---

(1) *Gazette hebdomadaire*, 1866.

(2) Voici un cas qui me paraît devoir être considéré comme un exemple de névrite ascendante suivie de myélite transverse : M. X..., âgé de cinquante ans, a été amputé à l'âge de vingt ans de la cuisse gauche. Depuis plusieurs mois, il ressentait dans son moignon des douleurs vives, des fourmillements et parfois des soubresauts, lorsqu'un jour, en août 1875, survinrent la paralysie vésicale et des douleurs lombaires. Peu après, des fourmillements et des soubresauts se produisirent dans le membre inférieur droit, qui bientôt, en même temps que le moignon, fut pris de paralysie motrice avec flaccidité. Au bout de quelques jours de traitement, le malade recouvra les fonctions de la vessie, et quelques semaines après il était capable de sortir de son lit et de marcher, aidé bien entendu de ses béquilles. Un an après, il marchait mieux encore, mais il s'était produit dans le membre inférieur droit un certain degré de rigidité permanente. En redressant la pointe du pied on provoquait à coup sûr, dans ce membre, une trépidation très-accentuée.

(2) Voir les LEÇONS IX-XIV sur les *Amyotrophies spinales*.

III.

Les faits qui constituent le second groupe des paraplégies urinaires sont ceux que Rayer, Brown-Séquard et M. R. Leroy d'Etiolles ont eu surtout en vue dans leurs descriptions. La paralysie se montre ici absolument dans les mêmes circonstances que dans les cas précédents, et nous retrouvons dans l'étiologie les maladies de l'urèthre, de la vessie, de la prostate et des reins.

Rien donc, sous ce rapport, ne sépare ceux-ci de ceux-là. Il n'en est plus de même pour ce qui concerne les caractères cliniques. Ils diffèrent radicalement, ainsi que je vous l'ai laissé pressentir, de ceux qui distinguent la *myélite urinaire*.

Le tableau, tracé par M. Brown-Séquard, de ce qu'il nomme la *paraplégie réflexe*, a eu assez de retentissement pour qu'il ne soit pas nécessaire d'entrer à ce propos dans de longs développements; je me bornerai à vous remettre en mémoire les traits suivants; ils vous permettront de saisir les différences qui existent entre cette forme de paraplégie urinaire, qui s'observe en réalité assez fréquemment dans la pratique usuelle, et celle qui se rattache à la myélite partielle de cause rénale ou vésicale.

La paralysie ne s'étend jamais aux membres supérieurs; il s'agit d'ailleurs plutôt là d'un affaiblissement parétique des membres que d'une paralysie proprement dite; le pouvoir réflexe de la moelle n'est jamais accru; jamais la paralysie, soit de la vessie, soit du rectum, ne vient s'adjoindre à celle des membres inférieurs; on n'observe ni spasmes musculaires, ni contracture; la dysesthésie, comme l'anesthésie, font toujours défaut; il ne se produit ni eschares, ni troubles trophiques d'aucun genre; on note expressément l'absence de douleurs dorsales et de toute espèce de sentiment de constriction abdominale. Enfin, et c'est là un trait bien digne d'être relevé, il se produit souvent une modification rapide et parfois même une cessation complète des accidents paralytiques, sous l'influence d'un amendement dans l'affection des voies urinaires.

En somme, Messieurs, vous le voyez, ce sont là des symptômes relativement peu accentués, lorsqu'on les compare à ceux qui relèvent de la myélite urinaire; jamais, en effet, l'affection dont il s'agit ne met, par elle-même, la vie en danger; il ne paraît pas que jamais elle ait abouti à la myélite, et dans les cas, d'ailleurs assez peu explicites où l'autopsie a été pratiquée, la moelle a toujours paru exempte d'altération. A la vérité, quant à présent, le contrôle de l'étude microscopique fait défaut. Mais, d'un autre côté, la rapidité des amendements et des guérisons même observés dans nombre de cas, est telle, qu'il est fort peu vraisemblable que l'investigation microscopique eût rien ajouté aux examens faits à l'œil nu.

Toujours est-il, Messieurs, que cet affaiblissement paralytique des membres inférieurs, développé en conséquence d'une maladie des voies urinaires, est un phénomène au moins fort curieux, et il n'est pas surprenant qu'il ait occupé si vivement l'attention des physiologistes. Vous n'ignorez pas qu'elle a été l'interprétation proposée par M. Brown-Séquard. Elle est fondée sur un fait d'expérimentation. La ligature du hile du rein aurait pour effet de déterminer une sorte de contracture prolongée des vaisseaux de la moelle épinière et de ses enveloppes, et c'est en conséquence de l'anémie spinale ainsi développée par voie réflexe que se produirait la paraplégie. La validité de l'expérience a été contestée par M. Gull. Je n'insisterai pas là-dessus, n'ayant à invoquer aucune expérience personnelle : mais je ne puis me dispenser de vous exposer brièvement les résultats d'expériences plus récentes, et qui, s'ils ne dévoilent pas complètement le mécanisme des paraplégies réflexes, en démontrent cependant tout au moins, si je ne me trompe, la réalité.

Les phénomènes d'*arrêt*, observés en conséquence de l'*irritation* de certains nerfs, vous sont bien connus ; vous savez comment l'irritation du nerf vague arrête le cœur, celle du splanchique paralyse l'intestin, et comment, enfin, celle du nerf laryngé supérieur suspend momentanément la respiration. Mais ce que l'on connaît moins généralement peut-être, c'est que l'irritation de certains points de la moelle ou des nerfs spinaux est capable, elle aussi, dans de certaines circonstances, d'apporter un obstacle aux fonctions régulières de la moelle, d'y abolir, par exemple, momentanément, le jeu des fonctions motrices et des actes réflexes.

Si l'encéphale étant détruit, chez une grenouille, on irrite la moelle épinière, dans sa région inférieure, par l'application d'un caustique, les actes réflexes sont atténués, à un degré remarquable, dans les membres supérieurs, pendant tout le temps que dure l'irritation. Cette expérience appartient à M. Herzen. En voici une autre instituée par le même physiologiste : encore sur une grenouille, le cerveau et la moelle sont détruits, jusqu'au niveau du plexus brachial. Si alors on irrite par un moyen quelconque le nerf sciatique du côté gauche, par exemple, tant que l'irritation persiste, les mouvements réflexes sont abolis dans le membre inférieur du côté droit. S'il s'agit, entre autres, de l'excitation électrique, les mouvements reparaissent aussitôt après la cessation du courant (1).

Les expériences de M. Lewisson (2) offrent, à mon point de vue, plus d'intérêt encore peut-être que les précédentes. Une première série n'est guère que la reproduction des expériences de M. Herzen avec des variantes et quelques modifications qui rendent les résultats plus délicats, plus précis.

---

(1) Herzen. — *Expér. sur les centres modérateurs de l'action réflexe.* Turin, 1864.

(2) Lewisson. — *Ueber Hemmung der Thatigkeit der motorischen Nervencentren durch Reizung sensibler nerven.* (*Dubois' Archiv.* 1869. S. 255-266). — Nothnagel, — *Virchow'. Archiv*, janvier 1870 ; — *Centralblatt*, 1869, p. 623.

Nous ne nous arrêterons qu'aux faits qui touchent de plus près le sujet qui nous occupe. Un premier point, mis en lumière par cet expérimentateur, c'est la non-existence d'une paraplégie réflexe consécutive à l'extirpation du rein. L'expérience de Comhaire, sur laquelle on a vécu si longtemps, ne donnerait pas les résultats qui lui ont été prêtés. Mais si sur un lapin, après avoir mis à nu l'utérus, les reins, la vessie vide, on presse plus ou moins fortement ces divers organes entre les doigts, il se produit dans les membres inférieurs une paralysie du mouvement, laquelle persiste tant que dure la pression et même lui survit pendant quelque temps. La constriction exercée sur une anse intestinale détermine d'ailleurs les mêmes effets et est également suivie d'une paraplégie temporaire.

Je suis loin de méconnaître que, à beaucoup d'égards, l'application de ces résultats à l'explication des paraplégies dites réflexes, prête à la critique. On objectera entre autres que l'action paralysante, déterminée par la compression des viscères, doit nécessairement s'épuiser au bout d'un certain temps ; que l'irritation des nerfs périphériques résultant de la cystite ou de la néphrite, n'est pas exactement comparable aux effets de la compression de la vessie ou du rein. Tout cela est parfaitement juste. Mais sans aller jusqu'à admettre qu'il y ait, entre les deux ordres de faits, une complète identité, il est permis de reconnaître les analogies qui les rapprochent, et d'espérer que le fait expérimental mettra quelque jour sur la voie de l'interprétation du fait clinique.

IV.

Il existe, ainsi que je vous l'ai annoncé en commençant, un troisième groupe de paralysies urinaires. Les cas, en fort petit nombre, qui le composent, quant à présent, sont des exemples de fausses paraplégies, en ce sens du moins que ce n'est pas la moelle qui est atteinte. Les choses se passent, en pareil cas, comme dans l'observation bien connue rapportée par M. Kussmaul (1). Dans ce fait, une névrite descendante par propagation directe, s'était développée en conséquence d'une inflammation grave des voies urinaires, et avait occupé les plexus lombaire et sacré. Pendant la vie, outre la parésie des membres inférieurs, on avait noté l'existence de douleurs vives sur le trajet des deux nerfs sciatiques. Les cas de ce genre paraissent rares, je le répète, contrairement à l'opinion de Remak, qui semble croire que c'est là la forme la plus habituelle des paraplégies urinaires.

Les modes pathogéniques qui viennent d'être passés en revue ne sont pas d'ailleurs les seuls qui puissent être invoqués pour expliquer le développement des paraplégies consécutives aux maladies des organes génito-urinaires. C'est ainsi que dans un des cas rapportés par M. Gull, une phlébite consécutive à un abcès du petit bassin, provoqué lui-même par une cystite ulcéreuse, s'était propagée jusqu'aux veines intra-spinales. Il en résulta par un mécanisme facile à saisir une myélite partielle, bientôt suivie de mort.

Vous n'ignorez pas, Messieurs, que les lésions uro-génitales n'ont pas seules le pouvoir de déterminer des paralysies du genre de celles que nous venons d'étudier. Diverses affections de l'intestin ou de l'utérus peuvent, elles aussi, bien que plus rarement, être suivies des mêmes résultats. Je me borne à signaler le fait pour le moment ; il mérite de fixer votre attention d'une manière toute spéciale.

---

(1) *Wurzburg*, *Verhand*, 1868.

DIX-SEPTIÈME ET DIX-HUITIÈME LEÇONS.

Du vertige de Ménière.

(*Vertigo ab aure læsa.*)

SOMMAIRE. — Un cas de vertige de Ménière. — Description du cas. — Vertige habituel exagéré par les mouvements. — Caractères de ce vertige : exacerbations paroxystiques ; — mouvements subjectifs de translation. — Lésions anciennes des oreilles : écoulement de pus, altération du tympan. — Marche et station impossibles. — Evolution de la maladie. — Complication : attaques d'hystérie.

Historique. — Le vertige de Ménière est encore peu connu. — Diagnostic : congestion cérébrale apoplectiforme ; — petit mal épileptique ; — vertige gastrique. — Relation entre le développement soudain des bruits d'oreille et l'invasion des sensations vertigineuses.

Maladies de l'oreille : otite labyrinthique, otite moyenne, catarrhe, etc. — Pronostic. — Guérison par surdité. — Traitement.

Maladies réputées incurables. — Exemples de guérison. — Cas de vertige de Ménière. — Situation de la malade en mai 1875 : sensations vertigineuses permanentes ; — crises annoncées par un sifflement aigu. — — Hallucinations motrices. — Traitement par le sulfate de quinine : doses, effets : amendement remarquable. — Autre exemple d'amélioration, due à l'usage prolongé du sulfate de quinine.

I.

Messieurs,

Je désire appeler votre attention sur un cas très-intéressant, à mon avis, et dont vous n'avez fort probablement pas vu souvent l'analogue dans les hôpitaux. Les symptômes se présentent, ici, sous une forme très-accentuée, mais anormale à quelques égards ; si bien que l'affection qui est en cause en est rendue, jusqu'à un certain point, d'un diagnostic difficile. Vous pouvez tout d'abord constater *de visu* l'air de profond effarement qu'exprime la physionomie de la malade. Si l'on approche de son lit, elle donne aussitôt des signes d'une grande anxiété : vous la voyez, à la moindre impulsion qu'on lui communique, se cramponner aux objets environnants comme si elle se sentait menacée de tomber.

C'est que, en effet, elle se trouve sous le coup d'un état vertigineux, pour ainsi dire perpétuel et que les moindres mouvements exaspèrent. Ce vertige elle le peint elle-même en termes pittoresques. C'est, dit-elle, la sensation qu'on peut ressentir lorsque, placé au sommet d'une tour élevée, on n'est pas protégé par un garde-fou ; ou bien encore, c'est le sentiment que produit la vue d'un précipice. Ce vertige, je le répète, est à peu près incessant ; il existe aussi bien la nuit que le jour, aussi bien dans le décubitus dorsal que dans la station verticale. Cette dernière situation l'exagère toutefois énormément. Il en est de même, je l'ai dit, des moindres mouvements imprimés au lit et, lorsque tout à l'heure on soulèvera la malade pour la transporter dans la salle qu'elle occupe habituellement, vous l'entendrez peut-être, en proie à une exaspération des sensations vertigineuses, pousser des cris violents.

Par moments, au milieu d'un calme apparent, et sans provocation aucune, la malade, vous allez sans doute en être témoins, est tout à coup prise d'un soubresaut. Si on l'interroge alors sur la cause de ce brusque mouvement, elle répond invariablement qu'elle vient d'éprouver son *accès*. C'est qu'en réalité, en outre de l'état vertigineux habituel, que j'essayais de peindre à l'instant, il y a chez elle des exacerbations paroxystiques du vertige, qui constituent des sortes d'accès. Ceux-ci paraissent être caractérisés surtout par la sensation d'un brusque *mouvement de translation*, non pas des objets environnants, mais bien du sujet lui-même, mouvement tout *subjectif* et dont le tressaillement est le seul indice extérieur. Cependant la conscience ne subit aucune obnubilation et la malade, au sortir de la crise, peut rendre compte de ce qu'elle a éprouvé. Tantôt et le plus souvent, il lui semble qu'elle exécute une culbute en avant ; d'autrefois la culbute se fait en arrière. Enfin, ceci est le cas le plus rare, il se produit la sensation d'une rapide rotation du corps autour de son axe vertical, cette rotation, s'opérant constamment de gauche à droite. Quoi qu'il en soit, cette sorte d'hallucination motrice est constamment suivie d'anxiété vive, de pâleur du visage, de sueurs froides. Enfin, des nausées et aussi parfois des vomissements terminent la crise, après quoi l'état vertigineux redescend à son taux pour ainsi dire normal.

En outre des phénomènes qui viennent d'être signalés, il en est un encore, Messieurs, qui mérite d'être relevé d'une manière toute spéciale, parce que, dans l'espèce, il est, je pense, au point de vue du diagnostic surtout, d'une importance capitale. Je veux parler d'un sifflement qui, chez notre malade, occupe les deux oreilles, mais l'oreille gauche d'une manière prédominante. Ce *sifflement* existe à peu près constamment à un certain degré, mais s'exaspère par moments et acquiert alors parfois une acuité extrême. De fait, la malade le confond quelquefois avec le bruit strident que produisent dans la gare du chemin de fer voisin de l'hospice, les sifflets des locomotives ; il lui est arrivé d'interroger ses voisines pour s'éclairer à ce sujet. Cette exacerbation du sifflement habituel annonce toujours, Messieurs, — c'est là un point qu'il importe de faire ressortir — la venue prochaine de l'accès vertigineux. Dès qu'il acquiert ce caractère aigu « les culbutes » sont imminentes.

L'apparition constante des symptômes, dans les circonstances qui viennent d'être indiquées, devait diriger notre attention du côté des oreilles, et voici ce que l'examen nous a fait reconnaître : 1° Il se produit de temps à autre, depuis fort longtemps, des écoulements de pus mêlé de sang par les deux oreilles, par la gauche surtout ; 2° A droite, la membrane du tympan est épaissie, couverte de dépôts verdâtres ; à gauche, elle a disparu, et elle est remplacée par des bourgeons fongueux. Il y a de ce côté un affaiblissement considérable de l'ouïe. — Ces diverses lésions ont été, du reste, régulièrement constatées par un médecin plus particulièrement versé dans l'étude des maladies de l'oreille et qui nous a obligeamment prêté son concours.

Sous la forme extraordinairement accentuée qu'il revêt chez notre malade, cet ensemble symptomatique, que l'on désigne vulgairement sous le nom de *maladie de Ménière*, est sans doute difficile à reconnaître ; il n'en est plus de même si, par l'étude des antécédents, on se reporte à quelques années en arrière, c'est-à-dire à une époque où les crises pour ainsi dire *dissociées* se produisaient d'ailleurs avec des caractères qui rappellent dans ses traits principaux la description classique.

Il n'y a guère plus de six années, en effet, que, chez G., l'état vertigineux s'est établi d'une façon permanente, de manière à rendre la marche, la station même impossibles et à nécessiter le confinement au lit. Avant cette époque les accès ont été durant longtemps distincts, séparés par des intervalles plus ou moins longs durant lesquels tout semblait rentrer dans l'ordre. C'est ce que nous apprennent les détails de l'observation que M. Debove a recueillie avec le plus grand soin.

Il faut faire remonter les premiers accidents vers l'âge de 17 ans ; — aujourd'hui G... est âgée de 51 ans. — Il s'est agi tout d'abord d'une affection de l'oreille gauche, marquée surtout par des élancements douloureux qui, maintes fois, ont troublé le sommeil ; les écoulements de pus mêlé de sang ont été fréquents dès cette époque. Pendant longtemps la malade a été placée sous la direction de Ménière. — Les accès vertigineux, d'abord rares et peu intenses, se sont progressivement accentués et rapprochés ; mais dès l'origine ils paraissent avoir présenté, en raccourci, il est vrai, les caractères plus accentués qui les distinguent aujourd'hui. Ainsi, la malade se souvient fort bien qu'entre la 25e et la 38e année il lui arrivait fréquemment, étant assise, d'éprouver tout à coup des bourdonnements d'oreilles très-intenses, et aussitôt il lui semblait que sa chaise se brisait sous elle... Elle poussait un cri, se levait vivement, et tout était fini. Plus tard, vers l'âge de 38 ans, les bourdonnements prémonitoires firent place à des sifflements aigus et en même temps les nausées et les vomissements commencèrent à faire partie intégrante des accès. Ceux-ci survenaient souvent dans la rue; Gir... éprouvait alors le plus habituellement la sensation d'*une chute en avant* et elle se voyait obligée, pour ne pas tomber, de s'appuyer contre le mur.

Ils se montraient aussi fréquemment, à la maison, aux heures de travail, et Gir..., dans le cours des années qui ont précédé son admission dans cet hospice, avait pris l'habitude singulière de se placer, durant les heures qu'elle passait chez elle, dans une position telle que sa tête fut légèrement renversée en arrière, les jambes étant un peu élevées. Grâce à cette position qui lui est habituelle encore aujourd'hui, les vertiges se montraient, assure-t-elle, moins fréquents et moins pénibles.

Vers l'âge de 45 ans, les accès s'étaient rapprochés au point de devenir pour ainsi dire subintrants : peu de temps après la malade fut admise à la Salpêtrière, où elle est placée depuis six ans, sous nos yeux, dans l'état lamentable où vous la voyez aujourd'hui.

Afin de ne point surcharger un tableau clinique déjà fort complexe, j'ai négligé à dessein de vous entretenir de certains accidents nerveux que Gir... a éprouvé pendant une bonne partie de sa vie et dont elle porte encore les traces. Il s'agit d'accès d'hystérie convulsive qui se sont entremêlés souvent aux accès de vertige *ab aure læsa*, sans jamais cependant se confondre avec eux. Actuellement les accès convulsifs ont disparu et l'hystérie depuis plusieurs années n'est plus représentée que par une hémianesthésie gauche incomplète, avec ovaralgie du même côté.

II.

Il existe, Messieurs, de très-importants travaux concernant la symptomatologie du *vertigo ab aure lœsa*. Je citerai, par exemple, la communication faite à l'Académie de médecine, le 8 juin 1861, par Ménière, qui, vous le savez, a été, sans conteste, l'initiateur ; puis les descriptions tracées de main de maître par Trousseau en divers endroits de la *Clinique médicale de l'Hôtel-Dieu* (t. II, p. 28, t. III, p. 11). Je citerai encore un très-important mémoire du docteur Knapp (de New-York), où se trouvent rassemblés la plupart des éléments recueillis sur la matière jusqu'à ce jour (Knapp et Moos. *Archives of ophthalmology and otology*, t. I, nº I, New-York, 1870) ; enfin un excellent article publié par M. Duplay dans les *Archives de médecine*.

Néanmoins, je crois pouvoir avancer que, malgré ces travaux, la connaissance de l'état pathologique dont il s'agit, n'est pas encore entrée comme elle le mérite dans la pratique usuelle. Bien que les cas de maladie de Ménière ne soient pas rares, tant s'en faut, au moins dans la clinique civile, ils sont à peu près toujours méconnus, rattachés qu'ils sont à des espèces plus vulgaires telles, entre autres, que la congestion cérébrale apoplectiforme ou coup de sang, le petit mal épileptique, ou encore et surtout, le vertige gastrique. J'ai été maintes fois témoin, pour mon compte, d'erreurs de ce genre. Je citerai à titre d'exemple le cas d'un malade auquel j'ai donné des soins et qui, étant tombé sur la place de la Bourse par le fait d'un accès de vertige labyrinthique, avait été soumis à la pratique des émissions sanguines. Le véritable caractère de la maladie ne fut reconnu que fort tard, à une époque où les accès, d'ailleurs d'une grande intensité, s'étaient reproduits déjà un grand nombre de fois. Une surdité complète, absolue, des deux oreilles mit fin à tous les symptômes. Je puis citer aussi le cas d'une jeune personne américaine considérée depuis longues années comme épileptique et traitée en conséquence, à la vérité sans le moindre amendement, par l'emploi de doses élevées de bromure de potassium. Il me serait facile de multiplier ces exemples.

L'erreur dans quelques cas est jusqu'à un certain point justifiée par les difficultés, en réalité parfois très-sérieuses, que peut offrir le diagnostic. Je crois pourtant que, dans la règle, le vertige labyrinthique se présente avec un ensemble de traits suffisamment caractéristiques pour que son identité puisse être déterminée sans trop de difficulté. Je vous demande la permission de relever les principaux de ces caractères ; car si je parvenais à les faire pénétrer dans votre esprit, ils vous mettraient en mesure, j'en ai la conviction, d'éviter à peu près toujours les écueils que je signalais tout à l'heure.

En premier lieu, je ferai ressortir l'intime relation qui existe entre le développement soudain des bruits d'oreille ou l'exaspération brusque de ces bruits, et l'invasion des sensations vertigineuses. En réalité l'un des traits spécifiques du vertige de Ménière, c'est qu'il est nécessairement annoncé et accompagné par les bruits en question. Sans doute les tintements, les bourdonnements et les sifflements d'oreille sont un phénomène quelque peu banal et qui accompagne fréquemment diverses espèces de vertige autre que celui qui se rattache à la maladie de Ménière, mais dans cette dernière affection il acquiert, au moment de l'accès, une prédominance et une intensité qui ne s'observent certainement pas ailleurs. C'est, d'après le récit des malades, « le bruit strident d'un sifflet de locomotive » ou le fracas qu'on produirait « en secouant violemment un sac rempli de clous; » c'est encore le bruit « d'une fusillade ou d'un feu d'artifice. » Ce bruit occupe exclusivement ou surtout une des oreilles. Il cesse avec l'accès vertigineux dans les cas récents ou légers ; mais tôt ou tard, si le cas est grave, il devient persistant, dans les intervalles, sous la forme atténuée d'un bourdonnement, d'un tintement plus ou moins incommodes, l'oreille affectée d'ailleurs ne manque pas de présenter bientôt une annihilation de l'ouïe plus ou moins prononcée et permanente.

L'attention du médecin une fois éveillée par ces phénomènes, l'examen de l'appareil auditif lui fait reconnaître toujours l'existence de symptômes locaux et accusant soit l'otite labyrinthique idiopathique, soit l'otite moyenne sclérémateuse avec ankylose des osselets et propagée au vestibule et au labyrinthe, soit encore un simple catarrhe de l'oreille, comme il résulte d'une observation publiée par M. Green (*Boston Med. and Surg. Journal*, 21 janvier 1869) et rappelée par M. Knapp. Il y a lieu de croire, d'ailleurs, d'après l'ensemble des faits, qu'une pression quelconque exercée sur le tympan et propagée au labyrinthe par la chaîne des osselets, suffit à déterminer les symptômes du vertige de Ménière.

Pour ce qui est maintenant du vertige considéré en lui-même, il offre lui aussi quelques caractères spéciaux. C'est le plus souvent, si j'en juge par les dix ou douze observations qui me sont personnelles, la sensation d'un mouvement de translation du corps tout entier, d'arrière en avant, ou d'avant en arrière, de manière à figurer, suivant le cas, une chute en arrière ou en avant ; c'est encore lorsqu'il s'y adjoint un sentiment de rotation autour d'un axe transverse, une véritable culbute, voire même un saut de tremplin. Parfois la rotation du corps semble s'opérer, au contraire, autour d'un axe vertical soit de gauche à droite, soit de droite à gauche. Il est des malades, qui, dans leurs divers accès, croient éprouver tantôt l'un, tantôt l'autre de ces modes de rotation. Il s'agit là, en général, remarquez-le bien, de mouvements tout à fait subjectifs, de véritables hallucinations qui ne se traduisent à l'extérieur que par un soubresaut, un mouvement de surprise, parfois la nécessité où se trouve le malade pour ne pas tomber à terre de se cramponner aux objets environnants, ou de s'asseoir. Mais il peut arriver qu'une chute ait lieu effectivement, et que le malade soit précipité à terre violemment, dans le sens correspondant à la sensation vertigineuse. Je puis citer à ce propos le cas d'une dame, qui, dans ses accès, se sentait toujours précipitée la tête en avant, et qui, de fait, dans l'un d'eux, tomba lourdement sur la face, et se brisa les os du nez. Je n'ignore pas que le sentiment de rotation ou de translation peut s'observer dans les espèces de vertiges les plus divers, mais je crois pouvoir affirmer qu'on ne le trouve jamais là, ni aussi accentué, ni aussi constant qu'il l'est dans le vertige de Ménière.

Il importe de faire remarquer que pendant la crise, quelle qu'en soit du reste l'intensité, le malade conserve absolument la parfaite conscience de ses actes, et que les premiers effets du saisissement, une fois dissipés, il se trouve immédiatement en mesure de rendre, sans embarras, un compte exact et détaillé de tout ce qu'il a ressenti.

A titre de phénomènes accessoires, je signalerai ce qui suit : D'une façon à peu près constante, des nausées et des vomissements marquent la fin de la crise. Pendant la durée de celle-ci, la face est pâle, la peau froide et couverte de sueur, de façon à reproduire l'image de la syncope bien plutôt que celle du coup de sang. Il peut exister une céphalalgie transitoire, plus ou moins vive. Jamais il n'y a d'embarras de la parole, de spasmes musculaires, soit dans la face, soit dans les membres; jamais dans ceux-ci on n'observe ni fourmillements ni engourdissements, ni sensations quelconques rappelant une aura ; jamais de paralysies ni de parésies temporaires.

A l'origine, c'est-à-dire lorsque la maladie de Ménière en est encore à se débuts, le vertige apparaît sous forme de crises distinctes, de courte durée, séparées par des intervalles de calme absolu, pendant lesquels les symptômes de la maladie locale, d'où ils dérivent, persistent seuls. Mais, dans le cours naturel des choses, à mesure que l'affection progresse, les crises tendent à se rapprocher, à se confondre, de manière à constituer enfin un état vertigineux pour ainsi dire permanent, au milieu duquel se dessinent des paroxysmes plus ou moins fréquents et qui reproduisent tous les phénomènes des anciennes crises. La malade que je vous ai présentée offre un exemple très-accentué de ces crises *subintrantes*, qu'il est en quelque sorte habituel d'observer, je le répète, chez les sujets en proie depuis longues années, aux formes graves de la maladie de Ménière.

Vous comprenez aisément, Messieurs, l'usage qu'on peut faire de tous les éléments qui viennent d'être rassemblés, dans l'intérêt du diagnostic.

Je me réserve de vous faire connaître dans une autre occasion ce que l'on sait de plus positif relativement à l'*anatomie pathologique* et à la *théorie*. En ce qui concerne celle-ci, des expériences de Flourens, de MM. Brown-Séquard, Vulpian, Czermak, Gall, Lœwenberg, lesquelles consistent à produire chez les animaux des lésions diverses des canaux demi-circulaires, ont fourni, nous ne l'ignorons pas, des données importantes. Aujourd'hui, je terminerai par quelques renseignements ayant trait au pronostic et à la thérapeutique.

Il est très-remarquable de voir que, dans la règle, les lésions graves des centres nerveux qui sont si fréquemment la conséquence des diverses maladies de l'oreille interne, n'interviennent pas habituellement dans la maladie de Ménière, alors même que celle-ci en est arrivée à son plus haut degré d'intensité. Voici comment les choses se passent le plus communément dans les cas les plus prononcés : la surdité s'accuse progressivement et, à un moment donné, elle devient complète, absolue.

Les symptômes vertigineux et les sifflements marchent pour ainsi dire du même pas, en ce sens qu'ils s'atténuent progressivement et enfin disparaissent. Il en a été ainsi, par exemple, chez le malade dont je vous ai parlé plus haut et qui, dans un de ses accès, est tombé sur la place de la Bourse. Sujet aux sifflements et aux vertiges depuis 1863, il s'en trouve aujourd'hui complétement délivré. Mais par contre, il est devenu sourd, tellement sourd, que bien qu'il demeure à proximité du Champ-de-Mars, il n'a absolument rien entendu le jour de l'explosion de la poudrière de l'avenue Rapp (1871). Je me suis souvent demandé s'il n'y aurait pas lieu de chercher, par une intervention quelconque, à hâter ce dénouement, au moins dans les cas graves, lorsque, par exemple, les malades en sont réduits à l'état lamentable où vous avez vu la nommée Gir... : c'est un point de vue que j'offre à vos méditations.

Quoi qu'il en soit, je ne dois pas vous cacher que le vertige de Ménière résiste très-souvent aux traitements les mieux dirigés. J'ai vu cependant plusieurs fois le vertige lié à un catarrhe de la caisse s'amender et même disparaître sous l'influence du traitement vulgaire de cette dernière affection : c'est le lieu de vous remettre en mémoire le cas très-intéressant, observé par M. Hillairet, et dans lequel les vertiges cessèrent complètement après l'ouverture d'un abcès de l'oreille moyenne.

L'application de révulsifs énergiques ne doit pas être négligée dans les cas intenses. Je citerai à ce propos le fait suivant dont j'ai été témoin récemment : Un de nos confrères de province, — aujourd'hui âgé de 44 ans, — éprouva pour la première fois, il y a six ans, de la pesanteur de tête et des bourdonnements d'oreille revenant par accès. Quelques mois plus tard, se trouvant à la campagne, seul, en voiture, il ressentit tout à coup des sifflements insupportables dans l'oreille gauche, et en même temps sa tête, devenue pesante, semblait l'entraîner en avant. Il fut obligé de descendre de voiture et de se coucher un instant le long du chemin. Des nausées, suivies de vomissements de matières glaireuses mêlées de bile, terminèrent la crise. Des accès du même genre se produisirent fréquemment depuis cette époque et en même temps l'ouïe s'affaiblissait du côté de l'oreille malade. L'examen ne fit découvrir autre chose de ce côté, qu'un certain degré d'épaississement de la membrane du tympan. Tous les traitements mis en œuvre ayant échoué, je proposai, faute de mieux, l'application de pointes de feu sur la région mastoïdienne gauche. Les applications furent répétées trois ou quatre fois. A la suite de ce traitement, tous les symptômes se sont très-manifestement atténués (1).

Messieurs,

J'ai pensé qu'il y aurait intérêt à inaugurer les Conférences de cette année (2) en vous montrant, à la Salpêtrière — c'est-à-dire dans un établissement consacré pour une large part aux cas chroniques réputés incurables — deux exemples de guérison ou tout au moins d'amendement équivalant, ou peu s'en faut, à une guérison. Le terme de maladies incurables, cela va de soi, ne saurait être pris dans un sens absolu, car il s'applique aux cas qui réellement ne comportent pas de remède, il s'applique aussi à ceux pour lesquels le remède n'a pas encore été trouvé, mais peut être trouvé.

Les faits qui vont vous être présentés forment deux groupes bien distincts ; dans l'un, la guérison ou l'amendement se sont produits spontanément, sans l'intervention de l'art : dans l'autre, ils ont été voulus, cherchés, prémédités. J'insisterai particulièrement sur un cas qui appartient au dernier groupe.

Il s'agit, Messieurs, d'une malade que je vous ai fait voir pour la première fois il y a deux ans et que je vous ai montrée de nouveau l'an passé. Je n'entrerai pas dans de longs développements à propos de l'histoire clinique de ce cas ; vous pouvez la lire dans le *Progrès médical* (3) qui

---

(1) Cette leçon a été faite en janvier 1874, et a paru pour la première fois dans le *Progrès médical* (nos 4 et 5 de 1874).

(2) Leçon faite en novembre 1875, et publiée dans le n° 50 du *Progrès médical* de 1875.

(3) 1874, nos 4 et 5. M. Charcot fait allusion à la leçon précédente.

en a consigné tous les détails. Elle a été reproduite, d'ailleurs, dans la plupart des feuilles médicales françaises et étrangères. Je me bornerai à relever les traits les plus saillants de cette histoire afin, surtout, de vous mettre à même de bien reconnaître quel était l'état des choses au moment où la thérapeutique est intervenue.

C'est à mon sens un très-bel exemple de la *maladie de Ménière* ou pour mieux dire *vertige de Ménière*, car le syndrôme auquel se rapportent ces dénominations ne répond pas exclusivement à un seul état morbide, il peut se montrer commun à des affections de l'oreille très-diverses.

La situation à cette époque, c'est-à-dire en mai dernier, était absolument la même qu'en 1874 : c'est-à-dire que G... était, depuis plusieurs années, littéralement confinée au lit, sous le coup d'un état vertigineux pour ainsi dire permanent, et rendue par là à peu près incapable d'exécuter spontanément des mouvements un peu étendus. Les moindres mouvements communiqués au lit exaspéraient aussi, à un haut degré, la sensation vertigineuse, et beaucoup d'entre vous n'ont pas oublié sans doute l'anxiété profonde peinte sur le visage de la malade, les cris déchirants qu'elle poussait, lorsque nous avons dû, les années précédentes, la faire transporter sur une civière dans la salle des Conférences.

En outre de cet état vertigineux, en quelque sorte habituel, et qu'accompagne un bruissement incessant perçu dans l'oreille, G... était sujette à éprouver de temps à autre de grandes crises vertigineuses. J'ai insisté beaucoup dans le temps, sur la description de ces crises, parce que je crois qu'elles constituent le fait symptomatique fondamental, dans la maladie de Ménière, tandis que l'état vertigineux habituel peut-être, en quelque sorte, considéré comme une complication, un épiphénomène, ne se montrant que dans des cas exceptionnels.

Les accès dont il s'agit sont, vous ne l'avez pas oublié, toujours annoncés et immédiatement précédés par la sensation d'un bruit aigu, perçant, qui survient tout à coup, inopinément, et qui, chez G..., en particulier, — comme d'ailleurs chez beaucoup d'autres malades du même genre. —

simule, paraît-il, jusqu'à s'y méprendre, le bruit strident d'un sifflet de chemin de fer. J'ai été amené à considérer ce brusque sifflement comme un des éléments constants, nécessaires, et par conséquent comme un caractère du *vertigo ab aure læsa*. Tout récemment M. le Dr Lussana, dans une série d'articles intéressants qu'a publiés la *Gazetta medica Italiana Lombardia* (1875, t. XXXV, série VII. T. II, nos 43 et suivants, octobre), a confirmé ce point qui intéresse à la fois la clinique et la physiologie pathologique.

Quant au vertige lui-même, il se montre chez G... conforme au type classique : sensation, succédant au sifflement, d'un brusque mouvement de translation par suite duquel la malade se croit tout à coup, comme par l'impulsion d'une force extérieure, précipitée soit en avant, soit en arrière. Les impulsions dans le sens latéral sont chez elle beaucoup plus rares ; absence de perte de connaissance, nausées et quelquefois vomissements à la fin de l'accès.

Je vous rappellerai en passant que cette sorte d'hallucination motrice n'est point, passez-moi l'expression, toujours platonique ; je vous ai cité plusieurs cas dans lesquels les malades, effectivement entraînés par le vertige, sont tombés lourdement sur la face ; l'un d'eux s'est fracturé les os du nez ; un autre, dont je vous parlerai dans un instant, s'est cassé plusieurs dents.

Je terminerai en faisant remarquer que, chez G..., la maladie est fort ancienne, les premiers symptômes remontant au-delà de dix années ; qu'il existe du côté gauche une lésion de la caisse avec épaississement de la membrane du tympan et écoulement habituel de pus mêlé de sang.

Actuellement que vous avez présent à l'esprit l'ancien tableau symptomatique, je vais entrer dans quelques développements pour vous dire dans quelles circonstances s'est produit l'amendement qui fait qu'aujourd'hui G... peut se tenir debout, comme vous le voyez, et marcher sans aide ; rester toute la journée tranquillement assise sur un fauteuil, et subir enfin sans trop d'émotion toutes les secousses, tous les ébranlements qu'on lui imprime par curiosité.

Lors de ma conférence relative au vertige de Ménière, faite en 1874, j'émis quelques considérations thérapeutiques. Je relevai entre autres que le vertige, *ab aure læsa*, même le plus invétéré, guérissait quelquefois, spontanément, quand le malade devenait complètement et irréparablement sourd, et cessait d'éprouver le sifflement. Je me suis aussi demandé s'il ne serait pas possible de provoquer à dessein, par intervention chirurgicale, ce résultat souvent souhaitable. Je préconisai aussi l'emploi des pointes de feu sur les apophyses mastoïdes. Le moyen que j'ai mis en œuvre dans le cas sur lequel j'appelle votre attention, est à la fois beaucoup plus simple et beaucoup moins radical.

L'idée m'est venue que, à l'aide du sulfate de quinine, qui, chacun le sait, détermine entre autres phénomènes, des bruissements, des bourdonnements d'oreilles plus ou moins accentués, on parviendrait peut-être, en prolongeant suffisamment l'emploi de doses assez élevées, à produire des modifications durables dans le fonctionnement du nerf auditif. Le résultat a justifié, vous allez le voir, ces prévisions.

Giraud... a pris le sulfate de quinine à la dose de 0,50 centigrammes à 1 gramme par jour, d'une façon régulière, — à part plusieurs interruptions de quelques jours, nécessitées par des douleurs gastriques, pendant toute la durée du mois de mai et du mois de juin et les 20 premiers jours de juillet.

Vers le commencement de juin, c'est-à-dire environ cinq semaines après le début du traitement, on remarqua que, depuis quelques jours déjà, la malade pouvait être secouée dans son lit, transportée même d'un lit dans un autre, sans pousser des cris de détresse, comme elle le faisait régulièrement en pareil cas.

Interrogée, elle nous apprit que les sifflements aigus avaient, vers la même époque, diminué d'abord d'intensité puis cessé complètement, et du même pas, les grandes crises vertigineuses. Le bourdonnement permanent avait été remplacé par un bruissement tout différent dans son caractère, et qui paraît devoir être rattaché à l'action de la quinine. Encouragé par ces premiers résultats, j'engageai G... à se lever et à essayer de se tenir debout, de marcher, Elle refusa tout d'abord énergiquement, redoutant de voir reparaître les vertiges et jugeant d'ailleurs la tentative impraticable, pour ne pas dire plus... J'insistai : enfin, elle consentit et un beau jour, soutenue par deux aides, elle parvint à faire, non sans de grands efforts, deux ou trois pas rendus très-difficiles, paraît-il, par une sensibilité excessive de la plante des pieds, plutôt que par l'état vertigineux. J'exigeai que l'expérience fût répétée chaque jour. Les progrès furent assez rapides, car vers le 20 juillet, époque à laquelle le sulfate de quinine a été supprimé, G... avait pu faire déjà plusieurs fois, avec une démarche assez assurée, sans autre aide que le secours d'une canne, le tour de l'enceinte intérieure de ce vaste hospice. Le mal depuis cette époque n'a fait aucun retour agressif et vous pouvez juger par vous-mêmes, que l'attitude du corps et la démarche ne s'éloignent pas beaucoup chez elle de celles d'une personne en bonne santé. J'ajouterai qu'elle n'est ni plus ni moins sourde qu'auparavant. Ce n'est donc pas, vous le voyez, en déterminant la paralysie complète du nerf auditif que le sulfate de quinine aurait agi dans ce cas.

Le fait sur lequel je viens d'appeler votre attention n'est pas unique dans son genre, j'en pourrais citer plusieurs autres où l'heureuse influence de l'usage prolongé du sulfate de quinine a été constatée. Je me bornerai à citer l'un d'eux, particulièrement intéressant, parce que le résulta obtenu a été contrôlé par plusieurs confrères.

Je fus appelé, en juin 1875, pour donner mon avis concernant l'état d'une dame, âgée d'une trentaine d'années, qui, depuis dix-huit mois, était devenue sujette à des crises épileptiformes, disait-on, ou, tout au moins, hystéro-épileptiques. Le bromure de potassium avait complètement échoué.

Lors de la consultation, il fut parfaitement établi que ni la syphilis, ni l'hystérie, ni une cause traumatique quelconque ne figuraient dans les antécédents. La malade, très-intelligente d'ailleurs, voulut bien, à ma prière, entrer dans les plus minutieux détails concernant le caractère de ses crises. J'appris d'elle que, pendant ses accès, elle était fort troublée, fort émue, sans doute, mais n'avait jamais perdu connaissance. Toujours le début était brusque, imprévu. La sensation d'une chute en avant survenait tout à coup, et, de fait, la malade avait été effectivement précipitée plusieurs fois la face contre terre, et une fois, entre autres, elle s'était cassé deux dents. Il s'agissait donc là d'un vertige de translation à début brusque, avec chute antéro-postérieure, sans perte de connaissance, donc, par conséquent, de quelques-uns des caractères les plus accentués du vertige de Ménière. Pour compléter la ressemblance, j'ajouterai que, chez Mme X..., l'accès se terminait souvent par des nausées ou même des vomissements.

Ces premiers renseignements une fois obtenus, j'explorai sommairement l'acuité auditive, à l'aide d'une montre, et je reconnus que l'ouïe était très-manifestement affaiblie du côté gauche. Je posai, alors, une dernière question. La réponse devait, à mon sens, être décisive. Je demandai s'il ne survenait pas, quelquefois, dans les oreilles, un bruit aigu, plus ou moins analogue à celui d'un sifflet. Le mari, présent à la consultation, prit, cette fois, la parole, et répliqua vivement, qu'en effet, Mme X... s'étonnait souvent d'entendre le sifflet des locomotives d'un chemin de fer voisin, à des heures inaccoutumées, et alors, qu'en réalité, rien de semblable n'était arrivé. La connexité entre le développement brusque des bruits de sifflet et l'invasion des accès vertigineux fut, après cela, facilement établie.

Je crus pouvoir annoncer qu'il ne s'agissait pas ici d'épilepsie, non plus que d'hystéro-épilepsie, mais bien du vertige de Ménière. Je fis espérer qu'à l'aide d'un traitement approprié, les accès pouvaient être atténués, peut-être supprimés. Le sulfate de quinine fut prescrit à la dose de 60 centigrammes, et l'usage de cette dose prolongé pendant deux mois. Peu de temps après le commencement du traitement, les sifflements et, du même coup, les accès vertigineux ont cessé de se produire. Ils n'ont pas reparu depuis (1).

---

(1) Je pourrais citer aujourd'hui un bon nombre d'autres exemples où les accidents vertigineux dont il s'agit ont été très notablement amendés ou même complétement guéris par l'influence de l'*emploi prolongé* du sulfate de quinine. M. le Dr Weir Mitchell a relaté plusieurs faits de ce genre, au dernier congrès de New-York. (C.)

DIX-NEUVIÈME LEÇON.

De l'Hémichorée post-hémiplégique.

Sommaire — Hémichorée post-hémiplégique. — Faits cliniques. — Troubles de la sensibilité générale et spéciale. — Troubles moteurs : leur ressemblance avec les mouvements choréiques. — Trépidation des hémiplégiques. — Instabilité des membres affectés d'hémichorée post-hémiplégique. — Caractères des troubles musculaires au repos et dans les mouvements.

Lésions organiques. — Foyers d'hémorrhagie et de ramollissement intra-encéphaliques ; — atrophie partielle du cerveau.

Rareté de l'hémichorée post-hémiplégique. — Relation entre l'hémichorée et l'hémianesthésie. — Siége des lésions auxquelles se rattachent ces symptômes : extrémité postérieure de la couche optique ; — partie postérieure du noyau caudé ; — partie postérieure de la couronne rayonnante.

Hémichorée præ-hémiplégique.

Messieurs,

J'appellerai ce matin tout particulièrement votre attention sur un ensemble de phénomènes que je vous propose de désigner sous le nom d'*hémichorée post-hémiplégique.* Cette dénomination, je l'emprunte à M. S.-W. Mitchell (de Philadelphie), qui en a fait usage dans un travail récent (1). Ceux d'entre vous qui, dans ces dernières années, ont suivi mes leçons, reconnaitront facilement cet état morbide

---

(1) *Post-paralytic Chorea.* In *The American Journal of the med. Sciences,* oct. 1874, 342.

dont je leur ai déjà montré, à diverses reprises, des exemples intéressants (1).

Suivant la ligne de conduite que je me suis tracée en reprenant ces leçons cliniques — que je voudrais comparer en quelque sorte aux *leçons de choses* (*objects lessons*), si usitées dans les écoles américaines, je ferai tous mes efforts pour que le tableau de l'hémichorée post-hémiplégique ressorte pleinement et d'une façon claire de l'histoire de trois malades que je vais interroger successivement devant vous.

La première, R... Marie, est âgée de 51 ans. Dans ses antécédents qui, en somme, n'offrent qu'un médiocre intérêt, je relèverai seulement les points suivants : La malade a subi une fièvre typhoïde à 18 ans, et, à 30 ans, une fièvre intermittente qui a duré six mois.

A 41 ans, R... a été saisie d'une attaque apoplectique avec perte de connaissance et accompagnée, paraît-il, de vomissements. Revenue à elle, elle présentait une hémiplégie avec flaccidité complète du côté droit.

Durant les six mois qui ont suivi, la malade avait, à ce qu'elle assure, une notion exacte des objets, elle se rappelait leur nom, — par conséquent il n'y avait pas d'amnésie verbale, mais elle était impuissante à le prononcer, par suite d'une difficulté qui existait dans l'articulation des mots. J'ajouterai, de plus, que, pendant cette même période, il y aurait eu momentanément, si l'on croit son récit, un certain degré de contracture dans les muscles de la main droite.

Quoi qu'il en soit, au terme de ces six mois, R... a pu commencer à marcher tant bien que mal. Mais, alors qu'elle récupérait peu à peu et progressivement les mouvements dans le membre inférieur droit, ceux du membre supérieur correspondant, bien que redevenus possibles et assez étendus, ont été gênés bientôt par un tremblement d'une espèce à

(1) *Leçons cliniques sur les maladies du système nerveux*, t. I, 1872-73, p. 279.

part, comme choréique : c'est sur ce tremblement que je vais surtout insister.

La situation est demeurée telle quelle depuis cette époque, c'est-à-dire depuis environ dix ans, et, en particulier, dans les cinq dernières années qui viennent de s'écouler et pendant lesquelles R... n'a pas cessé d'être placée sous mes yeux à la Salpêtrière.

Nous avons à considérer, dans sa condition actuelle, l'état du côté droit du corps, d'abord au point de vue de la sensibilité, puis au point de vue des fonctions motrices. Je vous fais voir, en premier lieu, la malade couchée, afin de faciliter les explorations ; mais je vous la présenterai de nouveau, tout à l'heure, dans la station verticale et marchant.

a) Il existe chez R... une *hémianesthésie* générale du côté droit du corps. En d'autres termes, la sensibilité est, de ce côté, profondément modifiée sur la face, le tronc et les membres. Voilà pour la *sensibilité générale*. Ce n'est pas tout : l'*ouïe*, le *goût*, et les sens vraiment céphaliques : l'*odorat* et la *vue* sont aussi obnubilés de ce même côté. Sous ce rapport, nous allons rencontrer chez cette malade, vous l'avez pressenti, la reproduction exacte des caractères, bien connus de vous, de l'hémianesthésie des hystériques.

Ainsi : 1° En ce qui concerne la vue, il y a, pour l'œil droit, une modification légère il est vrai, l'acuité visuelle est là simplement diminuée ; 2° pour l'odorat, l'altération est plus prononcée ; la malade ne sent absolument pas, par la narine droite, l'odeur de l'éther ; 3° le changement est encore plus net pour l'ouïe : la malade qui perçoit très-bien le tic-tac d'une montre à gauche, ne le perçoit que d'une manière très-confuse à droite. Cette diminution de l'ouïe a été consignée dès le commencement de l'observation, car R... s'en est plaint d'elle-même, dès l'origine, sans que son attention fût appelée sur ce point ; 4° l'abolition du goût sera mise hors de doute par l'épreuve que nous allons faire avec la coloquinte. Vous voyez qu'elle n'en sent pas l'amertume à droite, tandis qu'elle la dénonce dès que la substance touche le côté gauche de la muqueuse linguale.

Vous venez de vous assurer par vous-mêmes, Messieurs, de l'exactitude de nos assertions pour ce qui a trait aux sens spéciaux ; vous allez être convaincus, dans un instant, que l'examen n'est pas moins concluant lorsqu'il porte sur la sensibilité générale : celle-ci est, je le répète, manifestement diminuée sur toute la moitié droite du corps. Le contact d'un corps froid est bien plus vivement senti à gauche qu'à droite. Le chatouillement, l'introduction d'un corps étranger dans la narine droite, ne produit à peu près aucune réaction. Enfin, il y a sur tout ce côté du corps : face, tronc et membres, une analgésie des plus accentuées, puisqu'on peut plonger profondément et brutalement une grosse épingle dans ces parties, sans que la malade manifeste la moindre souffrance.

C'est là, Messieurs, comme je le rappelais tout à l'heure, une réunion de symptômes que l'on a bien souvent l'occasion d'observer dans l'hystérie et plus spécialement dans l'*hystérie ovarienne*.

Mais, chez R..., l'hystérie cependant n'est aucunement en jeu, preuve nouvelle s'il en était besoin que, dans les maladies du système nerveux, comme dans toutes les autres, nul phénomène, pris isolément, ne saurait être vraiment caractéristique. C'est le mode de groupement des accidents, leur mode d'évolution, d'enchaînement, la réunion des circonstances tout entière qui sert surtout, ici comme ailleurs, aux distinctions nosographiques.

b) J'aborde maintenant le second point à savoir : l'étude des *troubles moteurs* que présente cette femme. Ces troubles sont très-particuliers. S'ils manquent à la face, dans ce cas, ils sont très-évidents au contraire dans les membres supérieur et inférieur du côté droit. Ceux-ci, je puis vous le faire remarquer de suite, n'offrent ni atrophie, ni contracture, ni déformation quelconque. Nous allons maintenant les examiner successivement au repos et dans les mouvements.

Dans les mouvements intentionnels du membre supérieur, il se manifeste une agitation choréiforme tout à fait comparable à celle que j'ai décrite dans le temps à propos de la sclérose en plaques. Tant que R... est tranquille, au repos, il n'y a dans le membre *presque* aucun désordre moteur ; par contre, dans l'acte de porter un verre à la bouche, le bras est saisi aussitôt de mouvements rhythmiques très-étendus et tels que, si on ne surveillait la malade, l'eau du verre serait violemment projetée de toutes parts. Nous verrons, dans un moment, quand elle marchera, des accidents analogues se montrer du côté du membre inférieur droit.

Ce désordre du mouvement se rapproche non-seulement du tremblement de la sclérose en plaques, comme je viens de vous le dire, mais encore à quelques égards d'un phénomène qui s'observe ordinairement dans les cas vulgaires d'hémiplégie : je fais allusion, ici, à la trémulation qui ne manque guère d'apparaître quand les faisceaux latéraux de la moelle sont affectés de sclérose à un certain degré, pourvu, toutefois, que, la contracture étant peu accentuée, les mouvements volontaires soient, à un certain degré, encore possibles. Ces mouvements choréiformes post-hémiplégiques s'éloignent, d'autre part, de l'incoordination des ataxiques, ne serait-ce qu'en ce que la vue n'exerce sur eux aucune influence.

Mais, il est un caractère qui sépare foncièrement ces mouvements choréiformes du tremblement de la sclérose en plaques, de la trémulation des hémiplégiques, de l'incoordination motrice des ataxiques, etc., et qui, en revanche, les rapproche de la chorée : c'est l'existence alors que le malade ne *veut* aucun mouvement, d'une *instabilité des membres affectés*. Ces membres, dans ce cas même,— c'est un point qu'il importe tout à fait de mettre en évidence,— sont animés par de petits mouvements involontaires, analogues à ceux qui, dans les mêmes circonstances, se voient dans la chorée ordinaire. Ces mouvements, comme vous le pourrez constater, sont très-évidents au membre inférieur. Vous voyez, en effet, la rotule soulevée pour ainsi dire incessamment, d'une façon rhythmique, par la contraction brusque et involontaire des muscles antérieurs de la cuisse, — vous voyez en même temps le pied porté tour à tour, malgré la volonté de la malade, dans l'adduction et l'abduction, puis dans la flexion et l'extension.

La main, on le constate également, ne peut rester tranquille, appliquée le long du corps ; elle est constamment agitée de secousses brusques et inattendues, en même temps que les doigts s'étendent ou se fléchissent sans motif.

J'ajouterai que, dans des cas absolument comparables au précédent mais plus accentués encore, ces mouvements involontaires, très-étendus, constituent une agitation permanente qui fait que, en définitive, cet état en ce qui concerne du moins le caractère des troubles moteurs ne s'éloigne par aucun trait essentiel de la chorée proprement dite.

C'est donc au mot *chorée* que nous ferons appel pour désigner le phénomène en question. Bien entendu il s'agit d'un simple rapprochement et nullement d'une véritable assimilation nosographique à établir avec la chorée vulgaire (*chorea minor*) ; sans doute, la coexistence habituelle de l'hémianesthésie reconnue depuis longtemps dans la chorée ordinaire, d'après les observations de mon ancien collègue, le docteur Moynier, est encore un trait que celle-ci a en commun avec les faits qui nous occupent ; mais les caractères distinctifs abondent, d'autre part ; il me suffira de signaler, pour les cas d'*hémichorée post-paralytique*, la limitation exacte et indéfinie des désordres moteurs à un seul côté du corps. La préexistence d'une hémiplégie de longue durée avec flaccidité des muscles d'abord, puis marquée par un certain degré de contracture ; enfin le début brusque et véritablement apoplectique des accidents. Ce sont là, vous le voyez, des phénomènes qui n'appartiennent pas à la vulgaire danse de Saint-Guy.

En somme, l'affection s'est, à l'origine, présentée chez R... sous la forme de l'apoplexie cérébrale suivie d'hémiplégie telle qu'elle se présente en conséquence de la brusque formation d'un foyer de ramollissement ou d'hémorrhagie intra-encéphalique. Et en réalité, Messieurs, c'est, il n'y a pas à en douter, à l'une ou à l'autre de ces lésions organiques qu'il convient de rapporter les accidents que j'ai relevés chez notre malade.

Les mouvements choréiformes dont je me suis attaché à vous faire connaître les principaux caractères se montrent sous un jour nouveau, lorsque la malade, s'aidant d'une canne qu'elle porte de la main gauche, s'efforce de se tenir debout immobile ou se livre à la marche. Le corps tout entier est alors, vous le voyez, agité de secousses qui résultent de ce que des mouvements successifs de flexion et d'extension brusques se produisent involontairement dans le genou et dans l'articulation du cou-de-pied du côté droit. Vous remarquerez que, par contre, le membre supérieur de ce côté reste à peu près immobile. Mais cela a lieu uniquement, grâce à un subterfuge : La main est tenue, en effet, fortement appliquée le long du corps ou encore fourrée dans une poche, sans quoi elle serait, à l'exemple du membre inférieur, constamment en mouvement.

L'hémichorée post-hémiplégique ne se présente pas seulement liée à la présence de foyers d'hémorrhagie et de ramollissement intra-encéphaliques, tels qu'on les rencontre vulgairement chez l'adulte. Elle peut survenir aussi par le fait de ces lésions, encore assez mal connues au moins dans les premières phases de leur développement qui, chez les jeunes enfants, déterminent ce qu'on appelle l'*atrophie partielle du cerveau* (Cotard. Thèse de Paris, 1868). La conséquence habituelle de ces altérations est, ainsi que l'ont depuis longtemps montré Bouchet et Cazauvielh une hémiplégie incurable le plus souvent avec contracture (hémiplégie spasmodique de Heine). Mais il peut arriver en pareil cas, très-exceptionnellement, il est vrai, que l'hémiplégie fasse place, pour ainsi dire dès l'origine, à une hémichorée en tout semblable à celle que nous décrivions tout à l'heure. Une fois constituée, cette hémichorée persistera pendant toute la durée de la vie. Je suis à même de mettre sous vos yeux, deux exemples de ce genre.

— R... est actuellement âgée de 18 ans. Placée peu après sa naissance à la campagne, elle aurait été sujette à des convulsions à partir de l'âge de 2 ans ; toujours est-il que lorsqu'elle fut reprise par ses parents à 4 ans et demi, elle était paralysée des membres supérieur et inférieur du côté droit, et éprouvait de temps à autre des accès d'épilepsie. La santé générale était d'ailleurs très-altérée et elle demeurait constamment assise ou couchée. Grâce aux soins qui lui furent prodigués, elle prit peu à peu des forces et devint même au bout de quelques mois capable de marcher et de se servir un peu de son bras droit. On s'aperçut dès ce moment que la main de ce côté, dans les mouvements volontaires, était agitée d'une sorte de tremblement ; mais les mouvements choréiformes survenant en dehors de tout acte volontaire se seraient surtout accusés à partir de l'âge de sept ans. Ils n'ont pas cessé d'exister depuis cette époque. Je n'entrerai pas sur leur compte dans les détails. Ce serait reproduire de tout point la description présentée à propos de notre première malade. Je ferai ressortir seulement que, à l'inverse de ce qui a lieu dans la grande majorité des cas d'*hémichorée post-hémiplégique* de l'adulte, l'hémianesthésie fait ici complètement défaut (1). Cette même particularité, c'est-à-dire l'absence d'anesthésie sur les membres atteints de chorée s'est présentée encore dans le fait suivant, qui est relatif d'ailleurs, comme le précédent, à l'hémiplégie des jeunes enfants (2).

— Gr.., âgée de 29 ans, a éprouvé à l'âge de huit mois des convulsions qualifiées d'épileptiformes et suivies d'une hémiplégie du côté gauche. Elle n'a pas cessé depuis cette époque d'être sujette à des attaques d'épilepsie. Les membres du côté droit sont actuellement un peu plus faibles

---

(1) L'hémianesthésie permanente se produit quelquefois en conséquence de l'atrophie partielle du cerveau datant de la première enfance, j'ai rencontré récemment dans les infirmeries de la Salpêtrière, un exemple de ce genre.

(2) Cette malade, comme la suivante, appartient au service de M. Delasiauve.

et plus grêles que ceux du côté opposé, mais ils ne sont ni contracturés ni anesthésiés. Ils se montrent sans cesse agités de mouvements choréiformes, auxquels la face ne paraît point participer, et qui sont exagérés par l'accomplissement des actes intentionnels.

J'en reviens actuellement au cas de Ronc..... Les désordres moteurs que nous avons étudiés chez cette malade ne sont pas, tant s'en faut, un phénomène banal, dans l'histoire de l'hémorrhagie intra-encéphalique et du ramollissement partiel du cerveau. En effet, sur un nombre considérable de faits, relatifs à ces lésions, que j'ai recueillis à la Salpêtrière, depuis une douzaine d'années, j'ai observé l'hémichorée post-hémiplégique 5 ou 6 fois au plus. Dans la règle, lorsque l'hémiplégie survient par le fait de la formation d'un foyer intra-cérébral d'hémorrhagie ou de ramollissement, la paralysie motrice, si le cas est favorable, s'atténue progressivement et disparaît enfin complétement sans qu'à aucune époque les mouvements choréiformes se soient montrés ; ou bien si le cas est grave, la paralysie persiste telle quelle, avec ou sans accompagnement de contracture permanente, tantôt complète, tantôt incomplète. Cette fois encore, — je parle, bien entendu, de la règle et je réserve le chapitre des anomalies, — les secousses choréiques font absolument défaut ; seulement, si l'inertie motrice est incomplète, il peut se faire, principalement lorsqu'il y a un certain degré de contracture, que les mouvements intentionnels soient troublés par une sorte de *trépidation* dont je vous ai entretenus déjà, tout à l'heure, et qui n'a rien de commun, je vous l'ai dit, avec les secousses convulsives qu'on voit dans la chorée, se produire en dehors même de l'accomplissement des actes volontaires.

Quelles sont donc les conditions vraisemblablement très-spéciales qui font que dans quelques cas exceptionnels d'hémorrhagie ou de ramollissement cérébral *en foyer*, l'hémiplégie, contrairement à la règle ordinaire, est, à un moment donné, remplacée par l'hémichorée ? Je ne saurais, quant à présent, répondre à cette question par une solution régulière. Voici cependant, à mon sens, dans quelle voie celle-ci pourrait être cherchée. Je pense que ces foyers d'hémorrhagie ou d'encéphalomalacie qui déterminent l'hémichorée, affectent dans l'encéphale un siége particulier, fixe, bien différent du siége très-varié qu'occupent les foyers qui produisent l'hémiplégie vulgaire. Je fonde mon opinion principalement sur cette circonstance remarquable, déjà mise en relief, que l'*hémianesthésie cérébrale*, c'est-à-dire avec participation de tous les sens spéciaux (vue et odorat y compris), ce phénomène qui se montre si rarement lié à l'hémiplégie vulgaire, est, au contraire, un accompagnement, non pas obligatoire sans doute, mais très-habituel au moins de l'*hémichorée post-hémiplégique*. Or, il paraît établi que cette forme particulière d'hémianesthésie relève de lésions localisées dans certains points, toujours les mêmes, des hémisphères cérébraux et dont le siége semble être aujourd'hui à peu près déterminé. Il est vraisemblable, déjà, d'après cela, que les éléments nerveux, faisceaux de fibres ou corpuscules ganglionnaires, dont la lésion est capable de produire l'hémichorée, confinent à ceux dont la destruction détermine l'hémianesthésie.

La nécroscopie, d'ailleurs, a déposé en faveur de cette hypothèse. Trois fois j'ai eu l'occasion de faire l'autopsie de sujets chez lesquels une hémichorée datant de plusieurs années avait succédé à une hémiplégie marquée par un début brusque, apoplectique. Dans ces trois cas, l'hémianesthésie existait, très-prononcée, comme cela se voit chez notre malade Ronc... De plus, comme chez elle encore, mais cette fois sans doute par le fait d'une coïncidence toute fortuite, c'est le côté gauche qui se montrait affecté. Quoi qu'il en soit, la lésion révélée par l'autopsie consistait en des *cicatrices ochreuses,* vestiges non méconnaissables de l'existence antérieure de foyers hémorrhagiques. Les cicatrices en question occupaient dans l'hémisphère droit une région toujours la même, à peu de chose près et voici l'indication des parties qu'elles intéressaient ; ce sont constamment, c'est-à-dire dans tous les cas : 1° L'extrémité postérieure de la couche optique ; — 2° La partie la plus postérieure du noyau caudé. Il est noté expressément que les deux tiers ou les trois quarts antérieurs de ces noyaux gris étaient restés parfaitement indemnes ; — 3° Enfin, la partie la plus postérieure du pied de la couronne rayonnante.

Dans deux des cas seulement, un des tubercules quadrijumeaux, l'antérieur du côté correspondant au foyer ochreux, participait à l'altération.

Quelles sont, dans cette énumération, les lésions qui ont déterminé l'hémichorée ; quelles sont celles, au contraire, d'où il faut faire dériver l'hémianesthésie ? Celle-ci, nous nous sommes efforcé de le montrer ailleurs, relève de l'altération des faisceaux les plus postérieurs du pied de la couronne rayonnante. L'altération de l'extrémité postérieure de la couche optique, celle de la queue du corps strié resteraient donc seules au compte de l'hémichorée, car on ne saurait invoquer la lésion non constante des tubercules quadrijumeaux. Mais, d'un autre côté, on a vu maintes et maintes fois la couche optique et le noyau lenticulaire, atteints dans leurs diverses parties, des lésions les plus diverses sans qu'il s'en soit suivi la moindre trace de mouvements choréiques. De telle sorte que, suivant toute apparence, ce ne sont pas là encore les organes qu'il faut incriminer dans la circonstance actuelle. Je crois plus vraisemblable, mais c'est là une pure hypothèse que je livre à vos méditations et à vos critiques, qu'à côté, en avant sans doute, des fibres qui, dans la couronne rayonnante, servent de voie aux impressions sensitives, il est des faisceaux de fibres douées de propriétés motrices particulières et dont l'altération déterminerait l'hémichorée. Une analyse anatomo-pathologique délicate, guidée par la clinique, parviendra peut-être quelque jour à circonscrire d'une façon exacte les régions limitrophes correspondant à ces deux ordres de faisceaux.

A côté de l'hémichorée post-hémiplégique, il y a lieu de mentionner un état pathologique pour ainsi dire inverse, c'est-à-dire dans lequel des mouvements choréiformes, développés brusquement dans les membres d'un côté du corps, à la suite d'un choc apoplectique, font place bientôt à une hémiplégie plus ou moins complète. L'hémianesthésie accompagne habituellement cette sorte d'hémichorée qu'on pourrait appeler *præ-hémiplégique*. Les cas de ce genre sont sans doute assez rares ; je n'en ai pas recueilli plus de trois exemples. L'autopsie a été faite dans un seul de ces cas. Il s'agissait là d'un foyer d'hémorrhagie, du volume d'une petite noix qui distendait, dans sa moitié postérieure, la couche optique. La malade avait succombé trois semaines environ après l'invasion des symptômes apoplectiques. Une hémiplégie complète, absolue, avait remplacé l'hémichorée trois jours après le début. D'après ce qui a été dit plus haut, ce n'est évidemment pas en désorganisant une partie de la couche optique que l'hémorrhagie a produit ici, soit l'hémichorée, soit l'hémianesthésie. Ces deux ordres de symptômes doivent être, vraisemblablement, rattachés l'un et l'autre, aux effets de la compression qu'avaient subie la capsule interne et le pied de la couronne rayonnante, au voisinage immédiat du foyer.

L'hémichorée, accompagnée ou non d'hémianesthésie, peut se produire encore, non plus brusquement, mais au contraire d'une façon lente et progressive et sans être nécessairement précédée ou suivie d'hémiplégie, en conséquence du développement de certaines néoplasies dans la profondeur d'un hémisphère. Les faits de ce genre se rencontrent assez fréquemment et j'en ai cité dans le temps plusieurs exemples remarquables. Il est on ne peut plus probable que les produits morbides qui déterminent de semblables effets reconnaissent une localisation analogue à celle que nous nous essayions de déterminer tout à l'heure, à propos des foyers hémorrhagiques ; mais nous ne possédons encore à cet égard aucune donnée positive. Ce sera pour l'avenir un intéressant sujet de recherches. La malade que je vais actuellement faire passer sous vos yeux appartient évidemment à la catégorie des cas que je viens de signaler.

Elle est âgée de 60 ans environ. Elle souffre depuis une quinzaine d'années de douleurs vagues, occupant toute l'étendue du membre supérieur droit. Depuis 1869, elle est devenue sujette à des crises épileptiformes assez mal déterminées, et vers la même époque, un tremblement choréiforme s'est emparé de ce même membre supérieur droit. Le tremblement en question est pour ainsi dire permanent; il s'exagère manifestement dans les mouvements intentionnels, mais il subsiste en dehors de toute action volontaire. Il se rapproche d'ailleurs beaucoup plus par l'ensemble de ses caractères des agitations de la chorée que du tremblement propre à la paralysie agitante ou du tremblement sénile. J'ajouterai qu'une hémianesthésie totale avec participation des sens spéciaux a pu être observée chez cette malade pendant toute la durée de l'année dernière. Elle occupait le côté droit du corps ; à l'heure qu'il est, la sensibilité spéciale paraît s'être partout rétablie, et quant à la sensibilité générale, elle est redevenue à peu près normale à la face, au tronc et au membre inférieur du côté droit. Seul le membre supérieur droit, siége des mouvements choréiformes, offre encore sur toute son étendue un affaiblissement très-marqué de la sensibilité tactile.

En terminant, je ferai ressortir une fois de plus les analogies, au moins extérieures, qui rattachent les chorées symptomatiques, liées à une lésion grossière de l'encéphale, de la chorée ordinaire. Celle-ci peut, comme celles-là, rester temporairement au moins limitée à un côté du corps; elle s'accompagne souvent d'hémianesthésie; elle peut être précédée ou suivie d'hémiplégie, etc., etc.; en somme la différence qui sépare ces deux ordres d'affections si radicalement distinctes au point de vue nosographique est bien plutôt peut-être dans ce qu'on est convenu d'appeler *la nature de la maladie* que dans le siège anatomique. Si ce dernier, pour ce qui concerne les chorées symptomatiques, était un jour déterminé avec précision, on connaîtrait au moins l'une des régions de l'encéphale où devraient être cherchées les altérations délicates d'où dérivent les symptômes de la chorée vulgaire.

VINGTIÈME LEÇON.

De l'épilepsie partielle d'origine syphilitique.

SOMMAIRE. — Epilepsie partielle ou hémiplégique. — Ses rapports avec la syphilis cérébrale. — Considérations historiques. — Description d'un cas d'épilepsie partielle d'origine syphilitique. — Caractères et siège particulier de la céphalalgie. — Nécessité d'une intervention thérapeutique énergique.

Modes de début des accidents convulsifs. — Nouveaux exemples à l'appui. — Succession des accès. — Apparition de la contracture permanente.

Relations entre la céphalalgie et la région motrice du cerveau.

Lésions : Pachyméningite gommeuse. — Siége probable de ces lésions.

Traitement mixte à interruptions.

Messieurs,

L'*Epilepsie partielle* ou *hémiplégique* dont je m'efforçais tout récemment de vous faire saisir les principaux caractères et les principales variétés symptomatiques en me fondant sur les descriptions de Bravais (1), sur celles plus récentes du Dr H. Jackson (de Londres) et aussi sur mes propres observations, est une des manifestations les plus fréquentes de la *Syphilis cérébrale.* C'est là un fait, on

(1) Thèse de Paris, n° 118, t. IV, 1827.

peut le dire, hautement reconnu et proclamé aujourd'hui, parmi nos confrères anglais, ainsi qu'en témoignent, entre autres, les écrits de R. B. Todd, ceux de MM. Jackson, Broadbent, T. Buzzard (1), et quelques autres. Par contre, en France, si je ne me trompe, il n'a pas encore été remarqué autant qu'il mérite de l'être en raison de son intérêt pratique, malgré qu'un médecin des plus compétents en ces matières, M. le Dr A. Fournier, se soit attaché, l'an passé, à en vulgariser la connaissance, dans un travail que je ne saurais trop recommander à vos méditations (2).

Aussi trouverez-vous opportun, je l'espère, que j'arrête un instant votre attention sur un sujet encore insuffisamment étudié peut-être, en vous présentant l'exposé sommaire d'un certain nombre d'exemples assez réguliers d'épilepsie partielle d'origine syphilitique qu'il m'a été donné d'observer dans ces derniers temps. Dans le cours de mon exposé, je rechercherai, chemin faisant, l'occasion de vous faire toucher du doigt certaines particularités qu'offre souvent cette forme clinique de la syphilis cérébrale. Mais j'aurai surtout à cœur de mettre en relief qu'en pareille circonstance, l'administration opportune des agents appropriés, lorsqu'elle est conduite résolûment, — j'allais dire audacieusement, — suivant une certaine méthode, peut triompher quelquefois très-rapidement, de tous les obstacles et amener une guérison durable dans des cas même, où les mêmes agents administrés d'après d'autres principes, plus timidement tout au moins, auraient complètement échoué.

I.

Le 13 décembre 1874, j'ai été appelé par M. le Dr Mal-

(1) Broadbent. — *The Lancet*, 21 feb. 1874. — T. Buzzard. — *Aspects of syphilitic nervous affections*, London. — 1874.

(2) *De l'épilepsie syphilitique tertiaire*, leçon professée par A. Fournier. (Clinique de Lourcine), Paris, 1876.

héné auprès de M. X..., âgé de 42 ans, atteint d'accidents cérébraux graves et confiné par ce fait dans sa chambre, depuis plusieurs mois. — Dans son récit, M. X... fait remonter la maladie actuelle au mois de juillet de cette même année : employé dans une maison de banque, il était, un certain jour, assis comme d'habitude devant son bureau, occupé à écrire, lorsque, tout à coup, sans avoir remarqué de phénomènes précurseurs immédiats, il sentit, non sans effroi, son membre inférieur droit agité de secousses convulsives rhythmiques, précipitées, très-énergiques. Cette sorte de trépidation dura peut-être quelques secondes, puis le membre inférieur rigide se souleva tout d'une pièce, et presque aussitôt après M. X... tomba à terre sans connaissance. Il ne reprit ses sens qu'au bout d'une heure environ et il ne sait rien de ce qui s'est passé pendant ce temps-là. Dès le lendemain, il put retourner à ses affaires, et aucun accident nouveau ne s'était présenté quand, un jour, en septembre, au moment où il descendait d'omnibus, il tomba sur le pavé privé de connaissance, après avoir éprouvé, comme la première fois, pendant quelques secondes cette même trépidation avec rigidité du membre inférieur droit, signalée déjà plus haut. Un léger affaiblissement parétique des membres du côté droit, une notable confusion dans les idées, un certain degré d'obnubilation dans les idées, tels ont été les symptômes qui ont suivi cette seconde attaque et ont persisté après elle. A partir de cette époque, M. X... suspendit ses affaires, et il ne sortit plus de chez lui qu'à de rares intervalles, principalement parce qu'il craignait toujours d'être repris, dans la rue, de nouveaux accidents.

Vers le milieu du mois de novembre, sans cause appréciable, sans avertissement aucun, éclata un 3e accès ; cette fois la durée des phénomènes de l'*aura motrice* a été plus longue et le malade, avant de perdre connaissance, eut le temps de reconnaître que les secousses convulsives rhythmiques ainsi que la rigidité, après avoir occupé le membre inférieur droit et sans l'abandonner, avaient envahi rapidement le membre supérieur du même côté. Une personne présente en ce moment raconte qu'ensuite la tête s'est portée vers l'épaule droite en même temps que le côté droit de la face était grimaçant ; puis les convulsions s'étendirent au corps tout entier, prédominant cependant toujours sur le côté droit et, après leur cessation, survint le sommeil stertoreux. Il est certain que, durant l'accès, M. X... ne s'est pas mordu la langue et qu'il n'a pas uriné sous lui. Sans qu'il eut repris connaissance, plusieurs autres attaques se produisirent, sur tous les points semblables à la première, de manière à constituer un *état de mal* dont la durée a été de trois heures environ. Les phénomènes consécutifs, déjà signalés à propos de la crise du mois de septembre, n'ont fait que s'accentuer davantage à la suite de celle dont il vient d'être question ; il s'y est joint pendant quelques jours un certain degré d'embarras de la parole et d'amnésie verbale, un sentiment d'engourdissement dans la joue du côté droit, au voisinage de la commissure labiale, mais ces derniers symptômes ont été tout à fait passagers ; ils s'étaient complétement dissipés, lorsque je vis M. X....

Après avoir vérifié l'existence qui m'avait été annoncée d'un affaiblissement, d'ailleurs léger, des membres du côté droit, je reconnus qu'ils n'étaient le siège d'aucune sensation de fourmillement et qu'ils ne présentaient pas de traces d'anesthésie ; je constatai enfin que la vision n'était nullement troublée.

En écoutant le récit de M. X..., j'avais été tout naturellement conduit à soupçonner que, chez lui, la syphilis pouvait être en jeu et je procédai immédiatement à l'examen des diverses parties du corps accessibles à l'œil, espérant y rencontrer les vestiges de l'une quelconque des manifestations tardives de cette maladie. Le résultat de cette investigation fut absolument négatif.

Il n'en a pas été de même de l'étude des antécédents qui, elle, au contraire, me permit de recueillir des renseignements très-significatifs. J'appris, en effet, ce qui suit : A l'âge de 29 ans, c'est-à-dire 12 ans environ avant l'apparition des premiers accidents épileptiformes, M. X... avait contracté un chancre induré, suivi bientôt de diverses manifestations relevant de la syphilis constitutionnelle, parmi lesquelles a figuré la roséole. Le traitement de la maladie à cette époque paraît avoir été régulièrement dirigé et continué pendant plusieurs mois.

Les choses en restèrent là et pendant plus de dix ans, M. X... avait vécu en bonne santé, jouissant d'une sécurité parfaite, lorsque, vers la fin de 1873, il commença à ressentir un malaise singulier, marqué surtout par une grande prostration des forces, de l'inaptitude au travail intellectuel, des troubles dyspeptiques très-accentués, très-tenaces et qui se montraient rebelles à l'emploi des moyens vulgaires. Un certain degré d'amaigrissement, un état cachectique assez prononcé, qu'aucune affection viscérale ne semblait motiver et, enfin, une céphalalgie d'un genre particulier vinrent bientôt compléter le tableau.

Cette céphalalgie n'a jamais entièrement cessé d'exister à un certain degré depuis lors ; je ne vous en ai pas entretenu cependant jusqu'ici dans l'énumération des faits, parce que je me réservais de la signaler spécialement à votre attention. A l'origine, elle se montrait constamment localisée dans un espace circonscrit, pas plus large qu'une pièce d'un franc, au-dessus du sourcil droit, vers la tempe ; plus tard, au moment des exacerbations, elle s'est étendue souvent jusqu'au sommet de la tête et même à l'occiput sans abandonner toutefois jamais son foyer primitif. Il paraît bien établi que les exacerbations ont lieu habituellement vers 7 heures du soir, se prolongeant plus ou moins dans la nuit et empêchant quelquefois le sommeil ; jamais elles n'ont été suivies de vomissements.

Si j'insiste sur la description de cette douleur de tête, c'est que vous retrouverez le même phénomène, avec les particularités qui viennent d'être relatées dans l'histoire de beaucoup de cas d'épilepsie syphilitique. Le fait, d'ailleurs, a été mis en relief plusieurs fois par les auteurs qui se sont occupés de ces questions : « Lorsque la douleur de tête, dit entre autres M. Buzzard, est associée aux attaques convulsives de la syphilis, elle précède en général le développement des accès ; elle est souvent localisée dans un point particulier. Fréquemment on trouve noté dans les antécédents, qu'elle a existé pendant plusieurs mois avant l'apparition de la première attaque (1). » Il ne faudrait pas sans doute, tant s'en faut, aller jusqu'à comparer cette céphalalgie fixée sur un point et précédant pendant longtemps les attaques convulsives comme un signe caractéristique; on peut la rencontrer, en effet, dans les diverses formes d'épilepsie partielle, indépendantes de la syphilis. Néanmoins, dans cette maladie, elle est, en général, beaucoup plus accentuée que partout ailleurs c'est donc un élément que le clinicien ne doit pas dédaigner d'utiliser puisqu'il pourra quelquefois contribuer à éclairer le diagnostic.

Après avoir recueilli les renseignements qui viennent de vous être exposés, je me crus autorisé à déclarer qu'à mon sens les divers accidents, éprouvés par M. X... depuis dix-huit mois, devaient être rattachés à la syphilis, et que vraisemblablement ils céderaient tous à l'emploi convenablement dirigé du traitement mixte. On m'apprit alors que, d'après le conseil d'un médecin autrefois consulté, M. X..., depuis près d'un an, n'avait peut-être jamais cessé complétement de se soumettre soit à l'usage d'un sirop hydrargyrique ioduré, soit à celui de doses moyennes d'iodure de potassium.

Cette révélation ne me découragea point et, me fondant sur l'enseignement tiré d'observations antérieures, j'émis l'opinion qu'il fallait procéder ici en quelque sorte *par une attaque de vive force* et chercher à brusquer le dénouement ; que, en d'autres termes, l'administration immédiate de doses élevées triompherait peut-être rapidement, là même où l'action prolongée de doses moyennes s'était montrée insuffisante pour conjurer les accidents et aussi pour les combattre une fois développés. Nous convînmes, mon confrère et moi, d'instituer la médication ainsi qu'il

(1) « If pain in the head be associated with the convulsive attacks, it generally precedes the out break in syphilitic convulsion, and is often localised in one particular spot. There is frequently a history of antecedent pain for months before the first fit. » (T. Buzzard, *loc. cit.*, p. 14.)

suit : des frictions seront faites chaque jour avec 5 ou 6 grammes d'onguent napolitain ; en même temps l'iodure de potassium sera pris à la dose de 6 à 8 ou 10 grammes pour les 24 heures, en partie par la bouche, en partie en lavement. Le traitement devait être maintenu, autant que possible, dans toute sa rigueur, pendant 20 jours environ, suspendu ensuite complétement durant quelques jours, rétabli de nouveau de la même façon que la première fois, et ainsi de suite, à trois ou quatre reprises.

J'ai revu M. X..., à la fin de 1875. Il m'apprit que le traitement avait été mis en œuvre dès le lendemain de la consultation ; que deux mois après l'amendement dans tous les symptômes permanents : céphalalgie, parésie, dyspepsie, état cachectique, était tel déjà qu'il avait pu reprendre ses occupations ; que, un mois plus tard, il se considérait comme tout à fait guéri ; que, enfin, quant aux attaques épileptiformes, elles n'avaient plus reparu et qu'il n'avait d'ailleurs rien ressenti qui pût lui en faire redouter la réapparition.

J'ai revu une seconde fois M. X..., à la fin de 1876. La guérison, à cette époque, ne s'était pas démentie un seul instant.

II.

Ainsi que, plusieurs fois déjà, j'ai eu l'occasion de vous le faire remarquer, c'est par l'un des membres supérieurs, ou par un des côtés de la face, que s'opère le début des accidents convulsifs, dans la grande majorité des cas d'épilepsie partielle, quelle qu'en soit d'ailleurs l'origine (1). L'en-

(1) Ce fait, déjà signalé par Bravais, l'a été plus explicitement encore par M. H. Jackson (*A study on convulsion*. In *Trans. of the St Andrews medical graduates Association*, t. III, 1870). Mes propres observations le confirment pleinement.

vahissement commençant par un membre inférieur doit donc être considéré, dans l'espèce, comme un fait rare, exceptionnel. Nous venons de voir néanmoins ce mode d'invasion signalé dans l'observation qui précède ; par suite d'un singulier concours de circonstances, nous allons le retrouver une fois de plus, dans l'observation suivante où, comme dans la première, il s'agit encore de syphilis cérébrale.

Un confrère étranger, de passage à Paris, me fit prier le 26 août 187... de le venir voir pour lui donner un avis, dans les circonstances suivantes : Dînant l'avant-veille chez un ami, il avait été tourmenté, pendant toute la durée du repas, par l'exaspération d'un mal de tête dont il souffrait à un degré modéré, depuis plusieurs jours déjà. Au sortir de table, il résolut de se rendre immédiatement chez lui, à pied ; mais à peine avait-il fait quelques pas dans la rue que, tout à coup, son membre inférieur droit fut pris de rigidité et en même temps secoué, en quelque sorte, par des convulsions rhythmiques précipitées et violentes. Presque aussitôt après, le membre supérieur, du même côté, fut à son tour envahi de la même façon et à ce moment M. B... tomba sans connaissance sur le trottoir. A son réveil, il se trouva, à sa grande surprise, couché dans son lit où on l'avait transporté. La perte de connaissance avait duré peut-être une heure.

Pendant la nuit qui fut sans sommeil et durant la journée du lendemain, des attaques du même genre se reproduisirent à trois ou quatre reprises. Seulement aucune de celles-ci n'alla, comme l'avait fait la première, jusqu'à la perte de conscience. Chaque fois qu'elles se produisaient, le malade assistait, non sans émotion, à l'envahissement progressif et régulier des mouvements convulsifs qui, commençant toujours par le membre inférieur gauche, gagnaient ensuite le membre supérieur du même côté, et quelquefois en outre la moitié correspondante de la face. Une nouvelle attaque, *avortée* également, comme celle de la veille, avait eu lieu dans la matinée du jour où je vis M. B... pour la première fois. Pendant tout ce temps, la céphalalgie n'avait pas cessé de sévir, s'exaspérant cruellement au moment où les accidents convulsifs allaient se déclarer.

Je trouvai en M. B... un homme dans la force de l'âge, de haute taille, vigoureusement constitué et jouissant habituellement d'une santé excellente; seulement, depuis quelques semaines, il se sentait mal à l'aise, sans appétit, lourd, fatigué aux moindres efforts, et, de plus, les traits de son visage avaient pâli manifestement (1). Après avoir reconnu tout d'abord, l'absence chez lui de paralysie motrice, — et à part la céphalalgie, — de troubles quelconques de la sensibilité, soit à la face, soit dans les membres, je constatai aisément qu'il existait un certain degré de confusion dans les idées et peut-être aussi un peu d'embarras de la parole, toutefois sans symptômes d'aphasie.

La question des antécédents éloignés était particulièrement intéressante. M. B... me confia qu'il avait, dix-huit mois auparavant, contracté un chancre avec induration, et qu'à la suite, étaient survenues diverses manifestations diathésiques, parmi lesquelles le psoriasis palmaire, dont on pouvait d'ailleurs reconnaître encore les traces.

Je n'hésitai pas, vous l'avez prévu, à rattacher à la syphilis les accidents nerveux éprouvés par M. B..., et je l'engageai à agir en conséquence, à la fois promptement et énergiquement. Il fut convenu que la médication serait instituée suivant le plan exposé tout à l'heure à propos du cas de M. X... et immédiatement mise à exécution. L'administration de l'iodure de potassium et les frictions mercurielles furent commencées le jour même. Une attaque *avortée*, cette fois limitée au membre inférieur, eut lieu encore le lendemain ou le surlendemain ; ce fut la dernière et, au bout de quinze jours, la santé générale s'était tellement améliorée que M. B... put regagner son pays.

Pendant un court séjour que j'ai fait en....., un an en-

---

(1) Sur l'état cachectique et la pâleur terreuse que présentent habituellement les malades atteints de syphilis cérébrale, voir au point de vue du diagnostic les remarques intéressantes de M. Buzzard. (*Loc. cit.*, p. 83.)

viron après l'accident du 24 août 187., j'ai eu le plaisir de rencontrer à....... M. B... et de le trouver dans un état de santé irréprochable. Le traitement prescrit à Paris avait été suivi, avec les interruptions règlementaires, pendant environ trois mois. Aucun accident nerveux n'avait reparu.

Il peut arriver que les attaques d'épilepsie partielle syphilitique soient précédées par un certain nombre d'accès dans lesquels la perte de connaissance se déclare soudain, à l'improviste, sans signes précurseurs immédiats, en même temps que les mouvements convulsifs éclatent du même coup sur tous les points ; et ainsi se trouve reproduit par conséquent le tableau classique de l'épilepsie vulgaire. Le cas dont je vais maintenant vous faire connaître les principaux détails nous offre un exemple de ce genre. Il présente d'ailleurs un certain nombre d'autres particularités intéressantes.

M. K...., né aux Antilles, d'une constitution très-délicate, nerveux et impressionnable au plus haut point, a été atteint de chancre induré en 1868, à l'âge de 29 ans. Parmi les manifestations syphilitiques qui ont suivi, de près ou de loin, l'accident primitif, figurent une double iritis extrêmement tenace, des taches (?) sur le front, le psoriasis palmaire, des douleurs rhumatoïdes intenses et prolongées, une anémie profonde et durable, enfin des arthrites subaiguës ayant occupé principalement les articulations tibio-tarsiennes. Un traitement approprié à la situation a été suivi d'une façon à peu près continue pendant six mois environ et, à partir de cette époque, définitivement abandonné.

Tout alla bien jusqu'en 1873. Vers la fin de cette année là, M. K... qui, depuis plusieurs mois, remplissait en Cochinchine des fonctions publiques, fut atteint de la diarrhée du pays, et, par ce fait, profondément débilité. Vers la même époque, il commença à ressentir très-fréquemment, presque habituellement, des douleurs de tête qu'il croyait être des migraines et qui ont persisté, en s'aggravant, jusque dans ces derniers temps.

En mai 1874, six ans environ après le début de la syphilis, bien que la diarrhée se fût un peu amendée depuis quelque temps, M. K..., toujours très-affaibli, toujours sujet à ses maux de tête, fut à la suite d'une discussion vive, saisi tout à coup d'un accès d'épilepsie avec perte immédiate de la conscience, convulsions généralisées, d'emblée, écume à la bouche, urines involontaires, etc. L'invasion, je le répète, paraît avoir été littéralement soudaine, inopinée, et le malade ne connaît l'attaque que d'après ce qui lui en a été dit par les assistants.

A la suite de cet accident il fut décidé, qu'en raison de l'état depuis longtemps fort délabré de sa santé, M. K... prendrait un congé illimité et rentrerait en France. Sur le paquebot, pendant la traversée, un nouvel accès se produisit, en tout semblable au premier ; puis, quelques jours après un autre encore, mais fort différent celui-là des précédents. Cette fois, en effet, le malade avait senti d'abord sa main gauche se fermer convulsivement et le bras correspondant se roidir, après quoi, par suite d'un mouvement de torsion du cou, sa face s'était portée vers l'épaule gauche. Enfin, comme attiré par une force invincible vers la gauche, il était tombé sur ce côté et c'est à ce moment seulement, c'est-à-dire plusieurs secondes après le début de l'accès que la perte de connaissance était survenue. Le véritable caractère des accidents convulsifs venait ainsi de se révéler ; à partir de là, les accès ne se sont plus présentés jamais que sous forme d'épilepsie partielle ou hémiplégique, tantôt avec perte de connaissance, tantôt, le plus souvent peut-être, sans perte de connaissance.

Depuis le 9 juillet, époque du débarquement à Marseille, jusqu'à la fin d'octobre, autrement dit durant une période de près de quatre mois, ils n'ont pas cessé de se reproduire tous les cinq ou six jours, et quelquefois même plusieurs fois par jour.

Pendant les trois premiers mois, à part la céphalalgie à peu près toujours présente, et localisée comme je le dirai, sur un espace circonscrit dans la région du pariétal droit, les intervalles des accès étaient restés libres de tout accident persistant; mais, dans les premiers jours d'octobre, la contracture commença à s'emparer du membre supérieur gauche, de la main surtout, et à l'occuper d'une façon persistante de manière à la tenir, en permanence, dans la demi-flexion. Elle envahit même, bien qu'à un degré moindre, le membre inférieur correspondant. Il faut ajouter que la main et l'avant-bras contracturés étaient devenus, dans le même temps, le siège de fourmillements incommodes et aussi d'une hyperesthésie exquise : le malade redoutait au plus haut point qu'on heurtât ce membre ou même qu'on le touchât légèrement, et, si cela arrivait quelquefois par hasard, il poussait des cris violents. Il assurait que, plusieurs fois, un ébranlement communiqué à sa main douloureuse avait été l'occasion du développement d'une de ses attaques convulsives (1).

Il ne sera peut-être pas hors de propos de vous présenter la description des principaux phénomènes qui marquaient ces accès, telle à peu près que je l'ai recueillie de la bouche d'une personne fort intelligente, témoin des principales phases de la maladie de M. K... J'utiliserai d'ailleurs, dans mon récit, les observations, faites par le malade lui-même pendant le cours de celles de ses crises dans lesquelles la connaissance persistait.

Le début des convulsions est constamment annoncé par une exaspération de la céphalalgie localisée, comme il a été

(1) Il n'est pas sans exemple, on le sait, que les accès d'épilepsie partielle d'origine cérébrale puissent être provoqués par certaines manœuvres. Chez une femme de mon service, la nommée P..., présentant une contracture des membres supérieur et inférieur du côté gauche, permanente à un certain degré, mais s'exaspérant considérablement pendant la station debout et la marche, les accès *spontanés*, commencent par le membre inférieur. Celui-ci alors se roidit à l'excès, dans l'extension, le pied prenant l'attitude du pied bot équin spasmodique, et bientôt survient la trépidation. Le membre supérieur, puis la face, sont ensuite envahis successivement et la perte de connaissance survient dans certains cas. Lorsque les accès ne se sont pas produits depuis quelque temps, il est toujours possible d'en provoquer artificiellement le développement en relevant brusquement la pointe du pied gauche ; la trépidation se manifeste, en conséquence, presque à coup sûr, et tous les autres phénomènes de l'accès s'en suivent.

dit, sur un point de la région pariétale droite. La douleur, à ce moment, prend le caractère pulsatif, et, au bout de quelques minutes, elle semble se répandre sur la moitié de la face et du cou du même côté. Averti par ces phénomènes prémonitoires, le malade a presque toujours le temps de gagner son lit et de s'y étendre. Alors, on voit le membre supérieur gauche se fléchir à l'excès au niveau des articulations du poignet et du coude, et prendre en même temps l'attitude de la pronation forcée ; quelques secondes après surviennent les secousses rhythmiques qui l'ébranlent dans toute son étendue. La tête bientôt se porte vers l'épaule gauche et est agitée elle aussi par ces mêmes secousses ; en même temps se produisent dans le côté gauche de la face, des grimaces qui se succèdent rapidement. A son tour, le membre inférieur gauche est envahi ; il se roidit dans l'extension forcée, s'élève au-dessus du plan du lit, puis quelques secondes après il est pris de trépidation. Enfin, dans certains accès, la rigidité et les convulsions rhythmiques gagnent les parties du côté opposé du corps. Lorsque la perte de connaissance se produit, c'est à ce moment qu'elle survient. Je dois ajouter que plusieurs fois, après avoir éprouvé la sensation d'être attiré vers la gauche, le malade a subi pendant l'accès un véritable mouvement de rotation, s'opérant de droite à gauche, suivant l'axe longitudinal du corps, et s'est trouvé à la fin de la crise couché sur le ventre (1).

Tel est l'ordre régulier et constant de la succession des phénomènes convulsifs. Je crois devoir vous faire remarquer incidemment que le mode d'invasion se fait ici conformément à la règle établie par les ingénieuses études de M. H. Jackson. Vous n'avez pas oublié, en effet, que d'après ce médecin distingué — plus d'une fois j'ai pu vérifier

---

(1) Il est remarquable, que, chez M. K..., les accès survenaient à peu près toujours entre cinq et six heures du soir. M. Lagneau, fils (*Maladies syphilitiques du système nerveux*. Paris, 1860, p. 125), a réuni plusieurs exemples d'épilepsie syphilitique dans lesquels les accès se montraient de préférence le soir ou la nuit.

l'exactitude de ses assertions à cet égard — lorsque les convulsions, dans l'épilepsie partielle débutant par le membre supérieur, tendent à se généraliser, elles n'envahissent le membre inférieur qu'après avoir, au préalable, gagné la face. Si, au contraire, il s'agit d'un cas où la face est affectée tout d'abord, c'est, après elle, le tour du membre supérieur, et en dernier lieu celui du membre inférieur. Si enfin, comme cela se présentait dans les deux premières observations que j'ai rapportées, les convulsions attaquent premièrement le membre inférieur, elles se répandent successivement sur le membre supérieur d'abord, puis sur la face. Cet ordre ne paraît être presque jamais interverti : fait non-seulement curieux, mais propre encore, on le comprend, à éclairer diverses questions appartenant au domaine de la physiologie pathologique.

Encore au point de vue de l'interprétation physiologique je relèverai que la céphalalgie dont l'exaspération annonçait, chez M.K..., le développement de l'accès, occupait un espace circonscrit sur la région du pariétal droit, tandis que les convulsions portaient, chez lui, sur les parties du côté gauche. Cette disposition alterne des convulsions et de la douleur de tête, ainsi que la localisation de celle-ci sur un point de la région pariétale, se trouvent plus ou moins explicitement signalées dans un certain nombre d'observations d'épilepsie partielle d'origine syphilitique (1) ou indépendante de la syphilis ; et peut-être, la relation dont il s'agit sera-t-elle, en pareille circonstance, plus souvent mentionnée à l'avenir lorsqu'on s'attachera mieux à la rechercher. Quoi qu'il en soit, il y a là un fait digne d'intérêt lorsque l'on sait que les parties de la surface des hémisphères cérébraux qui sont en rapport avec la région pariétale du crâne, et plus particulièrement les circonvolutions qui bordent le sillon de Rolando (circonvolutions pariétale et frontale ascendantes) sont désignées, par les travaux

(1) Voir entre autres les observations du Dr Todd : *Clinical Lectures on paralysis*, etc. London, 1856. — Lect. XVII : *On a case of syphilitic disease of the Dura-Mater*, p. 391.

récents comme représentant la *zone motrice*, ou, autrement dit, comme la seule région de l'écorce cérébrale dont l'irritation peut déterminer, sur le côté opposé du corps, la production des phénomènes d'épilepsie partielle. Vous ne devez pas vous attendre toutefois à rencontrer toujours une répartition des convulsions et de la céphalalgie aussi exactement conforme à la théorie. Vous avez vu, en effet, dans notre première observation, la douleur de tête prémonitoire et les convulsions initiales occuper le même côté ; je pourrais citer quelques autres exemples du même genre (1).

Mais il est temps d'en revenir au cas particulier de M. K... Durant une longue période de quatre mois, des pratiques hydrothérapiques mal réglées, des doses insignifiantes de bromure de potassium avaient été les seuls moyens opposés aux progrès du mal. Aussi la situation allait-elle empirant chaque jour, et vers le milieu d'octobre, elle était devenue des plus inquiétantes. Les accès sévissaient de plus belle. Il était survenu de l'amnésie, de l'hébétude, une véritable déchéance intellectuelle : la diarrhée, un instant conjurée avait reparu. La faiblesse était à son comble ; le malade, depuis plusieurs semaines, déjà confiné dans sa chambre, se trouvait dans l'impossibilité absolue de quitter son lit.

Les choses en étaient à ce point lorsque MM. les docteurs Cornuel, Picard et moi, nous nous réunîmes en consultation auprès de M. K... Il fut convenu que l'on agirait aussi énergiquement que le permettait l'état général du malade (2). On prescrivit la diète lactée et le nitrate d'argent sous for-

(1) Dans plusieurs cas d'épilepsie partielle que j'ai observés, la douleur de tête prémonitoire des accès était localisée sur deux points à la fois : l'un siégeant dans la région pariétale d'un côté, l'autre sur la région temporale de l'autre côté. La douleur pariétale occupait toujours, dans ces cas, le côté opposé au siège des convulsions.

(2) Les bons effets des préparations mercurielles contre l'état cachectique qui relève de la syphilis tertiaire ont été parfaitement mis en relief par le Dr T. Reade (de Belfast), dans un passage intéressant de son livre : *Syphilitic affections of the nervous System*. London, 1867, p. 18.

me de pilules ; en même temps, on pratiquerait les frictions hydrargyriques et l'iodure de potassium serait administré sous forme de lavements à la dose de 3 à 5 grammes pour les 24 heures.

Grâce au concours intelligent de parents dévoués, nos prescriptions furent suivies pour ainsi dire au pied de la lettre. Les résultats obtenus furent immédiatement des plus encourageants. Au bout de huit jours seulement, il était devenu évident déjà, que le mal n'était pas au-dessus des ressources de l'art ; un seul accès nouveau s'était produit le 30 octobre ; la contracture permanente avait disparu comme par enchantement, l'état général enfin s'était notablement amélioré. Huit jours plus tard, le malade avait pu quitter son lit et faire quelques pas dans sa chambre.

Au commencement de décembre, il était devenu capable de sortir de chez lui et de faire en voiture d'assez longues promenades ; à la fin de ce mois, il s'était plusieurs fois promené à pied en plein air, pendant plus d'une heure. Depuis le 30 octobre, les accidents nerveux n'avaient plus reparu.

Malheureusement, durant le cours des six premiers mois de l'année 1875, la diarrhée contractée en Cochinchine, se manifesta derechef à divers intervalles, et, en conséquence, la reprise projetée du *traitement mixte à interruptions* ne put pas être mise à exécution d'une façon régulière. Trois ou quatre fois, durant cette période, il se produisit des rechutes de l'affection cérébrale, marquées par des accès épileptiformes, moins intenses toutefois, et beaucoup plus rares que précédemment. Mais enfin, pendant un séjour de plusieurs mois à Amélie-les-Bains, l'état de l'intestin s'étant modifié de la façon la plus heureuse, le traitement de l'affection convulsive put être repris sérieusement et prolongé pendant un laps de temps suffisant ; à la suite de ce traitement, les accidents nerveux disparurent définitivement.

M. K... est venu me rendre visite à la fin de 1876; depuis près de 14 mois, il n'avait plus éprouvé d'attaques; sa santé d'ailleurs s'était tout à fait raffermie. Il était sur le point de partir pour nos colonies d'Amérique où il comptait reprendre immédiatement ses anciennes fonctions.

Ce serait s'abuser sans doute que de compter toujours sur des résultats aussi heureux que ceux qui ont été obtenus dans les trois observations qui précèdent, et je n'ignore pas qu'il serait aisé de citer nombre de faits de syphilis cérébrale avec épilepsie partielle où malgré l'assistance d'un zèle éclairé les choses ont mal tourné. Je ne puis m'empêcher de croire, cependant, que dans les cas où la nature des accidents nerveux étant reconnue à temps, le plan de traitement proposé pourra être mis à exécution, l'insuccès sera l'exception (1).

Les lésions de la *pachyméningite gommeuse* circonscrite, avec participation des membranes subjacentes, paraissent être le substratum anatomique le plus habituel de l'épilepsie partielle syphilitique. On les trouve déjà décrites avec une certaine précision, dans une observation relative

---

(1) La paralysie motrice transitoire d'un membre, survenant tout à coup, sans être précédée de contracture ou de convulsions toniques et se reproduisant à plusieurs reprises, à des intervalles plus ou moins éloignés, doit être placée, à côté de l'épilepsie partielle, parmi les manifestations si variées de la syphilis cérébrale.

En septembre 1872, je fus consulté par M. A., officier dans un régiment de cavalerie, pour une céphalalgie à peu près permanente datant de six semaines environ et qui déjà à plusieurs reprises s'était montrée dans le courant de l'année. En outre de la douleur de tête, il y avait des troubles dyspeptiques très-accentués, souvent des vomissements, une grande prostration des forces, de l'amaigrissement, une anémie profonde. Le siège de la céphalalgie ne se trouve malheureusement pas précisé dans la note que j'ai conservée.

M. A... avait contracté un chancre induré 15 ans auparavant et depuis cette époque jusque dans ces derniers temps, il n'avait pas cessé d'être soumis de temps à autre, pour ainsi dire chaque année, à l'emploi de préparations mercurielles, d'iodure de potassium principalement, dans le but de combattre divers accidents qui toujours étaient rattachés, à tort ou à raison, par les médecins consultés, à la syphilis Sous l'influence de je ne sais quelles préoccupations, je méconnus, je dois l'avouer, pendant près d'un mois, le véritable caractère de la céphalalgie et des autres phénomènes qui l'accompagnaient. Aussi les accidents allaient-ils toujours s'aggravant.

à cette affection publiée par Todd, en 1851 (1). Deux planches chromo-lithographiées annexées à l'ouvrage de M. G. Echeverria (2) et qui donnent de ces lésions, qu'on n'a pas l'occasion fréquente de rencontrer dans les autopsies, une représentation fidèle, concernent également un cas d'épilepsie partielle. Il en est de même d'une figure dessinée par Lackerbauer et publiée par M. Lancereaux dans son *Traité de la syphilis* (3). Malheureusement, les faits

---

Un jour on m'apprit que, depuis quelque temps, M. A... éprouvait de temps à autre, ce qu'on appelait des *absences*. Il s'arrêtait soudain, l'œil fixe, au milieu d'une conversation, pâlissait et au sortir de ces sortes d'accès, qui duraient à peine quelques secondes, il restait pendant un certain temps comme hébété. D'ailleurs rien qui ressemblât à de l'aphasie ; pas traces de convulsions sur aucun point au début de la crise. Le malade n'avait, lui, aucune connaissance de ces absences, dont il était du reste assez disposé à nier l'existence.

Un soir, vers sept heures, on vint me chercher en toute hâte. M. A... avait été frappé, deux heures auparavant, pendant une absence dont la durée n'avait pas dépassé le terme ordinaire, d'une paralysie subite affectant le membre supérieur gauche. En revenant à lui, il avait trouvé ce membre absolument inerte, flasque, pendant le long du corps. Je constatai que la paralysie était limitée au membre supérieur gauche qu'elle occupait dans toute son étendue, et qu'elle n'intéressait ni la face, ni le membre inférieur du côté correspondant. Les personnes présentes m'assurèrent qu'à aucun moment il ne s'était produit rien qui ressemblât à des convulsions. Il n'existait d'ailleurs aucun trouble de la sensibilité dans la partie paralysée : ni anesthésie, ni analgésie, ni fourmillement. La monoplégie s'amenda progressivement, pendant la soirée, d'une façon très-rapide. Le lendemain matin, il n'en existait plus de traces.

Les diverses circonstances qui viennent d'être relatées me frappèrent très-vivement : l'influence de la syphilis ne me paraissait plus méconnaissable et j'étais désireux de regagner au plus vite le temps perdu ; j'instituai immédiatement le traitement mixte, suivant la méthode dont il a été plusieurs fois question dans le courant de la présente leçon.

Un nouvel accès de monoplégie brachiale gauche, en tout semblable au précédent et dont la durée ne dépassa pas 4 ou 5 heures, se produisit 3 ou 4 jours après le commencement du traitement : ce fut le dernier. La céphalalgie, l'anémie, la prostration des forces disparurent, elles aussi, avec une rapidité merveilleuse et de façon à montrer aux plus incrédules que cette fois j'avais touché juste. Le traitement fut continué avec les interruptions recommandées pendant près de trois mois.

J'ai reçu il y a 5 ou 6 mois des nouvelles de M. A... J'ai été heureux d'apprendre que, depuis l'époque où je l'avais perdu de vue, aucun accident n'avait reparu.

(1) *Medical Gazette*, January 1851, et *Clinical Lectures*, *loc. cit.*
(2) *On Epilepsy*. New-York, 1870. Pl. III et VI.
(3) Paris, 1866. Pl. II, fig. 6.

cliniques que ces figures sont destinées à illustrer laissent beaucoup à désirer.

En dehors de l'épilepsie partielle, des formes cliniques très diverses de la syphilis cérébrale peuvent relever encore de la pachyméningite gommeuse. Il n'est plus guère douteux aujourd'hui que ces différences souvent si prononcées dans l'expression symptomatique d'une même altération organique, dépendent surtout du mode de localisation de celle-ci à la surface des hémisphères. Suivant la théorie fondée sur des travaux récents, les plaques gommeuses dans l'épilepsie partielle devront siéger à la surface des circonvolutions frontale ou pariétale ascendantes ou, tout au moins, dans leur voisinage immédiat; la réalité du fait n'a pas encore été régulièrement vérifiée que je sache, quant à présent, mais elle ne tardera pas, sans doute, à l'être; en attendant, je puis faire remarquer que dans la planche d'Echeverria déjà mentionnée tout à l'heure, il est aisé de reconnaître que les lésions gommeuses de la pie-mère occupaient le voisinage immédiat du sillon de Rolando, en arrière de lui, non loin de la scissure médiane, c'est-à-dire une région appartenant, pour une part, au domaine de la zone motrice corticale.

Tant que l'épilepsie partielle syphilitique n'est pas invétérée, tant que les accès qui la constituent cliniquement restent séparés par des intervalles libres de tout symptôme permanent, la substance grise cérébrale, au contact de la pie-mère altérée, n'a subi encore, tout porte à le croire, que des lésions du genre de celles qu'on a quelquefois appelées dynamiques, — lésions transitoires en tout cas, et non désorganisatrices. Il se produirait, en pareil cas, suivant H. Jackson, dans la substance nerveuse, en conséquence d'un processus irritatif déterminé par voisinage, une sorte d'emmagasinement, d'accumulation de force dont la dépense se ferait de temps à autre, sous l'influence des causes les plus banales et souvent inaperçues, par une sorte d'explosion d'actes moteurs désordonnés, convulsifs, soudains, portant sur le côté du corps opposé au siège de la lésion méningée. La décharge sera suivie d'un épuisement momentané dont la traduction clinique est la paralysie temporaire, avec flaccidité qui s'observe en réalité très fréquemment à la suite des accès d'épilepsie partielle, dans les parties mêmes, qui ont été le siège principal des convulsions. Si ce n'est pas là, à proprement parler, une théorie régulière, c'est tout au moins une manière ingénieuse de grouper les faits.

A la longue, par suite de la répétition de ces actes, ou par le fait de l'extension progressive des lésions méningées à la substance nerveuse, celle-ci s'altère à son tour profondément ; alors en même temps que se produisent les dégénérations secondaires descendantes, l'hémiplégie permanente et indélébile peut survenir (1).

Ces considérations anatomo-pathologiques et physiologiques concourent, vous le voyez, à faire ressortir, une fois de plus, l'importance des décisions promptes et énergiques en matière d'épilepsie partielle d'origine syphilitique (2).

---

(1) Sur la production des dégénérations secondaires à la suite des lésions de la zone motrice corticale, voir : Charcot. *Leçons sur les localisations dans les maladies du cerveau*, p. 160. Paris, 1876. — M. Hanot a présenté il y a 4 ou 5 ans, à la Société anatomique, un exemple recueilli dans le service de M. Charcot, de dégénération descendante, avec hémiplégie permanente, consécutive à une lésion gommeuse cérébrale.

(2) Consulter aussi : *A case of syphilitic Disease of the Brain*, by J. Dreschfeld (*The Lancet*, 1877, vol. I, p. 268). Cette observation est particulièrement intéressante au point de vue de la localisation des lésions.

APPENDICE

I.

Luxations pathologiques et fractures spontanées multiples chez une femme atteinte d'ataxie locomotrice ; par J.-M. Charcot.

(Voyez : Leçon IV, p. 54.)

L'observation dont je vais faire connaître les détails offre un nouvel exemple de ces *troubles trophiques* des parties périphériques, produits en conséquence d'une lésion du centre nerveux spinal, et sur lesquels j'ai appelé l'attention des physiologistes et des médecins. Il s'agit dans ce cas d'arthropathies et de fractures spontanées multiples survenues chez une femme atteinte d'ataxie locomotrice progressive.

Observation. — *Ataxie locomotrice progressive. — Luxations et fractures spontanées consécutives. — Luxation ilio-pubienne complète de l'articulation coxo-fémorale gauche. — Raccourcissement du fémur gauche. — Fracture du col anatomique du fémur gauche. — Luxation ilio-ischiatique complète de l'articulation coxo-fémorale droite. — Luxation sous-coracoïdienne complète de l'articulation scapulo-humérale gauche. — Fracture consolidée à cal difforme et oblique des deux os de l'avant-bras gauche. — Arthrite chronique de l'articulation scapulo-humérale droite. — Fracture consolidée à cal volumineux des deux os de l'avant bras-droit* (1).

La nommée A. Co...t, âgée de 57 ans, domestique, a été admise à la Salpêtrière, comme infirme, le 8 février 1866. Elle

---

(1) Observation rédigée d'après les notes recueillies par M. Bourneville. (Voyez aussi : Forestier, thèse de Paris, 1874.)

est entrée à l'infirmerie de l'hospice, salle Saint-Jacques, nº 23, le 15 octobre 1873.

Cette femme a eu neuf enfants; sept d'entre eux sont morts entre 5 et 15 mois. Une autre a succombé à l'âge de 34 ans, des suites d'une couche. Il n'y a rien à noter dans les antécédents de la malade, si ce n'est de fortes migraines, accompagnées de vomissements, coïncidant le plus souvent avec les règles. Les migraines ont en grande partie disparu vers l'âge de 35 ans (1850), époque à laquelle ont apparu les *douleurs fulgurantes*, qui marquent le début de la maladie actuelle. Ces douleurs ont occupé tout d'abord les membres inférieurs, les mollets surtout et les cou-de-pied. « Je sentais, dit-elle, comme des éclairs me passer dans les jambes » ; elles étaient violentes, plus fortes la nuit que le jour, revenaient par crises, lesquelles duraient environ de 12 à 15 heures. Vers le même temps survint un sentiment habituel de constriction douloureuse à la base de la poitrine. Les crises douloureuses qui, dans les premiers temps, se montraient toutes les trois semaines environ, devinrent, par la suite, plus fréquentes et plus violentes. Elles auraient atteint leur maximum d'intensité et de fréquence vers l'âge de 38 ans.

A l'âge de 42 ans, à la suite d'engourdissements dans le pied droit, la malade remarqua un jour que la *cuisse de ce côté était considérablement tuméfiée*; le membre, sur ce point, avait, paraît-il, presque doublé de volume. Cette enflure ne s'accompagnait ni de rougeur, ni de douleur ; elle n'empêcha pas C... de continuer, comme par le passé et sans gêne notable, son service de domestique. L'enflure et l'engourdissement persistèrent pendant plusieurs mois. Ces symptômes étaient en voie d'amendement, lorsque, un matin (1858), en descendant de son lit, la malade remarqua avec étonnement qu'elle boitait, et que son membre inférieur droit s'était raccourci. Il s'était produit, pendant la nuit, dans le lit, sans douleur, *une luxation de la hanche droite.*

La marche, à partir de cette époque, fut rendue difficile, mais non impossible, tant s'en faut; car C..., devenue incapable de continuer son service de domestique, put encore, néanmoins, pendant près d'un an, se rendre chaque jour à pied dans un hôtel meublé éloigné de sa demeure et où on l'occupait à faire des lits.

Vers le commencement de l'année 1859, survint dans le pied gauche un engourdissement semblable à celui qui, dans le temps, avait occupé le pied droit. Cet engourdissement durait depuis plusieurs mois, lorsqu'une nuit, à la suite d'un mouvement dans le lit, un craquement se produisit dans la *hanche gauche qui se luxa*.

A partir de ce jour, les deux membres inférieurs étant également raccourcis, tout travail actif devint désormais impossible. C... se fit transporter à l'hôpital de la Charité, où elle demeura pendant quatre mois. A cette époque, elle pouvait encore se tenir debout et marcher même, en s'appuyant le long des murs. Elle éprouvait, comme par le passé, de temps à autre, des crises de douleurs fulgurantes dans les membres inférieurs. Ces douleurs ne s'étaient pas montrées encore dans les membres supérieurs.

Après sa sortie de la Charité, C... fut admise successivement dans divers hôpitaux ; enfin, elle rentra, en juillet 1865, à l'Hôtel-Dieu, dans le service de M. Vigla. A ce moment, la malade se servait très bien de ses membres supérieurs, qui n'étaient le siége d'aucune douleur ; quant aux membres inférieurs, où les douleurs fulgurantes continuaient à se produire de temps en temps, elle pouvait, au lit, leur imprimer des mouvements énergiques ; mais ces mouvements étaient devenus désordonnés, mal coordonnés, rappelant ceux des jambes d'un polichinelle. » Les diverses jointures de ces membres avaient acquis une laxité extrême ; aussi C... pouvait aisément « embrasser son pied, » le porter même derrière sa tête, toutes choses qu'il lui était impossible de faire autrefois. Un jour, étant au lit, et voulant faire montre de sa souplesse, elle porta son pied gauche vers sa bouche, comme pour l'embrasser, et dans ce mouvement le *fémur gauche se fractura.*

Les douleurs fulgurantes commencèrent à se montrer dans les membres supérieurs un an environ après l'admission de C... à l'hospice de la Salpêtrière (fin de 1866), et depuis lors, elles n'ont pas cessé de survenir par crises. Elles siègent, tantôt sur un point, tantôt sur un autre ; jamais elles ne se montrent aussi violentes que celles qui, de temps en temps, occupent encore les membres inférieurs. Les mouvements dans les membres supérieurs n'ont été affectés que dans ces derniers temps. Aussi, à la fin de juin 1873, C... pouvait encore sans difficulté porter ses aliments à sa bouche, se livrer à des travaux d'aiguille, ramasser sur son lit les objets les plus délicats, un brin de fil, une aiguille. Cependant, il lui arrivait parfois de ressentir de la roideur dans les doigts, qui se redressaient obstinément. En dehors de cela, il n'existait à cette date, dans les membres supérieurs, aucune trace d'incoordination motrice.

Vers le milieu de juillet 1873, C..., au moment où elle changeait de position dans son lit, se *fractura les deux os de l'avant-bras gauche.* Elle ne saurait dire au juste comment cette fracture s'est produite ; mais il est certain qu'il n'y a eu ni chute, ni effort violent. Aucun appareil n'a été appliqué. La consolidation s'est faite assez rapidement ; le cal est volumineux, difforme. Depuis l'époque où cet accident a eu lieu, la main gauche présente une déformation particulière qui tend chaque jour à s'accuser davantage. Les éminences thénar et hypothénar sont rapprochées l'une de l'autre; le pouce allongé repose sur l'index qui est légèrement fléchi. Les autres doigts sont également dans la demi-flexion.

Trois mois après (septembre 1873), dans le temps où C... s'aidait de la main droite pour se redresser dans son lit, *l'avant-bras droit* s'est fracturé à son tour vers la partie moyenne. Aucune douleur ne s'est fait sentir au moment où la fracture est survenue. Un appareil a été appliqué. La consolidation s'est faite assez promptement, sans grande difformité. La main droite commence à présenter une déformation analogue à celle qu'offre la main gauche. Les mouvements des divers segments du membre sont faciles encore et réguliers. C... peut porter avec la main droite ses aliments à sa bouche, ramasser de menus objets, etc. Enfin, le 11 octobre 1873, à la suite d'un mouvement insignifiant, une *luxation de l'épaule gauche* s'est produite. L'épaule, au préalable, n'avait pas présenté de gonflement, et la malade n'y avait ressenti aucune douleur.

Vers la même époque, des troubles de la vision sont remarqués pour la première fois ; de temps à autre, les objets paraissent doubles : des étincelles passent parfois devant les yeux. On note que la pupille droite est, d'une manière permanente, plus dilatée que la gauche.

Etat actuel (relevé le 26 novembre 1873). A ma prière, mon collègue, M. le Dr Meunier, chirurgien de la Salpêtrière, a bien voulu étudier et décrire avec grand soin les lésions que présentent chez C... les os et les jointures. Je reproduis *in extenso* la note qu'il a eu l'obligeance de me remettre à ce sujet :

Membre inférieur gauche. — Il est très-raccourci et mesure 62 centimètres de l'épine iliaque antérieure et supérieure à la malléole externe. Il est placé sur le côté externe dans l'abduction et dans la rotation en dehors. Il n'y a à signaler aucune particularité notable pour le pied, la jambe, le genou et même pour la partie inférieure de la cuisse. C'est la partie supérieure de la cuisse ainsi que la hanche, et comme siège précis, c'est l'articulation fémorale qui est lésée. Le grand trochanter est abaissé et dans une position telle, qu'il est porté du côté de la partie postéro-externe de la cuisse. Il se trouve situé à une distance d'environ 12 centimètres de l'épine iliaque antérieure et supérieure, lorsque le membre est placé dans la rectitude. (Voy. PLANCHE VI.)

Toute la partie interne de la cuisse, à partir de 8 centimètres au-dessus du condyle interne du fémur, présente successivement des plis transversaux, plus ou moins profonds, que l'on peut évaluer à environ une douzaine ; les uns occupent toute l'étendue de cette partie interne la dépassant même en arrière ; les autres, plus rapprochés du pli de l'aine, dépassent la partie antérieure de la cuisse et se prolongent même, sans l'atteindre, jusque vers la partie latérale externe.

Sur la partie externe de la cuisse se trouvent quelques bourrelets de peau, dans le sens longitudinal du membre, bourrelets s'effaçant par les mouvements.

La forme de la cuisse est celle d'un cône tronqué. — La cuisse tout entière est raccourcie, et mesure depuis l'épine iliaque antérieure et supérieure jusqu'au condyle interne du fémur une longueur de 23 centimètres.

L'articulation de la hanche jouit de ses six mouvements, la flexion, l'extension, l'adduction, l'abduction, la rotation et la circomduction. Le mouvement d'extension est limité. Le mouvement d'abduction est le plus étendu, la jambe et la cuisse pouvant être placées entièrement sur leur partie latérale externe où elles reposent sur le plan du lit. Ces mouvements sont ceux exécutés par la malade elle-même. On peut les produire aussi complétement qu'ils sont décrits ci-dessus. Dans les mouvements provoqués on entend parfois, surtout quand le membre est placé dans la rotation en dehors, des craquements très-prononcés, dus sans doute au frottement de deux surfaces rugueuses.

Nous induisons de la description ci-dessus qu'il y a une *luxation de la hanche*. La tête fémorale étant portée en haut et en dedans, la variété de luxation est celle désignée sous le nom de *luxation ilio-pubienne* ; ajoutons que cette luxation est *complète* et de *cause pathologique*.

Le fémur, très-raccourci, ne présente point d'altération dans sa partie inférieure ni dans sa partie moyenne, jusques et y compris le grand trochanter. Dans toute cette partie de la diaphyse de l'os, il ne se rencontre ni solution de continuité, ni augmentation de volume. Il n'en est pas de même plus haut, où nous trouvons l'impuissance du membre, celui-ci ne pouvant être détaché complétement du plan du lit, surtout le talon. Il existe également à la racine du membre de la mobilité anormale, ainsi que de la crépitation, caractères indiquant une fracture au col anatomique du fémur ; par suite *fracture intra-articulaire* ; tels sont les signes rationnels et sensibles les plus accusés qu'il nous soit permis de constater par l'examen.

Membre inférieur droit.— Sa longueur est de 74 centimètres, par conséquent de 12 centimètres de plus que celui du côté opposé ; cette longueur est mesurée depuis l'épine iliaque antérieure et supérieure, jusqu'à la malléole externe. Le membre est placé dans la rotation en dedans, le genou et le bord inférieur du pied reposant sur le plan du lit. Des plis moins nombreux mais plus obliques que ceux décrits pour le membre opposé existent à la partie interne de la cuisse depuis le bord interne du genou jusqu'au pli de l'aine. On peut en compter six ou sept assez marqués, s'étendant depuis le genou ainsi que depuis la partie interne de la cuisse jusqu'à quelques centimètres de l'épine iliaque antérieure et supérieure. Ces plis remontent obliquement de bas en haut, de dedans en dehors, pour se diriger dans un sens oblique et presque vertical. — Le grand trochanter est remonté et placé sur une ligne qui joindrait transversalement l'épine iliaque antérieure et supérieure à l'ischion.

Les divers mouvements de l'articulation coxo-fémorale droite peuvent être exécutés par la malade elle-même. On peut aussi les provoquer ; mais tandis que les mouvements d'adduction et de flexion sont exagérés, par contre, les mouvements d'abduction et de rotation en dehors sont limités et même notablement diminués. C'est en produisant ces mouvements que l'on éprouve la sensation de craquements dans l'articulation coxo-fémorale. Le fémur, dans toute sa longueur ainsi qu'à ses deux extrémités, ne présente aucune solution de continuité et aucune augmentation dans son volume ; la tête du fémur peut se sentir facilement à travers la peau, du côté de la partie externe de la hanche. Elle est portée directement en arrière et en haut. Il existe donc là une *luxation ilio-ischiatique.*

Membre supérieur gauche.— Il présente des lésions à l'épaule et à l'avant-bras. Le bras mesure, depuis l'acromion jusqu'à l'épitrochlée, une longueur de 31 centimètres. Il est par conséquent un peu allongé. Le moignon de l'épaule est manifestement aplati. La paroi antérieure du creux de l'aisselle présente plusieurs plis verticaux. Les mouvements divers de l'articulation scapulo-humérale sont produits spontanément avec une vivacité anormale, conséquence de l'ataxie dont est atteinte la malade. On peut également provoquer ces mouvements ; le mouvement d'élévation du bras est le plus limité ; les mouvements d'adduction sont diminués, la malade ne pouvant rapprocher complétement le bras du tronc ; les signes de la luxation existante ne sont pas très-accusés ; toutefois, nous trouvons, en palpant le creux de l'aisselle, la tête humérale rapprochée de la partie interne et abaissée. Nous concluons de cet ensemble de signes à une *luxation sous-coracoïdienne* complète ; la crépitation est très-accusée dans les mouvements. Le reste de l'humérus est sain.

L'*avant-bras gauche* paraît légèrement raccourci ; il pré. sente une augmentation de volume dans son tiers supérieur- Nous trouvons là, en effet, *un cal un peu difforme occupant les deux os*, commençant au niveau du tiers supérieur du cubitus à près de six centimètres de l'olécrâne, pour se diriger en descendant de l'avant-bras du côté du radius. Ce cal décrit une courbe à convexité en avant et à concavité en arrière. Il s'étend jusqu'à près de quatre centimètres de l'apophyse styloïde du radius. Il englobe tout l'espace inter-osseux vers le tiers supérieur de l'avant-bras, surtout postérieurement. Ce cal volumineux, allongé de haut en bas, de dedans en dehors, est l'indice d'une fracture ancienne et consolidée. Cette fracture spontanée a intéressé les deux os, le cubitus à son tiers supérieur, le radius à sa partie moyenne, c'est-à-dire qu'il y a eu *là une fracture oblique de l'avant-bras*. Le cal, tel qu'il vient d'être décrit, gêne notablement les mouvements de flexion et d'extension des doigts. Les doigts de la main gauche sont habituellement allongés, mais leur extension comme leur flexion se font complétement ; toutefois, dans l'état habituel, les doigts sont placés dans une position différente les uns par rapport aux autres, l'indicateur étant celui dont l'allongement est permanent.

Membre supérieur droit.— Sa longueur, mesurée depuis l'acromion jusqu'à l'épitroclée, est de 29 centimètres : il est, par conséquent, moins long de 2 centimètres que celui du côté opposé ; il ne présente point de luxation de l'épaule. Les mouvements de l'articulation scapulo-humérale se font tous en totalité. Il y a seulement par moments quelques craquements dans les mouvements, ce qui est l'indice d'une *arthrite commençante*.

L'*avant-bras* présente des lésions analogues, sinon identiques, à celles décrites ci-dessus pour l'avant-bras gauche. Il existe là un cal volumineux dont nous allons faire la description. Ce cal est l'indice d'une *fracture ayant intéressé les deux os* près et au-dessous de la partie moyenne. Le cal le plus volumineux est celui du cubitus : il est placé sur le bord interne de cet os. Ce cal a une longueur d'environ 4 centimètres et descend jusqu'à cette même longueur de la partie inférieure de cet os. L'épaisseur en est d'environ trois centimètres ; beaucoup moindre en longueur est le cal du côté externe, c'est-à-dire celui du radius, son épaisseur pouvant être considérée comme sensiblement la même que celle de son os congénère. Les mouvements des doigts, c'est-à-dire ceux produits par l'action des muscles fléchisseurs et extenseurs des doigts, se font beaucoup plus aisément que ceux exécutés par les membres du côté opposé. Cette facilité plus grande des mouvements doit être attribuée aux conditions dans lesquelles nous trouvons l'avant-bras.

En résumé, il y a eu là une *fracture complète des deux os, qui est aujourd'hui consolidée et présente un cal volumineux.*

Je compléterai cet exposé par quelques détails relatifs surtout à divers troubles de la sensibilité et du mouvement et à l'état général.

Appareil de la digestion. — La langue, tirée hors de la bouche, est animée d'un léger tremblement, prononcé surtout vers la pointe, du côté droit. L'appétit est bon ; la déglutition facile. Aucun trouble de la défécation. La malade a éprouvé, à plusieurs reprises, des douleurs fulgurantes occupant la partie inférieure du rectum et les grandes lèvres. Ces douleurs sont, en général, moins intenses que celles qui se montrent dans les membres.

Circulation et respiration. — Pouls petit, régulier, moyennement fréquent; cœur à l'état normal. — L'auscultation et la percussion ne donnent, en ce qui concerne les poumons, que des résultats négatifs.

La *fonction urinaire* est normale. Les urines ne présentent aucune altération dans leur constitution physique et chimique.

Il s'est produit chez C...., dans le courant de ces dernières années, un amaigrissement considérable. Elle mesurait autrefois 85 centimètres à la ceinture ; aujourd'hui elle ne mesure plus que 64 centimètres. C'est surtout depuis 1868 que cet amaigrissement a fait des progrès.

Les côtes sont solides et ne cèdent nullement à la pression, ainsi que cela a lieu habituellement dans l'ostéomalacie. Le bassin, non plus que les doigts des mains, ne présentent les déformations qui se lient en général à cette affection.

Mouvements, sensibilité. — On constate que les mouvements des membres inférieurs, tout limités qu'ils soient, sont encore assez énergiques, mais ils sont manifestement incoordonnés ; de plus, la malade a perdu complétement la notion des positions imprimées à ses membres.— Les mouvements provoqués, comme les mouvements spontanés, se font d'ailleurs absolument sans douleur.

Sur les membres, la malade perçoit le contact, le chatouillement, le pincement, la piqûre d'épingles. Il n'y a pas de différence appréciable sous ce rapport entre les deux membres inférieurs. Il paraît manifeste, toutefois, qu'au niveau des pieds, la sensibilité est notablement émoussée.— L'exploration de la sensibilité au froid fournit les résultats suivants : Si, après avoir fermé les yeux de la malade, on applique sur les différents segments des membres inférieurs un vase en étain, c'est tantôt une sensation de brûlure qui est accusée, tantôt une simple sensation de contact. Ni le froid, ni le poids du vase ne sont sentis. Mais si, pendant l'expérience, on laisse la malade regarder, elle parvient, après avoir fait une sorte d'effort pour saisir la sensation vraie, à reconnaître qu'elle s'est trompée tout d'abord et que l'objet qui la touche est réellement froid.

La malade ne peut plus se servir actuellement du membre supérieur gauche, même pour s'aider à manger. Elle a peu de force dans la main de ce côté et l'incoordination motrice est très-prononcée dans tout le membre, que les yeux soient ouverts ou fermés lors de l'accomplissement des mouvements. C'est surtout depuis un mois que l'incoordination des mouvements s'est accusée. Les divers modes de la sensibilité sont là conservés. Cependant la malade ne distingue pas nettement la différence qu'il y a entre deux corps inégalement froids. — Les mouvements du membre supérieur droit sont moins profondément affectés ; l'incoordination y est moins accentuée ; elle s'exagère notablement lorsque les paupières sont closes. Aujourd'hui, c'est à grand'peine qu'elle peut, à l'aide de cette main, porter un verre à sa bouche.

Décembre 1876. — Les craquements de l'épaule droite s'accusent de plus en plus ; on n'observe sur cette jointure ni douleur ni gonflement.

15 *décembre*. — C... a remarqué depuis quelques jours qu'elle ressentait des craquements dans l'articulation *temporo-maxillaire* gauche. On reconnaît que la jointure en question jouit d'une mobilité exagérée. Les mouvements spontanés ou provoqués n'y produisent d'ailleurs aucune douleur (1).

---

(1) Cette malade est morte en 1876, de la rupture d'un *anévrysme de l'aorte*. — La *moelle épinière* présentait une sclérose des cordons postérieurs, caractéristique de l'ataxie locomotrice progressive. — Les lésions sur lesquelles nous devons insister ici sont celles des *os* et des *articulations*.

Les deux *omoplates* qui ont été fracturées sont raccourcies parce que le fragment inférieur a remonté sur la face postérieure du fragment supérieur. — Elles nous montrent un cal assez régulier et complet à droite, — irrégulier et incomplet à gauche en ce sens que la fracture, qui a la forme d'un angle droit à sommet interne, n'est consolidée que dans sa partie verticale ; les deux lèvres de la portion horizontale de la fracture ne sont pas soudées et sont revêtues de végétations osseuses. — Les fractures siégent à la partie moyenne de la fosse sous-épineuse.

La *clavicule gauche* présente une fracture consolidée, située à l'union de son quart externe avec ses trois quarts internes.

Cette observation n'a pas besoin, je pense, d'être accompagnée de longs commentaires ; les enseignements qu'elle renferme s'imposent, en effet, pour ainsi dire, d'eux-mêmes.

Les circonstances particulières dans lesquelles, sous l'action de causes traumatiques tout à fait insignifiantes, se sont produites les diverses fractures, aussi bien celle de la cuisse que celle des deux avant-bras, ne permettent pas de reconnaître dans ce cas l'intervention de l'une quel-

---

Le *cubitus* et le *radius* du côté droit offrent des cals volumineux consécutifs à des fractures qui se sont produites à l'union du tiers inférieur avec le tiers moyen. L'un et l'autre sont raccourcis.

Sur le *cubitus gauche*, on trouve un cal très-gros à la jonction du quart supérieur avec les trois quarts inférieurs. Du bord externe et postérieur de ce cal part une jetée osseuse qui se dirige obliquement en bas, en décrivant une courbe à concavité postérieure, et va s'unir au radius un peu au-dessous du tiers supérieur. — Le *radius*, qui a été fracturé à sa partie moyenne, présente un cal long de cinq à six centimètres, volumineux, et qui, en bas, donne naissance à une autre jetée osseuse, laquelle vient s'unir à la face antérieure du cubitus, de telle sorte que la jetée supérieure est située en arrière des deux os et l'inférieur, au contraire, à leur partie antérieure. — Des deux côtés, les os des avant-bras sont raccourcis, principalement les radius et plus particulièrement le radius gauche. (Planche IX.)

Les *articulations coxo-fémorales* nous présentent les lésions habituelles des *arthropathies des ataxiques*. A droite et à gauche, le rebord si accusé à l'état normal des cavités cotyloïdes est en grande partie effacé ; il a même disparu dans la moitié inférieure, surtout à droite. En effet, de ce côté, la cavité cotyloïde va en se confondant avec la face externe de l'ischion. En haut, la cavité cotyloïde n'a plus qu'un centimètre de profondeur à droite et à peine un centimètre et demi à gauche.

Les lésions sont encore plus prononcées du côté des *fémurs*. A droite, la tête, le col et une portion notable du grand trochanter ont disparu. — A gauche, la tête n'existe plus ; le col persiste, mais rudimentaire, réduit des deux tiers de son volume ; le grand trochanter est usé et ce qui reste de l'extrémité supérieure du fémur vient aboutir à un cal irrégulier, offrant à sa partie inférieure et antérieure, une sorte de jetée triangulaire en forme de lamelle séparée de la face correspondante de l'os par un intervalle de trois ou quatre millimètres. En un mot, outre la lésion due à l'arthropathie, nous avons là une fracture. Presque tout le fragment supérieur s'est détruit par atrophie, par frottement et la partie persistante s'est soudée avec le fragment inférieur. — Des lésions que nous venons de décrire, il résulte encore que, tandis que le fémur droit a 50 centimètres de longueur, le gauche n'a plus que 19 centimètres. (Planche X.)

On voit, par la description qui précède, qu'il s'agit de lésions très-intéressantes et d'un genre tout à fait particulier et qu'on ne rencontre pas dans les formes ordinaires de l'arthrite sèche. B.

conque des influences qui, dans la règle, président au développement des *fractures dites spontanées*. C'est ainsi, par exemple, qu'il y a lieu d'éliminer toute action d'une prédisposition héréditaire, ou encore celle d'un élément diathésique tel que la syphilis, le cancer, la goutte, le rhumatisme. J'ajouterai que les diverses parties du squelette, les côtes en particulier et les os du bassin, ne présentent chez la malade aucune des lésions qui, cliniquement, peuvent servir à caractériser l'affection désignée sous le nom d'ostéomalacie ; enfin, et c'est là un point qu'il importe de bien mettre en relief, on ne saurait invoquer non plus l'existence d'un trouble de nutrition du tissu osseux résultant d'une inactivité fonctionnelle prolongée des membres, consécutive elle-même à l'affection spinale. Tous les détails de l'observation établissent, au contraire, clairement, en ce qui concerne les membres supérieurs, que les fractures s'y sont produites à une époque où ces membres jouissaient encore de tous leurs mouvements physiologiques, la maladie spinale n'étant représentée là que par des accès de douleurs fulgurantes ; et, pour ce qui est du membre inférieur gauche, il possédait encore, lui aussi, lorsque le col du fémur s'est brisé, des mouvements étendus et énergiques, modifiés seulement, depuis quelque temps déjà, par l'incoordination motrice.

Après ces éliminations successives, on est conduit à admettre, si je ne me trompe, comme une hypothèse au moins fort vraisemblable, que la fragilité des os a été ici une conséquence en quelque sorte immédiate de la lésion des centres nerveux. Cette hypothèse, se rattachant étroitement à celle que j'ai proposée autrefois, lorsqu'il s'est agi de déterminer le mode pathogénique suivant lequel se produisent les *arthropathies des ataxiques*, je crois pouvoir me dispenser de rentrer à ce propos dans la discussion, et je me bornerai à renvoyer le lecteur aux arguments que j'ai déjà fait valoir à plusieurs reprises (1).

---

(1) *Sur quelques arthropathies qui paraissent dépendre d'une lésion du cer-*

Ce vice de nutrition, subordonné à une influence du système nerveux qui rend les os fragiles et fait comprendre le développement des fractures spontanées, est aussi, je pense, un des éléments principaux qui concourent à la production de ces *arthropathies* singulières dont notre observation offre un exemple très-remarquable. On sait, en effet, d'après la description que j'ai donnée, que l'usure très-rapide, et poussée à un degré extrême, des extrémités articulaires des os, est le principal caractère qui, au point de vue anatomo-pathologique, distingue l'*arthropathie des ataxiques* de l'*arthrite sèche vulgaire*.

Il n'est pas sans intérêt de faire remarquer que la production de fractures survenant sous l'influence des causes les plus banales n'est pas, tant s'en faut, un fait absolument rare, dans l'ataxie locomotrice progressive. J'ai, pour mon compte, rencontré déjà un certain nombre d'exemples de ce genre, et tout récemment M. Weir Mitchell (1) appelait l'attention sur la fragilité des os des membres inférieurs chez les ataxiques et sur la fréquence, chez ces malades, des fractures dites spontanées. J'ajouterai que parmi les observations qui se trouvent rassemblées dans les divers écrits consacrés à l'étude de ce genre de fractures, il en est un certain nombre où l'on peut reconnaître, — bien qu'ils n'aient pas été relevés par les auteurs, — les symptômes tabétiques et en particulier les accès de douleurs fulgurantes. Je citerai, entre autres, à titre d'exemples, les observations n° 32 et n° 33 de l'ouvrage de M. E. Gurlt (2).

(Extrait des *Archives de physiologie normale et pathologique*, 1874, p. 166.)

---

veau ou de la moelle épinière in *Arch. de Phys.*, t. Ier, p. 161. Voir aussi même recueil, t. II, p. 121 et t. III, p. 306; — *Leçons sur les maladies du système nerveux*, tome II, p. 54.

(1) *The influence of rest in locomotor ataxy*. (*The Americ. journ. of med. science*, 1873, july, 113, 116) et *Centralblatt*, p. 720, 5 octob., n° 45, 1873.

(2) E. Gurlt. — *Handbuch der Lehre von den Knochenbrüchen*, 1er theil, p. 147, *Die Knochenbröchigkeit*.

II.

Du vertige laryngé.

Sous le nom de *vertige laryngé* (*laryngeal vertigo*), M. le Dr J.-R. Gasquet a publié (*The Pracitioner*, août 1878), l'histoire d'un cas que nous allons faire connaître d'après l'analyse qui en a été donnée récemment par M. le Dr G. Decaisne dans la *Revue des sciences médicales* (nº 26, 15 avril 1879, t. XIII, 2e fascic.).

« Il s'agit dans cette observation, d'un amiral en demi-solde ayant toujours mené une vie active et qui avait joui jusque dans ces dernières années de la santé la plus florissante. Il y a 3 ans, à l'âge de 70 ans, il fut pris d'une forte bronchite, avec toux spasmodique et accès de dyspnée se renouvelant plusieurs fois par jour. C'est à partir de cette époque qu'il devint sujet aux attaques dont il donne lui-même la description suivante : Il perd subitement connaissance et tombe sur le sol. Au bout de 2 ou 3 minutes, il revient à lui, mais reste encore quelque temps étourdi. L'accès se borne à ces seuls phénomènes, jamais de convulsions, de cris, etc.

» Ce malade a été successivement traité comme atteint d'une affection cérébrale mal déterminée, d'épilepsie, de vertige stomacal, etc., mais sans succès.Au bout d'un certain temps, il remarqua que les attaques, qui revenaient à des intervalles très-irréguliers, *étaient toujours précédées par une irritation du larynx* et une *toux spasmodique*, laquelle toutefois n'était pas constamment suivie de l'explosion de l'accès. C'est alors qu'il se décida à soigner sérieusement son larynx (?) qui est aujourd'hui guéri. En même temps les attaques ont disparu, depuis neuf mois il en est complétement débarrassé. »

M. G. Decaisne rapproche avec beaucoup de raison cette intéressante observation des cas dont M. Charcot a fait l'objet d'une communication à la Société de biologie, dans la séance du 19 novembre 1876, sous cette même dénomination de *vertige laryngé*, employée par M. Gasquet. L'analogie qui existe dans les cas dont il s'agit est vraiment frappante. Il ne sera pas sans intérêt, puisque l'occasion s'en présente, de rappeler, d'après le compte rendu de la *Gazette médicale de Paris* (1876, n° 49, p. 588), les principaux détails des observations communiquées par M. Charcot à la Société de biologie et les quelques remarques dont il les a fait suivre.

« M. Charcot fut appelé il y a une quinzaine d'années à voir un malade sujet à des attaques de goutte articulaire et qui souffrait de temps en temps d'accès de toux spasmodique. Un jour, pendant la durée d'une quinte, il le vit tout à coup s'affaisser sur lui-même et se relever presque aussitôt, sans avoir présenté la moindre trace de convulsions. Le malade qui, au sortir de cette crise, assurait qu'il n'avait pas perdu complétement connaissance, fit connaître que de temps à autre il souffrait de ces accidents, depuis l'époque où la toux spasmodique s'était manifestée. Inutile d'ajouter que le malade, âgé de 55 ans, n'avait jamais éprouvé de symptômes d'épilepsie.

» En août 1876, M. Charcot vit avec le Dr Caresme un malade, M. H..., âgé de 55 ans, qui, lui aussi, non épileptique, se plaignait d'être devenu sujet, depuis un an, à ce qu'il appelle des « attaques. » L'attaque est annoncée par un chatouillement siégeant un peu au-dessous du larynx et accompagné par une petite toux sèche ; tout à coup le malade perd connaissance et s'affaisse. Pendant cette attaque, au dire des personnes qui sont à même de l'observer, la face devient violacée, turgescente, et il se produit parfois quelques secousses convulsives dans la face et dans l'un des bras. Il est certain que le malade ne se mord pas la langue et n'urine pas sous lui. L'accès est de très courte durée et à peine est-il terminé que M. H... se relève, sans hébétude, capable même d'achever la conversation un moment interrompue. Les accès sont devenus très fréquents depuis quelque temps; on en a compté une quinzaine en un seul jour et il est arrivé au malade de tomber dans la rue. Chaque fois les attaques en question ont été précédées du chatouillement laryngé et de la petite toux; cependant il peut arriver que les accès de toux ne soient pas suivis de grandes attaques. Dans ce cas, le malade éprouve seulement un sentiment vertigineux qu'il ne peut pas définir et qui n'est pas suivi de chute.

» M. H... est depuis longtemps déjà atteint de bronchite

chronique avec emphysème, mais c'est depuis un an seulement que se sont montrés le chatouillement, la toux spasmodique et les attaques qui viennent d'être décrits.

» M. Charcot a été amené à penser que, dans les cas de ce genre, le point de départ des accidents est peut-être une irritation particulière des nerfs laryngés centripètes. Il s'agirait donc là, d'une sorte de *vertige laryngé*, comparable à certains égards, au *vertige de Ménière*, qui lui paraît se rattacher à une affection des nerfs du labyrinthe. Sous cette impression il a prescrit les cautérisations pharyngées au nitrate d'argent, les applications irritantes sur la région antérieure du cou, et à l'intérieur l'emploi du bromure de potassium à dose élevée. Soit par l'effet de cette médication, soit par toute autre cause, le malade a guéri au bout de quelques semaines de traitement.

» Depuis cette époque, M. Charcot a eu l'occasion d'observer quelques faits se rattachant à ce même type clinique : tout récemment en recherchant ce qui pouvait avoir été publié sur cet ordre de faits il a rencontré, dans le *Berliner Klin. Wochenschrift* (n° du 25 septembre 1876, p. 563), une observation relatée par M. le Dr Sommerbrodt et où il s'agit d'un homme de 54 ans, atteint depuis un an d'accès épileptiformes et de symptômes laryngés. La présence d'un polype du larynx ayant été reconnue, on procéda à l'extirpation. L'opération réussit complétement; depuis, les accidents épileptiformes n'ont plus reparu. »

Dans ses dernières conférences cliniques de la Salpêtrière (décembre 1878), M. Charcot est revenu sur la description du composé symptomatique dont la lecture des observations qui précèdent permet de saisir les principaux traits et qu'il a proposé d'appeler du nom de *vertige laryngé*. A ce propos, il a attiré l'attention de ses auditeurs sur deux faits récemment observés par lui et qui appartiennent évidemment au groupe clinique dont il s'agit. Voici l'exposé sommaire de ces deux observations nouvelles : on y verra que les caractères fondamentaux du type se trouvent là, en quelque sorte, servilement reproduits.

« M. le Dr W..., né en Russie, est âgé d'environ 40 ans; il y a douze ans, après être resté pendant l'hiver plongé dans l'eau jusqu'à mi-corps, près d'une heure durant, il a été atteint d'un rhumatisme articulaire généralisé qui l'a retenu au lit pendant près de trois mois. Peu après se déclara une affection bronchique qui, d'abord aiguë, ne tarda pas à s'établir d'une façon à peu près permanente. Oppression constante, bruits sibilants qui s'entendent à distance, expectoration difficile. Fréquemment se montraient de violents accès d'asthme qui, généralement, se terminaient par l'expectoration de crachats moulés, vermiformes.

» Pendant le cours de l'année 1877, les accidents spéciaux dont on va donner la description d'après le récit du Dr W..., se sont reproduits une dizaine de fois. En dehors des accès d'asthme, et sans intervention d'une cause appréciable, tout à coup le malade éprouve un peu au-dessous du larynx, sur le trajet de la trachée, un sentiment particulier de brûlure et de chatouillement très pénibles et peu après se déclare une quinte de toux; puis, très rapidement survient un vertige et presqu'aussitôt M. W... sent successivement les doigts de sa main gauche se fléchir involontairement, le membre supérieur gauche se raidir dans l'extension et s'élever tout d'une pièce jusqu'à la hauteur de la tête, en même temps que ce membre, en entier, est agité par 3 ou 4 mouvements cloniques. En ce moment M. W... perd connaissance; à son réveil, qui a lieu quelques secondes après, il se trouve constamment couché à terre, reposant sur le côté gauche. Les membres du côté gauche ne présentent aucune anomalie, quant au mouvement et à la sensibilité, dans l'intervalle des accès qui viennent d'être décrits.

» Plusieurs fois le sentiment de brûlure et de chatouillement, la toux prémonitoire ont été suivis seulement par quelques inspirations sifflantes, une menace de suffocation et l'accès est resté ainsi incomplet. L'examen laryngoscopique pratiqué par M. Fauvel n'a fait reconnaître dans l'organe qu'un peu de rougeur anormale de la muqueuse.

» Le Dr W... a succombé très rapidement, en pleine connaissance, sans avoir présenté de convulsions, pendant le cours d'un accès d'asthme, le 12 janvier 1878. »

« M. G..., âgé de 45 ans, fut atteint vers le 20 juillet 1878, d'une bronchite sans caractère particulier qui guérit assez rapidement, mais laissa après elle au niveau du larynx un sentiment presque permanent de chaleur et de chatouillement. Ces sensations s'exaspèrent de temps à autre tout à coup et sont suivies de quintes de toux très pénibles. Dans le courant du mois d'août M. G... étant au lit, fut réveillé brusquement par une de ces quintes; il se leva, perdit presqu'aussitôt connaissance et se réveilla quelques instants après gisant à terre. Depuis cette époque, les crises se sont très souvent reproduites, quelquefois il y en a eu 3 ou 4 en un jour. Constamment dans ces crises, le malade perd connaissance et tombe à terre; il est plusieurs fois tombé dans la rue. Il se relève presque aussitôt, sans trouble marqué dans ses idées, mais ne conservant aucun souvenir de ce qui s'est passé pendant la chute; il se rappelle seulement le chatouillement laryngé, la toux et le sentiment vertigineux qui l'ont précédée. D'après le récit des personnes qui ont assisté à ces crises, la face devient quelquefois, au moment de la chute, turgescente et un peu violacée; il y a de temps en temps quelques mouvements convulsifs dans la face et dans les membres; pas de cri initial, pas d'émission d'urines. Le malade ne s'est jamais mordu la langue; il n'y a au moment du réveil ni nausées ni vomissements.

» L'examen laryngoscopique pratiqué par M. le Dr Krishaber n'a fait reconnaître, soit dans la cavité du larynx, soit dans celle de la trachée, l'existence d'aucune lésion.

» Telle était la situation lorsque M. G... vint consulter M. le Dr Charcot, en décembre 1878. Ce dernier prescrivit l'emploi du bromure de potassium à doses élevées et l'application de vésicatoires volants sur la région du larynx; après trois semaines de traitement, les accidents avaient complétement disparu. »

On a pu remarquer jusqu'à quel degré les faits qui viennent d'être relatés s'accordent tous entre eux, du moins sur les points principaux. Les phénomènes qui peuvent justifier la dénomination de « vertige, » proposée pour les désigner, ont été constamment annoncés par ceux qui, à leur tour, légitiment en quelque sorte l'emploi du qualificatif « laryngé. » En effet, le sentiment de chatouillement, de brûlure, la toux, ayant pour siége apparent le larynx ou les régions supérieures de la trachée, ont dans tous les cas précédé la chute et la perte de conscience. Celle-ci paraît être un caractère constant de ce que l'on pourrait appeler les « grandes attaques; » elle a fait défaut seulement dans les cas légers, dans les attaques incomplètes. Dans les grandes attaques, l'existence de quelques phénomènes convulsifs localisés dans la face ou dans un ou plusieurs membres semble être chose fréquente. Dans un cas, les accidents convulsifs ont revêtu la forme de l'épilepsie partielle (cas du docteur W...), et le malade pouvait assister, en quelque sorte, au développement des premières phases de l'attaque. La perte de connaissance suit de très-près l'apparition des symptômes de l'*aura laryngée*; elle est de courte durée; quelques secondes, quelques minutes à peine après la chute, le malade reprend ses sens; il se relève, conservant à peine un peu de confusion dans les idées, et celle-ci se dissipe rapidement. La fin de l'accès n'est pas marqué, ainsi que cela a lieu dans le vertige labyrinthique, par des nausées et des vomissements, et pendant sa durée il n'y a pas, autant qu'on le sache, du moins, morsure de la langue (1), émission involontaire d'urine, comme cela se voit fréquemment dans l'épilepsie.

Voilà, quant à présent, ce que les observations apprennent de plus important concernant la symptomatologie du vertige laryngé. Sans vouloir préjuger les enseignements de l'avenir, on peut, croyons-nous, admettre dès aujourd'hui, à titre de proposition au moins très vraisemblable, que les accidents groupés sous cette dénomination répondent à une forme clinique, distincte, et qu'il sera possible désormais de séparer en pratique, à l'aide de certains caractères, des formes connexes. Ainsi, pour ne citer qu'un exemple, le vertige *ab aure læsa* est annoncé en général par une exacerbation brusque des sensations auditives, telles que bourdonnements, sifflements, etc. La chute quand elle a lieu n'est pas accompagnée de perte de connaissance, le malade raconte qu'il s'est senti comme précipité tout à coup par l'action d'une main étrangère; il est tombé en général, directement en avant, sur la face, plus rarement en arrière ou sur un des côtés (2); la fin de l'attaque est le plus souvent marquée par l'apparition de nausées ou de vomissements.

Ajoutons que sa subordination en quelque sorte nécessaire aux symptômes laryngés distinguerait le genre de

(1) Dans le cas du docteur Sommerbrodt, il est dit que dans ses crises le malade se mordait souvent la langue.

(2) Voir : Charcot. — *Leçons sur les maladies du système nerveux*, tome II, deuxième édition, p. 311.

« vertige » qui nous occupe, des diverses formes du *petit mal* épileptique avec lequel il a d'ailleurs, on a pu le remarquer, plus d'un trait de ressemblance.

Dans les observations qui précèdent, le vertige laryngé paraît s'être produit comme une conséquence plus ou moins directe d'affections laryngo-bronchiques, développées sous l'influence de causes banales, ou relevant au contraire d'un état diathésique, la goutte, le rhumatisme. Il n'en est pas toujours ainsi. On a vu déjà par l'observation du Dr Sommerbrodt que des accidents analogues peuvent se rattacher à la présence d'un polype dans la cavité du larynx ; d'un autre côté M. Charcot a fait voir dans ses conférences, que tous les symptômes qu'il attribue au vertige laryngé se présentent quelquefois chez les malades atteints *d'ataxie locomotrice*, où ils constituent l'une des variétés de ces *crises laryngées tabétiques* dont M. le Dr Féréol a le premier donné la description (1). Mais c'est là un point que nous nous bornerons à relever pour le moment. Nous y reviendrons prochainement avec quelques développements à propos de deux observations de vertige laryngé *tabétique* dont nous ferons connaître tous les détails.

En terminant nous tenons à faire ressortir que le « vertige laryngé » n'existe encore, à l'heure qu'il est, qu'à titre d'ensemble symptomatique. La théorie pathogénique doit être réservée : sans doute les symptômes prémonitoires de l'attaque semblent désigner le larynx ou les régions supérieures de la trachée, comme étant le point de départ de tous les accidents. On pourrait invoquer encore les données expérimentales, surtout celles qui sont relatives aux effets produits chez les animaux par l'excitation du nerf laryngé supérieur, faite dans de certaines conditions (2), mais on ne trouverait pas encore, pensons-nous, dans ce rapprochement les éléments d'une démonstration absolue. Nous fe-

---

(1) Note lue à la Société médicale des hôpitaux 18 décembre 1868.

(2) Voir surtout : P. Bert. *Physiologie comparée de la respiration*, 25 et 26e leçons. Paris, 1870.

rons remarquer, à ce propos, que dans deux cas où l'examen laryngoscopique a été pratiqué (cas du Dr W..., cas de M. G...) la cavité du larynx et celle de la trachée ont été trouvées indemnes ou ne présentant que des lésions banales.

Quoi qu'il en soit l'application des révulsifs sur la région laryngée, les cautérisations pharyngées, l'administration du bromure à dose élevée, paraissent avoir été couronnées du succès, — en dehors des faits relatifs à l'ataxie locomotrice, ou à la présence de polypes dans le larynx — dans tous les cas où ces moyens ont été mis en œuvre. B.

III.

Sur la tuméfaction des cellules nerveuses motrices et des cylindres d'axe des tubes nerveux dans certains cas de myélite ; par J.-M. CHARCOT.

(Voyez : LEÇON X, p. 184.)

Dans le cas de myélo-méningite subaiguë dont il a fait l'objet d'un travail rempli de détails importants, M. le Dr C. Frommann a noté avec soin la tuméfaction remarquable que présentaient, çà et là, les cylindres axiles des tubes nerveux de la substance blanche, non-seulement au niveau de la partie de la moelle le plus profondément lésée, mais encore à une grande distance de ce foyer, sur des points qu'il considère comme ayant été affectés secondairement (1). J'ai eu récemment l'occasion de rencontrer cette altération des cylindres d'axe, dans trois cas de lésions irritatives de la moelle épinière ; les observations que j'ai faites à ce propos me permettront de confirmer et de compléter, à quelques égards, la description donnée par M. Frommann. J'ajouterai que, dans un de ces cas au moins, j'ai observé une tuméfaction des cellules nerveuses des cornes antérieures, laquelle, si je ne me trompe, n'a pas encore été signalée en pareille circonstance, et qui mérite d'être rapprochée de l'altération du même genre que présentaient les cylindres axiles.

---

(1) *Untersuchungen über die normale und patholog. Anatomie des Rückenmarkes*. Iéna, 1864, p. 98-99 et 104-105. — Voy. aussi dans le même ouvrage les *Figures 11* et *12* de la PLANCHE IV.

Obs. I. — Pendant le siége de Paris, un mobile fut blessé, de grand matin, dans une reconnaissance et apporté quelques heures après à l'ambulance d'Arcueil, complétement paralysé des membres inférieurs. Il succomba dans la nuit même, vingt-quatre heures environ après l'accident. Une balle était entrée vers l'épaule droite et était sortie du côté opposé, au niveau des lombes. A l'autopsie, on trouva la moelle entièrement divisée au niveau de la partie supérieure de la région dorsale ; un lambeau de la dure-mère rattachait seul les deux bouts séparés de la moelle épinière. L'examen microscopique, fait à l'état frais, de deux segments de la moelle, au voisinage de la perte de substance, dans l'étendue de deux centimètres environ, a donné les résultats suivants : il ne paraît exister aucune altération appréciable des éléments nerveux, soit dans la substance blanche, soit dans la substance grise ; pas de corps granuleux cellulaires ou non cellulaires, pas de granulations graisseuses isolées, au contraire les myélocites paraissent sensiblement plus volumineux qu'à l'état normal. Beaucoup d'entre eux sont enveloppés d'une mince couche tantôt globuleuse, tantôt légèrement allongée, de protoplasma. Quelques-unes de ces cellules rudimentaires renferment deux noyaux. Sur les vaisseaux capillaires, dont les parois ne présentent d'ailleurs pas traces d'infiltration granulo-graisseuse, les noyaux sont volumineux, et plusieurs offrent des traces de segmentation. L'étude des coupes durcies par l'acide chromique et colorées par le carmin fait reconnaître des altérations qui avaient échappé lors de l'examen à l'état frais. On trouve sur les coupes transversales, disséminées en divers points, des cordons latéraux et postérieurs, des espèces d'îlots arrondis ou ovalaires dans l'aire desquels tous les cylindres axiles des tubes nerveux ont acquis un diamètre relativement considérable. (*Fig. 31.*) Quelques mensurations ont donné ce qui suit : cylindre axile resté normal au voisinage des points affectés, 0^{mm}., 0033; cylindre d'axe hypertrophié de 0^{mm}., 0099 à 0^{mm}., 01. L'enveloppe de myéline ne s'est pas développée à proportion et elle forme autour des cylindres hypertrophiés une couche circulaire mince. On trouve çà et là quelques tubes nerveux à cylindre d'axe volumineux, non plus réunis en faisceaux comme les précédents, mais disséminés et isolés au milieu des tubes nerveux restés sains.

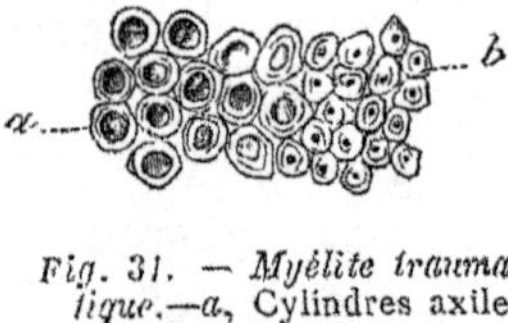

Fig. 31. — Myélite traumatique.—*a*, Cylindres axiles les plus volumineux, mesurant 0 μ., 01 — 0 μ., 0099.— *b*, Cylindres axiles normaux mesurant 0 μ., 0033.

Le réticulum de la névroglie n'est épaissi nulle part, seulement les cellules conjonctives étoilées sont manifestement plus volumineuses et plus nettement dessinées qu'à l'état normal ; quelques-unes renferment deux gros noyaux. Les cellules conjonctives ne se montrent pas plus volumineuses et pas plus nombreuses dans les espaces où les cylindres d'axe ont augmenté de volume, que dans les régions où les tubes nerveux ont conservé tous les caractères de l'état normal. Les coupes longitudinales permettent de constater que les cylindres d'axe hypertrophiés n'ont pas, dans toute l'étendue de leur longueur, un diamètre uniforme ; loin de là, ils présentent de distance en distance des renflements fusiformes et c'est seulement au niveau de ces parties renflées qu'ils acquièrent ces dimensions colossales qui ont été signalées plus haut. Dans les parties intermédiaires, le diamètre des cylindres d'axe ne va guère au-delà du chiffre normal. Les cellules nerveuses de la substance grise n'ont paru présenter aucune altération appréciable.

Obs. II. — Je dois la connaissance du deuxième fait à M. Joffroy, qui m'a mis à même de vérifier les détails anatomiques qui s'y rattachent. Il s'agit d'un homme âgé de 36 ans, grand et robuste. A la suite de prodrômes assez vagues, n'ayant pas duré plus de vingt-quatre heures, cet homme fut pris, presque subitement, sans cause appréciable, de paraplégie complète avec perte de la sensibilité et rétention d'urine ; six jours après le début, les urines extraites à l'aide de la sonde renfermaient du sang. — 7e jour, disparition des mouvements réflexes aux membres inférieurs ; formation d'une eschare sur la fesse gauche. — 8e jour, troubles de la respiration ; urines fétides. La contractilité électrique est conservée dans les muscles des membres inférieurs. — 13e jour, refroidissement des extrémités. Le malade succombe le 15e jour.

Autopsie. — Au niveau des 6e et 7e dorsales, la moelle dans toute son épaisseur, à l'exception d'une partie très-peu étendue des colonnes blanches postérieures, est ramollie, transformée en une véritable bouillie renfermant des vaisseaux gorgés de sang. Au-dessus de ce foyer principal, le ramollissement remonte jusqu'à la 2e et 3e dorsales, en diminuant progressivement d'étendue et en se limitant aux régions centrales de la moelle. Au-dessous, il descend, également limité à ces régions jusque vers le commencement du renflement lombaire. Ce renflement, de même que le renflement brachial, paraît à l'œil nu n'avoir subi aucune altération appréciable.

Examen microscopique à l'état frais. — On trouve dans les points ramollis, des corps granuleux avec ou sans noyaux, de nombreux myélocytes libres. Il n'y a pas de leucocytes.

Sur les parois des vaisseaux, lesquelles présentent d'ailleurs un léger degré d'infiltration graisseuse ; les noyaux sont plus nombreux qu'à l'état normal. On trouve sur quelques

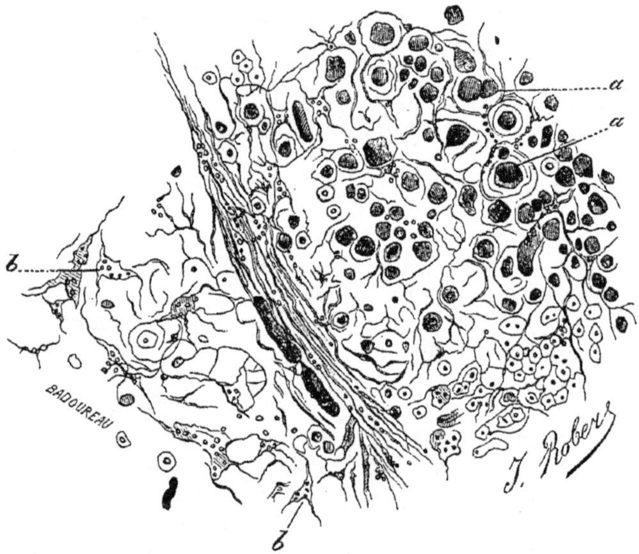

Fig. 32. — *a, a,* Cylindres axiles les plus volumineux, mesurant 0 μ, 01 — 0 μ 0099. — *b*, Cylindres axiles normaux mesurant 0 μ, 0033.

préparations des cellules nerveuses fortement pigmentées, mais n'offrant d'ailleurs aucune modification dans leur structure.

Examen de pièces durcies par l'acide chromique et colorées par le carmin ; coupes transversales ; région dorsale. — Toutes les parties qui avaient été trouvées ramollies se sont désagrégées, mais, en dehors de ces parties, on trouve disséminés, çà et là, un grand nombre de petites lacunes ou foyers de désintégration, tantôt arrondis, tantôt ovalaires ; ces foyers siégent surtout dans les cordons blancs latéraux ou postérieurs ; mais on les rencontre aussi, en certain nombre, dans la substance grise et en particulier dans les cornes postérieures. Dans le voisinage de ces foyers, comme au pourtour des parties désagrégées par le ramollissement, le réticulum de la névroglie est remarquablement épaissi, sans adjonction, toutefois, de fibrilles de formation de moelle. Les nœuds du réticulum présentent là des espaces de forme étoilée, renfermant trois et quatre et quelquefois cinq myélocytes. Beaucoup d'alvéoles sont vides, d'autres contiennent des tubes nerveux sains, la plupart renferment des cylindres d'axes, le plus souvent dépouillés de myéline, et dont le diamètre dépasse de beaucoup le chiffre normal. Le plus volumineux de ces cylindres axiles mesurent 0 μ, 045, d'autres 0 μ, 035, d'autres 0 μ, 025 seulement, l'état normal étant représenté par le chiffre 0 μ, 0025.

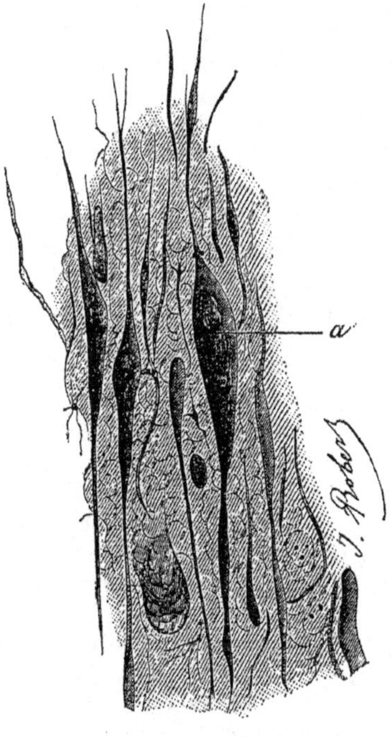

Fig. 33. — *a*, Cylindres axiles les plus volumineux.

En dehors du voisinage des foyers de désintégration, dans des points où le réticulum conjonctif n'est pas épaissi, les cylindres d'axes, volumineux, se retrouvent tantôt isolés et disséminés çà et là, au milieu des tubes nerveux normaux, tantôt réunis par groupes arrondis ou ovalaires. Ils se retrouvent encore soit isolés, soit agrégés dans les régions cervicale et lombaire de la moelle épinière où les foyers de désintégration de l'hyperplasie du réticulum font complétement défaut.

L'étude des coupes longitudinales montre que les dimensions extraordinaires qui viennent d'être consignées correspondent à des renflements fusiformes des cylindres d'axe ; dans l'intervalle de ces renflements, le cylindre récupère à peu près le diamètre normal. (*Fig.* 33.) On peut suivre les cylindres axiles à dilatations moniliformes sur des coupes successives représentant une étendue en longueur de 1/2 à 1 centimètre ; au-dessus et au-dessous, ils reprennent les caractères normaux.

A l'aide de mensurations comparatives, on croit reconnaître qu'un bon nombre de cellules nerveuses motrices, dans les diverses régions de la moelle, ont augmenté de volume. Quoi qu'il en soit, ce gonflement des cellules est beaucoup moins prononcé et moins facilement appréciable qu'il ne l'était dans le cas qui va suivre.

Obs. III. — Ce troisième cas a été recueilli à l'hôpital de la Pitié par M. Bourneville, qui m'a laissé le soin de l'examen histologique de la moelle épinière. Pour les détails relatifs au côté clinique et à l'anatomie macroscopique, je renverrai à l'exposé publié par M. Bourneville, dans le numéro 40 de la *Gazette médicale* pour 1871 (7 octobre, p. 451), voulant me borner, sur ces points, à quelques indications très-sommaires. Le sujet de cette observation est une femme, âgée de 58 ans, qui se réveilla, un matin, avec une douleur assez vive siégeant à la nuque, et une contracture du muscle sterno-mastoïdien du côté droit. Cinq jours après, une paralysie incomplète du mouvement, avec obnubilation de la sensibilité du membre supérieur gauche, s'était manifestée. Le huitième jour, à partir du début des premiers accidents, la mort survint inopinément à la suite d'un accès de dyspnée. La maladie, chez cette femme, se serait déclarée, paraît-il, sans prodrômes. La malade assurait toutefois avoir éprouvé, deux ans auparavant, des symptômes fort analogues aux symptômes actuels, mais qui, au bout de très-peu de temps, se seraient dissipés sans laisser de traces.

Autopsie. — Des sections transversales de la moelle épinière, après macération de quelques jours seulement dans l'acide chromique dilué, font reconnaître, dans la moitié latérale gauche, dans la région cervicale, un foyer sanguin de forme ovalaire, mesurant dans les points où il est le plus large 4 millimètres (diam. ant.-postérieur) sur trois millimètres (diam. transv.), et qui s'étend, en hauteur, depuis le niveau de la première paire cervicale environ, jusqu'au niveau de la septième. Ce foyer occupe la moitié interne et postérieure de la corne antérieure gauche de la substance grise. Il se prolonge en avant, dans l'épaisseur du cordon antéro-latéral du même côté, suivant la direction du trajet intra-spinal des racines antérieures.

L'épanchement sanguin est en partie seulement de date récente. Sur certains points du foyer, il remonte évidemment à une époque déjà éloignée, car on trouve çà et là des granulations pigmentaires et des masses arrondies offrant l'apparence d'une cellule et renfermant des agrégats de globules sanguins. On rencontre, en outre, soit dans le foyer lui-même, soit dans l'épaisseur des parties qui en constituent les parois : 1° des vaisseaux capillaires présentant de distance en distance des dilatations moniliformes, et dont les parois chargées de noyaux très-nombreux offrent çà et là des amas de granulations graisseuses ; 2° des cylindres d'axe dépouillés de myéline et beaucoup plus volumineux qu'à l'état normal ; 3° de nombreux myélocites, les uns libres, les autres enveloppés d'une petite masse de protoplasma ; 4° enfin des débris du réticulum conjonctif, dont les mailles d'apparence fibroïde sont notablement épaissies.

Après durcissement complet de la moelle, l'examen de coupes transversales permet de constater en outre ce qui suit : sur des points de la substance blanche très-éloignés des parois du foyer sanguin, dans la partie la plus postérieure des cordons postérieurs par exemple, on trouve des espaces à contours irréguliers où les cylindres d'axe entourés seulement d'une couche de myéline ont acquis pour la plupart des dimensions énormes de 26 μ à 18 μ, pour le diamètre transversal. Dans l'intervalle de ces tubes nerveux à cylindres axiles tuméfiés, les mailles du réticulum sont quelquefois épaissies ; le plus souvent elles ne sont pas plus épaisses que dans l'état normal.

Mais ce qui frappe surtout, dans cet examen, ce sont les dimensions vraiment *colossales* que présentent, dans la corne antérieure gauche de la substance grise, au voisinage du foyer sanguin, les *cellules nerveuses multipolaires*. Ainsi, tandis que les plus grosses cellules de la corne droite mesurent en moyenne, dans leur plus grand diamètre, 0 mm., 0495, celles de la corne droite peuvent atteindre jusqu'à 0 mm., 0825. Les moins volumineuses parmi ces dernières ont encore un diamètre qui mesure 0 mm.,056. D'ailleurs, les cellules tuméfiées ne sont pas seulement plus volumineuses qu'à l'état normal : elles sont, de plus, manifestement déformées. Elles ont perdu leur forme allongée et sont globuleuses ; on les dirait distendues à l'excès et leurs parois sont comme bosselées. Les prolongements de ces cellules n'offrent plus, eux-mêmes, leur gracilité habituelle ; ils sont épaissis et tortueux. La substance qui constitue le corps des cellules ainsi altérées, se colore d'ailleurs fortement par le carmin, elle est finement granuleuse, légèrement opaline, et de plus quelque peu opaque, car l'œil pénètre difficilement jusqu'à la masse pigmentaire et au noyau. Ce dernier, toutefois, ainsi que le nucléole, ont toujours paru présenter les caractères de l'état physiologique. J'ai été assez heureux pour rendre M. Lockhart Clarke, lors de son dernier séjour à Paris, témoin de toutes les particularités qui viennent d'être signalées.

Les coupes longitudinales font reconnaître l'aspect moniliforme de la plupart des cylindres axiles tuméfiés, déjà noté dans les deux premières observations. Mais un fait propre au troisième cas, c'est qu'un certain nombre de ces cylindres volumineux, conservent leurs dimensions anomales uniformément dans une grande étendue en longueur, sans trace de dilatation et de rétrécissement. Un dernier point qui doit être relevé tout particulièrement, c'est que, dans ce même cas, un premier examen fait à l'état frais avait permis de reconnaître la tuméfaction des cylindres axiles; de telle sorte qu'il ne saurait s'agir là d'un produit de l'art, d'un résultat accidentel du mode de préparation.

Je suis porté à croire que la tuméfaction des cylindres d'axe, décrite dans ces observations, et aussi celle des cellules nerveuses, ne doivent pas être considérées seulement comme des curiosités d'histologie pathologique. Il paraît au contraire très vraisemblable que ces altérations seront retrouvées dans un bon nombre de cas de myélite aiguë ou subaiguë, où elles jouent sans aucun doute un rôle intéressant, lorsqu'elles auront suffisamment attiré l'attention des observateurs et que, d'un autre côté, nos moyens actuels d'investigation anatomique se seront encore perfectionnés. Pour ce qui est du gonflement des cylindres axiles, au moment même où je termine la présente note, je le trouve mentionné, une fois de plus, et décrit même de la manière la plus explicite, dans une observation faisant partie d'un intéressant mémoire qui vient d'être publié à Leipzig, par M. W. Müller. Il s'agit, dans cette observation, comme dans la première de celles que j'ai rapportées, d'une lésion traumatique de la moelle épinière. Le renflement brachial surtout avait été lésé et, à l'autopsie, il se trouvait ramolli; la mort était survenue 13 jours après l'accident. Les cylindres d'axe, tuméfiés et variqueux, se rencontraient, non-seulement dans le foyer de ramollissement ou à son voisinage immédiat, mais encore bien audessous de ce foyer, dans les cordons latéraux (*Myélite descendante consécutive*), à peu près dans toute la hauteur de la région dorsale (1). On sait d'ailleurs, d'après les recherches histologiques de M. Frommann (2) et d'après celles qui me sont propres (3), que, dans la plupart des formes de la sclérose, et en particulier dans la sclérose en

(1) *Beiträge zur patholog. Anatom. und Physiolog. des menschlichen Rückenmarks*. Leipzig, 1871, pp. 11-13.

(2) *Untersuchungen*, etc., 2 Theil, Iéna, 1867.

(3) *Histologie de la sclérose en plaques*. Paris, 1869, pp. 11 et 13.

plaques, on observe souvent, à une certaine époque de l'altération, en outre de la métamorphose fibrillaire du réticulum de la névroglie, une augmentation de diamètre très-appréciable, d'un certain nombre de cylindres axiles. A la vérité, la tuméfaction est, dans ce dernier cas, uniformément répandue sur une grande étendue en longueur du cylindre et non pas seulement localisée sur certains points, comme cela a lieu d'habitude dans la myélite aiguë. Quoi qu'il en soit, l'altération dont il s'agit paraît être, on le voit, avec quelques variantes, commune aux formes aiguës, subaiguës et chroniques primitives de l'inflammation de la moelle épinière.

Quelle est la signification de cette altération ? Elle doit, si je ne me trompe, être rapprochée du gonflement que présentent fréquemment divers éléments anatomiques, les cellules épithéliales glandulaires, les capsules des cartilages par exemple, sous l'influence de certaines irritations. S'il en est ainsi, on pourra se convaincre, en se reportant aux détails des observations consignées dans cette note, que la tuméfaction des cylindres axiles peut être, dans certains cas, la première expression anatomique de l'inflammation de la moelle épinière. On peut la voir, en effet, exister seule, indépendamment de toute altération concomitante appréciable du cylindre de myéline, du réticulum de la névroglie et des vaisseaux capillaires.

Sous ce rapport, notre première observation surtout est très instructive. Elle montre aussi avec quelle rapidité l'irritation peut modifier, dans la moelle, la structure des éléments nerveux, même sur des points relativement très éloignés du siége primitif du mal. Le dernier fait, c'est-à-dire la propagation au loin de l'irritation, par la voie directe des tubes nerveux est également bien mis en lumière dans notre deuxième observation, ainsi que dans les cas de MM. Frommann et W. Müller, où l'on voit à une grande distance du foyer principal, les cylindres d'axe se tuméfier, çà et là, soit sur le trajet des faisceaux postérieurs, soit sur celui des faisceaux latéraux. Tout porte à croire d'ailleurs que l'irritation des tubes nerveux, et, plus explicitement, de leur cylindre d'axe, est dans la myélite aiguë ou subaiguë, tantôt le fait initial, primordial (*myélite parenchymateuse*), tantôt au contraire un phénomène deutéropathique, consécutif à l'inflammation du réticulum conjonctif (*myélite interstitielle*). Il y aurait lieu, par conséquent, d'appliquer aux myélites à marche aiguë ou subaiguë la distinction fondamentale proposée par M. Vulpian (1) à propos des scléroses spinales.

Le processus morbide, dont on vient de rappeler les traits les plus saillants, peut aboutir, s'il n'est pas entravé dans son développement, à la désagrégation et finalement à la destruction complète du cylindre axile. Il n'est pas rare, en effet, de rencontrer, dans les cas datant d'un peu loin, un certain nombre de cylindres tuméfiés qui, examinés sur des coupes longitudinales de la moelle, paraissent inégaux, bossués à leur surface et sillonnés transversalement de fentes plus ou moins profondes. Au degré le plus avancé, par suite de l'agrandissement de ces fentes, la partie tuméfiée du cylindre peut être divisée en plusieurs masses, inégalement globuleuses, indépendantes les unes des autres. Ce mode d'altération était très marqué dans nos deuxième et troisième observations : il a été parfaitement décrit dans les cas de MM. Frommann et de W. Müller. Lorsque les choses en sont à ce point, les cylindres axiles se sont depuis longtemps déjà dépouillés de leur enveloppe de myéline. Il n'est guère douteux que les cellules nerveuses tuméfiées puissent éprouver, elles aussi, une atrophie consécutive correspondant à cette désagrégation des cylindres d'axe. Je me bornerai, quant à présent, à ces remarques que je compte reprendre et développer bientôt dans une étude d'ensemble sur l'histologie pathologique de la myélite aiguë : mais je ne voudrais pas terminer cette note sans faire remarquer que la tuméfaction des cylindres d'axe n'appartient pas exclusivement aux tubes nerveux de la moelle épinière. Je l'ai observée, pour mon compte, plusieurs fois, dans des parties du cerveau anémiées, mais

---

(1) *Archives de physiologie*, t. II, p. 289.

non encore ramollies, à la suite de l'oblitération d'une artère de l'encéphale par un thrombus.

La tuméfaction moniliforme des cylindres axiles a été observée, d'ailleurs, depuis longtemps dans la rétine, par MM. Zenker (1), Virchow (2), H. Müller (3), Schweigger (4) et Nagel (5), dans le cerveau (ramollissement jaune de la couche corticale et encéphalite congénitale interstitielle), par M. Virchow (6). Enfin, plus récemment, M. H. Hadlich (7) a reconnu la tuméfaction variqueuse du prolongement axile (*Hauptaxencylinder Forsatz*) des grandes cellules nerveuses de la couche corticale du cervelet, chez un sujet atteint d'hémorrhagie cérébelleuse.

(Extrait des *Archives de Physiologie normale et pathologique*, année 1871-1872, p. 93.)

(1) *Archiv für Ophth.* Bd. II. S. 137.
(2) *Virchow's Archiv.* Bd. X. S. 175.
(3) *Archiv für Ophth.* Bd. IV. 2 S. 1.
(4) *Ibid.*, Bd. VI. 2 S. 294.
(5) *Ibid.*, Bd. VI. 1 S. 191.
(6) *Virchow's Archiv.* Bd. X. S. 178 et Bd XLIV. S. 475.
(7) *Ibid.*, Bd. VI. 4e fig. S. 218, 1869.

IV.

Note sur un cas d'atrophie musculaire progressive spinale protopathique (type Duchenne-Aran); par J.-M. Charcot (1).

(Voyez: Leçon XI, p. 192).

On retrouvera les principaux caractères cliniques qui permettent de reconnaître pendant la vie l'atrophie musculaire protopathique, réunis dans l'observation qu'on va lire et qui est un exemple remarquable de cette forme de l'amyotrophie chronique. Ici, du reste, le diagnostic, confirmé plus tard par l'examen anatomique, avait été porté durant la vie de la malade.

Laure W... fut admise à la Salpêtrière le 19 mars. Elle était atteinte d'atrophie musculaire progressive, dont elle avait éprouvé les premiers symptômes en 1862, à l'âge de 37 ans environ.

L'histoire des antécédents de la malade ne fournit que des renseignements négatifs : aucun des membres de sa famille n'a été atteint d'atrophie musculaire; elle-même n'a jamais eu d'autre maladie que les fièvres éruptives de l'enfance, enfin elle a toute sa vie été couturière et n'a jamais ni éprouvé de privations, ni habité de logement insalubre.

Un certain affaiblissement progressif ne s'accompagnant d'aucun trouble de la sensibilité marqua pour les membres supérieurs le début des accidents. Bientôt après l'atrophie s'empara des muscles de la main gauche, puis six mois plus

---

(1) En collaboration avec M. Gombault.

tard environ, la droite fut envahie à son tour. A partir de cette époque, la maladie suivit son cours d'une façon régulière et lente, occupant l'un après l'autre et de bas en haut les divers segments des membres supérieurs évoluant toutefois beaucoup plus rapidement dans le côté droit que dans le côté gauche. On doit noter cependant que, depuis huit ans environ, les membres inférieurs étaient le siége de phénomènes singuliers. Il s'agit de véritables accès de douleurs s'accompagnant de secousses musculaires violentes. Ces accès survenaient de préférence pendant le séjour au lit, mais ils pouvaient se produire aussi pendant la marche, et ils étaient assez violents pour faire exécuter à la malade des mouvements singuliers (révérences, saluts, etc). On les calmait par l'application d'eau froide sur les membres inférieurs.

Etat actuel, *mai 1869*, 7 ans après le début de la maladie. L'atrophie a envahi les deux mains, les deux bras, les deux épaules surtout l'épaule droite, ainsi que les muscles des fosses sus et sous-épineuses. On ne constate de mouvements fibrillaires ni aux avant-bras, ni aux bras, mais ils existent d'une façon très-nette à l'épaule droite où ils sont déterminés par le choc le plus léger; on les remarque également dans presque toute la partie supérieure du dos. Les membres inférieurs sont parfaitement intacts : la malade se promène toute la journée. Rien à noter du côté de la face, de la langue, du larynx. De temps en temps, légers accès de dyspnée, mais sans caractère immédiatement menaçant. Il y a un an environ, la malade a éprouvé des douleurs au cou, sur les côtés de la colonne vertébrale, dans les masses latérales. Aujourd'hui, ces douleurs ont disparu, mais de semblables sont survenues dans le côté gauche du cou. De plus, depuis quelque temps, la malade éprouve des fourmillements et des engourdissements dans les deux bras.

1872. — La malade fut soumise pendant six mois environ au traitement par les courants continus (courant descendant), mais s'il y eut une amélioration, elle n'a pas été durable. L'atrophie, tout en faisant des progrès aux membres supérieurs et au tronc, n'avait pas envahi d'une façon appréciable les membres inférieurs dont les fonctions s'exécutaient librement. Cependant la malade accusait toujours l'existence de douleurs survenant par accès au niveau du cou, du dos, des membres inférieurs et on constatait directement que la pression sur les apophyses épineuses était douloureuse tout le long de la colonne vertébrale.

De 1872 à 1875, l'état de la malade demeura sensiblement le même. A plusieurs reprises, elle fut présentée aux personnes qui assistaient aux cours de la Salpêtrière, comme un exemple d'atrophie musculaire spinale protopathique. Ce diagnostic était fondé sur les principaux caractères suivants : malgré la réduction de volume considérable qu'avaient subi les masses musculaires aux membres supérieurs, ceux-ci n'étaient pas atteints en réalité d'une paralysie véritable. Certains mouvements partiels étaient possibles, en particulier le mouvement d'élévation du moignon de l'épaule. Grâce à ces mouvements, la malade pouvait encore dans une certaine mesure se servir de ses mains. Au moyen de certains artifices, elle pouvait encore faire tourner le pène d'une serrure, ouvrir un tiroir, soulever une chaise ou tout au moins la traîner où bon lui semblait. Dans leur ensemble, les membres supérieurs étaient flasques, pendant habituellement le long du corps, exempts de rigidité articulaire. Seuls, les doigts étaient fléchis dans la paume de la main sans qu'il fût actuellement possible de les étendre. Les membres inférieurs étaient absolument indemnes; les masses musculaires y étaient volumineuses, la malade marchait facilement et faisait même sans trop de fatigue des courses assez longues en dehors de la Salpêtrière.

1875.— L'atrophie des muscles est extrêmement prononcée dans les parties supérieures du corps. Elle porte à peu près également, sur les deux membres supérieurs. Les deltoïdes, les muscles pectoraux, sont presque complétement détruits ; les espaces intercostaux sont profondément excavés; il en est de même des régions sus et sous-épineuses; dans toutes les parties supérieures du corps, le squelette se dessine et paraît immédiatement placé sous la peau. La tète n'étant plus soutenue par les muscles de la nuque tombe en avant et demeure habituellement fléchie sur la poitrine. Il résulte de cette attitude une certaine gêne vraisemblablement toute mécanique de la déglutition qui ne peut s'effectuer que très-difficilement dans la position assise, et la malade doit manger debout. La colonne dorso-lombaire est fortement incurvée en avant et les bras qui sont toujours flasques, pendent d'habitude en arrière de la poitrine.

Cependant les membres inférieurs sont volumineux, la marche est toujours assez facile. La gêne de la respiration est devenue très-grande ; la parole est entrecoupée, haletante, la voix un peu voilée; toutefois, l'articulation des sons est parfaitement nette; la langue a conservé son volume normal et la liberté de tous ses mouvements. Les troubles du côté de la parole doivent donc être attribués à la gêne de la respiration qui est notablement augmentée par les efforts et la marche. La malade ne peut monter un escalier sans avoir immédiatement des palpitations. Le pouls n'a pas été compté en 1875;

en 1873, il était calme et régulier. La *sensibilité* cutanée est normale. La pression sur les masses musculaires ne détermine pas de douleurs. L'*intelligence* est parfaitement conservée.

Pendant les deux derniers mois, l'affaiblissement général fait des progrès rapides; l'appétit se perd complétement, il survient des vomissements, une leucorrhée abondante, enfin de l'œdème des pieds et des mains. En même temps, la respiration devient de plus en plus embarrassée. Cependant, malgré cet état de faiblesse extrême, la malade continue à marcher quelque peu, et la veille de sa mort, elle peut encore se rendre à la consultation de l'infirmerie.

Le 18 mai, il lui fut impossible de quitter le soir son dortoir pour se rendre à l'église comme elle en avait l'habitude. Pendant la nuit, on la vit quitter son lit pour aller s'asseoir dans son fauteuil; comme elle demeurait là depuis assez longtemps sans faire aucun mouvement, ses voisines appelèrent ; on s'approcha de la malade, on la trouva immobile, d'une pâleur extrême, ayant à peu près tout à fait perdu connaissance. On la remit dans son lit où elle ne tarda pas à mourir.

Autopsie le 19 mai.— *Système nerveux*. Le cerveau et le cervelet ne sont le siége d'aucune lésion. Il en est de même de la protubérance et du bulbe rachidien. Les racines des nerfs bulbaires sont de volume normal et ont la coloration blanche habituelle.

Moelle épinière. Les racines antérieures sont rougeâtres, transparentes, manifestement atrophiées. Leur couleur tranche sur la coloration franchement blanche des racines postérieures qui paraissent saines. Cet état des racines antérieures se rencontre seulement au niveau des régions cervicale et dorsale. Il cesse à peu près entièrement au niveau de la première paire lombaire. Le cordon médullaire lui-même ne présente à sa surface aucune coloration grise, son tissu n'est ni ramolli, ni induré, il n'y a pas d'épaississement manifeste des méninges. Sur une coupe tranversale pratiquée à la région cervicale, on remarque l'aspect gélatineux des cornes antérieures et l'absence complète de toute teinte grise au niveau des cordons latéraux.

Muscles. D'une façon générale, les muscles malades sont décolorés ; ils ont pris la teinte jaune feuille-morte et ont subi une réduction de volume plus ou moins considérable ; on ne rencontre nulle part de substitution adipeuse notable. Du reste, ils ne sont pas tous atteints au même degré et on peut même en rencontrer qui, comme le trapèze, ne sont atrophiés que partiellement.

Membre supérieur droit. — Le deltoïde est jaune et considérablement aminci. — Au bras, le triceps a seul conservé un volume et une coloration qui se rapprochent de l'état normal; tous les autres muscles de cette région sont plus ou moins atrophiés et décolorés. Ils sont cependant moins profondément atteints que les muscles de l'avant-bras, qui sont, pour la plupart, réduits à de minces membranes ; le cubital antérieur et le petit palmaire ont presque absolument disparu ; le grand palmaire et le rond pronateur sont un peu moins atrophiés. A la région postérieure, tous les muscles sont profondément atteints, à l'exception de l'extenseur propre du pouce qui est encore rouge et assez volumineux. — Les muscles de la région externe sont également atteints. A la main, les lombricaux ont seuls conservé la coloration rouge et un certain relief.

Membre inférieur droit. Ici tous les muscles ont un volume encore considérable et une coloration normale ; aucun n'est manifestement atrophié. — La masse *sacro-lombaire* est parfaitement conservée ; à la nuque, au contraire, la plupart sont atrophiés et décolorés. — Le *grand dorsal* et toute la partie postérieure du trapèze ont subi une atrophie extrême. Le faisceau claviculaire de ce dernier muscle est au contraire rouge et volumineux. — Les muscles des fosses sus et sous-épineuses sont atrophiés. Les *pectoraux*, les *intercostaux*, les muscles de la paroi antérieure de l'abdomen, ont subi une atrophie extrême. L'espace intercostal est absolument translucide. — Le *diaphragme* est très-aminci ; on peut, en enlevant le péritoine, voir de nombreuses stries jaunes correspondant à des faisceaux de fibres malades, alterner avec des stries rouges moins nombreuses. — Les *sterno-mastoïdiens* paraissent à peu près sains, de même que les muscles des régions sus et sous-hyoïdiennes. — Les muscles du *pharynx* sont d'un beau rouge et remarquables par leur épaisseur, ceux du larynx paraissent également normaux. La *langue* a son volume normal, ses différentes couches musculaires sont rouges ; il n'y a pas trace de substitution graisseuse.— Les différents viscères ont paru sains.

Examen histologique. — Région cervicale. — La dissection de petits fragments de substance, prise au niveau des cornes antérieures, permet de constater l'existence d'altérations qui portent à la fois sur les parois vasculaires, sur les éléments du tissu interstitiel et sur les cellules nerveuses.

Etat des vaisseaux. — D'une façon générale, il s'agit ici d'un processus irritatif chronique, déterminant la formation d'éléments nouveaux et aboutissant à un épaississement parfois considérable des parois vasculaires. Les différentes phases de ce processus hyperplastique pourront être assez facilement suivies sur les parois des capillaires.

A un premier degré, on rencontre, de distance en distance, à la face externe de cette paroi, des noyaux volumineux prenant par le carmin une coloration intense et entourés d'un protoplasma granuleux assez abondant. Ces éléments font une saillie notable à la surface du vaisseau, et se distinguent facilement des noyaux de l'endothélium qui sont plus pâles, et, dans certaines positions, proéminent au contraire légèrement du côté de la cavité. Plus loin, la prolifération se produit : on trouve alors tantôt trois ou quatre noyaux réunis dans une masse commune de protoplasma ; tantôt des amas de jeunes cellules plus complétement développées. (Pl. VII, *fig.* 6, *a*, *b*.)

Il est probable que ces éléments sont susceptibles de subir, par la suite, des modifications qui les conduisent à une organisation plus complète, car on trouve sur quelques points de véritables corps fusiformes, munis de très-longs prolongements et formant au capillaire une sorte d'adventice incomplète. Sur presque tous ces capillaires, la paroi propre a subi un épaississement très-notable. Quant à l'endothélium, il ne paraît pas manifestement modifié. Malgré un examen attentif, il nous a été impossible de constater nettement le fait de la néoformation des capillaires.

Sur les vaisseaux pourvus de plusieurs tuniques, les phénomènes que nous avons décrits tout à l'heure se sont également produits. Ici, encore, ce sont les parties externes de la paroi qui sont le siège presque exclusif du processus morbide ; la gaîne lymphatique est épaissie, sa cavité n'existe plus, elle adhère intimement à la surface du vaisseau. Du reste, l'aspect que présentent ces parties varie très-vraisemblablement avec l'âge de la lésion ; tantôt elles sont chargées d'éléments cellulaires abondants, tantôt, au contraire, c'est l'élément fibreux qui prédomine. Enfin, nous devons signaler dans ces mêmes points la présence habituelle de leucocytes, parfois tellement nombreux qu'ils masquent à peu près complétement tous les autres détails histologiques. (Pl. VII, *fig.* 7.) Ici, encore, la membrane interne et en particulier l'endothélium paraissent respectés. Quant à la tunique moyenne, elle est dans certains points évidemment altérée. Les fibres musculaires deviennent granuleuses et un certain nombre ont disparu.

L'altération de la *névroglie* est révélée par la présence de quelques corps granuleux, par un nombre très-considérable d'éléments cellulaires, dont quelques-uns présentent les caractères de la multiplication par scission (noyau en bissac) et enfin par l'abondance insolite du tissu fibrillaire.

Quant aux *cellules nerveuses*, elles ont en grande partie disparu. On peut parcourir des préparations entières sans en rencontrer une seule ayant des dimensions un peu considérables. Il faut se servir d'un fort grossissement pour arriver à en distinguer un certain nombre. Les plus petites qui soient encore reconnaissables sont constituées par un noyau volumineux se colorant très-bien par le carmin, pourvu d'un gros nucléole et entouré d'une petite zone arrondie ou ovalaire de pigment jaune. (Pl. VII, *fig. 4, a, a.*) Quelques autres, de dimensions moins réduites, ont conservé des angles, vestiges de leurs prolongements; leur noyau est presque normal comme celui des précédentes, et leur protoplasma totalement infiltré de granulations pigmentaires. (Pl. VII, *fig. 4 b.*) En un mot, atrophie du protoplasma, perte des prolongements, augmentation relative du pigment jaune, persistance pendant longtemps des caractères normaux du noyau et du nucléole, tels sont les caractères du processus qui préside ici à la destruction des cellules nerveuses.

A la région lombaire, la substance des cornes antérieures est relativement saine; les cellules nerveuses y sont abondantes, la plupart semblent saines, un peu plus pigmentées seulement que d'habitude. Toutefois, il s'en trouve quelques-unes en petit nombre, il est vrai, aussi complétement atrophiées que celles de la région cervicale. Les parois des vaisseaux ne sont pas absolument saines; sur les gros vaisseaux, principalement, elles sont manifestement épaissies.

Des portions de substance blanche prise au centre des cordons latéraux à la région cervicale et à la région lombaire ne contenaient, à l'état frais, aucun corps granuleux. —Quelques fragments du noyau de l'hypoglosse, examinés par dissociation, ont montré l'intégrité parfaite de tous les éléments qui le composent.

Examen fait à l'aide de coupes après durcissement dans l'acide chromique. — La substance grise des cornes antérieures est profondément altérée dans les régions cervicale et dorsale. Le maximum des altérations occupe la partie inférieure du renflement cervical. Au-dessus et au-dessous de ce point, elles vont en s'atténuant; à ce niveau, on constate la disparition à peu près complète des cellules nerveuses et de la plupart des tubes à myéline qui, à l'état normal, traversent dans tous les sens l'aire de la corne antérieure. Il en résulte que la substance grise prend par le carmin une teinte beaucoup plus foncée qu'à l'état normal. Malgré la disparition des éléments nerveux, les dimensions de la corne antérieure n'ont pas notablement diminué, ce qu'on doit attribuer en grande partie au développement véritablement énorme qu'a pris le système capillaire de la région.

Dans les parties supérieures de la région cervicale, la vascularisation diminue, les tubes à myéline apparaissent de nouveau ; on distingue çà et là des cellules nerveuses reconnaissables ; quelques-unes, deux ou trois au plus dans chaque préparation, ont même des dimensions quasi-normales. A la région dorsale, la lésion va également en s'atténuant à mesure qu'on s'approche de la région lombaire.

Au niveau du renflement lombaire, la substance grise a repris à peu près complétement les caractères de l'état normal. Les cellules nerveuses y sont nombreuses, pourvues de prolongements, réunies en noyaux distincts, presque toutes contiennent un amas considérable de pigment.

De loin en loin, on en rencontre une atrophiée. Les gros vaisseaux ont leurs parois épaissies, beaucoup moins toutefois qu'à la région cervicale. Cet état des vaisseaux se retrouve dans toute l'étendue des cornes postérieures qui sont plus vascularisées que d'habitude.

Dans toute l'étendue de la moelle, les cordons latéraux proprement dits, les faisceaux de Türck, les faisceaux postérieurs sont intacts. Seuls les grands tractus vasculaires qui les traversent sont un peu plus larges que d'habitude, et les vaisseaux qu'ils contiennent ont des parois épaissies.

Quant à la zone radiculaire antérieure, elle est atteinte de sclérose à la région cervicale et à la région dorsale. L'étendue de cette sclérose est manifestement en rapport avec l'intensité de la lésion qui occupe la corne antérieure, elle augmente, diminue, cesse en même temps qu'elle. Elle est en grande partie aussi sous la dépendance de la lésion des racines antérieures dans leur trajet intra-spinal. Ainsi, à la partie inférieure du renflement cervical, elle forme autour de la corne antérieure une ceinture presque complète qui envoie vers la périphérie de larges prolongements, tandis qu'à la région dorsale elle est limitée au trajet des faisceaux radiculaires et à la zone corticale. De plus au niveau du point d'émergence des racines antérieures, la pie-mère est épaissie et manifestement enflammée. Cet état inflammatoire de la pie-mère se retrouve, bien que moins marqué, sur tous les points de la périphérie de la moelle. Il a retenti sur la couche qui lui est immédiatement sous-jacente et il en est résulté une mince zone de sclérose corticale ayant son maximum d'épaisseur au niveau des faisceaux radiculaires antérieurs, allant en s'atténuant sur les cordons latéraux pour disparaître tout à fait au niveau des cordons postérieurs. — A la région lombaire, ces diverses lésions disparaissent: la couche corticale et la zone radiculaire antérieure se retrouvent dans un état d'intégrité absolue.

Bulbe rachidien. — Coupe pratiquée à la partie moyenne des olives. — Les pyramides antérieures sont saines. Le *noyau de l'hypoglosse* est rempli de nombreuses cellules assez fortement pigmentées, mais de volume normal. Le *noyau du pneumogastrique* est assez fortement vasculaire.

Racines spinales. — Les *racines antérieures*, à la région cervicale, sont à peu près complétement détruites.C'est à peine si on trouve. de loin en loin, un tube rempli de myéline. Dans tout le reste, on ne rencontre que des gaînes vides, pourvues à des intervalles très-réguliers de gros noyaux granuleux et ovoïdes, et accolées les unes aux autres par l'endonèvre épaissi. Cet état est exactement le même pour les racines antérieures de la région dorsale. A la région lombaire, on rencontre à peine quelques tubes atrophiés. — Les *racines postérieures* sont normales ainsi que celles du nerf hypoglosse.

Nerfs périphériques. — Le *nerf phrénique* du côté gauche et deux nerfs intercostaux ont seuls été examinés. Ces trois nerfs ont subi des altérations analogues. L'examen a porté plus spécialement sur le nerf phrénique dont nous allons décrire les lésions. — Une portion de ce nerf prise le long du péricarde, vers la partie moyenne, fut placée dans l'acide osmique, puis une partie fut examinée par dissociation; une autre durcie par la gomme et l'alcool, ce qui permit d'en faire des coupes. D'une façon générale, on retrouve ici la même altération que dans les racines antérieures ; elle est seulement parvenue à un degré de développement moins complet. Les coupes longitudinales permettent déjà de constater la disparition d'un grand nombre de tubes et montre de larges bandes conjonctives parsemées de nombreux noyaux séparant ceux qui ont survécu. (PL. VII, *fig.* 5.) Sur les coupes transversales, ces bandes conjonctives apparaissent sous la forme de ronds ou de petits polygones très-semblables à la coupe des faisceaux du tissu conjonctif fasciculé. Ils se colorent en rose par le carmin et dans un point de leur surface on aperçoit de temps en temps une tache noire qui est la coupe d'un tube à myéline. Il semble cependant que l'atrophie n'envahit pas le nerf d'une façon absolument irrégulière, qu'elle procède avec un certain ordre et le détruit, pour ainsi dire, par faisceau. En effet, les tubes conservés sont groupés les uns près des autres et forment des îlots qui tranchent, par leur coloration sur les autres points de la préparation où la destruction s'est effectuée. (PL. VII, *fig.* 1, *a.*)

Ces coupes transversales fournissent encore d'autres renseignements; elles permettent, lorsqu'on les compare à des coupes semblables pratiquées sur un nerf sain, de se faire une bonne idée du nombre des tubes qui ont disparu, il en manque bien certainement plus des deux tiers, et de constater en même temps la réduction considérable qu'a subi le nerf malade dans ses diamètres, réduction qui est d'un tiers environ. Les préparations par dissociation permettent en outre de se faire une idée du processus qui, vraisemblablement, a présidé à l'atrophie de nerf. On rencontre en effet, bien qu'ils soient fort rares, quelques tubes analogues à celui dont nous donnons le dessin. (Pl. VII, *fig.* 3.)

Ces tubes ont conservé le volume normal, mais le cylindre d'axe a disparu ou du moins n'est plus visible, la myéline est fragmentée, et dans les intervalles des blocs qu'elle forme, on constate l'existence de noyaux soit isolés, soit réunis au nombre de deux ou trois, manifestement contenus dans la gaîne de Schwan et dont la signification au point de vue de la névrite parenchymateuse ne saurait, croyons-nous, faire de doute un seul instant.

Muscles. — Un certain nombre de muscles ont été examinés à l'aide des divers procédés actuellement en usage. Dans tous, la lésion prédominante est une atrophie simple des faisceaux primitifs, avec augmentation purement relative du tissu conjonctif interstitiel, et l'absence de toute production exagérée du tissu adipeux.

La fibre malade conserve habituellement jusqu'à la dernière limite sa striation transversale et il ne se produit d'ordinaire aucune pigmentation dans le nombre des noyaux musculaires proprement dits.

On rencontre cependant quelques exceptions à cette règle générale. Ainsi, dans le diaphragme, dans le long supinateur, certaines fibres sont remplies d'un contenu granuleux et sur d'autres, la substance musculaire est interrompue de distance en distance, par des amas de noyaux au nombre de 5, 10, quelquefois davantage. Ce sont là toutefois des faits exceptionnels. L'examen des coupes longitudinales pratiquées sur ces différents muscles permet de se faire une idée plus exacte de l'étendue des lésions.

Le grand dorsal, par exemple, est presque entièrement converti en une mince lame de tissu conjonctif. C'est à peine si, de loin en loin, on retrouve une fibre musculaire, et, chose singulière, cette fibre unique restée là comme pour attester l'existence du muscle, est parfois volumineuse. — Le *trapèze* dans sa portion postérieure, le grand droit de l'abdomen sont presque aussi profondément atteints. Quant au diaphragme qui a le plus spécialement attiré notre attention en raison de la lésion du nerf qui l'anime, l'altération est bien loin d'y être aussi avancée. Les fibres musculaires y sont encore nombreuses ; elles ont conservé leur striation, et on a, de prime abord, quelque peine à admettre que ce muscle soit le siège d'une altération profonde. Mais quand on met en regard des coupes qu'il a fournies, d'autres coupes pratiquées sur un muscle sain traité de la même façon, les différences deviennent frappantes par le fait de cette simple comparaison. (Pl. VIII, *fig. 4* et *5*.)

Dans l'une, les fibres sont volumineuses de 45 à 90μ, toutes de dimensions à peu près égales, à peine séparées les unes des autres par un peu de tissu conjonctif, exactement parallèles. Dans l'autre, elles sont, d'une façon générale, extrêmement réduites en volume de 5 μ à 35 μ de dimensions très-inégales séparées par des espaces conjonctifs relativement considérables. Cette dernière circonstance explique la forme onduleuse qu'elles ont prise, ne pouvant suivre le tissu conjonctif dans le retrait que celui-ci a éprouvé sous l'influence des réactifs.

On voit que l'observation qui vient d'être relatée reproduit assez exactement les principaux caractères cliniques que nous avons assignés à l'atrophie musculaire spinale protopathique : longue durée, évolution lente; absence de tout phénomène spasmodique, attestée par la flaccidité générale des membres supérieurs, la mobilité de toutes les grandes articulations, la possibilité pendant longtemps d'exécuter des mouvements volontaires partiels permettant d'atteindre un but déterminé. Seuls les doigts étaient fléchis et leurs articulations rigides; mais cette rigidité n'est survenue qu'à la longue et par le fait de l'immobilité prolongée. Nous en dirons autant de l'attitude de la tête qui ne s'est produite que lentement, au fur et à mesure que les muscles de la nuque devenaient impuissants à la soutenir contre la pesanteur. L'intégrité des membres inférieurs n'est pas un fait moins remarquable, puisque la veille de sa mort la malade marchait encore assez facilement.

Cependant quelques phénomènes insolites se sont montrés : ce sont des douleurs dans certaines parties du corps, puis des secousses qui se sont produites dans les membres inférieurs. Ce dernier symptôme n'a évidemment que peu d'importance, car il s'est produit bien longtemps avant le début de l'affection; de plus, il ne survenait qu'à de longs intervalles, si rarement que jamais il n'a été donné à aucun médecin de l'observer. On a vu, du reste, que la lésion n'était pas exactement limitée à la substance des cornes antérieures; elle avait, en passant par les faisceaux radiculaires, produit un certain degré de méningite et une légère sclérose corticale. Il est donc assez naturel que ces accidents, dans l'ordre anatomique, se soient traduits pendant la vie par quelques symptômes exceptionnels, et qui ne sauraient modifier en rien d'essentiel l'ensemble du tableau clinique.

Il nous faut montrer maintenant que l'étude des lésions conduit à des conclusions semblables. Nous admettrons d'abord sans nous arrêter à reproduire ici les arguments en faveur de cette opinion, arguments qui ont été plusieurs fois déjà exposés dans les *Archives de physiologie*, que les lésions observées dans les muscles, les nerfs et les racines ne se sont produites que consécutivement à l'altération spinale. Quant à la sclérose des zones radiculaires antérieures, l'examen d'un certain nombre de coupes de la moelle épinière suffit à démontrer que c'est là une lésion accessoire, variant en étendue d'une préparation à l'autre, en grande partie sous la dépendance de l'irritation propagée par les filets radiculaires antérieurs pendant leur trajet intra-spinal. Elle est plus prononcée dans les points où ils sont plus nombreux; elle affecte enfin la forme de bandes scléreuses, étendues de la corne antérieure à la périphérie de la moelle et rappelant ainsi très-exactement la direction des racines en voie de destruction.

Les points où elle prend une extension plus considérable, où elle forme autour de la corne antérieure une zone d'une certaine largeur, sont précisément ceux où la myélite grise antérieure atteint son maximum d'intensité; tous les éléments de la région sont à ce niveau altérés, et on peut admettre, soit que l'irritation de la névroglie, qui est manifeste dans ces points, s'est propagée de proche en proche à une certaine distance du foyer principal; soit, ce qui est plus vraisemblable, que ce processus irritatif a été transmis à la zone radiculaire par l'intermédiaire des fibres nerveuses qu'elle reçoit de la corne antérieure.

Enfin, et cette dernière raison a une grande importance, on retrouve des cellules nerveuses en voie de destruction à la région lombaire, alors que les zones radiculaires antérieures se retrouvent dans cette région parfaitement normales.

Quant au léger degré de méningite qu'on observe, il est très-naturel d'admettre qu'il s'est produit sous l'influence de la lésion des filets radiculaires au niveau de leur passage dans la pie-mère; et que celle-ci, une fois enflammée, est devenue la cause de la sclérose corticale.

Si maintenant nous considérons que dans certains points, à la partie supérieure de la région cervicale, par exemple, de même qu'à la région dorsale, les cellules nerveuses sont encore profondément altérées, alors que le tissu interstitiel ne présente plus que des lésions minimes, nous serons portés à penser que, vraisemblablement, dans ce cas, l'élément ganglionnaire a été le siége primitif du mal.

Cette lésion de l'élément nerveux serait de nature irritative, si on en juge du moins par le caractère des altérations qu'elle provoque, lorsque plus tard, sous son influence, le tissu interstitiel est envahi à son tour. Epaississement des parois des gros vaisseaux, multiplication des noyaux des capillaires, prolifération des cellules de la névroglie, sclérose des faisceaux blancs dans les points où ils sont envahis ; tous ces phénomènes relèvent bien évidemment d'un processus irritatif chronique.

Pour tous ces motifs, il est donc très légitime de placer le cas qui nous occupe dans la catégorie des myélites antérieures chroniques primitives, et plus spécialement de la téphro-myélite parenchymateuse chronique.

Quant à la pigmentation exagérée des cellules nerveuses, bien que ce ne soit pas là un fait nécessaire, puisqu'il a pu faire défaut quelquefois, elle n'en est pas moins une des expressions les plus habituelles de la déchéance organique de ces éléments, et mérite à ce titre une mention spéciale.

On a vu que, parmi les nerfs périphériques, ceux qui ont été examinés avaient subi une atrophie considérable. Les phénomènes qui président à cette atrophie paraissent, dans ce cas, identiques à ceux qui se produisent dans l'extrémité périphérique d'un nerf sectionné, avec cette différence toutefois, qu'ici, dans le cas de l'amyotrophie, le nerf ne se trouve envahi que lentement, et pour ainsi dire fibre à fibre. (Pl. VIII, *fig. 1* et *fig. 5*.)

Il convient de rappeler en terminant les altérations profondes qu'avaient subies la plupart des muscles servant à la respiration, en particulier les intercostaux et le diaphragme; car c'est à l'altération de ces muscles qu'il faut vraisemblablement attribuer la terminaison fatale. En effet, il n'y avait pas de lésion apparente des poumons ni du cœur, et le bulbe rachidien ne peut guère ici être mis en cause. Il est donc naturel d'admettre, pour expliquer la dyspnée habituelle, de même que les accidents qui ont rapidement terminé l'existence de la malade, la paralysie progressive des muscles respiratoires. Le nombre des fibres jouissant de leurs fonctions, diminuant de jour en jour, l'impuissance motrice se serait développée parallèlement jusqu'au jour où la lésion est devenue assez générale pour ne plus permettre le jeu régulier de la cage thoracique.

Toutefois, pour expliquer une paralysie aussi complète, dans les muscles pourvus de fibres encore assez nombreuses et qui, bien que considérablement réduites de volume, avaient cependant presque toutes conservé leur striation transversale (Pl. VIII, *fig. 5*), peut-être convient-il de faire intervenir la lésion du nerf très-accusée, en particulier en ce qui concerne le nerf phrénique qui les plaçait pour la plupart dans les conditions des muscles paralysés par soustraction de l'action nerveuse.

(Extrait des *Archives de physiologie normale et pathologique*, 1875, p. 741).

V.

Deux cas de sclérose latérale symétrique amyotrophique.

(Voyez : Leçon XII, p. 213).

Nous reproduisons ici deux observations qui confirment de tout point les descriptions tracées par M. Charcot, dans ses leçons sur l'*amyotrophie deutéropathique*. Elles ont été publiées par M. Charcot, avec la collaboration de M. Joffroy (1) pour la première et avec la collaboration de M. Gombault pour la seconde (2).

Observation I.

Atrophie musculaire progressive, marquée surtout aux membres supérieurs. — Atrophie des muscles de la langue et de l'orbiculaire des lèvres. — Paralysie avec rigidité des membres inférieurs. — Atrophie ou disparition des cellules nerveuses des cornes antérieures aux régions cervicale et dorsale. — Au bulbe, atrophie et destruction des cellules nerveuses du noyau de l'hypoglosse, atrophie des racines spinales antérieures, des racines de l'hypoglosse et du facial. — Sclérose rubanée, symétrique des cordons latéraux.

Catherine Aubel est entrée à la Salpêtrière (service de M. Charcot), au mois de juin 1865, présentant déjà à un degré très-marqué les symptômes d'une atrophie musculaire progressive, dont le début remontait, alors, à neuf mois environ.

Ses parents, ses frères et ses sœurs, au nombre de cinq, n'ont présenté aucune affection digne d'être notée et tous

---

(1) *Archives de physiologie normale et pathologique*, 1869, p. 356.
(2) *Ibid.*, 1871-1872, p. 509.

jouissent d'une bonne santé. — D'un tempérament lymphatique, elle a eu dans son enfance des engorgements ganglionnaires ; quelques ganglions ont même suppuré, et elle porte au cou de nombreuses cicatrices caractéristiques.— Elle a été réglée régulièrement depuis l'âge de onze ans.

Son état de santé ne présente ensuite rien de particulier à signaler jusqu'à l'âge de 28 ans, époque à laquelle elle place le début de l'affection actuelle. Accouchée à terme, le 2 septembre 1864, d'un enfant qui s'est, depuis, toujours bien porté, la malade raconte que, le 6 septembre, ayant voulu se lever, cela lui avait été impossible, ses jambes étaient trop faibles pour la supporter, et comme paralysées. — Le 12 septembre une nouvelle tentative pour sortir du lit n'a pas plus de succès ; la marche et la station sont à peu près impossibles par suite de la faiblesse des membres inférieurs. — Vers le 20 septembre, elle éprouva des douleurs dans les mains, et, à partir de cette époque, les membres supérieurs s'affaiblissent à leur tour progressivement.

Vers le 1er octobre, « elle est prise de la langue, » selon son expression, et la parole commence à devenir très-embarrassée. La malade se rend alors à pied, tant bien que mal, à l'hôpital Saint-Antoine. Renvoyée faute de place, elle y retourne le 11, mais cette fois, les membres inférieurs étaient devenus trop faibles pour lui permettre de marcher et elle se voit obligée de prendre une voiture. Admise ce jour-là dans les salles, elle y fut soumise immédiatement à l'emploi des pilules de nitrate d'argent. Ce traitement fut suspendu au bout de trois semaines. Il n'avait entravé en rien la marche envahissante de la maladie, au contraire, la faiblesse des membres inférieurs et supérieurs avait progressé rapidement, la marche était devenue tout à fait impossible ; la voix était devenue nasillarde, la parole embarrassée, difficile, presque inintelligible. Il nous a été impossible de savoir de la malade à quelle époque ont commencé à se produire l'atrophie et la déformation caractéristiques des membres supérieurs qu'elle présentait déjà à un très-haut degré lors de son entrée à l'hospice.

Quoi qu'il en soit, au moment où elle a été admise à la Salpêtrière, l'affection semblait être rentrée dans une période d'arrêt, et l'on n'a remarqué aucune aggravation des symptômes depuis le mois de juin jusqu'au 11 septembre 1865, époque à laquelle a été recueillie la note suivante : La face est encore recouverte d'un masque très-accentué. La physionomie présente une expression singulière : tandis que le front les sourcils et la partie supérieure des joues ont conservé leur mobilité, on remarque qu'en dehors des moments où la malade éprouve une émotion un peu vive, la partie inférieure de la face reste pour ainsi dire immobile et sans vie. Mais lorsqu'elle rit ou pleure, les commissures labiales sont très-fortement portées en dehors, la bouche s'ouvre très-largement et le sillon naso-labial s'accuse d'une manière exagérée. La malade peut néanmoins fermer la bouche assez fortement, faire la moue, mais elle ne peut siffler, souffler, simuler l'acte de donner un baiser.

Elle paraît très-intelligente et semble comprendre parfaitement toutes les questions qu'on lui adresse ; mais elle n'y répond qu'avec la plus grande difficulté et d'une manière presque inintelligible. La voix est nasonnée ; la parole s'accompagne d'une espèce de grognement, et l'articulation de la plupart des mots se fait lentement, péniblement, avec une gêne extrême. La parole devient un peu moins indistincte, lorsque l'on ferme les narines de la malade.

La langue est petite, ratatinée, comme couverte de circonvolutions sur la face dorsale qui est le siége de mouvements fibrillaires et vermiculaires à peu près incessants. Elle ne peut être portée en haut vers la voûte palatine, mais elle peut être poussée quoique difficilement entre les arcades dentaires. Il est presque impossible à la malade de l'allonger en pointe ou de la creuser en gouttière. La salive s'accumule dans la bouche et s'écoule continuellement au dehors. Le voile du palais, la luette, présentent l'aspect normal et lorsqu'on porte une cuiller au fond de la gorge le voile se soulève, mais à la vérité d'une manière assez lente.

Depuis quelques jours, Catherine éprouve une sensation de constriction dans la région pharyngienne, sans que l'examen direct fasse découvrir aucune rougeur de la muqueuse, ni aucun gonflement des amygdales.

La déglutition est parfois difficile et il arrive que des parcelles d'aliments pénètrent dans le larynx et déterminent des accès de suffocation ; mais, jamais les boissons ni les aliments ne reviennent par le nez. Les aliments solides ne s'accumulent pas non plus entre les joues et les arcades dentaires.

Les mouvements de la poitrine semblent normaux. L'auscultation ne démontre rien de pathologique ni au cœur, ni aux poumons, et toutes les fonctions de la vie organique s'accomplissent d'une manière normale.

État des membres. — Les membres supérieurs sont, dans l'ensemble, remarquablement amaigris et affaiblis, ils sont pendants le long du tronc ; mais, de plus, à l'épaule, aux avant-bras et aux mains, il y a atrophie prédominante de certains muscles ou groupes de muscles. Le deltoïde est, des deux côtés, très-émacié et la saillie de l'épaule fait défaut.

Aux avant-bras, l'atrophie porte à la fois sur les muscles fléchisseurs et extenseurs des doigts; aux mains, les éminences thénar et hypothénar sont remarquablement effacées; le creux palmaire est excavé par suite de l'atrophie des interosseux; de plus, les doigts sont fléchis assez fortement et d'une manière permanente, surtout au niveau des articulations des premières phalanges; de telle sorte que l'on a sous les yeux un bel exemple de la déformation connue sous le nom de main en griffe. Les mouvements des différentes parties des membres supérieurs sont d'ailleurs extrêmement limités. C'est à peine si la malade peut soulever ses mains au-dessus de ses genoux où elles reposent habituellement presque inertes; ce mouvement d'élévation, qui paraît exiger de grands efforts, ne peut être tenu longtemps, et il s'accompagne d'une sorte de tremblement, surtout latéral, des mains, fort singulier. Les mouvements de flexion, d'extension des doigts sont très-bornés. Depuis le mois de janvier, la malade, qui sait écrire, n'a pas pu tenir une plume; ses mains ne lui sont d'ailleurs d'aucun usage et il lui est tout à fait impossible de porter ses aliments à sa bouche. Les mouvements de l'épaule, ceux de l'avant-bras, ceux du bras, sont également très-bornés. D'une manière générale, le membre supérieur gauche est peut-être un peu moins faible que le droit. Il n'existe aucun signe d'une altération quelconque de la *sensibilité* dans toute l'étendue des membres supérieurs.

La malade ne peut marcher ni même seule se tenir debout. Soutenue par deux personnes, si elle essaie de faire quelques pas, alors ses jambes se raidissent, s'entrecroisent, et, en même temps, ses pieds se portent en dedans par un mouvement involontaire d'adduction forcée.

Les membres inférieurs sont, eux aussi, fortement amaigris; mais c'est un amaigrissement général: on ne constate pas, comme aux membres supérieurs, les déformations qui tiennent à l'atrophie prédominante de certains groupes musculaires. Les pieds sont un peu rigides, dans une demi-extension et fortement portés en dedans.

Il y a également de la rigidité, de la contracture, dans les genoux, qui sont demi-fléchis, et dans l'adduction; les hanches paraissent être également un peu rigides. La puissance musculaire n'est cependant pas complétement abolie aux membres inférieurs, et la malade peut fléchir un peu, étendre les jambes. Ces mouvements, d'ailleurs très-limités, ne s'accompagnent pas de trémulation.

Il n'existe aucun trouble de la sensibilité aux membres inférieurs, où la malade n'éprouve ni douleurs, ni crampes, ni fourmillements. La sensibilité électro-musculaire y paraît également normale, tandis qu'elle paraît être plutôt exagérée aux membres supérieurs.

Un grand nombre de muscles, ceux surtout des extrémités supérieures, sont le siége de contractions fibrillaires extrêmement accusées. Ces contractions sont surtout remarquables aux avant-bras et aux mains. Elles se produisent tantôt spontanément, tantôt sous l'influence des attouchements. Elles sont assez énergiques pour produire des mouvements très-prononcés d'extension des doigts et de la main tout entière lorsque l'on a produit à l'aide d'un doigt un choc léger sur la face dorsale de l'avant-bras, il se fait un mouvement d'extension bientôt suivi d'un mouvement de flexion correspondant, et cela se répète ensuite jusqu'à trois ou quatre fois pour une seule excitation. Si l'avant-bras est placé dans la pronation, on peut, en frappant un petit coup sur le muscle supinateur, déterminer un mouvement de supination par suite duquel la main se renverse sur sa face postérieure. L'excitation électrique détermine ces mêmes contractions fibrillaires d'une manière plus prononcée encore. Ces contractions fibrillaires spontanées ou provoquées se remarquent encore sur tous les muscles de la partie supérieure du tronc. Ils sont aussi très-marqués aux muscles du cou, mais c'est sur les muscles sterno-cléïdo-mastoïdiens, en particulier sur celui du côté gauche, qu'ils sont le plus fréquents et le plus accusés.

Il n'existe pas trace de mouvements fibrillaires sur les différents muscles des membres inférieurs. Nous avons fait remarquer déjà qu'à la langue ils sont très-prononcés. Les muscles les plus profondément amaigris, ceux des avant-bras, par exemple, ont conservé à un haut degré la contractilité électrique. Ceux des membres inférieurs se contractent, eux aussi, énergiquement sous l'influence de la faradisation.

Tel était le tableau des symptômes au mois de septembre 1865, un an après le début de l'affection. Depuis cette époque jusqu'au mois de février 1869, aucun changement notable ne s'est produit. Seulement la faiblesse des membres supérieurs a toujours été en augmentant, mais cependant l'impuissance n'était pas complète et la malade pouvait encore remuer un peu les doigts. La contracture des membres inférieurs a également fait des progrès, mais sans jamais être excessive. Enfin, l'atrophie des muscles, s'accentuant de plus en plus, rendait les déformations des membres supérieurs, et surtout des mains, plus caractéristiques encore.

L'impuissance motrice et l'atrophie n'ont également marché que fort lentement du côté de la face et de la région sus-hyoïdienne. Néanmoins la difficulté de la prononciation et tous les autres phénomènes rappelant le tableau de la paralysie labio-glosso-pharyngée s'étaient aggravés sans qu'il s'y fut adjoint de troubles notables des fonctions respiratoires.

Au tronc, il ne s'était produit aucun phénomène nouveau. L'amaigrissement était considérable, mais sans signe évident d'atrophie musculaire. Les muscles respiratoires fonctionnaient normalement et, en particulier, il n'y avait pas de signes de paralysie diaphragmatique.

Les membres inférieurs présentaient la même faiblesse, le même amaigrissement que nous avons déjà décrit. On n'y remarquait ni déformations atrophiques des divers groupes de muscles, ni contractions fibrillaires. Les pieds présentaient toujours la même position vicieuse. Ils étaient tournés en dedans, en même temps qu'ils étaient légèrement étendus sur la jambe. On avait remarqué que la malade s'affaiblissait et toussait depuis quelque temps, lorsque le 5 février 1869, à la visite du soir, on la trouve dans un état assez grave d'asphyxie qui s'était déclaré presque subitement. Le pouls était à 136. Il y avait 50 inspirations à la minute. Il s'était déclaré un râle humide laryngo-trachéal qui s'entendait à une grande distance. La partie supérieure des voies respiratoires était le siége d'une accumulation considérable de mucosités que la malade ne pouvait rejeter. Le lendemain, ces accidents paraissaient en partie dissipés ; mais, dès le soir, ils reprenaient toute leur gravité. — La malade a succombé le 11 février au soir.

Autopsie le 13 février 1869. — *A. a)* La rigidité cadavérique a été observée à diverses reprises chez cette femme : elle était complète douze heures après la mort au moment où l'on a fait le premier examen du cadavre. Elle a persisté telle pendant toute la journée du 12, et existait encore très-manifeste le 13 au matin. Elle s'est montrée très-forte même aux membres supérieurs, là où l'atrophie était le plus prononcée. Avant de faire l'autopsie, on a pris la mesure du contour des poignets, des bras, des jambes et l'on a trouvé les chiffres suivants :

Contour au poignet	0.125
— au bras	0.17
— à la partie moyenne de la cuisse	0.365
— à la jambe, un peu au-dessus des malléoles	0.175

Il n'y avait pas de différence entre les membres du côté droit et ceux du côté gauche.

b) Cavité thoracique. — Les *poumons* présentaient, chacun dans leur lobe inférieur, des granulations tuberculeuses et des noyaux de pneumonie caséeuse commençante. Les sommets étaient sains. — Le *cœur* pesait 185 grammes. Son tissu était rouge, ferme, il paraissait entièrement sain. Il n'y avait aucune lésion valvulaire.

Les autres *viscères* ne présentaient rien à noter.

c) *Système musculaire.* — La dissection des muscles nous a donné les résultats suivants : 1° *A la face.* Les muscles des joues et du menton, mais principalement le buccinato-labial, étaient atrophiés, pâles, jaunâtres, réduits à de minces languettes musculaires. — Les orbiculaires des paupières, le frontal, les temporaux, les masséters, ne présentaient rien d'anormal.

2° *Au cou.* Les sterno-cléïdo-mastoïdiens paraissent sains. Les muscles de la région sus-hyoïdienne sont très-petits. Ils présentent une coloration jaune feuille-forte au niveau de la pointe de la langue. Ils sont au contraire assez rouges, quoique manifestement atrophiés, dans la base de cet organe.

3° *Aux membres supérieurs.* Le deltoïde est atrophié d'une manière très-marquée ; il est mince, pâle jaune feuille-morte. Les muscles du bras sont petits, mais d'une teinte rouge presque normale. A l'avant-bras, les muscles sont excessivement grêles, mais là encore la coloration rouge est assez bien conservée. Les muscles de la main sont jaunes feuille-morte et très-atrophiés, surtout les interosseux. Les muscles de la main sont certainement, avec ceux de la langue, les plus altérés.

4° *Au tronc.* La masse sacro-lombaire, à sa partie inférieure, semble avoir subi un certain degré d'atrophie. La coloration est jaunâtre. Les muscles de l'abdomen présentent le même caractère ; et pour eux, comme pour les muscles du dos, les lésions semblent diminuer et même disparaître à mesure qu'on se rapproche de la poitrine. — Les pectoraux sont rouges et ne présentent pas d'atrophie marquée. Les intercostaux sont assez minces et un peu jaunâtres. Le diaphragme paraît sain, du moins à l'œil nu.

5° *Aux membres inférieurs.* L'amaigrissement est assez marqué ; les muscles ne sont pas volumineux, mais cependant leur émaciation ne présente rien d'excessif, si l'on a égard à la maigreur générale du sujet. En somme, il ne semble pas y avoir là d'atrophie proprement dite. Les muscles sont d'ailleurs rouges et leur tissu semble sain.

d) *Système nerveux périphérique.* — A l'œil nu, on est frappé par les changements considérables qui se sont produits dans le volume et dans la coloration des racines antérieures. Elles sont constituées par la réunion de faisceaux nerveux presque réduits à des filaments, de sorte qu'elles sont excessivement grêles. Leur coloration a pris une teinte grisâtre très-marquée, sans cependant présenter la demi-transparence que l'on observe dans les nerfs qui ont subi une atrophie complète. Ces altérations de volume et de coloration sont d'autant plus frappantes qu'il ne s'est rien produit de semblable dans les racines postérieures, lesquelles ont conservé leur volume normal et leur coloration blanche. C'est surtout à la région cervicale que ces lésions sont le plus accusées ; cependant on les observe encore dans presque toute la hauteur de la région dorsale ; mais elles tendent à s'effacer à mesure qu'on s'éloigne de la région cervicale. A la région lombaire, les racines antérieures ont repris le volume et la coloration de l'état normal.

Le facial et l'hypoglosse présentent, eux aussi, une teinte grisâtre analogue à celles des racines antérieures cervicales et dorsales. Cette altération dans la coloration devient surtout manifeste quand on compare ces nerfs à d'autres, tels que le lingual, par exemple, qui ont conservé leur reflet blanchâtre. On ne remarque pas de diminution de volume de ces nerfs, analogue à celle que présentent les racines antérieures. — Les autres nerfs périphériques ne nous montrent aucune modification appréciable.

c) *Système nerveux central*. — L'encéphale n'est le siége d'aucune altération. Nous avons signalé à propos du système périphérique ceux des nerfs crâniens qui présentaient une modification dans leur teinte. La *moelle*, examinée à l'état frais, ne nous a montré aucune altération appréciable à l'œil nu, dans la plus grande partie de son étendue, mais dans une étendue de 5 centimètres environ au-dessus du renflement dorso-lombaire, elle offrait une diffluence excessive. De gros vaisseaux gorgés de sang et une teinte rouge diffuse s'observaient sur la partie ramollie. Le ramollissement portait principalement sur la moitié gauche et sur la partie postérieure de la moelle. Il est possible que, malgré tout le soin qui a été mis à enlever la moelle, ce ramollissement ait été produit artificiellement ; nous verrons que l'examen microscopique semble donner un appui à cette opinion.

B. Examen microscopique. — 1° *Système musculaire*. — Nous commencerons l'exposé de l'examen microscopique que nous avons fait du système musculaire par la description des altérations des muscles de la main ; ce sont ceux, en effet, qui offrent les lésions les plus avancées. Les muscles des éminences thénar et hypothénar, et les muscles interosseux étaient arrivés au même degré de dégénération et donnaient le même résultat à l'examen microscopique. Les préparations ont été faites à l'état frais. Nous prendrons pour type de notre description ce que nous avons observé dans l'opposant du pouce droit.

En dilacérant la substance musculaire avec les aiguilles sur le verre à préparation, on reconnaît que la consistance des fibres est un peu plus grande qu'à l'ordinaire ; elle rappelle celle du tissu conjonctif. Dans la plupart des faisceaux musculaires, il existe de fines granulations foncées, devenant brillantes et nacrées à un certain foyer et qui semblent être des granulations graisseuses. Ni l'acide acétique, ni la potasse ne dissolvent ces granulations. Nous avons répété ces réactions plusieurs fois, et toujours le résultat a été le même. — Ces granulations varient beaucoup en nombre et en volume, d'une fibre musculaire à l'autre. Les stries transversales et longitudinales, qui se voient d'une façon très-nette dans certaines fibres atrophiées, mais peu granuleuses, sont plus ou moins complétement masquées dans celles où les granulations existent en abondance.

La striation a entièrement disparu dans un certain nombre de fibres musculaires qui apparaissent sous l'aspect d'un cylindre rempli d'une matière transparente et qui renferment en nombre plus ou moins grand des granulations en général d'autant plus volumineuses qu'elles sont moins nombreuses. Ces granulations ne se dissolvent ni dans l'acide acétique ni dans la potasse, pas plus que celles des fibres qui ont conservé la striation.

Le volume des fibres musculaires semble normal pour un certain nombre d'entre elles ; mais, pour la plupart, on observe une diminution parfois considérable. C'est ainsi qu'à côté d'une fibre musculaire de dimension normale, on en voit d'autres dont le diamètre transversal est réduit à un 1/3 ou à la moitié. Certaines fibres offrent même un diamètre 4 et jusqu'à 5 fois plus petit qu'à l'état normal. Et une particularité importante à signaler, c'est qu'un grand nombre des fibres qui ont subi une atrophie aussi considérable présentent encore une striation très-nette et sont à peine ou même pas granuleuses.

Parmi les fibres musculaires les plus altérées, un petit nombre seulement nous ont présenté la division en fragments de la substance musculaire. Dans les fibres où nous avons observé cette division, les blocs de substance musculaire étaient pressés les uns contre les autres. Très-rarement, ils laissaient entre eux un intervalle, et alors, en ces points, le sarcolemme était revenu sur lui-même. Nous n'avons pas, comme l'a observé dernièrement M. Hayem dans un cas d'atrophie progressive, récemment publié, trouvé de multiplication des noyaux dans les tubes du sarcolemme.

Les *vaisseaux*, dans les muscles affectés, ne nous ont offert aucune altération. — Nous avons réussi plusieurs fois à voir très-nettement de *petits nerfs* musculaires. Nous n'avons pas, dans ces cas, remarqué qu'ils contînssent des fibres nerveuses dégénérées. — Le *tissu conjonctif interfibrillaire* paraît plus abondant qu'à l'état normal; on y observe une proportion exagérée de noyaux arrondis ou fusiformes.

En outre des altérations précédentes, la plupart des faisceaux musculaires présentaient un aspect fendillé, très-remarquable principalement aux extrémités brisées des fibres; cet aspect fendillé se retrouve d'ailleurs dans des altérations du muscle, qui n'ont rien de commun avec l'atrophie progressive; on les observe entre autres communément dans les muscles des membres inférieurs, chez les individus immobilisés depuis longtemps.

En résumé, dans les muscles de la main, c'est-à-dire là où les lésions étaient le plus accusées, nous avons observé ce qui suit: 1° une diminution de volume dans la masse musculaire; 2° une coloration jaune pâle des muscles; 3° une consistance plus grande du muscle, rappelant celle du tissu conjonctif; 4° une altération granulo-graisseuse peu marquée pour certaines fibres; très-accentuée pour d'autres; 5° la division en fragments de la substance musculaire; 6° l'atrophie de certaines fibres musculaires, simple et indépendante de toute dégénérescence graisseuse ou cireuse; 7° la prolifération du tissu conjonctif interfibrillaire.

Nous terminerons ce résumé en faisant remarquer que, sur une seule et même préparation, on pouvait rencontrer toutes ces altérations à la fois. A côté d'une fibre musculaire entièrement saine ou à peine granuleuse, on en observait quelqu'une dont la striation était presque entièrement masquée par les granulations graisseuses. A côté de celles-ci, d'autres avaient subi entièrement la dégénérescence vitreuse. D'autres présentaient enfin l'atrophie à tous ses degrés. Quelques-unes offraient la division en blocs de la substance musculaire. Dans l'intervalle de ces fibres, on apercevait une grande quantité de tissu conjonctif et de noyaux arrondis ou fusiformes.

Pour les *muscles de la langue*, nous pourrons nous borner à répéter la description qui précède. Observons seulement que c'est surtout dans les muscles intrinsèques de l'organe que les lésions étaient le plus accentuées. Les *muscles de l'avant-bras* ont à peu près conservé leur coloration normale. On trouve toutefois, dans l'intervalle des fibres, une augmentation notable du tissu conjonctif; il y a, là aussi, des fibres granulo-graisseuses, des fibres vitreuses, d'autres considérablement atrophiées; mais, d'une manière générale, toutes ces lésions sont beaucoup moins accusées qu'à la main. Au *deltoïde*, nous retrouverons toutes les altérations les plus avancées que nous ayons décrites.

Les *sterno-cléïdo-mastoïdiens* ont été l'objet d'un examen spécial. On se rappelle que dans l'observation, ils sont notés, surtout celui du côté gauche, comme étant le siège de contractions fibrillaires remarquables par la spontanéité, leur fréquence, et leur intensité. Les préparations faites avec la substance musculaire du sterno-cléïdo-mastoïdien gauche, n'ont, à notre grand étonnement, absolument présenté aucune altération. Les fibres étaient remarquables par leur volume relativement considérable, la striation bien nette et l'absence de toute dégénérescence. On ne remarquait même pas, dans ces muscles, cet aspect fendillé qui était à peu près général dans les muscles des membres supérieurs et inférieurs.

Les *pectoraux* ne présentaient non plus aucune altération. Les *intercostaux* ne nous ont montré qu'une dégénérescence granulo-graisseuse peu marquée et l'aspect fendillé. Il en a été de même dans le *diaphragme* : nous n'avons rencontré qu'un petit nombre de fibres où les granulations fussent assez abondantes pour masquer la striation transversale.

Les *éléments musculaires aux membres inférieurs* ne renferment pas ou à peine de granulations graisseuses. Ils ne sont pas atrophiés d'une façon appréciable ; la striation y est nettement accusée et ils n'offrent pas d'autre altération que l'aspect fendillé.

2° *a*) *Racines spinales antérieures. Examen à l'état frais.* Le nombre des tubes nerveux qui, dans ces racines, ont conservé les caractères de l'état normal, est plus grand qu'on aurait pu le supposer, à en juger par la diminution de volume et la teinte grisâtre qu'elles présentaient. Toutefois, sur la moitié des tubes au moins, on pouvait observer tous les degrés de l'atrophie, depuis l'émaciation simple jusqu'à la complète disparition du cylindre de myéline. Nulle part on ne rencontrait dans les tubes des traînées de granulations graisseuses. Ce qui vient d'être dit est relatif surtout à la région cervicale de la moelle ; à la région dorsale, les lésions atrophiques se montraient moins prononcées, surtout dans les parties inférieures de cette région et, au niveau du renflement lombaire, elles faisaient complétement défaut.

b) Les *racines spinales postérieures* ont été examinées comparativement aux antérieures ; on n'y a rencontré aucune trace d'altération des tubes nerveux.

c) *Nerfs crâniens.* Le facial et l'hypoglosse, examinés à l'état frais, en divers points de leur trajet, ont présenté, le dernier surtout, les lésions comparables à celles qui ont été signalées à propos des racines spinales antérieures. Seulement, le nombre des tubes nerveux restés sains y était relativement beaucoup plus grand. Le lingual et le pneumogastrique ont été l'objet d'un examen spécial ; ils n'ont paru offrir aucune altération.

d) Nerfs rachidiens. Les deux nerfs phréniques, celui du côté droit principalement, nous ont paru renfermer un certain nombre de tubes nerveux atrophiés à divers degrés. Des altérations analogues ont été observées sur le médian et sur le cubital examinés à l'avant-bras ; sur ces derniers nerfs, quelques tubes nerveux atrophiés présentaient, d'une manière évidente, la dégénération granuleuse. L'examen du *grand sympathique* au cou et des ganglions inférieurs, n'a fourni aucun résultat décisif.

e) Moelle épinière. Examen à l'état frais de la partie ramollie. On sait qu'immédiatement au-dessus du renflement lombaire la moelle présentait dans une certaine étendue, une diffluence remarquable ; des fragments de tissu nerveux, provenant de ce point ramolli, ont été portés sous le microscope immédiatement après l'autopsie ; les tubes nerveux offraient les caractères de l'état normal ; on ne rencontrait dans les intervalles qu'ils laissaient entre eux, ni corps granuleux, ni granulations graisseuses. Les gaînes vasculaires ne renfermaient pas non plus d'éléments granuleux.

Ce résultat négatif doit porter à penser ou bien que le ramollissement était de date toute récente ou bien qu'il a été produit artificiellement.

Examen de préparations durcies par l'acide chromique et colorées par le carmin. Région cervicale. L'examen des coupes transversales minces pratiqué à diverses hauteurs, fait reconnaître des altérations qui portent les unes sur les faisceaux antéro-latéraux de la moelle, les autres sur la substance grise, en particulier sur les cornes antérieures et qui se montrent à peu près les mêmes dans toute l'étendue de la région.

Sur tous les points des cordons antéro-latéraux, les cloisons de tissu conjonctif ont pris une importance considérable ; elles se sont notablement épaissies, et il semble qu'elles se sont multipliées. Dans les espaces qu'elles circonscrivent en s'anastomosant et s'entre-croisant, on reconnaît aisément les surfaces de section des tubes nerveux, lesquels, au niveau des faisceaux antérieurs et sur la partie antérieure des faisceaux latéraux, ont conservé à peu de chose près leur diamètre normal. Mais, sur un point qui correspond à la partie la plus postérieure de ces derniers faisceaux et dans toute l'étendue d'une région qui, en dedans, confine aux cornes postérieures tandis qu'en dehors, elle s'étend presque jusqu'à la couche corticale ; la gangue conjonctive est devenue tout à fait prédominante. Les tubes nerveux, ayant conservé leur diamètre normal, sont là devenus très-rares; la plupart des tubes sont atrophiés à divers degrés, et il en est un grand nombre qui ne sont plus représentés que par le cylindre d'axe. Lorsque les coupes sont examinées à un faible grossissement, les points où prédomine ainsi l'altération scléreuse des cordons latéraux se montrent sous forme de deux petites plaques rouges, transparentes, irrégulièrement arrondies, placées symétriquement vers la partie la plus postérieure de ces cordons, immédiatement en dehors des cornes grises postérieures. Les faisceaux blancs postérieurs ne présentaient aucune altération.

Dans l'examen de la *substance grise*, le haut degré d'atrophie qu'ont subi, dans les cornes antérieures, la plupart des cellules nerveuses, frappe tout d'abord ; il est évident, en outre, qu'un certain nombre de ces cellules ont disparu sans laisser de traces. Ce sont surtout les cellules du groupe interne ou antérieur qui ont subi les altérations les plus profondes ; là, toutes les cellules qui ont persisté sont plus ou moins atrophiées, tandis que dans le groupe externe on en rencontre sur la plupart des préparations, 1, 2, 3 et même parfois 4, qui ont conservé, à peu près, les dimensions et tous les autres caractères de l'état sain. Parmi les cellules atrophiées, les unes bien que 6 ou 7 fois plus petites que dans l'état normal, ont cependant conservé leur forme étoilée, leurs prolongements et possèdent encore un noyau et un nucléole distincts. Les autres ne sont plus représentées que par de petites masses irrégulièrement anguleuses, sans prolongements, jaunes, brillantes, d'aspect vitreux, et, en pareil cas, le noyau, en général, n'est plus distinct. Toutes ces altérations peuvent être appréciées d'une manière rigoureuse, lorsque les parties malades sont comparées aux parties correspondantes sur des coupes de moelle provenant des sujets sains. Nous avons pris pour terme de comparaison de très-belles préparations de moelle saine que nous devons à l'obligeance de M. Lockhart-Clarke.

La gangue conjonctive des cornes antérieures se présentait sous l'aspect d'une masse finement grenue, nous n'avons pas remarqué que les noyaux de la névroglie y fussent plus abondants que dans l'état normal ; il n'en était pas de même aux commissures antérieures et postérieures : là, les noyaux nous ont paru nombreux, surtout au voisinage du canal central. Ce dernier était complétement oblitéré par un amas de cellules épithéliales.

Dans l'épaisseur de la commissure, comme dans les cornes antérieures, les vaisseaux présentaient des parois manifestement épaissies, couvertes parfois de nombreux noyaux. — Les *cornes postérieures* de la substance grise nous ont paru offrir toutes les conditions de l'état sain.

Région dorsale. L'examen n'a pu porter que sur les 2/3 supérieurs de cette région. La sclérose des faisceaux latéraux se montrait à toutes les hauteurs, au moins aussi prononcée qu'à la région cervicale : comme dans celle-ci, bien qu'à un degré moindre, les cellules des cornes antérieures étaient atrophiées, réduites à un petit nombre.

Région lombaire. L'altération scléreuse symétrique des cordons latéraux est encore ici très nettement accusée, mais moins étendue toutefois que dans les autres régions de la moelle ; elle occupe d'ailleurs le même siége. Les cellules des cornes antérieures sont presque en nombre normal; elles offrent, pour la plupart, les dimensions de l'état sain. Quelques-unes seulement présentent des lésions atrophiques bien caractérisées.

Région du bulbe. — Coupes faites au-dessus du calamus. — A l'aide de coupes transversales faites à diverses hauteurs de la région des olives et au-dessous, nous avons pu constater de la manière la plus nette que les *cellules des noyaux d'origine de l'hypoglosse*, dans toute l'étendue de ces noyaux, sont pour la plupart, profondément altérées, atrophiées ou même complétement détruites. Cette altération rappelait exactement celle qui a été signalée à propos des cellules des cornes antérieures de la moelle, aux régions cervicale et dorsale. Nous avons pris pour point de comparaison, dans cette partie de notre étude, de très belles coupes provenant de bulbes sains, préparées par M. L. Clarke. Nous avons utilisé aussi les planches encore inédites de l'*Iconographie photographique* de M. Duchenne (de Boulogne), relatives à la structure du bulbe. Or, sur des coupes de Clarke, faites à 1/2 centimètre environ au-dessus du bec du *calamus scriptorius* et représentant l'état normal, on pouvait compter dans le noyau de l'hypoglosse, qui, dans cette région, est volumineux et bien limité de toutes parts, de 40 à 50 grandes cellules tripolaires ou quadripolaires ; par contre, sur les coupes provenant de notre malade et montrant la même région, on ne pouvait reconnaître que 3 ou 4, au plus, de ces cellules qui fussent à peu près intactes ; les autres avaient totalement disparu pour la plupart.

Quelques-unes, considérablement atrophiées, pouvaient se retrouver encore à l'aide de forts grossissements ; d'autres n'étaient plus représentées que par de petites masses irrégulières, d'un jaune ocreux, brillantes et dépourvues de prolongements.

On pouvait remarquer, en outre, que les tractus délicats(probablement des prolongements de cellules) qui, dans l'état normal, se croisent et s'entre-croisent en mille directions dans l'intervalle des cellules, s'étaient ici complétement effacées; et l'on ne trouvait plus entre les cellules qu'une masse amorphe, finement grenue ; enfin le noyau de l'hypoglosse, considéré dans son ensemble, paraissait avoir perdu ses contours arrondis ; il présentait une forme ovalaire transversalement et s'était évidemment amoindri dans tous les sens.

Sur les mêmes coupes, on pouvait reconnaître, immédiatement en dehors du noyau de l'hypoglosse, le petit groupe de cellules que Clarke rattache aux *origines inférieures du facial* ; toutes ces cellules étaient saines et nous ont paru en nombre normal.

Plus en dehors encore, on rencontrait le *noyau d'origine du pneumogastrique.* La plupart des cellules du groupe étaient intactes ; un petit nombre seulement d'entre elles (7 ou 8 pour chaque noyau et pour chaque préparation), les plus antérieures, présentaient la dégénération jaune à un degré très prononcé, ou bien elles avaient subi une pigmentation noire très remarquable.

Coupes pratiquées au niveau du bec du calamus. — En avant et de chaque côté du canal central, on retrouve les noyaux de l'hypoglosse. Là encore, les cellules sont atrophiées ou dégénérées. En arrière et de chaque côté du canal, on peut étudier les noyaux du spinal ; ils présentent tous les deux quelques cellules qui ont subi la dégénération jaune ou la pigmentation noire et qui sont en même temps déformées. Les autres cellules de ces noyaux sont normales.

Coupe faite au-dessus des olives. — Les noyaux d'origine du facial, du moteur oculaire externe et de l'auditif, nous ont paru présenter tous les caractères de l'état normal.

Observation II.

Sclérose symétrique des cordons latéraux de la moelle et des pyramides antérieures dans le bulbe. — Atrophie des cellules des cornes antérieures de la moelle. — Atrophie musculaire progressive. — Paralysie glosso-laryngée.

Elisabeth P..., 58 ans, est entrée le 11 juillet 1871, à l'infirmerie de la Salpêtrière (service de M. Charcot).

Renseignements fournis par son fils. L'affection dont elle est atteinte ne paraît pas avoir débuté brusquement. — Au mois de juin dernier, P... marchait encore, bien qu'avec une certaine difficulté. Déjà sa main gauche ne pouvait lui servir et était tenue rapprochée du corps. Elle se plaignait aussi de voir depuis quelque temps sa main droite s'affaiblir, ce qui la gênait pour manger. Elle avait également un léger embarras de la parole, mais la déglutition s'effectuait facilement.

État actuel ; 29 septembre 1871. La physionomie est hébétée ; la bouche toujours grande ouverte laisse constamment écouler la salive.

Il semble que tous les muscles de la face soient dans un état de contracture permanente, qui s'exagère encore lorsque la malade vient à rire ou à pleurer : l'espèce de grimace qui se produit alors ne s'efface qu'avec une lenteur extrême.

Les mouvements de l'orbiculaire des lèvres sont notablement gênés. Celles-ci ne peuvent arriver au contact dans l'action de siffler ou de souffler. Elle souffle une bougie la bouche à demi-ouverte ; elle réussit à l'éteindre même lorsque elle est placée à une certaine distance de sa bouche.—Le mouvement de diduction des mâchoires paraît impossible. — La contraction des muscles masticateurs est peu énergique, aussi ne parvient-elle à broyer que les aliments de consistance molle.

L'articulation des mots est abolie; les efforts de la malade n'aboutissent qu'à la production d'une sorte de grognements tout à fait incompréhensibles. — L'intelligence est cependant conservée dans une certaine mesure, et la malade semble comprendre toutes les questions qu'on lui adresse.

La langue est atteinte d'une impuissance motrice à peu près absolue en même temps qu'elle présente les caractères d'une atrophie déjà très prononcée. Petite, ratatinée, agitée de mouvements fibrillaires, creusée de sillons et recouverte habituellement d'un enduit noirâtre, elle demeure collée au plancher inférieur de la bouche, et c'est à peine si elle peut être portée en avant et dépasser les lèvres de quelques millimètres. Quant au mouvement d'élévation de la pointe vers la voûte palatine, il est totalement aboli.

La gène de la déglutition bien qu'un peu moins complète est cependant très prononcée. C'est depuis quelques jours seulement qu'elle s'est brusquement accentuée. Lorsqu'on introduit un liquide dans la bouche, la plus grande partie s'écoule entre les lèvres ; puis, il se produit une série de mouvements de déglutition, avec ascension considérable du larynx et bruit pharyngien très sonore. Vient-on à porter, avec une cuiller, le liquide jusque dans l'arrière-bouche, la déglutition s'effectue d'une manière un peu plus complète, mais elle amène un état d'anxiété extrême ; quel que soit le mode d'introduction de la substance alimentaire, son entrée dans l'œsophage paraît se faire avec une grande lenteur, et quelques minutes après on voit encore se produire de bruyants mouvements du pharynx, provoqués par le liquide arrêté à son orifice supérieur. Jamais celui-ci ne reflue vers les fosses nasales, et, du reste, l'examen direct du voile du palais permet de constater qu'il est symétrique, et a conservé l'entière liberté de ses mouvements normaux.

Jusque dans ces derniers jours, on pouvait encore lever la malade et elle passait des journées assise dans un fauteuil. Mais les symptômes s'étant aggravés subitement, elle est aujourd'hui absolument confinée au lit.

L'impuissance motrice, complète dans le membre supérieur gauche, est un peu moins prononcée dans celui du côté droit. Cette paralysie s'accompagne d'un certain degré de contracture ; les doigts sont fléchis dans la paume de la main, le poignet est dans la pronation, le coude demi-fléchi résiste quand on veut l'étendre. Les masses musculaires sont atrophiées et agitées de mouvements fibrillaires. L'atrophie, plus prononcée à gauche qu'à droite, l'est peut-être aussi davantage à la racine du membre qu'à son extrémité. Tandis que les muscles de l'épaule, le deltoïde en particulier, ont à peu près disparu, laissant à nu les saillies osseuses, les éminences thénar et hypothénar, bien qu'amincies, ont encore conservé une notable épaisseur.

Au thorax, les grands pectoraux sont pris au même degré que les deltoïdes, le moindre attouchement y ramène des contractions fibrillaires, quand elles ne s'y montrent pas spontanément.

Les membres inférieurs, atteints beaucoup moins profondément, sont égaux en volume. Ils présentent un amaigrissement notable, étendu à tout le membre ; aucun groupe de muscles ne paraît plus spécialement atteint que les autres. Ils peuvent exécuter quelques mouvements dans le plan du lit. Les masses musculaires, celles des mollets surtout, sont le siége de contractions fibrillaires abondantes. — L'examen faradique des muscles permet de constater qu'ils se contractent tous sous l'influence de l'électricité, ceux des membres inférieurs avec une énergie plus grande que les supérieurs. L'orbiculaire des lèvres, en particulier, paraît très sensible à l'excitation électrique. Mais la contraction musculaire ne se produit pas partout avec ses caractères normaux, et, dans bien des muscles, elle revêt la forme de mouvements fibrillaires.

La sensibilité semble conservée dans tous ses modes. Le pouls est à 104. Respiration régulière.

1er *octobre*. P. 100. Commencement d'eschare.

2 *oct*. P. 108; R. 26. — 6 *oct*. P. 100; R. 20. — 7 *oct*. P. 120.

10 *oct.* P. 130. Extrémités froides. Les urines sont troubles, ne contiennent ni sucre ni albumine. — Rétention d'urine.

13 *oct.* P. 124. — 14 *oct.* P. 120.

23 *oct.* — L'affaiblissement a fait des progrès considérables. La malade a à peine la force de pousser un cri. L'alimentation est devenue impossible. — Extrémités froides, pouls insensible. — L'eschare s'est étendue sur une grande largeur. — Mort le 25 octobre.

Nécropsie. — *État des viscères.* — Le cœur est de petit volume: il n'existe pas de lésions valvulaires, les parois ont leur épaisseur et leur coloration normales. — Pas de lésions dans les poumons. — Le *foie*, de volume normal, ne présente pas de cicatrices; il en est de même pour la *rate* et les *reins*. La *muqueuse vésicale* est rouge, recouverte de saillies mamelonnées, tapissées d'exsudats purulents.

Etat des muscles. — Les muscles de la face sont très-grêles, mais leur coloration se rapproche sensiblement de l'état normal. Le masséter, rouge à sa surface, est jaunâtre dans ses parties profondes. — Les sterno-mastoïdiens, les scalènes, les trapèzes sont bien nourris et offrent une belle coloration rouge.

Les pectoraux et les muscles du membre supérieur gauche sont jaunes, décolorés, amincis et leur aspect contraste d'une manière frappante avec celui des muscles du cou; le deltoïde surtout est très-altéré. A la main, les muscles des éminences thénar et hypothénar sont décolorés. Le grand dentelé est comme le grand pectoral pâle et atrophié. — Il en est de même, mais à un moindre degré, pour les muscles de l'abdomen. — Le *diaphragme* a conservé sa coloration, sa consistance et son épaisseur normales.

Aux membres inférieurs, les muscles, bien que grêles, sont à peine décolorés, un certain nombre d'entre eux ont été examinés; le couturier, le droit antérieur pour la cuisse; à la jambe, les jumeaux, le jambier antérieur, l'extenseur commun des orteils, aucun d'eux ne présentait même cette couleur feuille-morte que donne si souvent aux muscles le séjour au lit longtemps prolongé.

Etat des centres nerveux. — Le *cerveau*, le *cervelet* et l'*isthme de l'encéphale* ne présentent aucune altération appréciable; les artères de la base sont saines. Le *bulbe* rachidien offre tous les caractères de l'état normal. — Le tissu de la *moelle* est partout d'une consistance ferme; il n'y a pas d'atrophie évidente portant sur les divers cordons blancs de l'organe. — Les filets d'origine des *nerfs bulbaires* situés au-dessous du facial, c'est-à-dire l'hypoglosse, le glosso-pharyngien, le pneumogastrique et le spinal, contrastent, par leur finesse et leur coloration grise avec les racines des nerfs situés au-dessus; le facial, en particulier est exempt de toute altération. Cette extrême ténuité et cette teinte grise se retrouvent sur un certain nombre de racines antérieures de la moelle.

Etude histologique.—Muscles.— L'examen des muscles de la langue, pratiqué à plusieurs reprises, a constamment donné un résultat presque négatif. Du moins jamais n'a-t-on trouvé cet état granuleux de la fibre musculaire, vu cette prolifération nucléaire abondante, qui caractérise la dégénération atrophique des muscles, arrivée à un degré avancé de son évolution. — Dans les muscles de la *face*, au contraire, de nombreuses fibres avaient perdu leur striation transversale et présentaient un état granuleux très-prononcé du contenu de la gaîne.

Dans les *muscles* des *membres supérieurs* qui, à l'œil nu, avaient une coloration jaunâtre et une diminution de volume très-accentuée, l'examen microscopique révélait la présence d'un grand nombre de faisceaux primitifs dégénérés. Dans les éminences thénar et hypothénar en particulier, les fibres avaient subi une atrophie simple très-marquée; sur d'autres points, elles avaient en grande partie perdu leur striation transversale et les noyaux du tissu conjonctif interstitiel s'étaient extrêmement multipliés. Sur certaines préparations examinées dans la glycérine après addition d'acide acétique, on pouvait voir le contenu des gaînes fragmenté, formant des îlots rangés en séries parallèles, séparés les uns des autres et masqués en partie par des amas de noyaux. Les muscles du *tronc* et des *membres inférieurs* ont présenté la même altération; ces derniers surtout, à un degré beaucoup moins avancé.

Nerfs. Les filets d'origine de la plupart des nerfs bulbaires ont été examinés, et tous présentaient des caractères histologiques bien voisins de l'état normal. C'est à peine si on pouvait y distinguer quelques fibres à contenu granuleux, tandis que quelques autres, dépourvues de leur cylindre de myéline, étaient réduites à leur gaîne et recouvertes de noyaux plus nombreux que d'habitude. Pas plus que les racines, le tronc de ces nerfs n'était dans leur trajet ultérieur notablement altéré. On a noté, en particulier, l'intégrité des fibres de l'*hypoglosse*, parvenu à la base de la langue; il en était de même pour le *spinal*, le *pneumogastrique*, le *nerf facial.*

Les *racines antérieures* des *nerfs rachidiens*, examinées au niveau du renflement cervical, ont présenté, au milieu d'un grand nombre de fibres restées saines, quelques fibres dégénérées.

Le *nerf médian* du côté gauche, examiné, après durcissement, sur des coupes transversales, a été trouvé sain.

Centres nerveux. Préparations faites après durcissement dans l'acide chromique et colorées par le carmin.

Bulbe rachidien. L'examen de coupes transversales, pratiquées à différentes hauteurs de l'organe, permit de constater des lésions de la substance blanche et de la substance grise.

1° *Substance grise.* Les *noyaux d'origine des nerfs bulbaires* sont ici le siége de l'altération. Celle-ci, essentiellement caractérisée par la dégénération pigmentaire et l'atrophie consécutive des cellules nerveuses qui entrent dans la composition de ces noyaux, est surtout très prononcée dans celui du nerf hypoglosse; à côté de quelques cellules demeurées saines, on peut observer dans les autres les caractères de la lésion à toutes les périodes de son développement. La plupart, envahies déjà par les granulations jaunes, réfractaires à l'action du carmin et notablement diminuées de volume, ont pris une forme globuleuse. Elles donnent naissance à de rares prolongements pâles et amincis, qu'il est impossible de suivre comme à l'état normal, à une certaine distance de leur lieu d'origine.

La *névroglie* ne paraît prendre aucune part au processus morbide, elle a conservé sa transparence normale, et il est impossible de découvrir une augmentation évidente dans le nombre de ses noyaux.

Les groupes cellulaires, appartenant aux différents autres nerfs de la région, sont moins profondément atteints. Les cellules y sont en nombre considérable, et si quelques-unes semblent avoir subi une diminution de volume, on n'y retrouve que de bien rares exemples de cet envahissement pigmentaire si net dans le noyau de l'hypoglosse.

Les *olives* se montrent normales sur toutes les coupes.

2° *Substance blanche.* La lésion de la substance blanche occupe ici toute l'étendue des pyramides antérieures, qui sont le siège d'une sclérose très-manifeste et se colorent vivement par le carmin. On peut la suivre dans ces faisceaux, depuis le point où ils émergent de la protubérance, jusqu'au niveau de leur entre-croisement. Il est facile, sur les mêmes coupes, de constater la parfaite intégrité des racines nerveuses dans leur trajet intra-bulbaire. Elle est surtout très-évidente pour celles de l'hypoglosse et contraste d'une manière frappante avec l'atrophie très-prononcée de leur noyau d'origine.

La région de l'entre-croisement offre un intérêt particulier; tandis qu'à la partie antérieure, ce qui reste de la pyramide se détache sous la forme d'une bande rouge transversale, on voit la sclérose s'avancer en figurant un coin à base postérieure dans la région de l'entre-croisement, et aller envahir, en passant du côté opposé, la formation réticulée et la partie supérieure des cordons latéraux. Les cornes antérieures qui, à ce niveau, sont représentées par deux îlots de substance grise complétement isolés de la substance centrale contiennent une notable proportion de cellules dégénérées.

Moelle. La moelle est le siége d'altérations fort étendues, qui portent à la fois sur les cornes antérieures de la substance grise et sur les cordons antéro-latéraux. Il est de plus à remarquer, que, du moins, à la région cervicale, les lésions paraissent être arrivées à une période plus avancée de leur évolution, dans le côté gauche que dans le côté droit de l'organe, qui est par suite devenu asymétrique. (PLANCHES IV et V.)

Cordons antéro-latéraux. Ils présentent, sur des coupes transversales de la moelle, tous les caractères de la sclérose des faisceaux blancs. Les grands tractus conjonctifs, qui de la périphérie de l'organe vont gagner la substance grise, sont épaissis. Les mailles du réticulum, considérablement élargies, contiennent de nombreux noyaux. Elles limitent des espaces très-inégaux dans lesquels se voit la coupe des cylindres d'axe. Ceux-ci sont pour la plupart plus minces qu'à l'état normal; dans quelques endroits, au contraire, ils sont comme hypertrophiés. Les régions altérées se colorent vivement par le carmin.

Si on étudie la disposition de cette sclérose, on voit qu'elle occupe sur toute la hauteur de la moelle des points symétriques dans chacune des moitiés de cet organe. Elle rappelle de plus, par son mode de distribution, les dégénérations descendantes consécutives à certaines lésions en foyer de l'encéphale, bien qu'elle en diffère par certaines particularités.

Dans toute la région cervicale, elle occupe, à la partie la plus interne des cordons antérieurs, une sorte de triangle dont la base s'appuie à la commissure blanche; un des côtés du triangle longe le sillon antérieur, tandis que le sommet vient se terminer en s'effilant vers la partie moyenne de ce sillon. Ce triangle, plus large à droite qu'à gauche, cesse d'exister vers la partie inférieure de la région.

Dans les *cordons latéraux*, commençant en avant au niveau de l'angle externe de la corne antérieure, elle suit en dedans et en arrière le contour de la substance grise sans pénétrer dans son intérieur, tandis qu'en dehors, elle est séparée de la périphérie par une bande étroite de tissu resté sain.

La partie supérieure de la région, celle qui est située immédiatement au-dessous du collet du bulbe, s'éloigne un peu de cette description. Ici, en effet, la corne antérieure est entourée de tous côtés par une sorte de couronne de tissu sclérosé. Si, des parties supérieures, on descend vers les régions dorsale et lombaire, on voit la sclérose abandonner le cordon antérieur et diminuer progressivement d'étendue dans le cordon latéral. Dans la région dorsale, le cercle de tissu sain périphérique s'élargit notablement, tandis que la sclérose abandonne le contour de la corne antérieure. A la région lombaire, elle s'est éloignée de la corne postérieure et forme une sorte d'îlot situé dans la partie postérieure du cordon, et entouré de toutes parts par le tissu normal excepté en arrière, où il envoie un prolongement vers la périphérie et le point d'entrée des racines postérieures. Tout le reste de la substance blanche, et en particulier des cordons postérieurs, est exempt d'altérations. Il en est de même pour les racines antérieures dans leur trajet intra-spinal.

Substance grise. — Nous retrouverons ici, exactement limitée à l'aire des cornes de la substance grise et symétriquement disposée dans les deux moitiés de la moelle, la lésion cellulaire qui a été décrite à propos du noyau de l'hypoglosse. Frappant indistinctement, et comme au hasard, les éléments des différents groupes de ces cornes, elle diminue graduellement d'étendue, à mesure qu'elle gagne les régions inférieures de la moelle. Tandis qu'au niveau du renflement cervical, c'est à peine si on peut évaluer à un cinquième du nombre total celui des cellules épargnées, à la région lombaire, plus de la moitié a conservé les caractères de l'état normal. La colonne vésiculaire de Clarke n'a pas été épargnée ; la dégénération a respecté, au contraire, tous les éléments des cornes postérieures.

La *névroglie* n'a pas, ici plus que dans le bulbe, pris une part active au travail morbide ; et l'on peut voir, sur toutes les coupes, des cellules réduites à quelques granulations pigmentaires, au sein d'un tissu parfaitement normal. Toutefois, la substance grise a, sur certains points, été désorganisée dans son ensemble, et l'on peut constater dans les régions supérieures de la moelle, la présence de véritables foyers. Allongés dans le sens vertical, ils occupent symétriquement les deux cornes antérieures, dont ils ne dépassent pas les limites. Les coupes qui passent par leur partie moyenne, ne montrent qu'une masse épaisse d'un tissu se colorant fortement par le carmin, faisant saillie au-dessus de la surface de section, et dans lequel il est difficile de distinguer aucun élément. Mais ces foyers, renflés à leur partie moyenne, vont en s'effilant à leurs deux extrémités, et c'est dans ces points qu'il convient de les examiner. On voit alors qu'ils débutent par un certain nombre de petits îlots arrondis au niveau desquels le tissu est manifestement épaissi et rendu moins transparent, sans qu'on y remarque une multiplication évidente des noyaux de la névroglie.

VI.

Note sur un cas de paralysie glosso-laryngée suivi d'autopsie ; par J.-M. Charcot.

(Voyez Leçon XIII, p. 239).

Par l'ensemble des symptômes, l'observation que je vais rapporter dans ses détails se rattache au type clinique créé par M. Duchenne (de Boulogne) sous le nom de paralysie musculaire progressive de la langue, du voile du palais et des lèvres ; mais, par le côté anatomo-pathologique, elle diffère notablement de tous les cas du même genre publiés jusqu'à ce jour. C'est à ce point de vue surtout qu'elle m'a paru digne de fixer un instant l'attention du lecteur.

Observation.— La nommée Baj..., Marie-Françoise, âgée de 68 ans, est entrée une première fois à l'infirmerie générale de l'hospice de la Salpêtrière, le 11 avril 1869, pour y être traitée d'une bronchite légère; on n'avait pas noté, à cette époque, qu'elle eût la parole embarrassée. Cependant ses enfants affirment qu'ils avaient remarqué que, depuis un an déjà, elle s'exprimait de temps en temps très difficilement. Les troubles de la déglutition se seraient manifestés vers le mois de mai dernier. Toujours est-il que, depuis cette époque, il arrivait fréquemment à la malade d'avaler de travers et d'être prise de violentes quintes de toux. Pendant les repas, elle rejetait, aussi, fort souvent les aliments par le nez. Une exaspération de tous les symptômes se serait produite assez brusquement, un mois environ avant la seconde admission à l'infirmerie, laquelle a eu lieu le 10 septembre. Dans l'espace de quelques jours, l'articulation des mots serait devenue presque impossible, et depuis ce moment la difficulté d'avaler les aliments et les boissons se serait rapidement exagérée. La malade assure que cette brusque aggravation n'a pas été accompagnée d'étourdissements ou d'autres phénomènes du même genre. La faiblesse des mouvements volontaires qui existe actuellement dans le membre supérieur gauche, et dont il sera question plus loin, remonterait à quatre mois environ, et elle se serait prononcée lentement, d'une manière progressive.

Etat actuel. Le 10 septembre 1869. — L'articulation des mots est déjà tellement embarrassée que la malade ne peut réussir à se faire comprendre ; tous les efforts qu'elle fait pour parler aboutissent en effet, uniformément, à la production d'un grognement sourd, à timbre nasal. Cependant, autant qu'on peut en juger chez un sujet qui ne peut plus s'exprimer que par signes, l'intelligence semble être parfaitement conservée. La langue n'est pas aussi inerte qu'on pourrait le croire d'après ce qui précède ; elle a conservé sa forme, son épaisseur, ses dimensions normales ; elle ne présente, à sa surface, aucune ride, aucune plicature anormale ; toutefois, en examinant ses bords avec grand soin, on croit apercevoir de temps à autre de légers mouvements fibrillaires. B... peut assez facilement encore la tirer hors de la bouche, la mouvoir à droite et à gauche, mais elle ne peut ni en relever la pointe, ni en appliquer la face dorsale contre la voûte palatine.

Les mouvements de l'orbiculaire des lèvres sont très notablement affaiblis. La malade ne peut figurer l'acte de donner un baiser ou de siffler, mais il lui est possible, en rassemblant toutes ses forces, d'éteindre en soufflant une bougie tenue éloignée de la bouche de plus de 10 centimètres.

La gêne de la déglutition est surtout des plus prononcées. Lorsque B... veut avaler un liquide, elle en rejette d'abord, presque toujours volontairement, une bonne partie par la bouche. Puis, portant le pouce de la main droite sur l'un des côtés du larynx, elle semble vouloir aider au mouvement d'élévation de cet organe qui bientôt va s'accomplir ; mais à peine le premier temps de la déglutition s'est-il effectué qu'il survient un état d'anxiété extrême : pendant plus de cinq minutes, la malade paraît menacée de suffocation ; elle ne tousse pas en général, mais elle fait entendre à chaque inspiration un bruit laryngé sonore rappelant, jusqu'à un certain point, celui qu'on observe dans certains cas d'œdème de la glotte. Il arrive fréquemment que quelques gouttes du liquide ingéré sont rendues par le nez. La déglutition des aliments solides, ou mieux semi-liquides, est moins difficile peut-être que celle des liquides proprement dits, mais elle est le plus souvent encore troublée par les mêmes accidents.

L'examen direct du voile du palais n'y fait reconnaître aucune déformation ; la luette occupe la ligne médiane et elle n'est pas pendante à l'excès : le voile membraneux paraît se contracter d'ailleurs d'une manière à peu près normale sous l'influence des titillations.

Une salive épaisse et visqueuse s'amasse constamment dans sa bouche et s'écoule parfois au dehors. On trouve souvent la malade occupée à rejeter, à l'aide de ses doigts introduits dans sa bouche, les mucosités épaisses et les parcelles d'aliments qui s'y sont accumulées. En raison de la gêne de la déglutition, l'alimentation ne se fait que d'une manière très incomplète ; la malade fait comprendre à chaque instant, par des gestes significatifs, combien il lui est pénible de ne pouvoir satisfaire sa faim. Elle est très maigre et déjà très affaiblie. En examinant l'état du système musculaire dans les diverses parties du corps, on remarque ce qui suit : les muscles de l'épaule gauche sont manifestement plus amaigris que ceux de l'épaule droite ; de plus, le deltoïde est, d'une manière à peu près permanente, le siége de mouvements fibrillaires très accentués, qui se produisent spontanément ou que l'on réveille aisément, lorsqu'ils cessent de se produire, à l'aide de légers attouchements. Par suite de l'affaiblissement de ces muscles, la malade éprouve de la difficulté à élever son bras et elle ne peut porter sa main gauche jusqu'au niveau de sa bouche. Le bras et l'avant-bras, de ce côté, ne sont pas plus émaciés que les parties correspondantes du membre supérieur droit. Les masses musculaires y sont cependant, çà et là, le siége de quelques contractions fibrillaires. Enfin, les mouvements de préhension se font aussi bien à l'aide de la main gauche qu'à l'aide de la main droite, et il n'y a pas traces d'atrophie prédominante des muscles des éminences thénar et hypothénar.

Le membre supérieur droit est uniformément amaigri dans toutes ses parties ; nulle part il n'y existe d'atrophie partielle. Cependant des mouvements fibrillaires, peu accentués il est vrai, se produisent sur quelques points de son étendue, principalement à l'épaule.

Les membres inférieurs sont amaigris tous deux au même degré ; il n'y a pas de différence sous ce rapport entre le côté droit et le côté gauche. — Leurs mouvements sont normaux, seulement notablement affaiblis. B... peut toutefois se tenir debout et faire quelques pas dans la salle, mais non sans beaucoup de fatigue. A gauche, les muscles de la partie antérieure de la cuisse et ceux du mollet sont le siége de contractions fibrillaires.

Des contractions fibrillaires s'observent aussi sur la partie cervicale du trapèze et sur les sterno-cléido-mastoïdiens. Néanmoins l'action des muscles qui meuvent la tête est assez énergique et l'attitude de celle-ci est tout à fait normale.

Il ne paraît pas exister de troubles de la vision ; les orifices pupillaires sont des deux côtés de même diamètre. Nulle part il n'existe chez B... de troubles de la sensibilité. — Le pouls est faible, mais non accéléré ; la température du corps est normale. — Les urines, examinées à plusieurs reprises, ne renferment ni sucre, ni albumine.

25 *octobre*. — L'affaiblissement a fait d'énormes progrès. B... ne peut plus se tenir sur ses jambes. Hier, elle est tombée en voulant sortir de son lit et elle n'a pu se relever sans aide. La déglutition est devenue absolument impossible et l'on s'est décidé, depuis quelques jours, à avoir recours à l'emploi de la sonde œsophagienne. On constate une fois de plus que les mouvements du voile du palais s'effectuent assez bien sous l'influence des excitations directes. On constate également que la langue peut encore être tirée hors de la bouche, portée légèrement de droite à gauche ; mais ses mouvements sont évidemment plus lents et plus faibles que par le passé. Son volume toutefois ne s'est pas notablement amoindri ; sa face dorsale est encore parfaitement lisse et on n'y observe pas de contractions fibrillaires. Seuls, ses bords sont en certains points plissés, ridés et offrent des mouvements vermiculaires presque incessants.

26. — On observe pour la première fois que le pouls est fréquent, à 130. Cependant la température du rectum est à 37°, 4.

27. — Le pouls est beaucoup plus fréquent encore que la veille. Le nombre de ses battements s'élève peut-être à 150 par minute. Il est très petit, presque insensible. La respiration est à 32. Les inspirations sont très pénibles, et accompagnées d'une contraction énergique des sterno-cléido-mastoïdiens et des scalènes. L'anxiété est extrême. Lorsqu'on demande à la malade si elle souffre, elle porte les mains à la région précordiale et fait comprendre qu'elle éprouve là une souffrance qu'elle ne peut définir. A l'aide de la palpation et de la percussion, on constate que les battements du cœur sont assez énergiques. Le deuxième bruit est, à la base, à peine distinct ; il est au contraire assez bien marqué à la pointe. On ne perçoit pas de bruits anormaux.

28. — Pouls à 128 ; T. R. 37°, 6 ; R. 28. Les inspirations sont devenues de plus en plus pénibles et accompagnées de contractions énergiques des muscles sterno-mastoïdiens, scalènes, grands pectoraux et du bord antérieur du trapèze.

On remarque que le ventre s'affaisse à la région épigastrique dans le temps même où les côtes et les clavicules s'élèvent. Il y a donc inertie du diaphragme.

29. — Même état que la veille. Le pouls est d'une rapidité extrême. T. R. 37°, 6. La malade a refusé de se laisser introduire la sonde œsophagienne. Le soir : Dyspnée extrême, 32 respirations ; il y a peut-être plus de 150 pulsations à la minute ; la température rectale est à 37°, 9. La malade succombe, tout à coup dans la nuit, sans agonie.

Nécroscopie. — Faite trente heures après la mort. La rigidité cadavérique est partout bien prononcée.

A. α. *État des viscères.* — Le cœur est de volume normal ; le ventricule droit est distendu par des caillots noirs. Il n'existe aucune lésion des valvules ; les parois musculaires du ventricule gauche sont peut-être un peu pâles, mais d'une consistance assez ferme. Les poumons sont très-emphysémateux, le droit surtout. Ils ne présentent pas d'autres altérations. Le foie est de volume normal. Les capsules surrénales et les reins sont sains ainsi que la rate. L'estomac et les intestins sont ratatinés, revenus sur eux-mêmes ; ils ne présentent, d'ailleurs, aucune altération appréciable.

β. *État des muscles.* — Les muscles extrinsèques de la langue et ceux des régions sus et sous-hyoïdiennes, présentent une belle coloration rouge ; par contre, les muscles propres de la langue se distinguent par leur pâleur et par une diminution évidente de leur consistance.

Au *larynx*, tous les muscles intrinsèques paraissent sains à l'exception des aryténoïdiens, des crico-aryténoïdiens postérieurs et des crico-thyroïdiens, qui sont évidemment atrophiés et présentent, çà et là, une coloration jaune très-manifeste. Les muscles crico-aryténoïdiens et crico-thyroïdiens du côté gauche sont d'ailleurs notablement plus altérés que leurs congénères, et l'on remarque qu'ils portent, au voisinage de leurs insertions, de petites taches ecchymotiques.

Les muscles du *pharynx* ne semblent pas avoir subi d'altération appréciable. La tunique musculeuse de l'œsophage paraît être de volume et de consistance normales. — Les deux sterno-mastoïdiens sont grêles, mais ils offrent une coloration rouge.

Le muscle trapèze présente partout une teinte jaunâtre ; cette coloration anormale est surtout prononcée au niveau du bord antérieur gauche de la partie cervicale de ce muscle. En ce point, les faisceaux musculaires sont très-pâles, très-friables et séparés par de petits amas de graisse.

La même altération se remarque à la partie antérieure du

deltoïde du côté gauche. La partie postérieure du même muscle est relativement peu altérée. Le deltoïde du côté droit offre une belle coloration rouge.

Les deux pectoraux sont grêles, d'ailleurs nullement décolorés ; les intercostaux, au contraire, sont atrophiés et jaunâtres.

Aux bras, aux avant-bras et aux mains, les muscles ont, du côté droit comme du côté gauche, l'apparence de l'état normal. Le diaphragme ne présente pas d'altération appréciable. Quelques muscles des membres inférieurs ont été examinés : ils ont présenté, pour ce qui est de la coloration et de la consistance, les caractères de l'état sain.

γ. *État des centres nerveux et des nerfs bulbaires.* — Le cerveau proprement dit et les diverses parties de l'isthme ne présentent aucune altération appréciable ; le bulbe en particulier et la protubérance offrent toutes les apparences de l'état normal. On n'y peut reconnaître aucune trace d'atrophie ou d'induration. Les artères de la base sont à peine athéromateuses. La moelle, examinée à l'extérieur et sur des coupes faites à diverses hauteurs, paraît, elle aussi, tout à fait saine.

Les filets d'origine d'un certain nombre des nerfs bulbaires, à savoir l'hypoglosse, le pneumogastrique, le glosso-pharyngien et le spinal, surtout, sont grêles. Quant aux troncs nerveux émanés de ces racines, ils paraissent être un peu moins volumineux que dans l'état normal, mais ils n'ont subi aucun changement de coloration.

B. *Étude histologique.* — α. *Muscles.* — Vers la pointe de la langue, là où les fibres musculaires étaient le plus pâles, la moitié peut-être des faisceaux primitifs présentaient, sans avoir subi une réduction bien prononcée dans leur volume un certain degré d'altération granuleuse, avec ou sans disparition de la striation en travers.

On constate ensuite, à l'aide de préparations colorées par le carmin, sur un très-grand nombre de faisceaux primitifs, une multiplication très-évidente des noyaux du sarcolemme. Le tissu conjonctif, interposé entre ces faisceaux, présente à peu près partout des noyaux plus nombreux que dans l'état normal.

Il est remarquable que la prolifération des noyaux du sarcolemme est peut-être plus prononcée sur les gaines des faisceaux qui ont conservé la striation en travers et qui ne sont affectés qu'à un très-faible degré par la dégénération granuleuse que sur les faisceaux où cette dégénération est le plus marquée.

Çà et là, on rencontrait quelques gaines du sarcolemme,

vides de substance contractile et remplies par des amas de noyaux. Ceux-ci présentaient quelquefois la forme en bissac. Enfin, sur quelques préparations, on observait des gaînes revenues sur elles-mêmes et ne renfermant plus, dans leur cavité presque effacée, que des granulations d'apparence graisseuse ou des amas de noyaux.

L'altération granulo-graisseuse des faisceaux primitifs, l'absence de la striation en travers, et la prolifération des noyaux du périmysium et du sarcolemme se rencontrent sur toutes les autres régions de la langue, mais à un moindre degré qu'au niveau de la pointe.

Bien qu'ils aient conservé leur coloration rouge de l'état normal, les muscles extrinsèques de la langue présentent tous, çà et là, quelques faisceaux primitifs où l'on reconnaît très-évidemment l'altération granulo-graisseuse et la multiplication des noyaux du sarcolemme ou du périmysium. On peut appliquer la même remarque aux muscles du pharynx qui, eux aussi, paraissaient sains à l'œil nu. Quant aux muscles du larynx, ceux d'entre eux qui, à l'œil nu, offraient une teinte jaune très-manifeste, les crico-aryténoïdiens postérieurs, par exemple, présentaient l'altération granulo-graisseuse à peu près au même degré que la langue.

Les muscles du bras et de l'avant-bras, ceux de la main (éminences thénar et hypothénar), quoiqu'ils parussent à l'œil nu, tout à fait sains, quant à la coloration et à la consistance, présentaient cependant, à l'examen microscopique, un bon nombre de faisceaux primitifs ayant perdu la striation en travers, et offrant l'altération granulo-graisseuse ainsi que la multiplication des noyaux du sarcolemme à un degré plus ou moins prononcé.

Les fibres musculaires de coloration jaune, provenant de la partie antérieure du trapèze et du deltoïde du côté gauche, outre l'altération granulo-graisseuse étendue à un très-grand nombre de faisceaux primitifs, offraient une accumulation de gouttelettes graisseuses, volumineuses, interposées entre les faisceaux primitifs.

Les muscles des membres inférieurs (muscles de la cuisse, muscles plantaires) ont été examinés en plusieurs points. On y a constaté l'altération granulo-graisseuse de quelques faisceaux primitifs d'une manière très-manifeste. Mais les faisceaux ainsi altérés étaient là moins nombreux qu'aux parties correspondantes des membres supérieurs.

β. *Nerfs crâniens.* — Sur toutes les préparations à l'état frais provenant des filets radiculaires très grêles de plusieurs nerfs bulbaires, de l'hypoglosse par exemple, on constate, non sans étonnement, que les tubes nerveux ont conservé leur cylindre de myéline.

On ne parvient pas à reconnaître d'une manière évidente l'existence de gaînes vides et revenues sur elles-mêmes. De fines granulations, peu nombreuses d'ailleurs, sont uniformément disséminées sur toute l'étendue de quelques tubes nerveux. Nulle part, elles ne sont en amas, sous forme de corps granuleux.

Les troncs des nerfs hypoglosse, spinal et pneumogastrique, ne présentaient pas d'autre altération que ce même état granuleux de quelques tubes nerveux. Cette altération est très-prononcée sur le laryngé inférieur. Le phrénique et le grand sympathique cervical ont offert les caractères de l'état normal.

γ. *Examen des centres nerveux, préparations durcies par l'acide chromique et colorées par le carmin.* — 1° *Moelle épinière.* — Coupes transversales pratiquées sur divers points du renflement lombaire.

L'examen des faisceaux blancs ne fait reconnaître ni diminution dans le diamètre des tubes nerveux, ni multiplication des noyaux de la névroglie, ni, enfin, aucun épaississement des tractus conjonctifs qui rayonnent du centre gris vers la périphérie de la moelle.

C'est dans la substance grise et plus spécialement dans l'aire des cornes antérieures que toutes les altérations sont concentrées et encore n'occupent-elles là que les cellules nerveuses, car, ici encore, la névroglie est normale ou ne présente, tout au plus, que des traces peu évidentes de multiplication des noyaux.

Quelques-unes des cellules nerveuses ont conservé tous les caractères de l'état normal; elles sont en petit nombre puisqu'elles figurent pour un peu moins d'un tiers sur chaque préparation.

Elles se reconnaissent aisément aux particularités suivantes : elles sont pourvues encore de leurs prolongements longs et déliés qui, comme la cellule elle-même, se colorent vivement et uniformément par le carmin. Le noyau et le nucléole sont bien distincts ; la petite quantité de pigment qu'elles renferment souvent à l'état normal ne s'est pas accrue.

Les cellules qui offrent le premier degré de l'altération se reconnaissent immédiatement à la coloration d'un jaune ocreux très-intense qu'elles présentent dans la plus grande partie de leur étendue. Cette coloration résulte de la présence de granules pigmentaires réunies sous formes d'amas et ne subissant pas l'influence du carmin. Les parties de la cellule qui n'ont pas été envahies par le pigment se colorent, au contraire, à peu près comme à l'état normal. Le noyau et le nucléole sont encore plus visibles et colorés, mais les prolongements sont, en général, très courts, comme flétris, ou mieux ils ont complétement disparu. En même temps, la cellule diminue de volume, elle tend à perdre ses contours anguleux, et acquiert une forme globuleuse.

A un degré plus avancé du processus morbide, la cellule, amoindrie encore dans toutes ses dimensions, absolument privée de prolongements, n'est plus représentée que par un petit amas de granules jaunes. Le noyau et le nucléole ont entièrement disparu en général. Il est des cas cependant où ce dernier persiste encore; c'est alors la seule partie de la cellule qui ait conservé la propriété de se colorer par le carmin.

Enfin, on trouve çà et là, sur des points autrefois occupés par une cellule, les granulations jaunes désagrégées, disséminées. C'est là, sans doute, le dernier terme de l'altération. En pareil cas, on ne retrouve plus la moindre trace du noyau ou du nucléole.

L'altération des cellules ganglionnaires est uniformément répandue sur toute l'étendue des cornes antérieures; elle ne s'attache pas spécialement à certains groupes de cellules, de telle sorte que les cellules saines et les cellules, malades à divers degrés, sont partout entremêlées. Les petites cellules des cornes postérieures n'ont paru présenter aucune trace de la dégénération jaune.

Les mensurations comparatives, faites à l'aide de bonnes préparations provenant des mêmes points, de la même région d'une moelle saine, ont montré ce qui suit :

Les cellules, qui ont conservé la propriété de se colorer par le carmin, dans toute leur étendue (cellules saines), ont les mêmes dimensions que les cellules de la préparation normale; toutes les cellules qui ont perdu leurs prolongements sont atrophiées. Tant que le nucléole est visible, il conserve le volume normal.

Coupes provenant des régions dorsale et cervicale. — Les altérations des cellules sont les mêmes qu'à la région lombaire, plus accentuées seulement, surtout au renflement cervical. Les cellules de la colonne vésiculaire sont altérées au même degré que celles qui composent les groupes des cornes antérieures.

2° *Région bulbaire.* — *a) Coupe faite immédiatement au-dessous du bec du calamus.* — Le noyau d'origine de l'hypoglosse, visible à ce niveau dans sa partie inférieure, présente des altérations très prononcées qui, ici encore, portent exclusivement sur les cellules nerveuses, la névroglie est intacte;

peut-être les vaisseaux y sont-ils plus volumineux qu'à l'état normal ; ils paraissent en tous cas gorgés de globules sanguins.

La majeure partie des cellules (les deux tiers environ) offrent, à tous les degrés, l'altération pigmentaire décrite plus haut, à propos des diverses régions de la moelle épinière. Les cellules altérées sont disséminées partout et mêlées aux cellules saines ; elles n'occupent pas un lieu de prédilection ; peut-être cependant, sont-elles plus nombreuses qu'ailleurs, vers la limite externe du noyau.

En arrière et en dehors du noyau de l'hypoglosse, on peut étudier le groupe de cellules d'origine du spinal. Celles-ci, pour la plupart, ont conservé les caractères de l'état sain. Un bon nombre d'entre elles, pourtant, ont subi à divers degrés l'altération pigmentaire, principalement vers la région externe du noyau. On sait qu'à l'état normal il existe, en ce point, quelques cellules plus ou moins pigmentées, mais le nombre en est alors beaucoup plus restreint.

b) *Coupe faite à la partie moyenne des olives.* — Les cellules des circonvolutions de l'olive n'offrent pas d'altérations appréciables. Celles qui constituent le noyau de l'hypoglosse à ce niveau sont, au contraire, lésées en grand nombre. Les cellules d'origine du pneumogastrique ne paraissent pas aussi profondément altérées. Entre le noyau de l'hypoglosse et celui du pneumogastrique se trouve dans cette région le petit groupe cellulaire que L. Clarke rattache au noyau du facial. Les cellules de ce groupe paraissent remarquablement petites et peu nombreuses. Elles n'offrent pas cependant l'altération pigmentaire. Une coupe pratiquée un peu au-dessus de la précédente permet de constater que les cellules d'origine du glosso-pharyngien ne sont pas sensiblement altérées.

c) *Coupe faite au niveau de la partie la plus supérieure des olives.* — Cette coupe qui contient les noyaux du facial et du moteur oculaire externe ainsi que celui du trijumeau (portion sensitive) (?) d'après Stilling, fait voir qu'un grand nombre de cellules du *fasciculus teres* et un petit nombre de cellules du trijumeau, présentent tous les caractères de l'altération décrite plus haut.

Un des points les plus intéressants de cette observation, c'est incontestablement l'existence d'une altération qui, d'une façon pour ainsi dire systématique, occupe les cellules nerveuses, non seulement dans toute la hauteur de la moelle épinière, mais encore dans le bulbe, et d'où résulte la désorganisation progressive ou même la destruction complète d'un bon nombre de ces organites. Dans le bulbe, l'altération porte particulièrement sur les noyaux d'origine de l'hypoglosse et du spinal ; mais elle s'observe aussi, bien qu'à un degré moindre, sur les noyaux du pneumogastrique et du facial. Dans la moelle épinière, elle est limitée aux grandes cellules nerveuses des cornes antérieures, cellules dites motrices ; les cellules des cornes postérieures ne paraissent pas être affectées. On la rencontre dans toutes les régions de la moelle, mais elle prédomine certainement au renflement cervical.

En quoi consiste cette altération ? L'accumulation de pigment jaune paraît y jouer un grand rôle ; il semble qu'elle soit le fait initial. L'atrophie des prolongements cellulaires, celle du noyau, et enfin du nucléole sont des phénomènes consécutifs. S'agit-il là d'un processus d'irritation lente ou, au contraire, d'une atrophie toute passive ? On ne peut rien décider à cet égard d'après les seuls caractères anatomiques, mais il est permis d'affirmer, je crois, que ce processus morbide, quel qu'il soit, a affecté *primitivement* la cellule ; il ne lui a pas été communiqué du dehors. En effet, le réticulum qui entoure de toutes parts les cellules nerveuses malades n'offre pas d'autre altération qu'une transparence plus grande qu'à l'état normal et résultant, vraisemblablement, de la disparition d'un grand nombre de prolongements cellulaires ; on n'y observe, dans la moelle comme dans le bulbe, ni foyers de *désintégration granuleuse*, ni trace de métamorphose fibrillaire ou même de multiplication de myélocites. On ne saurait donc admettre qu'un travail d'irritation ou de simple désagrégation se soit établi d'abord dans la trame conjonctive de la substance grise pour se propager ensuite jusqu'aux éléments nerveux. Mais on pourrait être tenté de supposer que le point de départ de l'altération des cellules ganglionnaires doit être cherché en dehors des centres nerveux, c'est-à-dire dans les nerfs périphériques. Cette manière de voir n'est pas acceptable ; elle est en contradiction formelle avec des faits nombreux qu'il est inutile de rappeler tous. Nous nous bornerons à faire remarquer que, d'après les recherches de M. Vulpian, la section complète des nerfs périphériques et, en particulier, de l'hypoglosse n'a pas d'influence marquée sur leurs cellules d'origine. Or, on a vu que, dans le cas qui nous occupe, les rameaux des divers nerfs bulbaires offraient tout au plus des altérations histologiques très-minimes, bien que les groupes cellulaires d'où ils émanent fussent, pour la plupart, profondément lésés. De tout ceci, il est, pensons-nous, légitime de conclure que les cellules ganglionnaires ont été, dans le bulbe et dans la moelle, le siége primitif du mal et que les nerfs périphériques n'ont été affectés que secondairement, consécutivement à la lésion des centres nerveux.

Si maintenant l'attention se porte sur les lésions trophiques que présentait le système musculaire de la vie de relation, on sera frappé du mode singulier qu'affectait la répartition de ces lésions des faisceaux, sur les divers points du corps. Evidemment, il ne s'agit pas ici d'un cas ordinaire d'atrophie musculaire progressive ; les lésions des faisceaux primitifs sont bien celles qui appartiennent à cette dernière affection, et l'on trouve là, tantôt la dégénération granulo-graisseuse, tantôt l'atrophie simple des faisceaux avec prolifération des noyaux du sarcolemme. Mais elles ne sont pour ainsi dire concentrées sur aucun muscle ou groupe de muscles ; elles sont disséminées un peu partout, et l'on trouve toujours, dans les régions les plus variées, des fibres malades entremêlées parmi des faisceaux parfaitement sains. Elles sont cependant plus accentuées et plus répandues sur certains muscles que sur d'autres ; mais ici encore se présente un fait exceptionnel et qui mérite d'être signalé : contrairement à la règle, les muscles des extrémités, et en particulier ceux des éminences thénar et hypothénar, des avant-bras, sont relativement peu affectés. Par contre, les lésions étaient relativement profondes dans le deltoïde et le trapèze, surtout du côté gauche, dans divers muscles du larynx, et enfin dans la langue. Il importe de remarquer que ce mode de distribution ne pouvait être révélé que par l'examen nécroscopique, car, pendant la vie, l'épaule gauche était le seul point du corps où l'examen clinique pût constater une atrophie partielle quelque peu prononcée des masses musculaires. La langue surtout, cela est dit très explicitement dans l'observation, avait conservé son épaisseur, ses dimensions, sa surface lisse, et, en un mot, toutes les apparences de l'état normal, bien que ses muscles propres continssent, en assez grand nombre, des faisceaux primitifs dégénérés ou atrophiés, et que ses mouvements fussent d'ailleurs remarquablement entravés. En somme, laissant de côté le renseignement fourni par l'amaigrissement partiel de l'épaule gauche, l'atrophie musculaire progressive généralisée qui, dans notre observation, se trouvait combinée aux symptômes de paralysie labio-glosso-laryngée, eût pu passer complétement inaperçue, si l'attention n'eût été éveillée par l'existence de mouvements fibrillaires intenses répandus sur presque tous les points du corps.

Rapprochant les lésions musculaires dont il vient d'être question des altérations que présentaient les cellules nerveuses dans les diverses régions de la moelle et du bulbe, on remarquera qu'il existait entre celles-ci et celles-là une corrélation exacte. Des deux parts, il s'agit de lésions diffuses, répandues entre elles par un lien plus intime et faut-il croire que, dans ce cas, les altérations du système musculaire ont procédé, par la voie des nerfs bulbaires et rachidiens, de la lésion des centres nerveux? Les arguments favorables à cette opinion ont été développés à plusieurs reprises dans ce recueil; nous ne croyons pas nécessaire de les reproduire à nouveau. Nous proposons donc d'admettre, à titre d'hypothèse vraisemblable, que tel a été, en effet, le mode pathogénique des phénomènes morbides. Mais cela étant concédé, possédons-nous tous les éléments nécessaires à l'édification d'une théorie quelque peu satisfaisante de l'affection telle qu'elle s'est présentée dans notre observation. Nous ne le pensons pas ; outre que nous ne savons absolument rien concernant la nature et l'origine de la lésion des cellules nerveuses, il est encore bien d'autres désidérata que nous pourrions signaler.

Nous ne relèverons qu'un point : on sait que chez notre malade les divers mouvements de la langue, ceux surtout qui sont relatifs à l'articulation des mots et à la déglutition, étaient considérablement affaiblis, et, à l'autopsie, on a trouvé dans les muscles qui constituent cet organe des lésions évidemment insuffisantes pour rendre compte d'un état paralytique aussi prononcé. D'où faut-il faire dériver cette impuissance motrice indépendante de la lésion trophique des muscles? Nous ne trouvons à invoquer que cette même lésion des cellules nerveuses, d'où nous avons fait procéder déjà l'altération nutritive des faisceaux musculaires, et il est difficile de comprendre par quel mécanisme cette unique lésion a pu produire simultanément des effets aussi différents. Remarquons en passant qu'on ne saurait faire intervenir ici une influence particulière du grand sympathique, puisqu'il s'agit d'expliquer, cette fois, non pas la présence des lésions trophiques musculaires qui trouvent leur raison d'être dans l'altération du noyau de l'hypoglosse, mais bien l'existence d'une paralysie musculaire en partie au moins indépendante de l'atrophie (1). Il y a là une difficulté sérieuse, que nous avons rencontrée déjà à propos de l'atrophie musculaire progressive et de la paralysie infantile spinale (2). Evidemment, on ne saurait, dans l'état actuel de nos connaissances, formuler sur ce point un jugement définitif. Contentons-nous donc, quant à présent, d'enregistrer les données positives, fournies par l'étude

(1) L'intégrité du grand sympathique cervical a été d'ailleurs explicitement mentionnée dans notre observation.

(2) Dans l'atrophie musculaire progressive, la paralysie musculaire sans atrophie et l'atrophie sans paralysie se trouvent souvent entremêlées sur les mêmes points ; c'est un fait que MM. Roberts (*Reynold's System of medicine*. t. II, p. 171 ; 1867 ; — Duménil de Rouen : *Atrophie musculaire graisseuse progressive*, p. 93 et 108, Rouen, 1867), et plus récemment M. Benedikt (*Elektrotherapie*, p. 385 ; Wien, 1868), ont fait ressortir avec raison. On l'observe dans les cas d'amyotrophie progressive les plus simples et alors qu'il n'existe aucun signe d'une lésion des faisceaux blancs de la moelle épinière.

anatomique, et attendons que de nouveaux faits soient venus répandre la lumière sur ces obscures questions.

On a proposé plusieurs fois déjà de rattacher à une lésion primitive des noyaux gris étagés dans le bulbe l'ensemble symptomatique connu sous le nom de paralysie glosso-labio-laryngée (1). L'anatomie pathologique vient aujourd'hui fournir un appui décisif à cette hypothèse, fondée jusqu'ici exclusivement sur l'induction physiologique. Mais, il n'est nullement certain que tous les faits cliniques auxquels cette dénomination peut être prêtée soient identiques et reconnaissent la même origine. Il est facile de prévoir, en premier lieu, que des lésions grossières du bulbe telles qu'une tumeur, un gonflement diffus, pourront dans certaines circonstances déterminées produire, à peu de choses près, les mêmes effets que l'atrophie primitive des cellules nerveuses. D'un autre côté, il est évident que les cas dans lesquels l'altération porterait non plus sur les noyaux originels, mais bien sur les cordons nerveux après leur issue du bulbe, devraient former une catégorie à part. A la vérité, faute d'un examen complet du bulbe, la réalité des faits de ce genre n'est pas encore suffisamment établie. Enfin, l'intégrité anatomique absolue des muscles paralysés, constatée plusieurs fois par d'habiles observateurs semble devoir, à son tour, motiver une importante distinction. Je ferai remarquer toutefois à ce propos, qu'en pareil cas l'absence d'altération granulo-graisseuse des fibres musculaires a, le plus souvent, été seule nettement affirmée. Or, l'on sait, par d'assez nombreux exemples, que l'atrophie musculaire progressive le mieux caractérisée, peut parvenir jusqu'à son dernier terme, sans que les faisceaux primitifs aient perdu la striation en travers et présentent la moindre trace de la dégénération granulo-graisseuse. La multiplication des noyaux du sarcolemme et la réduction plus ou moins prononcée du dia-

(1) Voir, entre autres : A. Wachsmuth. — *Ueber progressive Bulbarparalysie*, etc. Dorpat, 1864 ; et *Centralblatt*, 1864 ; — L. Clarke. — *Researches on the intimate structure of the Brain*, 2e série, 1868, p. 318.

mètre, d'un certain nombre de faisceaux primitifs sont alors les seules altérations musculaires que l'examen histologique permette de constater.

En terminant, j'appellerai l'attention sur les troubles circulatoires très remarquables qui, chez notre malade, ont marqué les derniers jours de la vie. Le pouls battait de 130 à 150 fois par minute, sans que le thermomètre accusât la moindre élévation de la température centrale. Ce désordre des mouvements du cœur s'accompagnait d'un sentiment tout particulier d'anxiété, dont le mot dyspnée ne donnerait qu'une idée très imparfaite. Ces phénomènes rappellent ceux qui, plusieurs fois, ont été constatés chez l'homme, dans les cas où l'action des pneumogastriques était entravée en conséquence de la compression exercée par une tumeur du médiastin; l'altération des noyaux d'origine des nerfs pneumogastriques, que l'examen du bulbe a fait reconnaître dans notre cas, nous paraît rendre compte de ces troubles cardiaques qui n'ont pas peu contribué sans doute à déterminer la terminaison fatale.

(Extrait des *Archives de physiologie normale et pathologique*, 1870, p. 247.)

VII.

Note sur l'état anatomique des muscles et de la moelle épinière dans un cas de paralysie pseudo-hypertrophique ; par J.-M. Charcot.

(Voyez : Leçon XIV, p. 259.)

Il y a quelques mois, mon ami, M. Duchenne (de Boulogne), me remit plusieurs pièces anatomiques en me priant d'en faire l'examen. Elles provenaient d'un jeune sujet atteint de l'affection décrite sous le nom de paralysie *pseudo-hypertrophique* ou *myosclérosique*, et qui avait succombé quelques semaines auparavant à l'hôpital Sainte-Eugénie, dans le service de M. Bergeron, à la suite d'une maladie intercurrente. L'histoire clinique du petit malade dont il s'agit est bien connue : elle a été tracée avec grand soin par M. le docteur Bergeron, dans une communication faite à la Société médicale des hôpitaux en 1867 (1). M. Duchenne (de Boulogne) l'a reproduite dans son Mémoire sur la paralysie musculaire pseudo-hypertrophique (2). Une bonne photographie, en pied, annexée à la communication de M. Bergeron, montre le relief exagéré que présentaient la plupart des masses musculaires chez

---

(1) *Bulletins et mémoires de la Société médicale des hôpitaux de Paris*, t. IV, 1re série, année 1867, p. 157. — Communication faite le 24 mai, avec une photographie.

(2) Extrait des *Archives générales de médecine*, numéros de janvier 1868 et suivants, p. 19, obs. XII.

l'enfant dont il s'agit, et fait parfaitement comprendre l'attitude caractéristique que ce dernier affectait dans la station verticale (1). Je renvoie pour ce qui concerne le côté clinique aux travaux que je viens de citer, et je veux me borner à exposer dans la présente note les faits anatomiques qu'il m'a été donné de constater avec le concours de mon interne, M. Pierret. Quelques courtes remarques relatives à l'anatomie et à la physiologie pathologiques de la paralysie pseudo-hypertrophique suivront les principaux points de l'exposé et en seront comme le corollaire.

Les pièces que j'ai en ma possession avaient toutes été préalablement durcies par l'acide chromique; elles comprennent : 1° divers fragments provenant des muscles deltoïde, psoas, pectoral, sacro-lombaire; 2° le renflement cervical et la moitié supérieure de la région dorsale de la moelle épinière; 3° divers tronçons pris sur les nerfs sciatiques, médians et radiaux; 4° un fragment de la paroi musculaire du ventricule gauche.

II.

En premier lieu, je dirai ce qui est relatif aux muscles extérieurs. Ainsi que cela résulte des détails de l'observation clinique, les pectoraux et les sacro-lombaires avaient, pour ainsi dire, seuls échappé à l'hypertrophie apparente qui, à un moment donné, s'était emparée de la majeure partie des masses musculaires; on peut en dire autant des psoas qui, à l'autopsie, présentèrent plutôt une réduction de volume. Les altérations qu'offrent ces muscles peuvent être considérées comme représentant les premières phases du processus morbide; les phases ultimes, au contraire, peuvent être étudiées dans les deltoïdes, qui se distinguaient,

(1) Voy. aussi les figures 3, 4 et 9 du mémoire de M. Duchenne.

pendant la vie, par une augmentation de volume très accentuée.

L'examen à l'œil nu des pièces durcies permet d'établir déjà une première distinction : ainsi, tandis que les fragments du deltoïde montrent, sur les coupes, une coloration jaunâtre, ainsi que l'aspect et la consistance d'une masse lardacée, — circonstances dues évidemment à l'interposition d'une grande quantité de tissus graisseux, les psoas, sacro-lombaires et pectoraux présentent de leur côté, à peu de chose près, l'aspect de muscles normaux, traités dans les mêmes conditions par l'acide chromique, avec une consistance, toutefois, manifestement plus ferme et une résistance rappelant celle du tissu fibreux.

Voici maintenant en quoi consistent les altérations histologiques de ces muscles : sur les coupes transversales, ce qui frappe tout d'abord, dans le psoas par exemple, où la lésion en est à son plus faible degré, c'est que les minces lamelles du tissu conjonctif (dépendances du *perimysium internum*), qui, à l'état normal, séparent à peine les faisceaux musculaires primitifs, et les laissent presque en contact réciproque, sont ici remplacées par d'épaisses travées dont le petit diamètre égale sur certains points celui des faisceaux musculaires ou même le dépasse. Ces travées, ainsi qu'on peut s'en convaincre surtout par l'examen de coupes longitudinales dissociées, sont constituées par du tissu conjonctif de formation récente, où les fibres lamineuses, dirigées surtout parallèlement au grand axe des faisceaux musculaires, sont entremêlées avec des noyaux embryoplastiques et des cellules fusiformes en assez grand nombre. Sur d'autres muscles, comme les pectoraux, les sacro-lombaires, où l'évolution de l'altération paraît plus avancée, les noyaux et les cellules ont diminué de nombre ou semblent avoir disparu, et les travées sont à peu près exclusivement formées de faisceaux de longues fibrilles onduleuses, disposées parallèlement les unes aux autres, à contours très nets, très accusés.

L'interposition de vésicules adipeuses entre ces fibrilles marque une phase nouvelle du processus (*Fig. 52*). Les cellules graisseuses sont discrètes d'abord, isolées et comme perdues au milieu des faisceaux de fibrilles ; mais leur nombre s'accroît, sur certains points, dans de telles proportions qu'elles se substituent aux fibrilles, lesquelles finissent par disparaître complètement. Cette substitution graisseuse, ébauchée déjà dans quelques endroits sur les muscles non hypertrophiés, devient presque générale dans le deltoïde, où l'augmentation de volume était, on le sait, très prononcée. En effet, l'examen microscopique de ce muscle montre la majeure partie de la surface des coupes transversales occupée par des cellules adipeuses, presque partout contiguës, tassées les unes contre les autres et que la pression réciproque a rendues polyédriques ; çà et là, au sein du tissu adipeux, on rencontre, soit des îlots composés de plusieurs faisceaux musculaires primitifs (de 2 à 8, 10, 12 au plus), enveloppés de toutes parts par les fibrilles, soit des tractus fibrillaires isolés, sans faisceaux musculaires ; soit enfin, et ce dernier cas est le plus rare, des faisceaux musculaires isolés, dépouillés de leur enveloppe fibrillaire et mis en rapport immédiat avec les cellules du tissu adipeux (*Fig.* 33). Mais, je le répète, partout, dans le deltoïde, le tissu graisseux prédomine. Les îlots composés de tissu conjonctif fibrillaire et de faisceaux musculaires primitifs ne se voient que çà et là, de loin en loin, et, sur certains points, ils font même totalement défaut ; au contraire, dans les pectoraux et dans les masses sacro-lombaires, la présence de cellules graisseuses est un fait rare, accidentel et, dans le psoas, où l'altération se montre à son premier degré, on n'en observe pas traces.

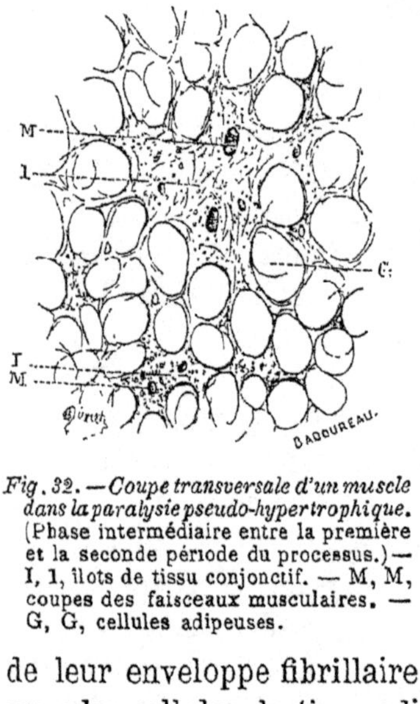

Fig. 32. — Coupe transversale d'un muscle dans la paralysie pseudo-hypertrophique. (Phase intermédiaire entre la première et la seconde période du processus.) — I, 1, îlots de tissu conjonctif. — M, M, coupes des faisceaux musculaires. — G, G, cellules adipeuses.

En somme, la substitution graisseuse représente évidemment la phase ultime du processus morbide, et à mesure qu'elle progresse, le tissu fibrillaire de formation nouvelle ainsi que les faisceaux musculaires tendent à disparaître. Il convient de rechercher actuellement suivant quel mode s'opère cette disparition des faisceaux musculaires : elle s'accuse déjà dès la première période, alors que le tissu conjonctif interstitiel commence à s'hyperplasier en dehors de toute trace de substitution graisseuse. Ainsi, dans le psoas, sur les coupes transversales, les faisceaux musculaires, entourés de tous côtés par les travées considérablement épaissies du *perimysium internum*, paraissent, au premier abord, avoir conservé à peu près toutes les dimensions et les autres caractères de l'état normal ; mais un examen moins superficiel fait bientôt reconnaître qu'un bon nombre de ces faisceaux ont subi une réduction de diamètre plus ou moins prononcée ; beaucoup même sont tellement atrophiés qu'il faut user de la plus grande attention pour les distinguer dans l'épaisseur du tissu conjonctif interstitiel.

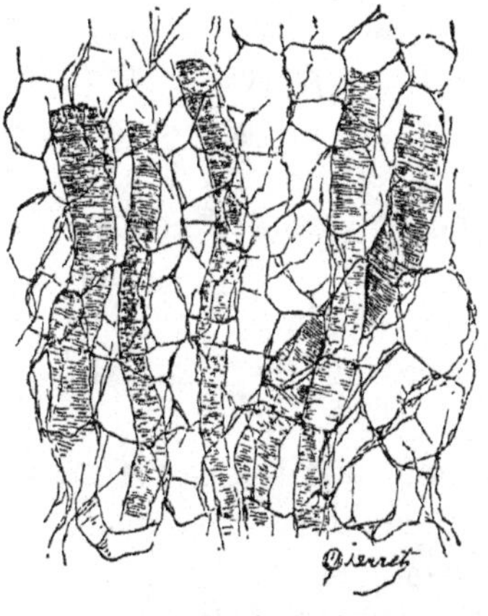

Fig. 33. — Coupe longitudinale d'un muscle dans la paralysie pseudo-hypertrophique. (Deuxième période du processus morbide). — Cellules adipeuses partout contiguës et que la pression réciproque a rendues polyédriques. — Faisceaux musculaires isolés, dépouillés de leur enveloppe fibrillaire et mis en rapport immédiat avec les cellules du tissu adipeux. — Les faisceaux musculaires, même les plus grêles, ont conservé la striation en travers.

L'examen des coupes longitudinales et surtout les préparations par dilacération complètent ces renseignements : la majeure partie des faisceaux musculaires, ceux-là mêmes qui ont subi une atrophie très prononcée, conservent jusqu'aux dernières limites de l'émaciation la striation en travers la mieux accentuée. Ni la gaîne du sarcolemme, ni les noyaux qu'elle renferme ne présentent d'altération, et, quant à la substance musculaire, on n'y observe aucune trace de la dégénérescence granulo-graisseuse. Telle est la règle : on rencontre cependant, çà et là, quelques faisceaux, à la vérité en petit nombre, où les stries transversales font défaut, tandis qu'une striation longitudinale y est devenue très apparente; d'autres faisceaux absolument privés de toute striation, soit transversale, soit longitudinale, ont une apparence hyaline et sont chargés de granulations ; il en est d'autres enfin, — ceux-là, toujours du plus petit diamètre, — dont la substance musculaire paraît divisée en fragments où la striation en travers est encore très manifeste, et dans l'intervalle desquels se sont accumulés des amas plus ou moins nombreux de noyaux qui distendent la gaîne du sarcolemme. Mais, en somme, il est rare que les faisceaux musculaires, en voie de destruction, présentent l'un quelconque de ces modes d'altération. La majeure partie d'entre eux n'offrent, jusqu'au dernier terme, que les caractères de l'atrophie simple, sans multiplication des noyaux et avec persistance de la striation en travers.

Dans le deltoïde, les faisceaux musculaires se retrouvent avec les mêmes apparences : seulement, ceux d'entre eux qui ont conservé le diamètre normal sont beaucoup plus rares. La plupart ont subi une atrophie manifeste, beaucoup sont remarquables par leur extrême gracilité (1). L'état hyalin avec dégénérescence granulo-graisseuse, la segmentation de la substance musculaire avec multiplication des noyaux du sarcolemme, sont peut-être ici plus fréquents qu'ailleurs, mais c'est encore l'atrophie simple qui domine toujours. Pour ce qui est des muscles pectoraux et sacro-lombaires, les lésions des fibres primitives qu'on y rencontre tiennent le milieu entre les deux extrêmes et permettent de suivre la transition.

On peut essayer, croyons-nous, en tenant compte des ré-

---

(1) Les mensurations ont donné : 1° pour les faisceaux primitifs, dans le muscle psoas, diamètre transverse : $0{,}0429^{mm}$, $0{,}026^{mm}$, $0{,}0066^{mm}$, 0,0033 (les faisceaux présentant ce dernier chiffre sont rares) : 2° dans le deltoïde : $0{,}03^{mm}$, $0{,}012^{mm}$, $0{,}0066^{mm}$, 0,0033 et au-dessous.

sultats qui viennent d'être exposés, de reconstituer, au moins dans ce qu'il a de plus général, le mode d'évolution de l'altération musculaire propre à la paralysie pseudo-hypertrophique. A l'origine, à part l'épaississement des parois vasculaires, l'hyperplasie connective et l'atrophie simple d'un certain nombre de faisceaux musculaires sont les seules lésions qu'on observe. A cette époque, ou bien la substitution graisseuse fait complétement défaut, ou bien elle ne joue qu'un rôle évidemment accessoire. Cette première phase paraît répondre à la première période clinique signalée par tous les observateurs, période dans laquelle les seuls symptômes appréciables consistent dans l'affaiblissement plus ou moins prononcé de certains muscles, ceux-ci ne présentant pas encore d'hypertrophie apparente (1) ou se montrent même, parfois, manifestement atrophiés (2).

Que se passe-t-il dans la seconde période de la maladie, alors que les muscles paralysés commencent à augmenter de volume ? Suivant M. Duchenne (de Boulogne), l'hypertrophie apparente dont il s'agit serait le fait de l'hyperplasie conjonctive : « C'est elle, dit-il, qui produit l'augmentation de volume des muscles en raison directe de la quantité de tissu connectif et fibroïde interstitiel hyperplasié. » Cette opinion est fondée sur les résultats plusieurs fois obtenus par l'examen de parcelles musculaires extraites, pendant la vie, à l'aide de l'*emporte-pièce histologique* (3) ; mais l'on peut se demander si, dans cette petite opération, les îlots de tissu conjonctif ne sont pas entraînés de préférence par l'instrument, qui saisirait au contraire beaucoup plus difficilement entre ses mors les agrégats de cellules adipeuses. Toujours est-il que, dans les cas où il s'est agi de fragments de muscles extraits sur le vivant par l'*excision*, ceux-ci ont présenté constamment, à un haut degré,

(1) Duchenne (de Boulogne). — *Electrisat. localisée*, 3e édit., p. 605.
(2) Pepper. — *Clinical Lecture on a Case of progressive muscular sclerosis*. Philadelphie, 1871, p. 14 et 16.
(3) Duchenne (de Boulogne), *loc. cit.* p. 603. — Foster. — *The Lancet*, may, 8, 1869, p. 630.

les caractères histologiques de la substitution graisseuse (1). L'impression qui me reste après l'examen bien des fois répété des pièces qui m'ont été confiées, c'est que l'hyperplasie du tissu conjonctif et l'atrophie des faisceaux musculaires marchent, pour ainsi dire, du même pas : celle-ci se montrant d'autant plus générale et d'autant plus prononcée, que celle-là est elle-même plus développée. De telle sorte que la production du tissu conjonctif serait en quelque façon proportionnelle à l'étendue des vides laissés par l'atrophie ou la disparition des fibres musculaires. Il est possible toutefois que l'hyperplasie conjonctive prenne quelquefois le dessus et produise ainsi un certain degré d'hypertrophie apparente ; mais j'ai peine à comprendre qu'elle puisse expliquer jamais l'accroissement de volume souvent énorme que présentent les masses musculaires à une certaine époque de la maladie, et je suis porté à croire que la substitution du tissu adipeux joue ici le rôle prédominant. Quoi qu'il en soit, je suis prêt à reconnaître que la question que je viens de soulever ne saurait recevoir encore une solution définitive.

En quoi consiste le processus morbide qui, dans la paralysie pseudo-hypertrophique, détermine l'altération du tissu musculaire ? Je suis frappé, comme bien d'autres, des analogies qui existent entre cette altération et celle qui, lorsqu'il s'agit des viscères, est désignée généralement sous le nom de *cirrhose*, ou encore de *sclérose*, et je ne vois pas qu'on ait jamais formulé d'objections sérieuses contre ce rapprochement. Seule, la circonstance que l'invasion du tissu graisseux se produit, à une certaine époque de l'affection, d'une manière fatale, au moins dans quelques muscles, me paraît constituer, dans l'espèce, un caractère vraiment distinctif; si bien que la dénomination de *paralysie myosclérosique*, proposée par Duchenne (de Boulogne) ne devrait rigoureusement s'appliquer qu'aux premières périodes de la maladie, tandis que celles d'*atrophia muscu-*

(1) Griesinger et Billroth, Heller et Zenker, Wernich, voy. Seidel : *Die Atrophia musculorum lipomatosa.* Iena, 1867.

lorum lipomatosa (Seidel), de *lipomatosis luxurians* (Heller), généralement usitées par les auteurs allemands, conviendraient seulement aux périodes avancées: mais je ne veux pas insister plus longtemps sur ce point; je vais m'arrêter actuellement à l'examen que j'ai fait de la moelle épinière.

II.

Les recherches récentes relatives à l'anatomie et à la physiologie pathologiques des amyotrophies spontanées ont permis, on le sait, de rattacher à une lésion de certaines régions déterminées de la moelle épinière un bon nombre de ces affections. Dans ces derniers temps, on a plusieurs fois émis l'opinion que la paralysie pseudo-hypertrophique, qui, à quelques égards, se rapproche des atrophies musculaires progressives, reconnaît, elle aussi, une origine spinale. C'est là une hypothèse qui ne repose sur aucun fondement solide et il existe même déjà dans la science une observation, suivie de nécroscopie, qui tend à l'invalider complétement. Je fais allusion ici au cas présenté par M. Eulenbourg, à la Société de médecine de Berlin et dans lequel l'autopsie a été dirigée par M. Cohnheim (1). A la vérité, dans ce cas, la moelle épinière ayant été examinée à l'état frais ou après durcissement imparfait, des lésions très-délicates, — telles que sont l'atrophie des cellules nerveuses motrices et la sclérose des cornes antérieures de la substance grise, — auraient pu, à la rigueur, échapper aux investigations. Sous ce rapport, notre fait ne laisse, au contraire, rien à désirer, et il plaide absolument dans le même sens que celui de M. Cohnheim.

Bien que nous n'ayons eu entre les mains qu'une partie

---

(1) *Verhhandlungen der Berliner medicinischen Gesellschaft.* Berlin, 1866, heft 2 p. 191.

de la moelle épinière comprenant la moitié supérieure de la région dorsale et le renflement cervical tout entier, les résultats que nous avons obtenus de notre examen n'en sont pas moins très-significatifs. Il ne faut pas oublier, en effet, que les muscles qui reçoivent leurs nerfs de cette dernière région de la moelle étaient, pour la plupart, affectés, à un haut degré, et que les deltoïdes, entr'autres, offraient de la façon la plus accentuée les caractères de l'hypertrophie par substitution graisseuse. Si donc, dans ce cas, les lésions musculaires avaient été liées à des lésions spinales, celles-ci n'eussent pas manqué de se montrer très-accusées dans le renflement cervical de la moelle épinière.

Nos observations ont porté sur des coupes transversales colorées par le carmin et préparées avec une grande habileté par M. Pierret. Ces coupes, d'ailleurs, ont été très-multipliées et prises sur les points les plus divers des régions cervicale et dorsale de la moelle. Or, le résultat a été absolument négatif; partout, nous avons trouvé les faisceaux blancs antéro-latéraux et postérieurs dans un état d'intégrité parfaite ; la substance grise dont nous avons fait l'objet tout spécial de nos investigations ne présentait aucune trace d'altération. Les cornes antérieures n'étaient ni atrophiées ni déformées ; la névroglie y avait sa transparence accoutumée et les cellules nerveuses motrices, en nombre normal, n'offraient, dans les diverses parties qui les constituent, aucune déviation du type physiologique. Ajoutons enfin que les racines spinales, tant antérieures que postérieures, ont paru également parfaitement saines.

Je ne crois pas devoir insister pour faire ressortir l'intérêt qui, dans la question qui nous occupe, s'attache à ces faits nécroscopiques, corroborés d'ailleurs par l'observation antérieure de MM. Eulenbourg et Cohnheim : si je ne me trompe, la conclusion à laquelle ils conduisent naturellement, c'est que, suivant toute vraisemblance, *la paralysie pseudo-hypertrophique doit être considérée comme indépendante de toute lésion appréciable de la moelle épinière ou des racines nerveuses.*

Une observation récemment publiée dans les *Archiv der Heilkunde* (1) par M. O. Barth, *assistant* à l'Institut pathologique de Leipzig, semble être en contradiction formelle avec la proposition qui vient d'être formulée. Cette observation est rapportée, en effet, par l'auteur à la paralysie pseudo-hypertrophique et elle est suivie d'une relation d'autopsie, faite avec le plus grand soin, où l'existence de lésions spinales très-accentuées est mise hors de doute; mais je ne crois pas que ce cas ait, tant s'en faut, la signification qui lui a été prêtée. Il s'agit là d'un homme âgé de 44 ans environ, chez lequel, en 1867, trois ans avant la terminaison fatale, se manifestèrent, dans les membres inférieurs, les premiers symptômes de paralysie motrice. La paralysie s'aggrava progressivement et s'étendit aux membres supérieurs. Deux ans après le début, le malade était condamné à séjourner au lit et il était privé de la plupart de ses mouvements. En même temps que progressait la paralysie des mouvements, des douleurs plus ou moins vives et des fourmillements incommodes occupaient les membres ; de plus, les muscles paralysés offraient une atrophie profonde et devenaient, sur certains points, le siége de contractions fibrillaires très-accusées. En dernier lieu, les mouvements de la parole et ceux de la déglutition devinrent difficiles. Pendant le cours des derniers mois, plusieurs des muscles atrophiés, en particulier les adducteurs du pouce et les muscles des mollets, subirent un accroissement de volume remarquable, bien que l'impuissance motrice persistât au même degré. A l'autopsie, les muscles des membres présentèrent pour la plupart, à des degrés divers, les caractères de la substitution graisseuse. Les faisceaux musculaires offrirent les uns, les altérations de l'atrophie simple, les autres, en moins grand nombre, celles de la dégénération granulo-graisseuse. Il existe d'ailleurs, en plusieurs points, dans l'intervalle de ces faisceaux, un certain degré d'hyperplasie conjonctive.

(1) Otto Barth. — *Beiträge zur Kenntniss der Atrophia musculorum lipomatosa*. In *Archiv der Heilkunde* Leipzig, 1871, p. 120.

L'examen de la moelle épinière fournit des résultats intéressants : les faisceaux latéraux étaient sclérosés, symétriquement, dans toute leur étendue en hauteur, depuis l'extrémité supérieure du renflement cervical jusqu'à l'extrémité inférieure de la région lombaire ; les cornes antérieures de la substance grise étaient manifestement atrophiées ; en outre, un bon nombre des grandes cellules nerveuses motrices présentaient une atrophie plus ou moins accusée et même beaucoup d'entre elles avaient disparu. On constata enfin qu'une grande quantité de tissu adipeux s'était accumulée sous la peau des membres et à la surface de la plupart des viscères.

Il me paraît tout à fait illégitime de rapporter l'observation dont je viens de rappeler très-brièvement les principaux traits au type classique de la paralysie pseudo-hypertrophique. L'âge, relativement avancé du sujet, l'existence de douleurs vives et de fourmillements dans les membres, les contractions fibrillaires, l'embarras de la parole et de la déglutition survenus à une certaine époque de la maladie ; toutes ces circonstances, entre autres, protesteraient au besoin contre une semblable assimilation ; elles se rattachent, au contraire, très-naturellement, si je ne me trompe, au type morbide, sur lequel j'ai appelé l'attention dans mes *Leçons*, et dans lequel, — ainsi que cela avait lieu dans l'observation de M. Barth, — la sclérose symétrique des cordons latéraux se combine avec l'atrophie progressive des cellules nerveuses des cornes antérieures (1). Sans doute, les lésions musculaires décrites dans le cas de M. O. Barth rappellent à beaucoup d'égards celles qu'on trouve uniformément signalées dans tous les cas de paralysie pseudo-hypertrophique jusqu'ici publiés ; mais cette circonstance ne suffirait pas, à elle seule, pour justifier un rapprochement nosographique. Je crois devoir à ce propos faire une remarque qui pourrait paraître banale, si le

(1) *Deux cas d'atrophie musculaire progressive avec lésion de la substance grise et des faisceaux antéro-latéraux de la moelle épinière*, par MM. Charcot et A. Joffroy. (*Archiv. de physiologie*, 1869, t. II, p. 334.)

fait auquel elle s'applique ne semblait pas avoir été quelquefois méconnu : c'est qu'aucune des lésions musculaires dont il s'agit n'appartient en propre à la paralysie pseudo-hypertrophique et ne saurait, par conséquent, suffire à la spécifier. Ainsi l'hypertrophie du tissu conjonctif interstitiel avec atrophie simple des fibres musculaires se trouve, par exemple, à la suite des lésions traumatiques des nerfs (1) et dans quelques cas de paralysie infantile spinale (2) ; quant à la substitution graisseuse, avec ou sans accroissement de volume du muscle, elle peut se produire, à titre de complication éventuelle, encore dans la paralysie infantile (3), dans l'atrophie musculaire progressive (4), dans la paralysie spinale de l'adulte (5), et dans bien d'autres circonstances qu'il serait trop long d'énumérer. Il est à noter qu'en pareil cas la substitution graisseuse des muscles paraît se rattacher quelquefois à une *lipomatose généralisée*, qui s'accuse, en particulier, — le cas de M. Barth en offre un exemple — par l'accumulation de tissu adipeux, sous la peau et dans les cavités viscérales. Tout dernièrement, M. W. Müller a insisté avec raison sur ce point, dans un intéressant recueil d'observations relatives à l'anatomie et à la physiologie pathologiques de la moelle épinière (6). Mais je me sépare complétement de l'auteur que je viens de citer, lorsque, refusant toute autonomie à la paralysie pseudo-hypertro-

---

(1) Mantegazza, *Gazetta Lomb.*, p. 18, 1867. — Erb. *Zur Pathologie und patholog. Anatomie peripherischer Paralysen.* In *Deutsch. Archiv*, t. IV, 1868.

(2) Volkmann. — *Ueber Kinderlahmung.* In *Sammlung Klinischer Vorträge.* Leipzig, 1870. — Charcot et Joffroy, *Archives de physiologie*, t. III, 1870, p. 34.

(3) Laborde. — *De la paralysie de l'enfance*, Paris, 1864. — Prevost, — Comptes-rendus et mémoires de la Société de biologie, année 1865, t. XVII, p. 215. Paris, 1866. — Charcot et Joffroy, *loc. cit.* — Vulpian. — *Archiv. de physiologie*, t. III, 1870, p. 316. — W. Müller. — *Beiträge zur pathologischen Anatomie und Physiologie des menschlichen Rückenmarks* ; — n° 2. *Ein Fall von umschriebener Muskelatrophie mit interstitieller Lipomatose.* Leipzig, 1870.

(4) et (5) Duchenne (de Boulogne). Observations communiquées.

(6) W. Müller, *loc. cit.*

phique, il avance que tous les faits qui ont été, — artificiellement suivant lui, — groupés sous ce nom, pourraient être ramenés par la critique à l'une quelconque des formes de l'amyotrophie liée à l'atrophie des cellules nerveuses motrices. Rien, à mon sens, n'est moins justifiable que cette opinion, et le cas même qui fait l'objet de la présente note suffirait à lui seul pour en démontrer l'inanité.

— Après avoir reconnu que les altérations musculaires dans la paralysie pseudo-hypertrophique ne relèvent pas de l'atrophie des cellules nerveuses des cornes antérieures, il y a lieu de se demander si elles ne doivent pas être rattachées à quelque lésion du grand sympathique ou des nerfs périphériques. Relativement au premier point, je ne puis donner aucun renseignement, le grand sympathique ne figurant pas parmi les pièces que j'ai eues à ma disposition. Pour ce qui concerne le second point, je dois déclarer, après avoir examiné avec soin les divers fragments provenant des nerfs sciatiques, médians et radiaux, que ces nerfs m'ont paru offrir, dans toutes leurs parties, les apparences de l'état normal. Nous avons même rencontré, dans l'épaisseur des muscles affectés, plusieurs filets nerveux qui nous ont semblé également exempts d'altération ; excepté toutefois dans un cas où l'un de ces filets, appartenant au muscle psoas, présenta sur des coupes minces, colorées par le carmin, une lésion remarquable consistant en une hypertrophie très-prononcée des cylindres axiles. En somme, nous croyons qu'avant de rien décider à l'égard de l'état anatomique des nerfs périphériques dans la paralysie pseudo-hypertrophique, il est nécessaire d'entreprendre de nouvelles recherches.

En terminant, je signalerai comme un fait digne d'intérêt que la paroi musculaire du ventricule gauche du cœur ne participait nullement, dans notre cas, aux altérations qui se montraient si prononcées sur les muscles des membres.

(Extrait des *Archives de physiologie normale et pathologique*, 1871-1872, p. 228).

VIII.

De l'Athétose.

Dans une de ses dernières leçons à la Salpêtrière (1), M. Charcot a exposé les caractères qui distinguent une variété de l'*hémichorée post-hémiplégique*, à laquelle M. W. Hammond (de New-York) a donné le nom d'*athétose*. Mais tandis que M. Hammond, qui, le premier, a fait remarquer ces mouvements, les considère en quelque sorte comme constituant un état morbide particulier, autonome, M. Charcot estime qu'il s'agit là simplement de mouvements choréiformes et qu'ils doivent être rattachés nosographiquement à l'histoire de la chorée symptomatique à titre de simple variété (2).

Suivant M. Hammond, l'*athétose* (3) « est caractérisée par l'impossibilité où se trouvent les malades de maintenir les doigts et les orteils dans la position qu'on leur imprime et par leur mouvement continuel. »

Cette définition est imparfaite pour les motifs suivants: 1° Il faudrait y ajouter que les mouvements des doigts se font lentement et que ceux-ci ont une tendance à prendre des attitudes forcées; — 2° de plus, l'*athétose* ne reste pas toujours limitée aux muscles qui meuvent les doigts et les

---

(1) Décembre 1876.
(2) αθετος, without a fixed position.
(3) Cette opinion a été émise déjà dans un travail intéressant de M. Bernhardt : *Ueber den von Hammond Athetose gennante Symptomencomplex*.

orteils; quelquefois, en effet, la main tout entière et le pied sont affectés; — 3° enfin, chez l'une des malades que M. Charcot a montrées à ses auditeurs, quelques muscles de la face et du cou sont, en même temps que ceux de la main et du pied, agités de mouvements choréiformes.

Les faits suivants mettent parfaitement en relief les caractères principaux de l'athétose.

Observation I. — Gr.., âgée actuellement de 32 ans, a eu des convulsions à 8 mois qui ont été suivies d'une paralysie du côté gauche. A partir de cette époque jusqu'à 6 ans, elle a eu des accès d'épilepsie environ tous les deux mois. Ils ont disparu de 6 à 9 ans ; alors, ils se sont montrés de nouveau et ont toujours persisté (1).

Actuellement, hémiplégie gauche, sans anesthésie ni contracture, mais avec des mouvements choréiformes limités au côté gauche du corps et affectant la face, le cou, la main et le pied. Les doigts sont sans cesse en mouvement ; ils s'étendent et se fléchissent successivement et indépendamment les uns des autres ; d'autres fois, ils s'écartent ou se rapprochent, en même temps que le poignet exécute des mouvements variés d'extension, de pronation, d'adduction et d'abduction. Gr.... ne peut pas tenir son poing fermé; aussitôt, les doigts s'étendent et se portent dans toutes les directions; souvent le pouce est pris entre les deux premiers doigts. Elle ne se sert guère de sa main : quand elle a saisi un objet, elle le lâche bientôt par suite de l'ouverture des doigts.

Lorsque la malade est debout, le pied est d'abord tranquille et appliqué sur le sol ; mais de temps en temps, le gros orteil s'écarte ; les orteils s'élèvent, se fléchissent ou le talon s'exhausse. Ces mouvements se produisent toutes les 3 ou 4 minutes.

Notons qu'il y a une sorte de synergie entre les mouvements de la main et ceux du pied : quand on dit à la malade d'ouvrir la main gauche ou de la fermer, le pied, chaque fois, se met en mouvement et les orteils se fléchissent ou s'étendent.

Quelques légères grimaces dans la moitié gauche de la *face ;* ce sont les muscles des commissures qui paraissent surtout agir. — Au cou, les troubles moteurs semblent siéger dans les muscles peaucier et sterno-mastoïdien gauches.

---

(1) Voir pour plus de détails : Raymond. — *Etude anatomique, physiologique et clinique de l'hémichorée*, etc., p. 69. — Bourneville et Regnard. — *Iconogr. de la Salpêtrière*, t. II.

Observation II. — Maur..., âgée de 33 ans. A 9 mois : convulsions suivies de paralysie du côté gauche. Accès d'épilepsie à 14 ans.

Aujourd'hui, M..., outre des accès d'épilepsie, présente une *hémiplégie gauche* avec *analgésie* intéressant à la fois la face, le tronc et les membres et des mouvements choréiformes occupant seulement la main et le pied du côté paralysé (*hémichorée post-hémiplégique*, variété *athétose*).

Les jointures du membre supérieur gauche sont rigides. — La main est fléchie sur l'avant-bras. Les doigts sont instables : tantôt ils se fléchissent, tantôt ils s'étendent. L'attitude habituelle semble être pour les deux premiers doigts, l'extension forcée. Quand on demande à la malade d'ouvrir la main, les doigts passent à l'extension forcée, les phalangettes se renversent, et presque aussitôt les doigts et la main se fléchissent. Essaie-t-elle de fléchir le pouce, elle y parvient, mais simultanément et malgré elle, les doigts s'étendent. Les grands mouvements du bras ne sont pas saccadés.

Tendance du pied à l'adduction ; le gros orteil se relève et se fléchit constamment. Il en est de même des autres et leurs mouvements sont indépendants.

Si on commande à la malade de fermer ou d'ouvrir la main le pied sur-le-champ est pris de mouvements : le talon s'élève, les orteils remuent. — Quand on observe la malade au lit, on voit que la main et le pied gauches sont à peu près constamment agités de mouvements saccadés, synergiques ; afin de les atténuer, elle maintient la main [gauche avec la droite.

Maintes fois, dans des leçons antérieures à celles que nous résumons, M. Charcot a fait voir les malades dont nous venons de rapporter sommairement l'histoire et, de son côté, M. Raymond, dans sa thèse, a consigné *in extenso* l'observation de la première. Nul doute que ces faits, décrits comme appartenant à l'hémichorée, ne rentrent dans la description de l'athétose telle que l'a tracée M. Hammond. En effet, dans la seconde observation, nous trouvons mentionnées non-seulement l'*instabilité* des doigts, mais encore l'hémianesthésie, sous une forme atténuée, il est vrai, puisqu'il n'y a que de l'analgésie. Cette coïncidence de l'anesthésie et de l'athétose, qui a été relevée par M. Hammond, est une circonstance qu'on pouvait s'attendre à rencontrer. L'opinion émise par M. Charcot qu'il s'agit ici d'une simple variété de l'*hémichorée post-hémiplégique* est, comme on le voit, justifiée par les faits cliniques. Entre nos deux malades, il n'y a qu'une différence portant sur l'étendue des mouvements anormaux: limités à la main et au pied du côté paralysé, chez la première malade, ils occupent, en outre, chez la seconde, la moitié correspondante de la face et du cou.

Entre cette dernière malade et une autre atteinte d'hémichorée post-hémiplégique, appartenant aussi au service de M. Charcot, la différence ne porte également que sur l'étendue et aussi sur le rhythme des mouvements involontaires. Les quelques détails que nous allons reproduire mettront le fait en évidence.

OBSERVATION III. — P..., âgée aujourd'hui de 19 ans, a été prise à 5 ans, de *convulsions* qui ont duré quatre heures et ont été suivies d'une paralysie incomplète du côté gauche. La paralysie aurait disparu deux mois plus tard. A 6 ans, *convulsions* pendant cinq heures ; paralysie incomplète des membres du côté gauche. — A 7 ans et demi, convulsions durant six heures, *paralysie complète*. Dès que P .. a commencé à se servir de son bras, on a noté les mouvements choréiformes. Trois mois après, apparition des accès d'*épilepsie partielle*.

Actuellement : hémiplégie sans contracture, mais avec hémichorée et affaiblissement de la sensibilité du côté gauche du corps.

Lorsque la main gauche est fermée, on remarque que les doigts veulent constamment s'ouvrir et qu'il s'ajoute à ces mouvements, des mouvements de pronation et de supination. — La main est-elle ouverte ? on note des mouvements d'extension des doigts. Pour obtenir un peu de repos, la malade est obligée d'appliquer fortement sa main sur un plan résistant.

Si l'on considère les mouvements intentionnels, on voit qu'ils sont désordonnés, saccadés, brusques. La malade porte-t-elle la main à sa figure ? elle se soufflette. Lui fait-on prendre un objet léger ? elle exécute un mouvement disproportionné de la main et, à chaque instant, menace de laisser tomber l'objet. Entre ces mouvements et ceux de la chorée vulgaire, la seule dissemblance consiste en ce que, dans celle-ci, les mouvements sont plus arrondis, plus festonnés.

Si, avec M. Charcot, nous placons en face l'une de l'autre P... et Gr... (Obs. I), nous constatons de suite que les mouvements choréiformes ne diffèrent que sous le rapport de leur intensité, de leur étendue et de leur rhythme. Dans l'observation I, ils sont circonscrits à la moitié gauche de la face et du cou, à la main et au pied du même côté, tandis que, dans l'observation III, en outre qu'ils sont plus brusques et plus saccadés, ils intéressent tous les mouvements des membres du côté gauche.

Des considérations qui précèdent, il ressort que ces trois malades présentent des troubles moteurs anormaux semblables ou ne différant qu'en ce qu'ils sont plus ou moins étendus, plus ou moins rapides, ou qu'ils affectent un plus ou moins grand nombre de muscles selon la malade que l'on examine.

D'autres raisons viennent corroborer cette assimilation. Chez ces trois malades, la lésion est de même nature; toutes les trois sont atteintes d'*atrophie cérébrale* unilatérale, consécutive à une lésion encéphalique grave datant de l'enfance; toutes les trois offrent une hémiplégie et sont sujettes à des accès d'épilepsie partielle. Ainsi, nous avons une analogie dans la forme des troubles moteurs, une analogie dans les conditions de développement, et cela paraît suffire pour faire penser que l'*athétose* n'est qu'une variété de l'*hémichorée post-hémiplégique*. B.

ERRATA

Page 57, note 1, au lieu de *Planche VII*, lisez : *Planche VI*.
Page 320, ligne 14, au lieu de *Gall*, lisez : *Goltz*.
Page 333, lignes 16 et 17, au lieu de *trémulation*, lisez : *trépidation*.

PLANCHES

EXPLICATION DES PLANCHES

PLANCHE I.

Sclérose des cordons postérieurs.

Fig. 1 (à gauche). — *Coupe transversale de la moelle au niveau de la sixième vertèbre dorsale.*

a, *a*, Petits noyaux de sclérose situés dans les rubans externes des cordons postérieurs.

b, Sclérose du cordon intermédiaire.

Fig. 1 (à droite). — *Coupe transversale de la moelle à la région cervicale.*

a, *a*, Rubans externes des cordons postérieurs ne présentant aucune trace de sclérose.

Fig. 2 (à gauche).— *Coupe transversale de la moelle à la région cervicale.* Les rubans externes, *a*, *a*, le cordon médian, *b*, les cornes postérieures, y compris le point d'émergence des racines postérieures, *c*, sont envahis totalement par la sclérose.

Fig. 2 (à droite). — *Coupe de la région dorsale de la moelle.* La sclérose a envahi les mêmes parties qu'au renflement cervical.

Fig. 3 (à gauche). — *Coupe transversale de la moelle à la partie inférieure de la région dorsale.* — *a*, *a*, Ilots de sclérose, situés dans les rubans externes des cordons postérieurs et rejoignant le point d'émergence des racines postérieures, *c*. — *b*, petit îlot scléreux situé immédiatement en arrière de la commissure postérieure.

Fig. 3 (à droite). — *Coupe transversale de la moelle à la partie moyenne de la région cervicale.*

a, *a*, Rubans externes envahis par la sclérose. — *b*, Cordon médian resté intact.

Fig. 1.

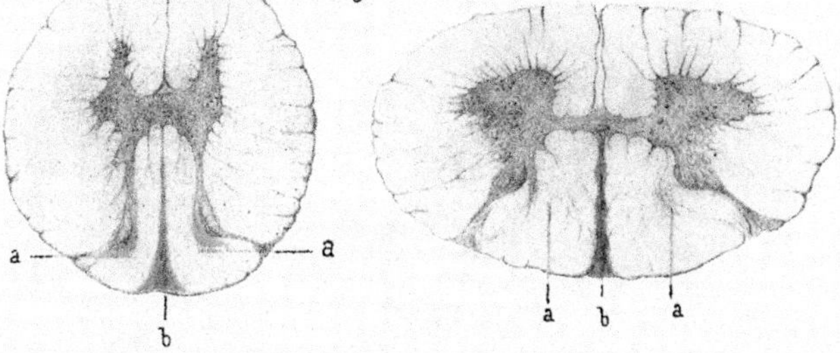

Fig. 2

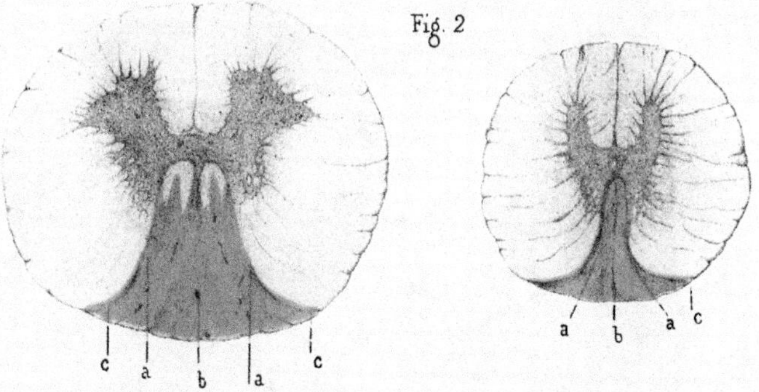

Fig. 3.

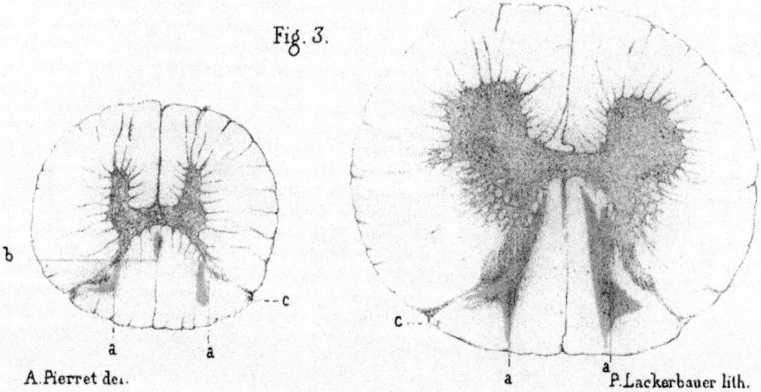

A. Pierret del. P. Lackerbauer lith.

PLANCHE II.

Mal de Pott; Paraplégie.

Fig. 1. — *Substance blanche de la moelle au point comprimé chez un sujet mort avec une paraplégie complète.* — *a*, Trabécules de sclérose. — *b*, Noyaux disséminés dans le tissu scléreux. — *c*, Coupe d'un vaisseau dont la gaîne se continue avec le tissu scléreux. — *d*, Tubes nerveux altérés. — *e*, La gaîne de Schwann remplie de corps granuleux. — *g*, Tubes nerveux ayant subi une dilatation et une déformation considérables. — *h*, Cylindre d'axe refoulé sur les parties latérales.

Fig. 2. — *Substance blanche de la moelle chez un sujet guéri de la paraplégie et mort d'une affection intercurrente.* — *a*, Tissu scléreux. — *b*, *c*, Tubes nerveux régénérés ; quelques-uns, *b*, ont le volume normal ; les autres *c*, sont d'un volume beaucoup plus petit.

Fig. 3. — *Pachyméningite externe ; coupe longitudinale d'une dure-mère qui commençait à s'épaissir.* — *a*, Portion interne saine. — *b*, Portion interne offrant des amas de noyaux dans l'intervalle des faisceaux de fibres. — *d*, Coupe de vaisseau. — *e*, Coupe du tissu végétant. — *f*, Eléments de nouvelle formation, noyaux, cellules et corps fusiformes. — *g*, Capillaires en anse ou flexueux. — *h*, Couche privée de vaisseaux et formés d'éléments caséeux.

Fig. 1.

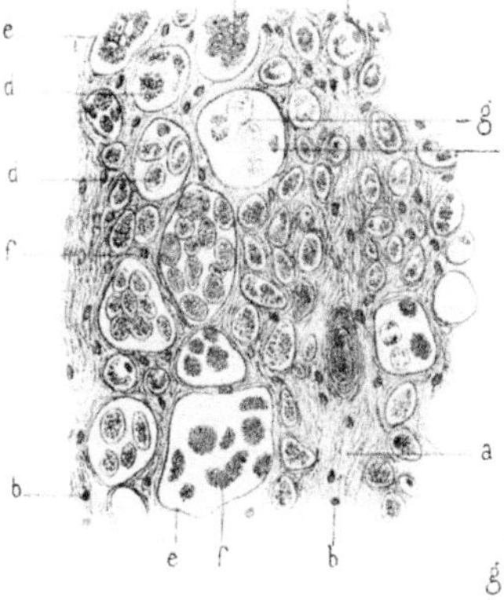

Fig. 2.

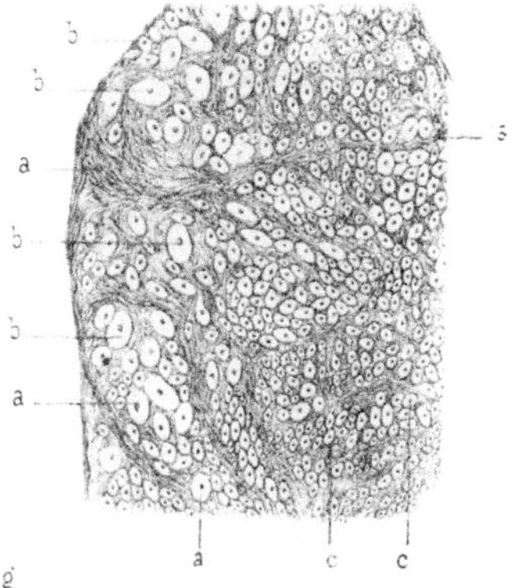

Fig. 3.

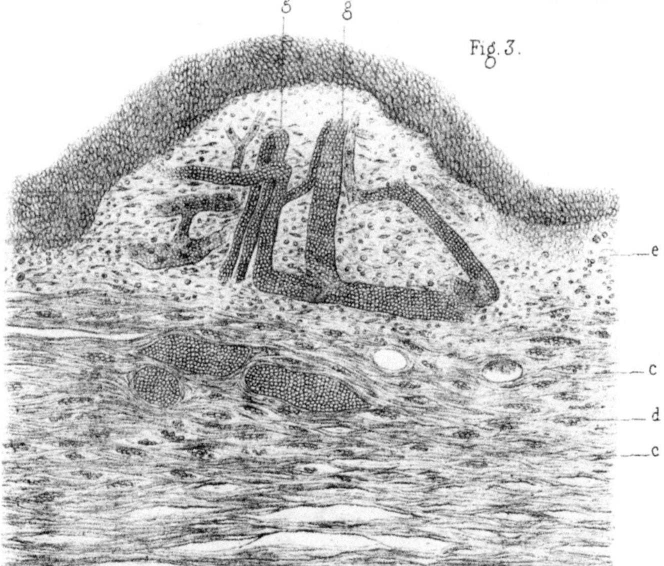

PLANCHE III.

Mal de Pott ; Paraplégie.

FIG. 1. — *Examen de la moelle par coupes successives dans un cas de mal de Pott dorsal. Dégénérations secondaires.* — *d*, Point comprimé. — *c*, Région dorsale. Sclérose latérale et postérieure. — *b*, Région cervicale inférieure. Sclérose limitée aux cordons de Goll. — *a*, Renflement cervical, *id.* — *e*, Région dorsale inférieure. Sclérose diffuse des cordons latéraux.

FIG. 2. — *Mal de Pott lombaire. Sclérose ascendante des cordons latéraux.* — *d*, Région lombaire ; maximum de la lésion ; asymétrie et sclérose de la moelle. — *c*, Région lombaire supérieure. Sclérose latérale et postérieure. — *b*, Région dorsale supérieure, *id.* — *a*, Région cervicale. Sclérose latérale marquée surtout à gauche.

FIG. 3. — *Coupe de moelle à la région dorsale dans un cas de mal de Pott avec douleurs fulgurantes. Sclérose des cordons postérieurs offrant la même disposition que dans l'ataxie locomotrice.*

FIG. 4. — *Coupe à la région cervicale dans un cas de mal de Pott dorsal. Sclérose annulaire, marquée surtout vers les racines postérieures.*

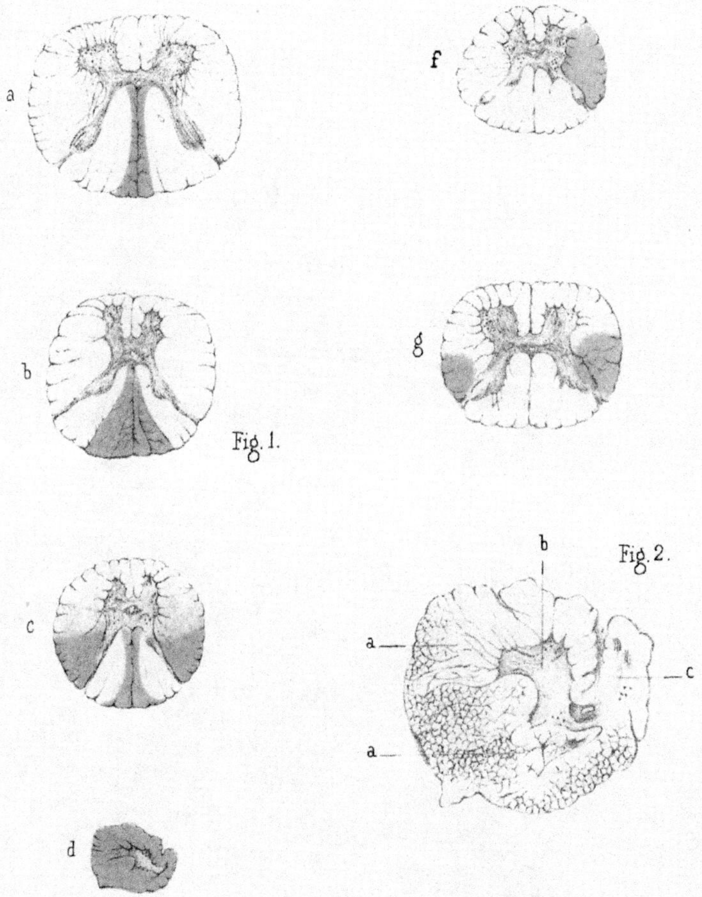

Imp Becquet a Paris.

PLANCHE IV.

Sclérose symétrique des cordons antéro-latéraux.

FIG. 1. — *Coupe transversale du bulbe rachidien au niveau de l'entrecroisement des pyramides.*

a, *a*. Formation réticulée de Deiters et cordons latéraux.
b, Pyramides antérieures.
c, *c*, Cornes antérieures de substance grise.
e, Entrecroisement des pyramides.
p, *p*, Cornes postérieures.

FIG. 2. — *Coupe transversale de la moelle épinière à la partie supérieure du renflement cervical.*

a, *a*, Cordons latéraux.
b, *b*, Cordons antérieurs.
c, *c*, Cornes antérieures.
p, *p*, Cornes postérieures.

FIG. 3. — *Coupe transversale de la moelle épinière à la partie inférieure de la région cervicale.*

a, *a*, *c*, *c*, *p*, *p*, comme dans la figure précédente.
f, *f*, Foyers de désintégration occupant différents points de la substance grise antérieure.

FIG. 4. — *Elle représente les différentes phases de la dégénération pigmentaire des cellules des cornes antérieures.*

a, Cellule normale.
b, *c*, *d*, Cellules dégénérées.

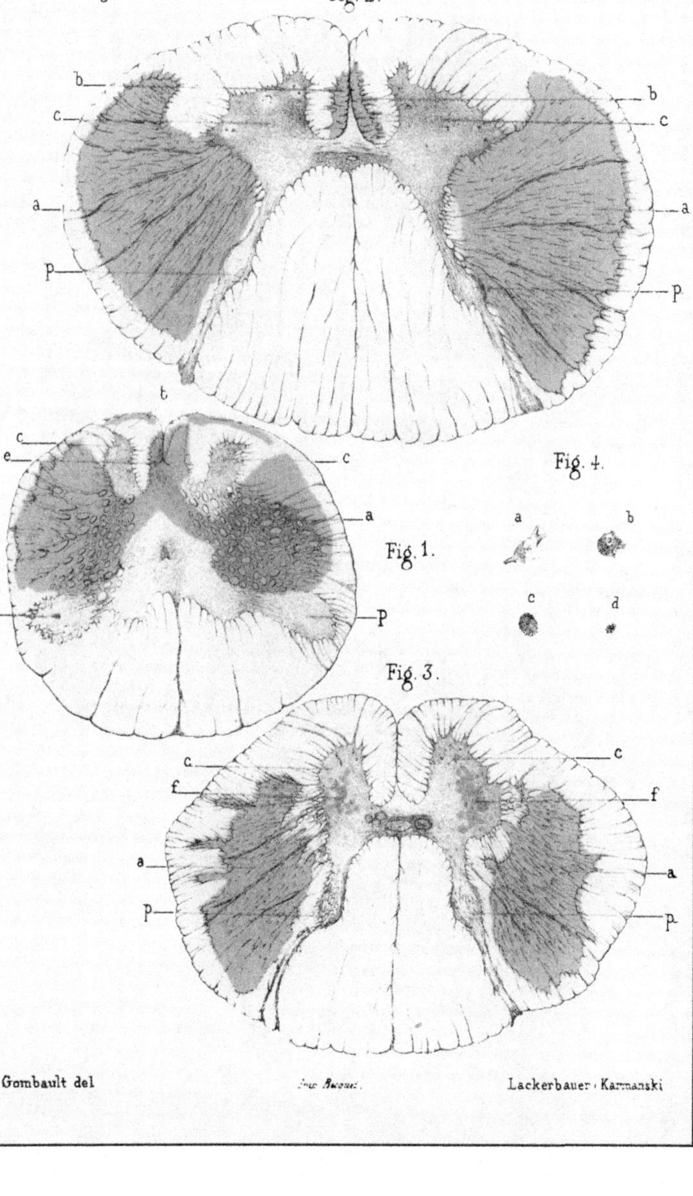

Gombault del. Imp. Becquet. Lackerbauer, Karmanski

PLANCHE V.

Sclérose symétrique des cordons antéro-latéraux.

FIG. 1. — *Coupe transversale de la moelle épinière à la partie moyenne de la région dorsale.*

a, *a*, Cordons latéraux.
c, *c*, Cornes antérieures.
p, *p*, Cornes postérieures.

FIG. 2. — *Coupe transversale de la moelle épinière à la partie moyenne du renflement lombaire.*

a, *a*, Cordons latéraux.
c, *c*, Cornes antérieures.
p, *p*, Cornes postérieures.

Charcot, Syst.nerv., t.II. Fig. 1. PL. V.

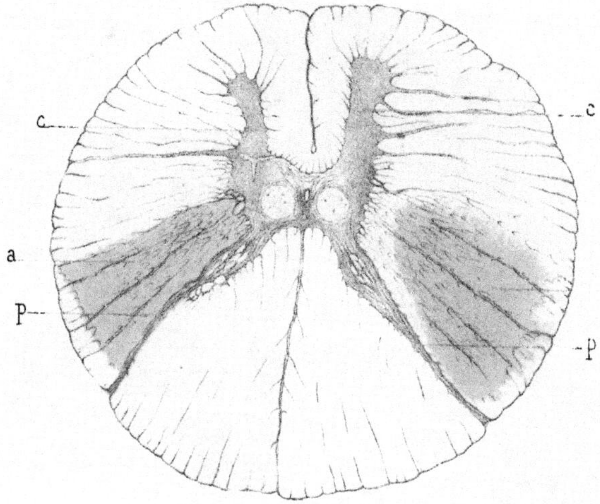

Fig. 2.

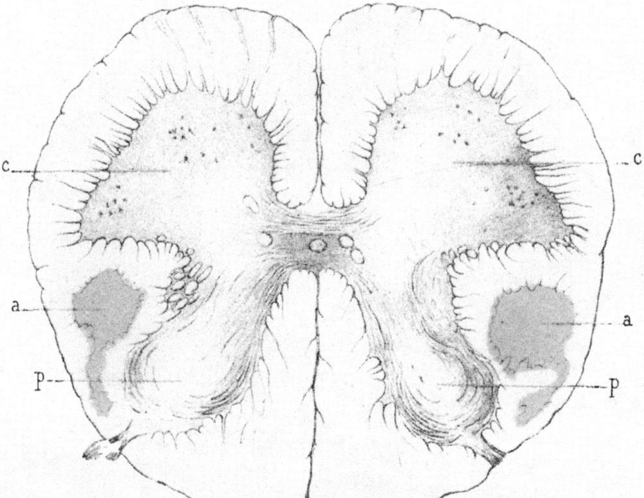

Gombault del. Imp. Becquet. Lackerbauer (Karmanski lith.)

PLANCHE VI.

Ataxie locomotrice.

Cette eau-forte, dessinée par M. Richer, interne des hôpitaux, représente la malade Cott... dont l'observation est rapportée à la page 365.

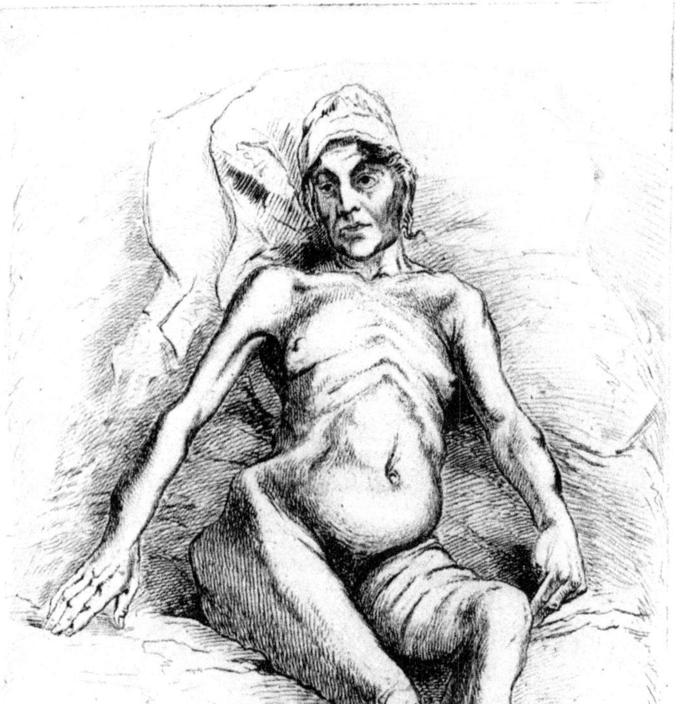

Richer del. Mayelle sc.

Imp. A. Salmon

PLANCHE VII.

Atrophie musculaire protopathique.

Fig. 1. — *Coupe transversale de la moelle épinière à la région cervicale.* — A, Zone radiculaire antérieure sclérosée. — C, Corne antérieure remplie de nombreux vaisseaux, les cellules nerveuses y ont complétement disparu. — L, Cordon latéral. — P, Cordon postérieur. — T, faisceau de Türck. — Ces trois faisceaux sont tout à fait sains.

Fig. 2. — *Coupe transversale de la moelle épinière à la région lombaire.* — Les lettres ont la même signification que dans la figure 1.

La corne antérieure, C, est parfaitement normale et contient de nombreuses cellules nerveuses. Il n'y a plus de sclérose de la zone radiculaire antérieure, T.

Fig. 3. — *Partie moyenne de la région dorsale.* — A, Zone radiculaire antérieure sclérosée. — C, Corne antérieure beaucoup moins vasculaire qu'à la région cervicale et contenant une ou deux cellules nerveuses.

Fig. 4. — *Diverses phases de la destruction des cellules nerveuses.* — *a*, *b*, Cellules en voie de destruction. — *c*, Cellule normale.

Fig. 5. — *Coupe longitudinale du nerf phrénique.* — *a*, *a*, Tubes normaux dont la myéline est colorée en noir par l'osmium, séparés les uns des autres par de larges faisceaux conjonctifs.

Fig. 6. — *Petit vaisseau pris dans la substance grise de la corne antérieure.* — *a*, Cellule tuméfiée. — *b*, Cellules contenant plusieurs noyaux. — *c*, Noyau d'une cellule endothéliale.

Fig. 7. — *Vaisseau pris dans la même région et dont les parois sont couvertes de nombreux leucocytes.*

Charcot, Syst. nerv., t. II. PL. VII.

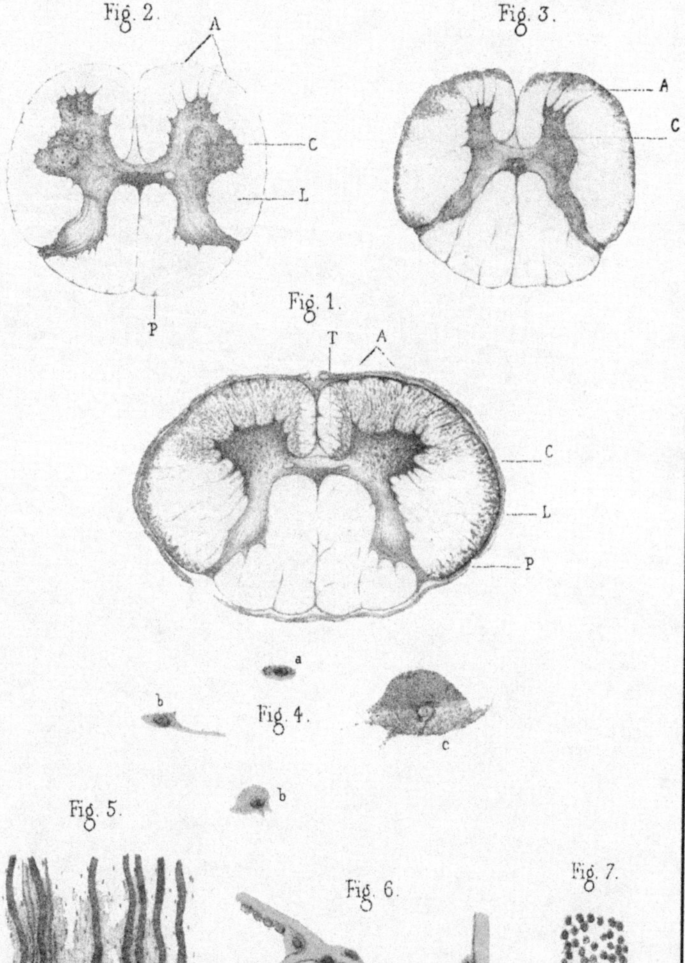

Gombault del. Imp. Becquet. A. Karmanski lith.

PLANCHE VIII.

Atrophie musculaire protopathique.

Fig. 1. — *Coupe transversale du nerf phrénique.* — *a*, *a*, Coupe de faisceaux, où les tubes nerveux conservés sont encore assez nombreux. — *b*, espaces dans lesquels les tubes nerveux ont totalement disparu (dessin fait à la chambre claire).

Fig. 2. — *Coupe transversale d'un nerf phrénique normal.* (Les contours ont été dessinés à la chambre claire avec le même grossissement que pour la figure 1.)

Fig. 3. — *Un tube du nerf phrénique malade (névrite parenchymateuse).* — *a*, *a*, Noyaux contenus dans l'intérieur de la gaîne de Schwann. — *b*, Myéline fragmentée. — Le cylindre d'axe a disparu. Grossissement 700 diamètres environ.

Fig. 4. — *Coupe longitudinale des fibres d'un diaphragme normal.*

Fig. 5. — *Coupe longitudinale du diaphragme malade.* — *a*, Fibres atrophiées bien qu'ayant conservé leur striation transversale. — Elles sont de volume inégal. Les espaces conjonctifs, *b*, sont élargis par le fait de l'atrophie des fibres musculaires.

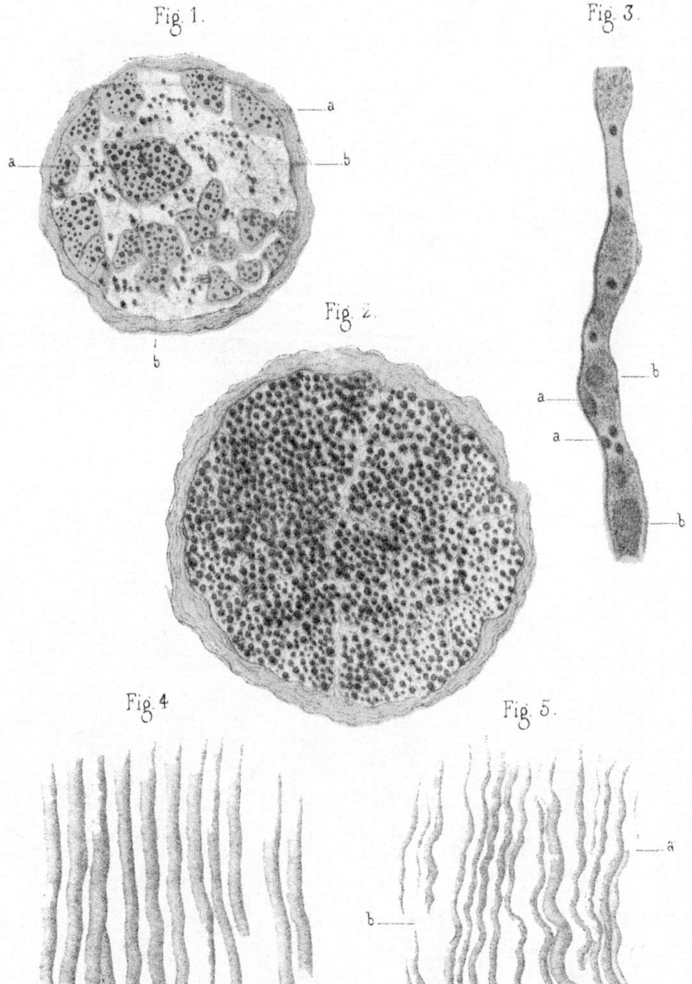

Gombault del. Imp. Becquet. a b A. Karmanski lith.

PLANCHE IX

Ataxie locomotrice.

Fractures spontanées du radius et du cubitus du côté gauche.

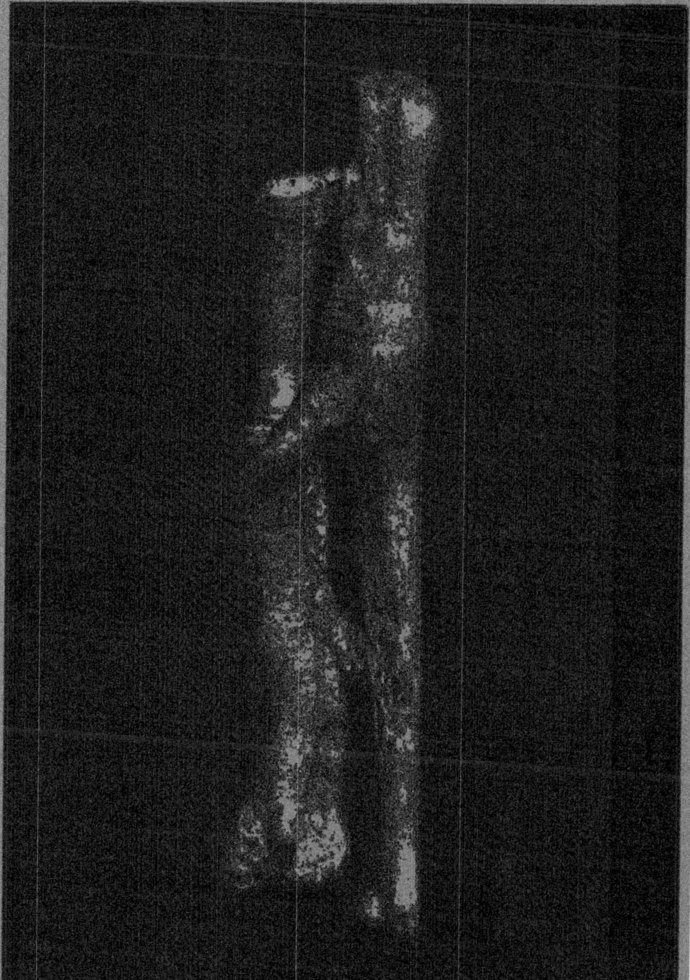

ATAXIE LOCOMOTRICE

Fractures spontanées du radius et du cubitus.

IMP. BECQUET. PARIS.

PLANCHE X.

Ataxie locomotrice.

Fracture spontanée du fémur. Arthropathies coxo-fémorales : lésions de l'extrémité supérieure des deux fémurs.

La figure placée sur le côté gauche de la planche, représentant un fémur sain, permet de se rendre un compte exact des lésions.

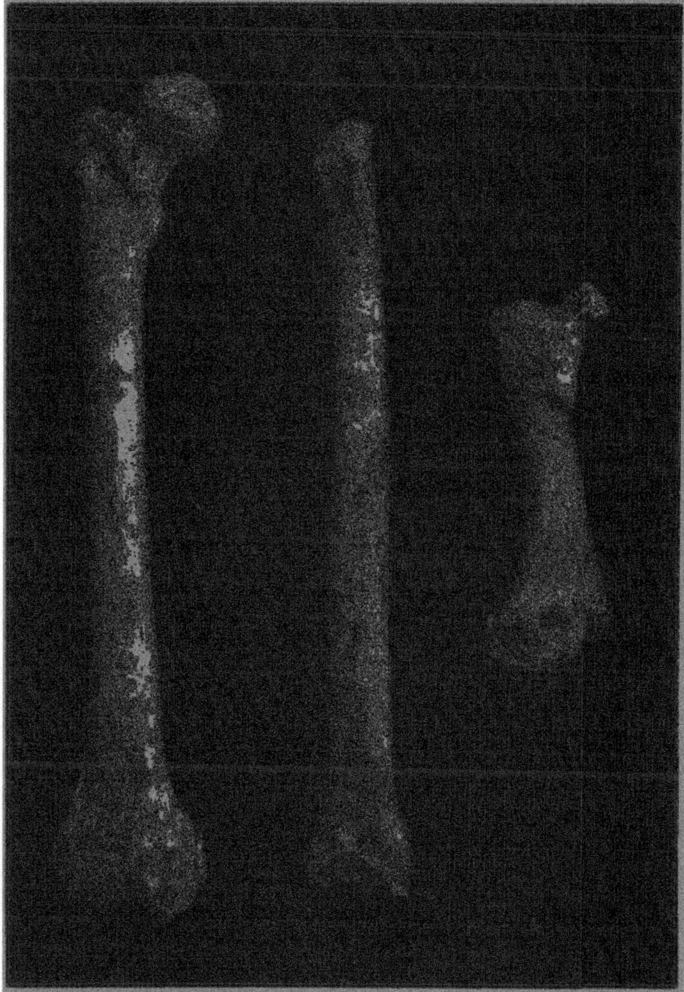

ATAXIE LOCOMOTRICE

Fractures et arthropathies des fémurs.

IMP. BECQUET, PARIS.

TABLE DES MATIERES

PREMIÈRE LEÇON

Prodrome anatomique.

DEUXIÈME LEÇON

Des actions rétrogrades dans les maladies spinales ; leurs rapports avec la sclérose des cordons postérieurs. — Des douleurs fulgurantes et des crises gastriques.

TROISIÈME LEÇON

De l'amaurose tabétique.

QUATRIÈME LEÇON

De quelques troubles viscéraux dans l'ataxie locomotrice. — Arthropathies des ataxiques.

CINQUIÈME LEÇON

De la compression lente de la moelle épinière. — Prodrome anatomique.

SIXIÈME LEÇON

De la compression lente de la moelle épinière. — Modifications anatomiques dans les cas qui se terminent par la guérison. — Symptomes. — Des pseudo-névralgies. — De la paraplégie douloureuse des cancéreux.

SEPTIÈME LEÇON

HUITIÈME LEÇON.

NEUVIÈME LEÇON

PARALYSIE INFANTILE.

DIXIÈME LEÇON

PARALYSIE SPINALE DE L'ADULTE. — NOUVELLES RECHERCHES CONCERNANT L'ANATOMIE PATHOLOGIQUE DE LA PARALYSIE SPINALE INFANTILE. — AMYOTROPHIES CONSÉCUTIVES AUX LÉSIONS SPINALES AIGUES DIFFUSES.

ONZIÈME LEÇON

DOUZIÈME LEÇON

QUINZIÈME LEÇON

Du tabes dorsal spasmodique.

SEIZIÈME LEÇON

Des paraplégies urinaires.

DIX-SEPTIÈME ET DIX-HUITIÈME LEÇONS.

Du vertige de Ménière.

(*Vertigo ab aure læsa.*)

DIX-NEUVIÈME LEÇON

De l'hémichorée post-hémiplégique.

VINGTIÈME LEÇON

De l'épilepsie partielle d'origine syphilitique.

TABLE ANALYTIQUE

A

VERSAILLES. — CERF ET FILS, IMPRIMEURS, 59, RUE DUPLESSIS

Printed in Dunstable, United Kingdom

91900953R00301